新世纪全国高等中医药院校创新教材

穴位埋线系列丛书

丛书主编　石学敏　杨才德

龙虎五刺埋线疗法

杨颖　赵金荣　杨才德　主编

中国中医药出版社

·北　京·

图书在版编目（CIP）数据

龙虎五刺埋线疗法 / 杨颖，赵金荣，杨才德主编 . -- 北京：中国中医药出版社，2024.8

（穴位埋线系列丛书）

ISBN 978-7-5132-7837-9

Ⅰ . ①龙… Ⅱ . ①杨… ②赵… ③杨… Ⅲ . ①穴位疗法－埋线疗法 Ⅳ . ① R245.9

中国国家版本馆 CIP 数据核字 (2024) 第 094037 号

中国中医药出版社出版

北京经济技术开发区科创十三街 31 号院二区 8 号楼

邮政编码　100176

传真　010-64405721

河北联合印务有限公司印刷

各地新华书店经销

开本 787×1092　1/16　印张 31.75　字数 559 千字

2024 年 8 月第 1 版　2024 年 8 月第 1 次印刷

书号　ISBN 978 – 7 – 5132 – 7837 – 9

定价　129.00 元

网址　www.cptcm.com

服务热线　010-64405510

购书热线　010-89535836

维权打假　010-64405753

微信服务号　zgzyycbs

微商城网址　https://kdt.im/LIdUGr

官方微博　http://e.weibo.com/cptcm

天猫旗舰店网址　https://zgzyycbs.tmall.com

如有印装质量问题请与本社出版部联系（010-64405510）

《龙虎五刺埋线疗法》
编委会

主　编　杨　颖（苏州高新区人民医院）

赵金荣（苏州高新区人民医院）

杨才德（兰州大学第一医院东岗院区）

副主编　张　昆（中山大学附属第三医院）

偶鹰飞（太仓市第一人民医院）

李登科（宁夏医科大学附属中医医院）

杨　泱（西安交通大学第一附属医院）

晏锦胜（苏州职业卫生学院）

余清华（苏州高新区中医医院）

王明明（苏州高新区人民医院）

姚齐贤（苏州科技城社区卫生服务中心）

李一田（西安交通大学第一附属医院）

唐　媛（四川中江县人民医院）

宋宇锋（山西医科大学第二附属医院）

刘小曼（苏州高新区人民医院）

惠建荣（陕西中医药大学）

梁建军（沧州市中心医院河间分院）

邓淑芳（成都市郫都区中医医院）

杜兴承（甘肃省靖远县人民医院）

杨　帅（北京中针埋线医学研究院）

刘惠中（北京中针埋线医学研究院）

编　委　王　宇（苏州高新区人民医院）

陈若雷（四川省天全县中医医院）

韩欣浩（南京中医药大学泰州校区）

朱　祥（苏州高新区人民医院）

陈　杰（川北幼儿师范高等专科学校）

胡白波（苏州市相城人民医院）

郑　爽（四川护理职业学院）

宋彦俞（苏州高新区人民医院）

晏锦胜（苏州职业卫生学院）

王　娟（西安交通大学第一附属医院）

李　华（江油市人民医院）

杨永香（民勤县人民医院）

杨泽林（北京中针埋线医学研究院）

侯淑平（中国中医药研究促进会埋线分会）

田瑞瑞（兰州大学第一医院东岗院区）

前言

针灸医学，是中医药宝库中最伟大的遗产之一。自 2010 年联合国教科文组织将中医针灸列入“人类非物质文化遗产名录”以来，针灸普及率日益提高。世界卫生组织在实施 2014 年至 2023 年传统医学战略中，对 129 个成员国开展了调查，超过 80% 的成员国应用了中医针灸。目前，针灸已经在超过 196 个国家和地区中被广泛应用。中国针灸已经成为“世界的针灸”。

针灸医学，从远古走来，带着每一个时代的特征。石器时代，人们利用石针、砭石等石制针具，或者草木刺、骨针等自然针具进行操作。殷商时期，随着冶金技术的发展，人们制作出了各类不同形制的金属针具，如《内经》九针等，以适用于不同部位、组织和疾病。随着社会生产力和科技水平的提升，又先后出现了金针、银针、铁针、不锈钢针等各种材质的针具。进入近现代以来，不仅出现了新九针、梅花针、芒针、电针、浮针等新型针灸器具，还出现了穴位注射、穴位埋线等新型针灸操作技术。当下，与声光电磁、人工智能等相结合，针灸器具、操作技术及理论原理，都得到了飞速的发展。

针灸在临床的应用也在不断拓展、不断深入。据杜元灏《现代针灸病谱》统计，目前国内针灸病谱主要有 461 个，按 ICD-10（国际疾病分类）可以归纳为 16 个系统；国外针灸病谱主要有 130 个。针灸治疗的优势病种广泛，涉及临床各科，涵盖范围从危急重症到慢性疾病。

在针灸学术发展的过程中，出现了不同思想的交融，形成了各具特色的针灸流派，或执于一技一法，或针对一病一症。每个流派的内涵又具有独特思想和风采。其中，吴门医派陆氏内科传人杨颖、偶鹰飞主任团队创立的“龙虎五刺埋线疗法”，就是范例之一。

吴门医派“九芝学派”上承清代著名医家陆九芝（1815—1887），历经陆润庠、汪星伯、姚一航、姚北辰等数代的接续传承，对《伤寒论》《金匮要略》等中医经典均有深入研究，对中医内科、中医妇科诸证均有独到的见解和发挥，尤其在临床治疗上，推崇和重视针药结合。在老一辈针灸经验的基础上，杨颖主任主张将传统补泻手法、线体改良、刺法和现代解剖、生理学融为一体，创立了“龙虎五刺埋线疗法”，被同行公认为“穴位埋线学术流派”之一。该疗法技术操作方法源自中医经典，要求术者将埋线针具和操作技巧紧密结合，达到针到气至、直击病所的疗效佳境。该疗法对埋线学术的传承、发展具有十分重要的意义。

本书在介绍埋线疗法源流、埋线针具及埋植材料发展，论述常用穴位、配穴方法、操作手法的基础上，分析比较了埋线疗法三个流派的各自特点和优势，详细阐述了“龙虎五刺埋线”的理论源流、治则治法、操作手法。通过深入浅出地讲解，让初学者可迅速入门，多年从业者也能从中获益良多。“临床篇”第十三章至第二十一章，以 42 个疾病为线索，呈现了龙虎五刺埋线疗法在临床诊治疑难、复杂疾病中的优势和独特疗效，有助于读者进一步深刻领悟该疗法的操作技巧和应用精髓。

中医学薪火传承、创新发展，需要有杨颖、偶鹰飞、张昆主任这样的团队。他们精研经典、接续流派、转化临床、促成新术，也是发展中医学的新质生产力。书稿即将付梓，邀我作序，谨志数语，乐观厥成。

中国针灸学会针灸学术流派专业委员会副主任委员兼秘书长

澄江学派传人

张建斌

甲辰年春分日于南京

邱东寄语

龙虎五刺埋线疗法是对经典的继承和发扬，与现代科技结合，将为保障人民生命健康提供更有效的手段。在精准针刺的基础上，线作为功效的承载体，其组成、形态、性质大范围可调，有望极大地丰富龙虎五刺埋线疗法的功能和应用场景。在现代科技支持下，线的定量化和标准化将为评价、开发和推广中医传统疗法带来新的机遇。在可控变量研究的基础上，中医疗法底层作用机制有望得到揭示，新的作用靶点有望得到开发，形成传统和现代结合的新研究领域。

邱东

2024年3月20日于北京

姚一航寄语

将九芝学派发扬光大

姚一航题

2024年3月20日

目录

上篇

下 篇

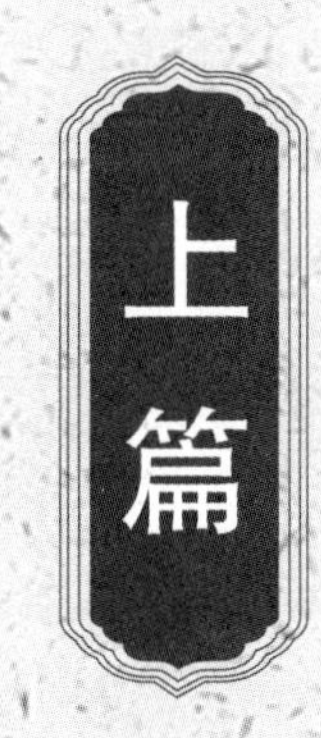

上篇

SHANG
PIAN

第一章

埋线疗法的发展历程

埋线疗法指使用埋线针具，将特定的可降解吸收的载体植入体内特定部位，利用线体在体内吸收分解时对机体的持久刺激，调整经络气血的运行，平衡脏腑阴阳，从而达到防治疾病目的的特殊针刺治疗方式。埋线疗法是在传统针刺的留针术、植针术、埋针术等基础上建立和发展而来，其施术操作简单，可以降低治疗频次，并提高远期疗效，且比传统留针术、植针术更安全，不易造成感染，易于被广大患者接受，是中医针灸疗法吸纳当代科技创新成果所创立的一大革新技术。

第一节　发展概况

一、历史源流

埋线疗法的雏形来自传统针刺中的埋针等治疗方法。针灸疗法从萌芽发展至今，一直在不断地吸收、汲取每个时代最先进的生产技术。新石器时代的古人即能有意识地以砭石、草木刺等叩刺身体皮肤以减轻病痛，对于骨针、石针的应用，由于工具和治疗技术的限制，治疗方式相对简单原始，如快速进针以减少刺激疼痛，特定方向浅刺以放出脓液减轻感染症状等。至殷商时期，随着冶金技术的发展，出现了金属针具，逐渐取代原始的石针、草木，并针对不同的使用方式发展出了多种功能形态的针具，如《黄帝内经》的“九针”，不同形态功用的针具及其相应的理论雏形，为针法的发展奠定了基础。随着社会科技生产力水平的提升，出现了金针、银针、铁针、合金针等各种优良材质的针具，针灸刺法理论也从开始的深浅大小不同，到“九针九刺”，发展出了 20 多种复式手法，直到如今临床广泛使用不锈钢针，并借此产生了针灸理论与现代科学手段结合的各式分支疗法，如电针、梅花针、三棱针、芒针、火针、水针、穴位注射、耳磁针、头针、浮针等，针具与针法都在不断地发展变化。

古代医家发现单纯使用针刺治疗一些顽固性的慢性病，往往即时疗效不能持久，患者常需要“留针”，即将针留置于患者穴位。《灵枢·终始》载：“久病者，邪气入深，刺此病者，深内而久留之，间日而复刺之。”除了延长留针时间、间歇运针等常规方式，后来逐渐演变出了埋针等方式，用来延长针刺时间，增强治疗效用。但由于针具和消毒手段的制约，以及患者的接受度等，临床应用比较受限。

二、埋线疗法的诞生

随着近现代科技的发展，消毒手段和针具制造工艺都有了长足进步，使得留针、埋针等技术应用在临床得到广泛应用。20 世纪 50 年代末，穴位埋植治疗消化性溃疡的成功临床实践，激起大量穴位埋植治疗脊髓灰质炎、哮喘等的探索研究，促进了针灸治疗手段的发展。这些研究在留针和埋针等的基础上，以动物组织、药物、钢圈、磁块等作为直接刺激穴位的工具，以达到穴位刺激的持续作用。当时的埋藏疗法所用动物组织载体除羊肠线外，还使用狗脾、兔脑垂体、动物棕毛等动物组织。

20 世纪 60 年代初，有针灸学者发现使用羊肠线埋植治疗小儿脊髓灰质炎，一次治疗的刺激效用可以持续 1 个月以上，大大降低了治疗频次，且羊肠线本身为动物组织加工制成，具有异体蛋白的特性，且相较于其他如动物组织、钢圈、磁块等埋置物，羊肠线易于保存、消毒灭菌，且操作简便，无须再次切开取出，患者反应较轻。以上诸多优势使得羊肠线成为穴位埋植的主要载体被广泛应用。自此，穴位埋植演变为穴位埋线。随着埋线疗法迅速传播，很快成为针灸治疗中的一个特色疗法分支被广泛应用。但受限于当时没有专门用于埋线的医疗用具，埋线操作大多使用腰穿穿刺针或三角针等进行，埋线操作需要局部麻醉（局麻），操作过程需要严格消毒灭菌，且早期的传统埋线操作方式如切埋法、扎埋法、穿线法、割埋法等，由于创口较大且深，即便是局部麻醉仍易引起操作局部的明显疼痛不适，患者接受程度较差。20 世纪 60 年代末出现了专用的埋线针。随着针具的不断创新和制造技术的发展，以上埋线方式逐渐被创口较小、疼痛感较轻的植线法、注线法取代。

在针灸工作者的临床实践中，穴位埋线治疗范围不断扩大，临床观察发现其对原发性高血压、消化性溃疡、哮喘、慢性疼痛等诸多病种都有显著疗效。20 世纪 80 年代，穴位埋线疗法被正式编入各类针灸专业书籍中，成为一个特殊针灸疗法。多年来，经过临床针灸工作者的临床实践、探索总结，穴位埋线疗法的应用范围不断扩大，由刚开始单纯地治疗哮喘、支气管炎等发展到如今囊括内、外、妇、儿、皮肤、五官等各科，达百余种疾病。

三、埋线疗法的发展成熟

作为一种新兴的穴位刺激治疗方式，埋线疗法是中医针灸在临床应用上的延伸，充分体现了中医在汲取当代科技生产力下所迸发的活力。从新石器时代的砭石、草木刺，到骨针、石针的应用，至秦汉时期发展出成套的金属针具，随着科技生产力水平的发展，到如今，针具形式也更加多样化，出现了芒针、三棱针、梅花针、火针、浮针等不同形制的针具，以上无不体现了科技发展对针灸临床的推进力和中医对科技发展成果的包容性。

埋线疗法最初采用切开埋植的操作方式，虽疗效显著但创面较大，后虽临床多采用穿刺针或三角针，但操作过程依旧烦琐且对灭菌要求较高，即便是局部麻醉仍易引起操作局部的明显疼痛不适，患者接受程度较低。1969年，陆健发明了专用的针尖呈三棱形、底部有一缺口的笔管式钩针埋线针，大大减轻了埋线操作对患者局部皮肤组织的损伤。经过临床针灸工作者的不断改良，20世纪90年代，出现了专用注线式埋线针，至今已进化到外形类似针灸针，操作上已与普通针刺基本类似。随着埋线器具的发展成熟，埋线疗法的操作简便性、安全性不断提高，此后还发展出了星状神经节埋线、蝶腭神经节埋线等特殊埋线技术。

随着埋线疗法的逐渐成熟，针灸学者们相继编著了一系列相关学术专著，如1991年出版的《实用穴位埋线疗法》，总结了自埋线治疗出现以来的临床经验和学术成果，是总结穴位埋线治疗的第一部专著。2001年，前书作者温木生再著《埋线疗法治百病》，在前书基础上首次系统地对埋线疗法的源流发展、作用机制等做了探讨，并首次介绍了埋线结合其他针灸疗法治疗疾病的尝试和体会，囊括了内、外、妇、儿、皮肤、五官、传染等百余种疾病。崔瑾、杨孝芳合著《穴位埋线疗法》在总结和整理埋线操作的各种方法之外，还介绍了穴位埋线治疗后的正常、异常反应和注意事项等。陆氏埋线的创始人陆健医师于2004年出版的《埋线针疗学》，提出了病根穴埋线的概念，并附有病根穴图谱，有效提升了埋线治疗的效果，拓展了埋线治疗的组穴思路。北京任晓燕改进了埋线器具，并在其2009年著《现代穴位埋线与美容》中首次总结和介绍了埋线在预防、保健、美容等方面的应用。如今埋线疗法治疗病种已累积至200多种，涉及中医的内、外、妇、儿、皮肤、五官等各科。

第二节　理论基础

穴位埋线疗法是用羊肠线代替毫针埋置于穴位内以达到长效刺激穴位的累积治疗效用的特殊针灸治疗方法，是在中医理论基础上发展出来的一种融多种疗法、作用效应于一体的复合性长效穴位刺激疗法，是针灸医学和埋线疗法的融合。它是在中医辨证、针灸经络理论的指导下，采用传统针灸结合现代科学技术，根据疾病证候特点，通过应用可吸收的线体植入相应穴位，长时间温和地激发腧穴经气，疏通经络，调畅气血，平衡阴阳，以扶正祛邪，防病治病。

一、中医学理论基础

中医整体观、辨证论治和针灸及其留针理论是穴位埋线疗法的理论基础。留针是针灸治疗中的一个重要环节，也是提高疗效的关键之一，其作用一是候气，二是调气。针刺得气与否决定了针刺的临床疗效。如《灵枢·九针十二原》言："刺之要，气至而有效。"其又云："刺之而气不至，无问其数；刺之而气至，乃去之，勿复针。"指出留针是针灸治疗中提高疗效的关键之一，如针刺后未得气，不论多久，须留针待气至，得气后方可出针。《灵枢·刺节真邪》指出："用针之类，在于调气。"《素问·针解》云："刺实须其虚者，留针，阴气隆至，乃去针也；刺虚须其实者，阳气隆至，针下热，乃去针也。"留针主要是依据体质、年龄、脏腑经络、脉象、天时季节、病程、证型而定。穴位埋线以线代针，具备了留针所具有的作用。穴位埋线治疗通过被植入的线体在体内软化、分解、吸收时对穴位产生的多种长时间的刺激效应，使人体局部微循环在这种良性刺激下不断调整和修复，激发人体经气，调节脏腑阴阳，调和气血津液，达到调整脏腑生理功能、祛邪扶正的整体疗效。

穴位埋线疗法是中医针灸的发展和延伸，早期的埋植治疗不注重辨证取穴，一般取阿是穴，后中医吸纳掌握此技术后，开始以脏腑、经络、气血等为理论基础，在中医整体观和辨证论治等理论指导下辨证取穴，开创穴位埋线疗法，临床疗效显著提高，是中医针灸疗法吸纳了当代科技创新成果的一大技术革新。从传统中医角度来看，埋线疗法的治疗作用主要体现在协调脏腑功能、疏通经络气血、调和周身气机和补虚泻实几个方面。相比传统的针灸治疗，穴位埋线治疗次数少，刺激量温和，埋线 1 次，其治疗作用甚至可持续 1 个月，降低了每天或隔天针刺治疗的痛楚，能够发挥温和而持久的通经活络的治疗作用，临床治疗各种疑难病、慢性病及各种顽疾临床效果较好，尤其适用于机体各个脏腑生理功能低下、正气不足的患者。

二、西医学理论基础

解剖学、生物力学、脊柱病因治疗学、软组织外科学、神经卡压理论等西医学理论成果，都是穴位埋线疗法的理论基础。穴位埋线是传统针灸和现代科学技术结合的产物，西医学的研究成果为埋线疗法的发展给予技术和理论支撑。解剖学是现代各临床学科的基础，穴位埋线注重各组织间功能解剖关系，掌握各体表标志及其相应软组织解剖层次，神经、血管走行及筋膜解剖等相关解剖知识是埋线治疗的必备条件。深入研究会发现，很多传统针灸理论如华佗夹脊穴、背俞穴等与脊柱病因治疗学、软组织外科学、筋膜组织学等西医学理论观点相互印证，为穴位埋线的临床实践打开思路。按照西医学理论，穴位埋线通过调节机体的神经传导和内分泌水平，起到提高机体免疫力、改善人体局部微循环、增强抗病防病的能力的作用。线体会自然地被身体溶解、吸收，不需要再取出，安全性好，疗效持久巩固，省时方便。

第三节　作用机制

穴位埋线是在针灸理论基础上发展出来的穴位刺激疗法，是一种集多种疗法于一体的复合性治疗方法。通过特定的线体在穴位内对机体进行生物、化学和物理刺激，达到舒经通络、调气和血、补虚泻实、扶正祛邪的防治疾病作用。其整个操作过程集“针刺、腧穴、线”于一体，同时具有针刺的治疗作用和穴位封闭疗法、刺血疗法、组织疗法、割治疗法、埋针效应及后作用效应等多种作用，刺激效应强，效力持久。

埋线疗法在留针的基础上发展而来，是中医学针灸理论和西医学结合的产物，其多种方法和效应集中和整合起来，形成了穴位埋线独特的治疗效果。从传统中医学理论和西医学理论的角度，穴位埋线的作用机制大致体现于以下两个方面。

一、传统中医学对埋线作用机制的认识

埋线疗法是针灸的延伸和发展。中医学认为经络是人体运行气血、联络脏腑、沟通内外、贯穿上下的路径，把人体构成一个有机整体，人体的脏腑、经络、气血、津液等各自功能的完备，彼此之间又相互为用，协调统一，当发生病变时也相互传变、相互影响。整体观念贯穿我们治疗疾病的整个过程，辨证时要审证求因，治疗时要治病求本。穴位是人体脏腑经络之气输注并散发于体表的部位，穴位埋线作为一种穴位刺激疗法，可起到协调脏腑、调和气血、疏通经络、扶正祛邪，从而治疗疾病的作用。

1. 疏通经络，调和气血

经络为气血运行的载体，气血运行在经络中，经络畅通，气血才可正常流注于周身，濡养各脏腑形体官窍，使其发挥正常功能，维持人体生命的正常活动。《素问・举痛论》有言不荣则痛、不通则痛，经络失其濡润，闭塞不通，则可发生各种疼痛；若经络气血闭阻，失去内灌脏腑、外濡腠理的作用，不能正常运输气血，亦可发生疼痛。穴位埋线疏通经络、调和气血的作用是以经络理论为基础，通过刺激穴位使经气沿着经络感传，达到“气至而有效”的目的，主要依靠其所具有的针刺效用，如以星状神经节、胃俞、内关、足三里、乳突下等穴位埋线治疗慢性胃炎的穴位埋线特色疗法。另外，取胃俞、内关、足三里可通调腑气，和胃止痛，是通过治疗局部来调节全身而达到通经和气止痛的目的。穴位埋线疗法可疏通经络瘀滞气血，具有通其经脉、调其血气的作用，通经和血。

2. 协调脏腑，平衡阴阳

脏腑作为人体生命活动的主要承担者，分别具有“藏精气而不泻”“传化物而不藏”的生理功能，与人的精神活动也密切关联。依脏腑生理功能特点可划分其阴阳属性：五脏属阴主内，六腑为阳主外，脏腑协调则阴阳平衡。治疗时需从阴阳论治，要调和阴阳，五脏属阴，背为阳，五脏疾病取背部背俞穴属于从阳引阴，六腑属阳，腹为阴，六腑病取腹部募穴属于从阴引阳。因此，穴位埋线时五脏病多取相应背俞穴，六腑病多取相应募穴。基于其双向调节作用，埋线治疗可调节阴阳平衡，具有良性的双向调节能力。

3. 补虚泻实，扶正祛邪

《素问·通评虚实论》言“邪气盛则实，精气夺则虚”，治疗时应补虚泻实以扶正祛邪。补虚泻实既是治疗目的也是治疗原则。穴位埋线具有良性的、双向的调节作用，也就是使病证虚实趋向平衡。如以星状神经节、血压点、心俞、曲池、足三里配肾俞、太冲等为主穴埋线治疗高血压，既可调补肝肾阴虚，也可泻实治疗肝阳偏盛所致高血压。

二、现代研究对埋线作用机制的认识

穴位埋线具有复合刺激作用，可以调节组织内和组织间的力平衡，提高人体的免疫功能，促进血液循环，加速炎症吸收，其整个操作过程包括了穴位封闭疗法、针刺疗法、刺血疗法、组织疗法、割治疗法，以及埋针效应及后作用效应，形成了穴位埋线独特的治疗效果。

1. 穴位封闭效应

埋线疗法在发展初期由于工具的限制，穴位埋线需要先行局部麻醉，以减轻埋线操作时的疼痛，既能使患者乐意接受，又能协助埋线提高疗效。这实际上就是一种穴位封闭的方法。皮部是十二经脉在皮肤的分区，皮肤通过经络沟通和联系脏腑，相互影响，《素问·皮部论》有言“皮者，脉之部也”“欲知皮部，以经脉为纪者”。局麻产生的刺激冲动通过皮部穴位、孙脉、络脉和经脉对脏腑产生影响，起到调整脏腑虚实、平衡阴阳、调和气血的作用。穴位封闭疗法对许多局限性病症可以有立竿见影的效果。例如20世纪70年代，针对有固定痛点的血管神经性头痛的埋线治疗，用2%的利多卡因1～2mL于疼痛部位皮下先行局部麻醉再予埋线操作，常能让发作时疼痛难忍到抱头哭闹的患者达到术毕痛消的效果。这其实就是穴位封闭疗法的作用。

局麻是对中枢与末梢神经的一种综合作用，这个过程有三个阶段的不同变化及效应：①针头刺入皮内及注射药物时产生的疼痛信号传到相应节段脊髓后角，抑制了相同节段所支配内脏器官的病理信号传递，但由于这种抑制是在脊髓水平，效果快而不持久；②注射药物后1～3分钟即可选择性地阻断末梢神经及神经干冲动的传导，使患病部位对穴位及中枢神经产生的劣性刺激传导受阻，从而使神经系统获得休息和修复的机会，恢复正常的功能活动，内脏疾病患者的相应经络及穴位出现敏感现象也是这种传导的表现之一；③局麻后期穴位局部血管可轻度扩张，促进血液循环及淋巴回流，提高局部代谢水平，改善营养状况。这些变化产生的特殊刺激经过经络及神经－体液反作用于相应患病部位，使之也得到改善和调整。临床有一些在局麻时局部皮肤疼痛异常，而病痛却马上减轻或消失的病例。由此可见，虽局麻的主观目的主要是预防术中疼痛，但客观上对疾病起着不可忽视的治疗作用。

2. 针刺效用

埋线疗法作为一种在针刺基础上发展起来的穴位刺激疗法，同样可有针刺效应以治疗疾病。相比普通针灸针，埋线针具刺入穴内埋入线体，其酸、麻、胀、重等刺激感应甚至更强烈，这与针刺产生的针感及传导是一致的，它通过经络和神经调节作用于机体，起到协调脏腑、调和气血、疏通经络的作用。

中国科学院院士韩济生教授连续18年对“电针耐受”过程中“阿片或抗阿片”这一对矛盾进行研究，他发现八肽胆囊收缩素的抗阿片作用是决定针刺镇痛和吗啡镇痛有效性的重要因素，证明了针刺镇痛的科学根据，从而使针刺疗法在主流医学中占有了一席之地。

3. 留针效应及埋针长效作用

在针灸治疗实践中，留针及埋针对提高疗效有着重要作用，植入线体后，线体在体内软化、分解、液化及吸收的过程，对穴位产生的生理、物理及生物化学刺激可长达20天甚至数月，其刺激感应的维持时间是任何留针和埋针法所不能比拟的，从而弥补了针刺时间短、刺激量小而致疾病恢复慢、易复发及就诊次数多等缺点，使疾病在较长时间里依靠这种良性刺激不断得到调整和修复，故能起到比留针和埋针更好的疗效。

4. 刺血效应

刺血疗法是指用针具刺破络脉放出少量的血液以治疗疾病的一种方法。生命的基础是新陈代谢，人体的新陈代谢有赖于正常的血液循环。《素问·调经论》有言“视其血络，刺出其血，无令恶血得入于经，以成其疾”，另《素问·三部九候论》中王冰又注“血去则经隧通矣”，说明刺血有良好的治疗作用。埋线操作时往往会刺破穴位处血络，致针孔少量出血，有时瘀结皮下，就产生了刺血效应。刺血也是常用的治疗方法，利用埋线的针孔放血，就是充分利用一切可能的刺激方式，使多种有效的穴位刺激方式在同一个穴位上发挥出综合效应。刺血对微血管的血色、流变、瘀点、流速具有改善作用，刺血可改善微循环，缓解血管痉挛，从而改善局部组织的缺血、缺氧状态，帮助机体组织的恢复，激发调动人体的免疫防御机制。如鼻衄、高血压、头痛等患者，刺血后症状即可明显减轻。另外埋线针较粗，且需深刺 3cm 左右的深度，出针后针孔出血也可以减少针孔局部暴露而感染的机会，故临床埋线时，对某些疾病需要有意识地刺破血络，挤出血液，以达到增强疗效的目的。

5. 穴位组织损伤的后作用效应

埋线针刺入穴位后，会使局部组织受到一定程度的损伤，受损组织释放出因子造成无菌性炎症反应，使穴位局部组织发生一系列如血管扩张、代谢增强等生理变化，为损伤的修复创造条件。损伤穴位局部通过神经传递将修复或调整的信息传到神经中枢，激发体内特定的生化物质组合，产生一种特有的泛化作用，并通过体液循环在体内广泛分布。由于埋线选取的穴位与患病部位生物学特性相似程度较大，属于一个同类集，所以，当该作用在修复或调整受损穴位时，患病部位也同时被修复和调整，从而使疾病得到治疗。

由于线体的吸收分解需要较长时间，局部组织的损伤及修复过程较长，其积蓄的作用也较持久，所以其针刺效应和修复时的作用可维持较长的时间，使疾病部位得到更完善的调整和修复。

6. 复合刺激效应

埋线疗法将线体埋入机体后，形如异体组织移植，类似组织疗法，人体产生相应的免疫反应，以软化、分解、液化、吸收线体，线体逐渐液化、吸收的过程可促进组织、器官代谢，产生多种淋巴免疫因子，肌肉合成代谢增高，分解代谢降低，肌蛋白、糖类合成增高，乳酸、肌酸分解代谢降低，提高机体的营养代谢，从而提高人体的应激能力，激发人体免疫功能。它的持续刺激可提高机体免疫力，增强抗病能力。另外线体植入穴位后可提高机体的应激能力，促进病灶部位血管床增加，血管新生，血流量增大，血管通透性和血液循环得到改善，从而加快炎症的吸收，减少渗出、粘连。

埋线是一种融合多种疗法，具有穴位封闭、针刺、放血、留针、组织疗法多种效应于一体的复合性治法，初为机械刺激，后为生物学和化学刺激，具有速效和续效两种作用。其机制为多种刺激同时发挥作用，形成一种复杂的持久而柔和的非特异性刺激冲动，一部分经传入神经到相应节段的脊髓后角，后内传脏腑而起调节作用；另一部分经脊髓后角上传大脑皮层，加强中枢对病理刺激传入兴奋的干扰、抑制和替代，再通过神经－体液的调节来调整脏器功能状态，促进机体新陈代谢，提高免疫防御能力。在大脑皮层区建立新的兴奋灶，从而对病灶产生良性诱导，缓解病灶放电，保证大脑皮层感觉区细胞功能的正常作用，达到消除疾病的目的。

第四节　操作方法

穴位埋线疗法经过数十年的发展，现已形成完整的标准操作流程，施术时要求严格消毒、准备充分。常规埋线操作流程分为以下几个部分。

一、施术前准备

1. 方法选择

传统的埋线方法有注线法（穿刺针埋线法，一次性埋线针注线埋线法、注射针头简易埋线法都是取此埋线方式）、植线法（69 式埋线针埋线法）、穿线法（三角针埋线法）、切埋法（切开埋入法）、扎埋法（羊肠线在穴位内进行结扎）及割埋法（割治后再埋入线体）等，临床需根据患者的病情、年龄、体形、体质及埋线部位，选择合适的埋线方法。

2. 埋线器具

埋线操作之前需准备好操作用具，包括如碘伏、酒精、棉签等消毒用具，埋线针，按要求分段剪好的埋线用线体，局麻用品，以及洞巾、医用手套、持针钳、钝性探针、镊子、换药盘、无菌棉球等辅助用品。另可备 1 小瓶甲紫溶液做穴位标记用。

3. 埋线体位及定穴

患者的体位选择以方便施术者操作及安全治疗为宜，一般采取卧位，防止患者出现晕针等不良反应。腧穴定位的准确与否直接关系到埋线治疗的疗效，埋线操作前应根据处方选穴的要求，严格按照腧穴定位方法逐穴揣定，必要时可予甲紫溶液在相应穴位做标记。

4. 消毒

操作前施术者应穿专用施术服，佩戴好无菌口罩、帽子，按流程清洗双手及手臂并消毒，佩戴一次性无菌橡胶手套。对施术局部的皮肤用碘伏常规消毒 2 ～ 3 遍，再用 75% 酒精脱碘（若用聚维酮碘溶液则无须脱碘）。消毒后保持干净，防止二次污染。非一次性用具须置于器械消毒液内按照规定浓度和时间进行浸泡消毒。

5. 局部麻醉

使用腰椎穿刺针、69 式埋线针、三角针等的埋线法及部分特殊埋线操作需要局部麻醉。使用 5mL 注射器、5 号注射针头，取 0.5% ～ 1% 利多卡因注射液 5mL，先在进针点注射出局麻皮丘，然后向埋线的深度刺入，待患者有针感后回抽，无回血则推注麻药，以免注入血管内，每穴推注 0.5 ～ 1mL，出针后再以酒精棉球消毒 1 次。

二、埋线方法

穴位埋线疗法经过近 70 年的发展，从初始的切埋法（切开埋入法）、扎埋法（羊肠线在穴位内进行结扎）及割埋法（割治后再埋入线体）到穿线法（三角针埋线法），随着专用埋线针的发明出现了操作相对简易的植线法（69 式埋线针埋线法），之后使用腰穿穿刺针的注线法，直至现今我们临床常用的一次性埋线针注线埋线法、注射针头简易埋线法，埋线方法随着埋线针、可吸收缝合线材料等用具的发展经过了一系列发展历程。下面介绍常见的 5 种传统埋线方式操作方法。

1. 三角针埋线法

三角针埋线法又称医用缝合针埋线法，属于穿线法，因各种缝合针中三角针疼痛感相对较低，故名。操作时一般选用 2–0 号或 3–0 号线体。埋线操作前在拟施术穴位两侧 1 ～ 2cm 处，常规皮肤消毒后，施行局部麻醉。施术者一手用持针器夹住穿有医用可吸收缝合线的皮肤缝合针，另一手捏起两局麻点之间的皮肤，将针从一侧局麻点刺入，穿过穴位下方的皮下组织或肌层，从对侧局麻点穿出，紧贴皮肤剪断两端线头，放松皮肤，轻揉局部，使线头完全缩回皮下，按压止血后，用无菌敷料包扎，保护创口 3 ～ 5 天。

2. 陆氏专用埋线针埋线法

陆健医师在 1969 年发明了埋线专用针（陆氏 69 式埋线针），大大降低了埋线操作的复杂度和创伤程度。此埋线针是一种特制的专用于埋线的金属钩针，长 12 ～ 15cm，针尖呈三棱形，三棱底部有一缺口用以钩挂蛋白线或羊肠线。该埋线针主要用于植线法。陆氏埋线针埋线操作适用于 3–0 号以下各型号的羊肠线，先依患者病症需求将羊肠线剪成 1 ～ 8cm 长的线段。由于线体是被针头缺口折弯压入穴内，埋植于皮下呈 U 形，故又名 U 线针埋线。操作方法如下：

以标定穴位下或旁边 0.6 寸处为消毒中心点及麻醉进针点，局部皮肤消毒并麻醉，左手持镊子夹住线体，将线的中心置于埋线针针尖缺口处，左手的小指夹棉球或纱布方块。右手持埋线针，针尖缺口向下，针刺方向与皮肤成 15°～45°，缺口压线刺入皮肤，当针头及缺口进入皮内后松开持线镊，右手持续进针，直至将线体埋入穴位内，再适当进针后出针，左手迅速用棉球或纱布块按压针眼后，然后再做消毒处理。并用无菌敷料包扎保护创口 3～5 天。埋线过程中不可旋转针体。

69 式埋线针制作工序较复杂，一般为重复使用针具，故灭菌之余还需保养，如防锈、防钝处理，针具使用后需用纱布包好针尖，防止触碰硬物受损，另外每次使用前必须仔细检查，若针尖变钝或卷钩时，用细磨石重新磨尖。对有缺损或折痕明显的针具及时淘汰，以防断针。由于针尖宽吻，操作创口较大，需保护 3～5 天，患者依从性较低。

3. 穿刺针埋线法

穿刺针埋线法是使用腰穿穿刺针作为埋线针具的埋线方法，常用于注线法。因腰穿针孔径为 12 号针管，常使用 0 号或 1 号线体，剪成 2～4cm 长线段备用。埋线操作步骤如下：

常规消毒局部皮肤并于相应穴位处做局部麻醉，取一段剪好的无菌可吸收缝合线，从腰椎穿刺针针管的前端置入，套管尾孔接针芯。术者用一手拇、食指固定拟施术部位，另一只手持针刺至所需深度，施以适当的行针手法，当出现针感后，边推针芯，边退针管，将医用可吸收缝合线埋植在穴位的皮下组织或肌层内。出针后迅速按压针孔止血。针孔处敷无菌敷料或创可贴 1～2 天。

4. 一次性埋线针注线埋线法

一次性埋线针注线埋线法是用专用的一次性埋线针，采用穿刺针埋线法类似的注线法方式的埋线操作。其专用的一次性埋线针也是根据腰椎穿刺针的原理改良制成。因针具更为顺滑，且直径较细，常用 6 号至 9 号，埋线操作无须局部麻醉即可施行。置入的可吸收缝合线根据患者病情和穴位情况有不同型号选择，一般取 1.5～3cm 长，线径根据需要常选用 2-0 号、3-0 号等。

操作时先对拟施术部位皮肤消毒，回退部分针芯，将线体放入埋线针前端的针体中，用一手拇、食指固定拟施术部位，另一只手持针刺至所需深度，施以适当的行针手法，当出现针感后，边推针芯，边退针管，将线体埋植在穴位的皮下组织或肌层内。出针后用无菌干棉签（球）按压针孔止血。视情况可予小敷贴或创可贴保护创口。

5. 简易埋线法

简易埋线法是指使用普通的一次性注射针头做埋线针具的注线法埋线方式。用 7 号或 8 号一次性注射针头做套管，将一次性 28 号 2 寸长的针灸针剪去针尖做针芯，根据患者病情和穴位情况选择长短、粗细合适的可吸收医用缝合线放置在注射针头前端针体内。

操作时先对拟施术穴位皮肤行常规消毒，用一手拇、食指捏起或绷紧拟施术部位，另一只手持针刺至所需深度，施以适当的行针手法，出现针感后边推针芯，边退注射针头，将线体埋植在穴位的皮下组织或肌层内。出针后用无菌干棉签（球）按压针孔止血。视情况可予小敷贴或创可贴保护创口。

随着埋线针具的更新及埋线技术的积累发展，穿线法、植线法及穿刺针注线埋线法等埋线方式，由于需要局部痛感强烈，需要局部麻醉，且创口较大容易留疤等不足，逐渐退出历史舞台。如今临床运用较多的是一次性埋线针埋线法及简易埋线法等注线埋线方式，操作便携，一般不留瘢痕，无须局部麻醉，患者痛感较小，易于接受。

三、注意事项

1. 严格无菌操作，埋线时如有线体露出皮肤外，须即刻拔除，防止感染。若为缝合针的穿线法埋线，有一端线头暴露时用持针器适度向外牵拉暴露的线头，剪刀紧贴皮肤剪断暴露部分，再以手指按住未暴露一端的线头部位，另一手提起线头处的皮肤，可使线头缩至皮下。若两端线头均暴露在外，可先适度向外牵拉一端暴露的线头，使另一端线头进入皮下后，再按照上述方法操作，使两端线头均进入皮下。

2. 埋线深度需适当，使线体留置于皮下组织与肌肉筋膜之间，肌肉丰满的部位可埋入肌层，避免完全埋在脂肪组织中，以免不吸收或导致脂肪液化等不良反应。

3. 埋线施术时用力宜轻巧，不可用力过猛，以免断针。

4. 根据埋线部位的不同，选择适当的深度和角度，如面部和肢体埋线时应注意避免伤及大血管和神经；在胸背部穴位埋线时应注意针刺的角度不得伤及内脏、脊髓；关节部位埋线时不应埋入关节腔等。另外，在一个穴位做多次治疗时，应调整适当方向使线体偏离前次治疗的留置部位。

5. 皮肤局部有感染时不宜埋线，严重糖尿病、心脏病、肺结核活动期、骨结核、高热患者及妊娠期女性均不宜使用埋线治疗。精神紧张、过劳或者过饥者，慎用埋线，避免晕针。

6. 埋线后于针孔处贴针孔贴或创可贴，埋线后 6 ～ 8 小时针孔创面局部不得沾水，避免感染。

7. 女性在月经期、妊娠期等特殊生理时期尽量避免埋线，对于月经量少或处于月经后期的患者可由医生视情况需要予埋线治疗。

8. 埋线后要让患者休息 30 分钟后再离开，以免出现术后反应，有异常现象应及时处理。

9. 患者埋线治疗后宜避风寒，调情志，清淡饮食，忌烟酒、海鲜及辛辣刺激性食物。

四、埋线治疗反应及处理方式

埋线治疗后，患者会出现相应的机体反应，包括线体植入后应有的正常反应，以及一些异常反应。

（一）正常反应

1. 穴位局部组织因埋线针刺操作、线体植入体内的物理刺激作用及异体蛋白如羊肠线或生物蛋白线等刺激造成的反应，埋线局部会有酸、麻、胀、痛等针刺得气的感觉和轻微红肿，自觉温热、胀痛等无菌性炎症反应。此属正常的穴位刺激反应。体质较柔弱或局部经脉气血不畅者更为明显，一般 1 ～ 2 天会自行缓解，部分患者延迟针感可持续 2 ～ 5 天。

2. 部分患者针孔可有少量液体渗出，属正常现象，予 75% 酒精棉球擦拭避免感染即可，一般无须特殊处理。若渗液较多甚至呈脓液状，可按疖肿化脓等处理，进行局部的排脓、消毒、换药，直至愈合。

3. 个别患者在治疗后 4 ～ 24 小时可出现轻度的体温上升，一般在 38℃左右，持续 2 ～ 4 天可自行消退，若高热不退且局部反应症状较重时，应予抗感染、退热等对症处理。

4. 偶有因埋线操作伤及皮下小血管导致局部微肿、胀痛或青紫现象，是个体差异的正常反应，是局部血液循环较慢，对线体的吸收过程相对延长所致，一般 7 ～ 10 天即能缓解，不影响疗效。

5. 体形偏瘦或局部脂肪较薄的部位，埋线后可能出现小硬结，不影响疗效，但线体吸收会较慢，一般 1 ～ 3 个月可完全吸收。

（二）异常反应

埋线操作时，偶有因各种出现晕针、感染、感觉异常甚至过敏等不良反应，或可导致一系列问题，应引起重视，并根据情况对症处理。

1. 晕针

晕针指因患者体质虚弱，精神过度紧张，或在过饥、过饱、过累、大汗、严重腹泻等情况下施术，或医者手法过重致刺激量过大，在埋线操作过程中患者出现眩晕、昏蒙、耳鸣、心悸、胸闷气短、面色苍白、恶心呕吐，甚则全身发冷、唇舌青紫、血压下降、晕厥、二便失禁等不良现象。此时须立即停止治疗，使患者平卧、保暖，给予温开水或糖水，重者配合针刺水沟、内关、涌泉、足三里，灸百会等醒神开窍，并可配合其他急救措施。对此，应避免在患者疲劳或过饥过饱时埋线，治疗前应向患者做好解释工作，消除紧张心理，并取合适体位，治疗过程中注意观察患者的变化。

2. 感染

若患者在治疗后 3 ～ 4 日出现埋线局部明显的红肿热痛，说明有感染，多为埋线操作过程中无菌操作不当或者埋线治疗后针孔保护不当导致，轻者予温敷即可，重者应做抗感染处理。如已化脓，应予局部减压排脓，再做抗感染处理。

3. 感觉异常

偶有进针后疼痛、放电样麻木等异常感觉，疼痛剧烈一般因埋线针刺中血管，如刺中神经则有麻木或触电样不适。若埋线针刺中血管时，应及时适度回退并调整进针的角度，刺破血管出针时应立即用棉球按压针孔处，避免出血、皮下血肿等。刺中神经时应调整进针角度再放置线体，若埋线后遗留明显酸痛、刺痛等异常感觉，可于线体部位缓缓按压并垂直筋膜走向轻轻揉动，以改变线体状态，或可热敷处理。

4. 过敏反应

有少数人对异体蛋白过敏，另有少数人对利多卡因注射液等药物过敏，在做埋线治疗前一定要查明患者过敏史，对不能使用麻药的患者，可选一次性套管式埋线针进行埋线。若患者对线体过敏，埋线治疗后出现局部明显的红肿、瘙痒、发热等不良反应，甚至出现脂肪液化、线体溢出等情况，应及时做抗过敏处理，必要时须切开取线。

五、治疗频率与疗程

穴位埋线疗法一般多用于治疗慢性疾病，其频率和疗程由疾病的性质和程度及埋线的方法和线体吸收程度而定。一般急性、亚急性期患者可 7 ～ 10 天埋线 1 次，病程较长者可 15 ～ 30 天埋线 1 次。疗程也可根据病情灵活掌握，一般病变 2 ～ 3 次为 1 疗程，慢性者可 3 ～ 5 次为 1 疗程，顽固性疾病可 10 次 1 疗程。一般疗程结束后予休息 1 ～ 2 次的埋线间隔时间，以减少穴位疲劳的情况产生。

第二章
埋线针具的选择

第一节　发展概况

埋线疗法是一种新兴的穴位刺激疗法，是针灸疗法在临床上的延伸发展，埋线针具的演变是埋线疗法发展的重要基础。早期的埋线疗法因受科技的限制，最早使用的埋线方法为切埋法、割埋法等，主要用于哮喘和小儿脊髓灰质炎等疾病的治疗，常用工具为手术刀，埋线时刺激较大，得气后留置埋植物，虽然相比传统针灸疗法疗效持久，但存在操作复杂、创伤性大等问题，且创口容易感染，临床应用非常受限。而后有临床工作者发明扎埋法，其操作方式是选取穴位两侧各 1.5 ～ 3.5cm 处麻醉，以手术刀尖顺其一麻醉点皮肤纹理切开皮肤全层，将血管钳从切口斜插到肌层做适当按摩弹拨使之产生酸胀感，再以持针钳夹住带羊肠线的大号三角缝合针由切口进入，经穴下深部肌层至对侧麻醉点穿出，握住羊肠线两端呈拉锯状来回抽动刺激数次，复从出针孔进针，经穴下浅肌层或浅筋膜层由原切口穿出。打结并剪去线头埋入切口深处，再缝合切口。此法表皮创口虽较前者减小，但是埋入的线体长度较长，施术后患者操作局部容易出现肿痛等不良反应，依旧增加患者痛苦。另外，上述方式都要在埋线之前进行麻醉以便埋线操作，甚至需要切口、缝合，有一定的创伤性，尽管治疗方式相较于每天针灸要方便得多，且疗效尚可，但是由于操作比较复杂且创口较大容易感染，临床上已很少应用。

有针灸临床工作者使用手术用三角针，以穿线法实施埋线，无须手术刀切开皮肤，减小了创口的面积，但仍旧无法避免如线体暴露等易于感染的弊端。20 世纪 60 年代末，陆健发明了埋线专用针，使用此种新型的埋线专用针采用植线法的埋线方式，无须开刀切口，减小了创口面积，降低了感染的风险。同时线体埋入穴位后呈现“U”形，具有在体内穴位刺激集中、持续时间长的特点，被业界称为“U 形埋线法”。同期也有针灸工作者使用腰椎穿刺针作为埋线针具，发明了注线法的埋线方式。相较前述诸多埋线方式，此种方法大大减小了患者的痛苦及术后感染的风险。但上述操作时仍有需先予以局部麻醉，操作过程烦琐，术后患者创口局部疼痛且数天不得沾水等缺点。从埋线相关专著及临床研究论文来看，20 世纪 80 年代，穴位埋线技术的发展基本上止步不前，埋线的工具的限制使这项技术的发展陷入瓶颈。

埋线疗法的长效效应和方便患者等独特优势，使得关于穴位埋线疗法的研究从未停止，许多临床工作者在最初埋线方法的基础上，对埋线疗法不断进行改进。有学者用一次性注射针头，插入剪断针尖的针灸针做针芯，成为简易版的埋线针。有学者在将腰穿针改良为埋线针具的基础上，经进一步创新，研制了专门用于穴位埋线的一次性埋线针。一次性专用埋线针的研制成功，使临床上第一次有了专用的埋线器具，针对不同直径的线体，分别有相当于 6 号至 9 号注射针等的不同型号，可以用简便的注线法将可吸收外科缝线直接注入穴位。

一次性埋线针不仅使用方便，且大大减小了患者的创伤，避免麻醉等复杂步骤，减少患者在埋线操作过程中的痛苦，降低因埋线及创面护理等的感染风险，杜绝交叉感染，使穴位埋线进入微创埋线技术的时代。随着临床应用的普及，埋线疗法在许多慢性疾病都取得了良好的治疗效果，其治疗范围也扩展到内、外、妇、儿、皮肤、美容、亚健康等各科疾病的预防和治疗。

第二节　针具的选择

穴位埋线属于有创治疗，埋线工具和线体是二者缺一不可的整体。埋线针具的发展是埋线疗法发展的重要基础，随着工具的不断发展完善，从最开始的切割埋线逐渐转为刺入埋线，从有创变成微创，出血、传染、淤青等不良反应概率下降，埋线疗法的操作更加安全。如今临床常用的埋线针具主要为一次性专用套管式埋线针、一次性注射针头等。

临床埋线操作根据病情需要和操作部位选择不同种类和型号的埋线工具和医用线。其中套管针一般选用一次性成品注射埋线针，也可由一次性使用无菌注射针配适当粗细的剪断针尖的针灸针改造而成，或用适当型号的腰椎穿刺针代替。一次性使用无菌注射针应符合 GB 15811-2016 的要求，针灸针应符合 GB 2024-2016 的要求，腰椎穿刺针应符合 YY/T 91148-2009 的要求，医用缝合针应符合 YY/T 0043-2016 的要求，可吸收性外科缝线应符合 YY/T 1116-2020 的要求。

1. 陆氏 69 式专用埋线针

陆氏专用埋线针指专为用于埋线而设计、制造的专用系列针具，简称陆氏针或 U 线针。它由三棱针尖、送线沟、针体、针柄 4 部分构成。根据送线粗细可分为粗线针、中线针和细线针 3 型。其为重复使用针具，针尖不锐时可在磨石上磨尖，即能继续用。陆氏专用埋线针常用于以羊肠线为载体的埋线操作，粗线针适用于 2-0 号线，中线针适用于 1-0 号以下各种型号的羊肠线，细线针适用于 2-0 号至 5-0 号各型号羊肠线。每根线长 1 ～ 8cm，经陆氏埋线针植入穴位后，形成 0.5 ～ 4cm 的 U 形双线，称为 U 线法或 U 形法。较其他埋线方式，此方法线体弯折入穴刺激量较集中，刺激面积更大，比单线疗效高，入穴操作速度快。该法适用于全身除指、趾、眼、耳之外的各个部位的穴位。一次送线数量可控，1-0 号～ 2-0 号线体每次 1 根，0 号线体每次可植入 2 ～ 3 根，2-0 号至 5-0 号每次甚至可植入 3 ～ 4 根。埋线进针深度基本与针刺相同，以不刺破内脏为原则。一般以 15° ～ 45° 斜刺进针，将线送入肌层为宜。

2. 一次性专用套管埋线针

一次性专用埋线针是从腰穿针改良而来，专门用于埋线治疗，适合批量生产，具备制作方便、成本较低、无毒无菌、功能全面等优点，是目前最常使用的埋线针具，采用注线法方式进行埋线操作，进针得气后，边推针芯，边退针管，将线体埋植在穴位的肌层或皮下组织内。一次性埋线针针具更为顺滑，且直径较细，因植入的可吸收缝合线不同可选取不同针孔大小的针具，常用的有 6 号至 9 号直径型号，埋线操作无须局部麻醉即可施行。该针具减少了感染和创伤，避免了麻醉等复杂的步骤，实现了埋线治疗跨越麻醉缝合的转折。

3. 一次性注射针头

一次性注射针头是在专用的一次性埋线针普及之前，应用较广的腰穿针改良代替针具。其具有制作方便、无毒无菌、成本较低等优点，方便获取，一般根据线体型号的不同，选用 7 号或 8 号注射针头，针管后置入剪去针头的针灸针作为针芯，进针得气后，边推针芯，边退针管，将线体埋植在穴位的肌层或皮下组织内。一次性注射针头避免了麻醉等复杂的步骤，但耐用性较差，进针埋线操作几次后容易出现针尖变钝、进针疼痛等情况，但因其成本低廉，常在一次埋线治疗中同时使用多支注射针头轮替操作。另外，由于注射针头针身较短，仅有 3 ～ 4cm，不能满足部分植线较深穴位的埋线需求，临床逐渐被一次性专用埋线针取代。

第三章
埋线线体的选择

第一节　发展概况

除针具上的改进之外，埋植材料的发展也使埋线疗法具有了更广阔的发展空间。埋线疗法源于早期的穴位埋藏，早期埋藏的物品种类很多，如动物组织（羊、鸡及兔的肾上腺或脑垂体、脂肪等）、药物、钢圈、磁块等，因其操作复杂，影响因素多，疗效不一，后逐渐被临床淘汰，转为使用更为安全可靠且简便易取的可吸收外科缝线作为埋植材料，故名埋线疗法。

埋线所用线体为可吸收的外科缝线，外科缝线即医用手术缝合线，广泛应用于各类外科手术中，由切口、穿孔或其他损伤造成的组织断裂，都能利用缝合线使伤口闭合。初期埋线治疗的载体仅限于羊肠线，羊肠线主要用于外科缝合，并非特制的埋植专用线，虽价格便宜且取材方便，但因其有吸收速度、刺激强度都难以控制且组织反应大等缺点，并不能完全满足穴位埋线的临床要求。随着化学纤维合成技术的发展，近年来医用高分子生物降解材料相关研究进展快速。高分子生物降解材料是一类人工合成的能够在体内分解的材料，可以根据需求的不同，选择不同降解速度的材料，对材料进行化学修饰或使用复合材料等来调节其在体内的降解速度及与机体相互作用的方式，给埋线疗法的临床应用提供了更多选择。

目前，医用高分子生物降解材料在外科医学方面的应用已经相当成熟，为了得到具有更高柔韧性、更高强度和不同性能的缝合线，许多学者在使用高分子合成线体方面进行了诸多有益尝试，发明了许多具有优异性能的可吸收合成纤维。近年来人们从羊肠线、胶原蛋白线到聚乙交酯（PGA）缝合线、聚乳酸（PLA）缝合线和聚乙丙交酯（PGLA）缝合线及甲壳质缝合线等，对各种材料做了大量研究，并对此进行改进或功能化，使其达到方便、微创、有效和可控的要求。作为埋线治疗的新型材料，其可减少患者治疗时的痛苦和就诊次数，为穴位埋线的发展提供了巨大帮助。对于穴位埋线治疗来说，上述材料中 PGLA 是最有开发价值和应用前景的生物医学材料之一，它由聚乙交酯、聚乳酸按不同比例共聚所得，具有良好的生物相容性和可降解性，对人体无组织学反应，降解产物为二氧化碳和水，尤其适合于穴位埋线疗法。

第二节　线材选择

目前埋线疗法常用的埋植载体有医用羊肠线、药物羊肠线、胶原蛋白线、高分子聚合物线及甲壳质缝合线等。分述如下。

一、医用羊肠线

羊肠线是最早应用于临床的生物可吸收性缝合线，其是从羊的小肠黏膜下的纤维组织层或牛肠的浆膜联结组织层获取的。通过对动物的肠组织进行机械分离和清洁处理，可以得到一种以骨胶原（一种多肽）为主要成分的细条带，接着用如甲醛、明矾或铬盐等弱交联剂处理，然后再将 1 ～ 5 根细条带合在一起进行拉伸和搓捻，再经过磨光处理，制作完成后浸泡在适当的液体里，以增加其柔韧性。初期羊肠线是用作竖琴、小提琴、二胡等弦乐器或弓弦乐器的发声体，因其可被人体吸收，随着医学的发展逐渐也作为手术缝合线应用。

医用羊肠线是一种生物填充、缝合材料，属于可吸收性外科缝线，主要用于医疗手术中对人体组织的缝合结扎，其规格按线的直径 0.04 ～ 1.16mm 共分为 14 种。其主要成分是胶原蛋白，主要依靠组织蛋白酶在生物机体内降解。羊肠线的主要优点是价格低廉易于获取，但是其植入体内后强度下降较快，并且由于它系由天然材料制成，材料本身的成分及性能变化也很大。羊肠线有平制及铬制 2 种，平制线指不经铬盐处理的羊肠线，其在人体内 5 ～ 10 天即丧失张力，残留物可在 70 天后被机体完全吸收。铬制羊肠线是指羊肠线经铬盐处理后增强了其抗机体吸收的能力，其强度在植入体内后可维持 14 ～ 21 天才完全丧失，残留物的吸收则需要 90 天以上。此外，羊肠线在干燥状态下较硬，需用保养液或生理盐水浸泡溶胀使其保持柔软和弹性。另外由于羊肠线的吸收是通过蛋白酶分解来完成，线体的动物来源、消毒方法和植入层次等的不同会影响线体吸收速度，患者的年龄、性别和营养状况也会影响线体吸收。若线体吸收不良，在体内停留时间延长，容易形成纤维缠结，产生结节，在体表可触摸到结节存在，影响患者的治疗依从性。

医用羊肠线作为一种历史悠久的天然可吸收材料，在穴位埋植治疗的萌芽时期就被选为埋植材料。但因羊肠线的异体蛋白分子可以引起机体免疫反应，以及其在制造过程中的加工杂质和掺入的重金属铬等因素，导致羊肠线植入体内后容易引起较强烈的局部组织反应，特别是某些过敏体质的个体。另外羊肠线的加工杂质和掺入的重金属铬，也是导致感染的重要原因。虽然羊肠线是全世界最早使用的生物可吸收性缝合线，但因其柔韧性欠佳，组织反应大，易导致感染，抗张强度降低速度快，现已逐步被新型的可吸收性缝合线替代。

二、药物羊肠线

为克服羊肠线在埋线应用中的弊端，许多学者通过各种方式对羊肠线进行加工处理，如加入中药浸液等，经临床实践，取得了比较好的疗效。

1. 改性羊肠线

杨良机选用颗粒状的中药在医用酒精中长期浸泡，过滤取得药液，另取医用羊肠线浸入药液中 12 个月后取出，经药物熏蒸并烘干得到改性羊肠线。

大致制法：选用颗粒状的中药（细辛 1 份，水牛角、牡丹皮、赤芍、重楼各 4 份）浸泡在 50% 医用酒精中 6 ～ 12 个月取得中药浸出液，另取医用羊肠线浸入药液中浸泡 12 个月，取出羊肠线用浸液熏蒸并烘干，得到的改性羊肠线质地柔软、易脆易碎，减轻普通医用羊肠线因质硬等的疼痛刺激，患者易于接受。所选中药中，细辛可温经止痛；水牛角、牡丹皮、赤芍、重楼凉血活血，清热解毒，减轻排斥反应。配伍制备的改性羊肠线有消炎止痛的效应，有效减少化脓等后果发生的概率。改性羊肠线穴位反应作用持久，加上药物在穴位缓慢释放，可以加强经络穴位的治疗效果。发明者述此改性羊肠线应用埋线治疗效果卓著，并曾以此获得发明专利。

2. 含药羊肠线

含药羊肠是指吸附有一定量药物的羊肠线。卢爱军等人将羊肠线用注射用水浸渍，使羊肠线溶胀，逐渐增加浸渍羊肠线的混合物中药物组分的含量率，置换溶胀羊肠线内的水分，充分发挥羊肠线的载药能力，增加羊肠线的载药量。另有采用毛细管作为容器浸渍羊肠线并蒸发干燥，使浸渍的药物组分全部浸透到羊肠线内甚至形成涂层，从而精确控制羊肠线载药量，避免药物浪费。如此将载有药物的羊肠线植入人体，随着羊肠线的降解，其所载药物也逐渐释放出来，起到药物缓释治疗作用。该制备方法能够提高并精确控制羊肠线载药量，提高临床疗效，节约资源，便于规模化生产和应用。

3. 药物羊肠线

任晓燕医师采用经过浸药和药薰的药物羊肠线，埋入穴位后既有物理刺激又有药物刺激及药理作用，一次埋线维持疗效 7 ～ 15 天，提高了疗效。制备方式如下：医用羊肠线与当归、红花和水以重量 1 ∶ 2 ∶ 2 ∶ 200 的比例混合，煎煮 15 分钟，取出晾干后，采用重量比为 1 ∶ 1 ∶ 2 的麝香、硫黄、苍术药末以羊肠线与药末 5 ∶ 1 的比例在 300 ～ 400℃的温度进行熏蒸 10 分钟，其后得到的经浸药及药熏的羊肠线即是可用作埋线疗法使用的药物羊肠线。

三、胶原蛋白线

胶原蛋白缝合线是美国在 20 世纪 60 年代开发的产品，其由纯天然胶原蛋白精制加工而成，具有良好的抗张强度。1983 年，我国也开始了医用胶原蛋白可吸收缝合线的研制。它是以从动物骨骼、肌腱等结缔组织经浸煮、水解等多道工序提取的动物骨胶原为原料，并将胶原蛋白和聚乙烯醇组成复合溶液，以此为原料经高分子溶胀成线，经过加捻和交联剂的作用，交联成型，再经铬鞣制改性而成缝合材料。胶原蛋白线结构细致精密，线体周围形成抑制细菌生长的环境，且其为纯生物制品，组织相容性好，在人体内少有排斥性和不良反应，有利于伤口愈合。

这种胶原蛋白线胶原的纯度比羊肠线高，组织反应小，可通过调节分子交联程度来调整其在体内吸收的速度，且原料易得，加工方便。克服了既往羊肠线使用后组织反应大、吸收慢等诸多缺点，吸收完全，在使用时又具有优良的血小板凝聚性能，止血效果良好。作为医用缝线使用时，其具有较好的平滑性和弹性，无毒、无刺激、无抗原抗体反应，缝合接头不易松散，操作过程中不易损伤肌体组织，与伤口愈合同步吸收，整形美容、面部等精细手术中常用到此线。其表面光滑，在人体内与盐类物质不形成结石，可用于胆道和尿路病变的患者。其易保存，在空气中不分解。胶原蛋白线的类别型号由粗到细分为 1 号、1–0 号、2–0 号、3–0 号、4–0 号、5–0 号等，不同型号适用的埋线部位各有不同。1 号、1–0 号、2–0 号、3–0 号是临床常用型号，适用于躯干、四肢不同部位的穴位，4–0 号、5–0 号则常用于面部美容等。按材质不同则可分为 3 种：快吸收型、保护吸收型、特殊型。①快吸收型：8 ～ 10 天开始线体崩解，完全吸收需 30 ～ 45 天，主要用于整形美容等。②保护吸收型：4 天开始崩解吸收，但完全吸收需 45 ～ 60 天，可用于各种疾病的埋线治疗。③特殊型：有效张力支撑时间达 56 ～ 63 天，完全吸收需 120 天以上，可用于特殊需要的埋线治疗。另外，1995 年湖南省新化县曾家修教授曾首创发明纯天然可吸收胶原蛋白缝合线，以长尾动物的横纹肌肌腱为材料，经清洗、固定、脱水、脱脂并灭菌制成，为天然成形材料，具有吸收完全、无瘢痕、使用方便、生物相容性好、无组织排斥反应、吸收时间合适的优良特性，缺点是线不够长，少量缝线有粗细不均匀现象。它的吸收时间与缝线粗细密切相关，缝线越粗，吸收时间越长，缝线越细，吸收时间越短，一般吸收期为 8 ～ 60 天。

与羊肠线比较，胶原蛋白线的加工方式、线体特性等方面都有所区别。加工方式方面，羊肠线是用羊的小肠黏膜下的纤维组织层或牛肠的浆膜联结组织层进行处理后加工而成，含有较多杂质，存在较多致敏因子。胶原蛋白线是将胶原蛋白提取再合成，加工过程中改变了原材料的结构，与羊肠线有本质的区别。线体特性方面，羊肠线的吸收时间、张力强度、人体组织反应等都难以控制，胶原蛋白线是由胶原蛋白合成，可以通过调节粗细、分子交联程度等来调整其在体内吸收的速度，吸收时间可以得到很好的控制，且在加工中的聚合过程，大大增强了线体的张力强度，在线体的提取再合成过程中，可以去除和处理遗传毒素和致敏因子等，使用中较少有过敏现象。但据郑淑芬的研究报道，胶原纤维缝合线有吸收速率易变化的缺点。

四、高分子聚合物线

近几十年以来发展起来的医用高分子生物降解材料是一类能够在体内分解的材料，针对更高柔韧性、更高强度和满足不同的外科手术要求等需求，人们做了进一步的研究，获得了具有较优异性能的可吸收手术缝合线，其分解产物可以被吸收、代谢，最终排出体外。这类缝合线克服了羊肠线和胶原缝合线的部分缺点，具有抗张强度高、组织反应小和吸收作用好等优点。目前，生物可降解材料在外科医学方面的应用已经相当成熟，在应用中可以根据不同的需要，可以通过对材料进行化学修饰、使用复合材料等调节降解速度及与机体相互作用的方式。对此类新型材料进行改进，作为穴位埋线的材料，可减少患者针刺治疗的痛苦和就诊次数，达到便携、微创、有效和可控等要求。目前，比较有代表性的高分子合成的聚合物材料有聚乙交酯（PGA）、聚乳酸（PLA）、聚对二氧杂环已酮（PDO）、聚乙丙交酯（PGLA）等。

1. 聚乙交酯缝合线

聚乙交酯（PGA）也称聚乙醇酸、聚羟基乙酸。这种缝合线属于合成纤维，比较容易水解，且降解产物羟基乙酸是机体代谢的中间产物。合成聚羟基乙酸的主要原料即为羟基乙酸，广泛存在于自然界中，如甘蔗、甜菜及未成熟的葡萄等中均含有羟基乙酸。这使聚乙交酯缝合线成为最早商品化的一个人工合成纤维品种，也是继羊肠线之后应用最早和最广的品种。1962 年，其在美国研发生产，商品名为特克松（Dexon）。聚乙交酯缝合线的抗张强度超过羊肠线、棉线，具有均一性、稳定性和惰性，无毒性、无抗原性、无致癌性，能抗胃酸、组织反应极小等特点。但其机械强度在体内损耗较快，降解速率大，一般只适合于 2 ～ 4 周完全愈合的外科手术。其被吸收的时间因所植入组织的不同而不同，一般在 30 ～ 60 天可被完全吸收。由于其在体内强度下降快，现已大多采用聚乙丙交酯手术缝合线替代。但其均有稳定性、无毒无抗原性、组织反应极小等特点，非常适于作为埋线载体，替代羊肠线、胶原蛋白线等动物蛋白材料，近些年广泛应用于穴位埋线治疗。

2. 聚乳酸可吸收缝合线

聚乳酸（PLA）是另一种脂肪族聚酯类可降解材料，也称聚丙交酯，是一种具有优良的生物相容性和可生物降解特性的聚合物。除医学用途外，PLA 作为一种绿色环保纤维，已被广泛应用于服装、家纺等传统纺织品领域。其具有与涤纶相似的性能，且回潮和芯吸性都优于涤纶，并具有良好的弹性、手感、悬垂性和抗皱性，并具有较好的染色性。合成聚乳酸高分子材料的基本原料为乳酸，其来源非常广，可以石油为原料合成，也可以通过玉米和木薯等生物原料合成，是一种可再生材料，乳酸的生产工艺路线有以石油为原料的合成法和以天然材料为原料的发酵法 2 种，目前医用需求多用发酵法制备纤维用乳酸。聚乳酸作外科缝合线，由于其生物降解性，在伤口愈合过程中自动降解并吸收，无须二次手术，其在体内代谢最终产物是 CO_2 和 H_2O，中间产物乳酸也是体内正常糖代谢的产物。

PGA 和 PLA 是目前常用的聚合物生物可降解材料。PGA 生物相容性好，易被人体吸收代谢，但其在人体内降解速度过快，会导致抗张强度衰减过快，容易过早出现线体崩解。PLA 材料降解速度比较慢，其在自然界中降解时间长达几年，在人体中降解速度也很慢，虽极少与人体产生炎症反应，且有较强的强度、耐热性，但亲水性差，不利于细胞的黏附和生长。近年来有许多研究不同比例的 PGA 与 PLA 共聚物的生物性能，以期达成最优解。

3. 聚乙丙交酯可吸收缝合线

聚乙丙交酯（PGLA）也称聚乙交酯 - 丙交酯，是把聚乙交酯和丙交酯按照一定比例共聚得到的一种新型材料，因其为乙交酯单体和丙交酯单体的嵌段共聚物，降解速度介于聚乙交酯和聚丙交酯之间，降解产物是羟基乙酸和乳酸，都可以被人体吸收和排泄。乳酸在人体内最终以二氧化碳和水的形式排出体外，而羟基乙酸可参与三羧酸循环或以尿等形式排出体外。因而 PGLA 对人体组织无毒副作用，无急性血管反应，且在体内能保持良好的力学性能。

目前，常见的 PGLA 线是由 PGA 和 PLA 按 9 ∶ 1 的比例合成，其较佳的生物相容性和可降解性，被广泛应用于临床，同样埋线治疗也广泛应用此材料。其生物和化学性能如下：①无菌；②无致热原；③溶血率≤ 5%；④无急性全身毒性反应；⑤细胞毒性反应不大于 1 级；⑥无皮内刺激反应；⑦无皮肤致敏反应；⑧植入 3 个月份后组织学反应良好；⑨ AMES 试验阴性；⑩符合 GB/T 16886.9-2022 的技术要求。如果有特殊需求，还可通过改变合成比例等方式得到其他性能的 PGLA 缝合线。

PGLA 与羊肠线相比，有以下几处不同。

①制备原料不同：羊肠线多取自于羊或牛的肠黏膜下结缔组织，材料本身的成分与性能不稳定；医用 PGLA 材料的原料多为植物中提取的乳酸。

②加工方法不同：羊肠线是将羊或牛的肠黏膜下结缔组织经过炮制、物理加工而成，为增强其性能的稳定性，可经铬盐处理，且难以避免地含有一定的杂质和致敏因子；PGLA 是从植物中提取乳酸聚合而成，不含有动物源性成分和杂质。

③理化特性不同：羊肠线的特性是由羊肠本身的成分决定，在体内的吸收时间取决于组织来源和加工方式，羊肠线经铬盐处理后增强了其抗机体吸收的能力，其抗张强度在植入 14 ～ 21 天后完全丧失，但残留物完全吸收则需 90 天以上；PGLA 可以通过改变 PGA 和 PLA 的合成比例调节其在人体内的吸收时间。

④保存方法不同：羊肠线在干燥状态下是较僵硬的，需保存在乙醇或生理盐水中以

保持其柔软与弹性；PGLA 则无须保养液保存，简单方便。

⑤降解方式不同：羊肠线在蛋白酶作用下进行降解吸收，其分解和吸收速度主要取决于植入处的巨噬细胞解原酶的作用，吸收时间不易控制。PGLA 线体的降解吸收使其长链分子酯键发生水解，可以调整共聚物成分的比例，控制降解时间。

综上所述，PGLA 作为埋植材料具有以下优势：①材料来源于天然植物，对人体无害；②材料在体内可被降解、吸收并排出体外；③材料的刺激强度及吸收时间可以控制；④材料在人体内无排异等不良反应；⑤材料保存方便，不易污染。

4. 聚对二氧杂环己酮缝合线

聚对二氧杂环己酮（PDO）是一种新型的生物医用可降解材料，是继 PGA 和 PLA 之后的另一种可吸收缝合线。PDO 是用纯度 99% 以上的对二氧杂环己酮为原料，在有机金属化合物的催化下聚合而成。聚合物的分子量及其他性质会根据催化剂用量、聚合时间和合成温度的变化而发生变化。因 PDO 分子链中的醚键使其具有优秀的分子链柔软性，可被制成不同尺寸的单丝医用缝合线。与 PGLA 相似，聚二恶烷酮（PDS）在体内靠水解来降解，植入人体后 2 周仍能有 70% 的张力，3 周后失去其抗张强度的 50%，6 周后仍能保持 25% 的抗张强度，6 个月后才完全降解吸收。PDO 材料的优点是组织相容性好，单丝抗张强度大，且在体内强度保持率高，适合于愈合时间较长的伤口。但对于愈合较快的伤口，缝合线则成为组织的累赘。因此其在穴位埋线治疗中应用较少，目前主要运用于面部美容治疗。

五、甲壳质缝合线

甲壳质缝合线又称壳聚糖手术缝合线，一般以高纯度的甲壳素粉末为原料，采用湿法纺丝工艺制成。甲壳素是甲壳类、昆虫类低等动物体中提取的糖类物质。甲壳素的发现距今已有 100 多年的历史，但近 30 年才有将其制作为医用手术缝合线的研究。利用不同溶剂、凝固剂，或改进纺丝工艺等，可得到多种具有不同性能并能满足多种要求的可吸收缝合线。其具有如下优点：①本身即具有一定的抑菌能力，可采用常规方法消毒，并促进伤口愈合；②良好的生物相容性及可吸收性；③原料来源广。壳聚糖手术缝合线与羊肠线相比，更容易被机体吸收，且具有无毒、无害、无任何副作用等特点。甲壳素缝合线从理论上非常适合用于穴位埋线，但是受限于甲壳素缝合线的制备工艺，目前少有将甲壳素缝合线作为载体应用于临床埋线治疗的报道。

第四章

埋线常用腧穴

穴位埋线疗法是中医针灸的发展和延伸，早期的埋植治疗不注重辨证取穴，一般取阿是穴，中医针灸在吸纳掌握此技术后，以脏腑、经络、气血等为理论基础，在中医整体观和辨证论治等理论指导下辨证取穴，开创穴位埋线疗法，临床疗效显著提高，并由此发展出了病根穴埋线、神经节埋线、埋线针刀等不同学术理论。

埋线中常用腧穴与针灸基本相同，但是由于穴位埋线疗法具有自身的特殊性，所以在穴位的使用上具有自身的特点，并非每个腧穴都适用于埋线操作，如井穴、关节活动部位附近等一般不予埋线。穴位埋线的操作方法不同于针灸，在埋线深度的选择上，一般把线体植入脂肪与肌肉组织之间的位置，较表浅的穴位则把线体埋植皮下。在操作方向上也有其特殊性，一般多采用斜刺或平刺的手法，肌肉丰厚处可根据需要直刺，如头部的腧穴多采用平刺，面部多透刺、斜刺，前胸部腧穴则平行肋骨方向平刺，腹部腧穴多沿肌肉走行向下斜刺，腰背部穴位多由下向上斜刺，四肢部腧穴避开血管平刺或者斜刺。本章着重介绍十四经穴及经外奇穴中常用于埋线疗法中的穴位。

第一节　十四正经腧穴

一、手太阴肺经

手太阴肺经左右各 11 穴，其中 2 穴位于胸部外上方，其余 9 穴分布于上肢。首穴中府，末穴少商。本经腧穴主治头面、五官及咳喘、咯血、咽喉痛等肺系疾患，以及经脉循行部位的其他病证。本经腧穴中埋线常用中府、尺泽、孔最、鱼际 4 个穴位。

1. 中府（肺之募穴）

定位：在胸前壁的外上方，云门下 1 寸，平第 1 肋间隙，距前正中线 6 寸。

取法：正坐位或仰卧位，先取锁骨外端下方凹陷处的云门，当云门直下 1 寸，与第 1 肋间隙平齐处是穴。

穴位解剖：由浅至深依次为皮肤、皮下组织、胸肌筋膜、胸大肌、胸小肌。

功用：止咳平喘，清泄肺热，健脾补气。

主治病证：①肺系病。咳嗽、咽痛、气喘、胸闷、胸痛等。

②其他病。肩背痛、浮肿等。

操作方法：向外斜刺 0.5 ～ 0.8 寸，局部酸胀，针感可向前胸及上肢放散。针刺时针尖不可向内斜刺，以免误入胸腔，伤及肺脏。针刺时应注意向外避开臂丛神经及腋动、静脉。

2. 尺泽（合穴）

定位：在肘横纹中，肱二头肌腱桡侧凹陷处。

取法：手掌向上，肘关节外旋，肘部微弯曲，于肘横纹上肱二头肌腱桡侧缘取穴。

穴位解剖：皮肤、皮下组织、肱桡肌、肱肌。

功用：清热和胃，通络止痛。

主治病证：①肺系病。咳嗽，气喘，咽喉肿痛，咯血，胸部胀满。

②胃肠病。吐泻，肠炎。

③经脉病。肘臂挛痛。

操作方法：直刺 0.5 ～ 0.8 寸，针由皮肤经头静脉、皮神经之间，穿肘深筋膜，进入肱桡肌。局部酸胀，可有针感向前臂或手部放散。

3. 孔最（郄穴）

定位：在前臂掌面桡侧，当尺泽与太渊连线上，腕横纹上 7 寸处。

取法：伸臂仰掌，于尺泽与太渊的连线的中点上 1 寸，桡骨内缘处取穴。

穴位解剖：皮肤、皮下组织、肱桡肌、桡侧腕屈肌、旋前圆肌、指浅屈肌、拇长屈肌。

功用：清热止血，润肺理气。

主治病证：①肺系病。咳嗽，气喘，咯血，咽喉肿痛，鼻衄，失音。

②局部病。肘臂挛痛。

③其他病。热病无汗，痔血。

操作方法：直刺 0.5 ～ 1 寸。针经头静脉内侧，穿前臂筋膜入肱桡肌，在桡动、静脉及其伴行的桡神经浅支的内侧，经上列各肌，逐肌深达拇长屈肌。可有局部酸胀感。

4. 鱼际（荥穴）

定位：在第 1 掌指关节后侧凹陷处，约当第 1 掌骨中点桡侧，赤白肉际处。

取法：仰掌，自然微握拳，在第 1 掌骨中点之掌侧，赤白肉际处取穴。

穴位解剖：皮肤、皮下组织、拇短展肌、拇对掌肌、拇短屈肌。

功用：清热利咽。

主治病证：①肺系病。咳嗽，气喘，咯血，咽喉肿痛，失音。

②其他病。发热，乳痈，小儿疳积。

操作方法：直刺 0.5 ～ 0.8 寸，可有局部胀痛。治疗小儿疳积可采用穴位割治法。

二、手阳明大肠经

手阳明大肠经首穴商阳，末穴迎香，左右各 20 穴。15 穴分布在上肢背面的桡侧，5 穴在颈、面部。本经腧穴主治眼、耳、口、牙、鼻、咽喉等器官病证，胃肠疾病，皮肤病，热病，以及本经脉所经过部位的病证。此处着重介绍穴位埋线常用的 7 个穴位。

1. 合谷（原穴）

定位：在手背，第 1、第 2 掌骨间，当第 2 掌骨桡侧的中点处。

取法：拇、食两指张开，第 1、第 2 掌骨结合部与指蹼缘连线的中点取穴；或以一手的拇指指间关节横纹置于另一手拇、食指之间的指蹼缘上，屈指当拇指尖下是穴；或拇、食指并拢，在肌肉隆起最高处取穴。

穴位解剖：皮肤、皮下组织、第 1 骨间背侧肌、拇收肌。

功用：消肿止痛，通经活络，疏风解表。

主治病证：①头面五官病。头痛，齿痛，目赤肿痛，鼻渊，鼻衄，咽喉肿痛，疔疮，痄腮，面肿，牙关紧闭，口眼㖞斜。

②大肠病。腹痛，便秘，痢疾。

③经脉病。上肢疼痛、不遂。

④外感病。发热恶寒，无汗，多汗。

⑤妇科病。痛经，经闭，滞产。

⑥特殊作用。该穴为头颈部外科手术针刺麻醉的主要穴位。

操作方法：直刺 0.5 ～ 0.8 寸，针入第 1 骨间背侧肌，在手背静脉网和掌深动脉内侧达拇收肌。可有局部酸胀感。孕妇慎用。

2. 手三里

定位：在前臂背面桡侧，当阳溪与曲池连线上，肘横纹下 2 寸。

取法：屈肘，前臂旋后，在阳溪与曲池的连线上，曲池下 2 寸处取穴。

穴位解剖：皮肤、皮下组织、前臂筋膜、桡侧腕长伸肌、桡侧腕短伸肌、旋后肌。

主治病证：①大肠病。腹痛，腹泻。

②经脉病。肩臂麻痛，上肢不遂，肘挛不伸。

③头面五官病。齿痛，颊肿。

操作方法：直刺 0.8 ～ 1.2 寸，针由皮肤经浅筋膜，穿前臂筋膜，入桡侧腕长、短伸肌，在桡神经深支的外侧，针可深抵旋后肌。可有局部酸胀沉重感，或向前臂放散。

3. 曲池（合穴）

定位：在肘横纹外侧端，屈肘，当尺泽与肱骨外上髁连线中点。

取法：极度屈肘，当肘横纹末端。或屈肘成直角，尺泽与肱骨外上髁连线中点处取穴。

穴位解剖：皮肤、皮下组织、前臂筋膜、桡侧腕长伸肌、桡侧腕短伸肌、肱桡肌、肱肌。

功用：清热和营，通经活络。

主治病证：①头面五官病。咽喉肿痛，齿痛，目赤痛，头痛，眩晕。

②肠胃病证。腹痛，腹泻，痢疾，肠痈。

③皮肤及外科病。瘾疹、丹毒、瘰疬等。

④经脉病。上肢不遂、手臂肿痛、手肘无力等。

⑤其他病。发热、月经不调、瘛疭等。

操作方法：直刺 0.8 ～ 1.2 寸，可有局部酸胀感，得气感甚可向上放散至肩部，或向下放散至手指。

4. 臂臑

定位：在臂外侧，三角肌止点处，当曲池与肩髃穴连线上，曲池上 7 寸。

取法：垂臂屈肘时，在肱骨外侧三角肌前缘下端。

穴位解剖：皮肤、皮下组织、三角肌。

功用：清热明目，疏通经络。

主治病证：肩背痛，手不能向后伸屈，瘰疬。

操作方法：直刺 0.5 ～ 1 寸，或斜刺 0.8 ～ 1.2 寸，针由皮肤、皮下组织，穿过三角肌中点。

5. 肩髃

定位：在肩部，三角肌上，臂外展，或向前平伸时，当肩峰前下方凹陷处。

取法：将上臂外展平举，肩关节部即可呈现出两个凹窝，前面的凹窝中即为本穴。或垂肩，当锁骨肩峰端前缘直下约 2 寸，当骨缝之间，手阳明大肠经的循行线上处取穴。

穴位解剖：皮肤、皮下组织、三角肌、三角肌下囊、冈上肌腱。

功用：通经活络，疏散风热。

主治病证：①经脉病。肩周炎，上肢不遂。

②皮肤病。瘾疹，风疹。

③其他病。瘰疬等。

操作方法：直刺或向下斜刺 0.8 ～ 1.5 寸，可有局部酸胀感，甚则扩散至肩关节周围或向上臂放散。

6. 口禾髎

定位：在上唇部，鼻孔外缘直下，平水沟。

取法：正坐仰靠或仰卧取穴，水沟旁开 0.5 寸。

穴位解剖：皮肤、皮下组织、口轮匝肌。

功用：祛风，清热，开窍。

主治病证：鼻塞、鼻衄、口眼㖞斜、口噤、上牙肿痛等局部病证。

操作方法：直刺 0.3 ～ 0.5 寸或向内平刺 0.5 ～ 0.8 寸，针由皮肤、浅筋膜直入口轮匝肌。

7. 迎香

定位：在鼻翼外缘中点旁开 0.5 寸，当鼻唇沟中。

取法：在鼻翼外缘中点旁，当鼻唇沟中取穴。

穴位解剖：皮肤、皮下组织、提上唇肌。

功用：祛风通窍，理气止痛。

主治病证：①局部病。鼻渊，鼻衄，鼻息肉，口眼㖞斜，面痒，面肿，面神经麻痹。

②其他病。胆道蛔虫症、外痔肿痛等。

操作方法：向内上方斜刺 0.5 ～ 1 寸，针由皮肤、浅筋膜而达提上唇肌，有局部酸胀感，可扩散至鼻部，甚可有眼泪流出。或向外上平刺 1 ～ 1.5 寸，以透四白治疗胆道蛔虫症。

三、足阳明胃经

足阳明胃经首穴承泣，末穴厉兑，左右各有 45 个穴位，15 个穴位分布在下肢的前外侧面，30 个穴位在胸腹部和头面部。本经腧穴可治疗消化系统，神经系统，呼吸系统，循环系统，头、眼、鼻、口、齿等器官病证，以及本经脉所经过部位的病证，如胃痛、腹胀、呕吐、泄泻、鼻衄、牙痛、口眼㖞斜、咽喉肿痛、热病、神志病及经脉循行部位病症等。此处着重介绍穴位埋线常用的 19 个穴位。

1. 四白

定位：在面部，瞳孔直下，当眶下孔凹陷处。

取法：正坐位或仰靠、仰卧位，在承泣直下 3 分，当眶下孔凹陷处取穴。

穴位解剖：皮肤、皮下组织、眼轮匝肌、提上唇肌、眶下孔或上颌骨。

功用：祛风通络，明目止痛。

主治病证：①头面五官病。目赤肿痛、眼睑瞤动、迎风流泪、面瘫、面肌痉挛、三叉神经痛等。

②其他病。胆道蛔虫症、眩晕等。

操作方法：直刺 0.2 ～ 0.3 寸，可有局部酸胀，针由皮肤、皮下组织至眼轮匝肌和提上唇肌。治疗三叉神经第二支痛时可向外上方斜刺 0.5 寸，沿管下壁针入眶下孔，可有麻电感放射至上唇部。为眼科手术针麻常用穴之一。若深进眶下孔、眶下管，可能刺及孔、管内的眶下神经、动脉和静脉，不宜深刺。

2. 地仓

定位：在面部，口角外侧旁开 0.4 寸，上直对瞳孔。

取法：正坐或仰卧，眼向前平视，于瞳孔垂线与口角水平线之交点处取穴。或鼻唇沟与口角水平线交点处取穴。

穴位解剖：皮肤、皮下组织、口轮匝肌、笑肌和颊肌、咬肌。

功用：祛风止痛，舒筋活络。

主治病证：主要治疗头面五官病，如口㖞、流涎、齿痛颊肿、眼睑瞤动、面神经麻痹、三叉神经痛等。

操作方法：治面瘫时向颊车方向平刺 1 ～ 2 寸，可向耳方向透刺，针经穴位处皮下组织，穿口角外侧口轮匝肌，于面神经外侧行经笑肌和颊肌之间，再入咬肌；治疗三叉神经痛时可向迎香透刺 0.5 ～ 0.8 寸，局部酸胀感可扩散至半侧面部，有时甚至可出现口角牵掣感。

3. 颊车

定位：面颊部，下颌角前上方约一横指（中指），当咀嚼时咬肌隆起，按之凹陷处。

取法：正坐或仰卧，上下牙齿用力咬紧，在隆起的咬肌最高处取穴。

穴位解剖：皮肤、皮下组织、咬肌。

功用：祛风清热，开关通络。

主治病证：此穴埋线主要治疗头面五官病，如牙龈肿痛、颊肿、口眼㖞斜、口噤不语等。

操作方法：治疗面瘫时可向地仓方向透刺 1.5 ～ 2 寸，针经过笑肌、颤肌、降口角肌和口轮匝肌等结构，它们均为面部表情肌，受面神经的支配；治疗上、下牙痛时可分别向上、下斜刺 0.5 ～ 0.8 寸，可有局部酸胀感并向周围扩散。

4. 下关

定位：在面部耳前方，当颧弓与下颌切迹所形成的凹陷中。

取法：正坐或侧伏位，闭口取穴，在颧弓下缘凹陷处，下颌骨髁突前方。

穴位解剖：皮肤，皮下组织，腮腺，咬肌，上颌动、静脉，翼外肌。上颌动脉的重要分支是脑膜中动脉，故此穴应避免针刺过深引起严重出血。

功用：消肿止痛，聪耳通络。

主治病证：主要治疗头面五官病，如耳聋、耳鸣、聤耳、齿痛、面痛、面瘫、下颌关节脱位等。

操作方法：直刺 0.5 ～ 1 寸，周围酸胀或可有麻电感放散至下颌；略向后斜刺 1 ～ 1.5 寸，酸胀感扩散至耳区；治上下牙痛时可沿下颌骨向上、下齿平刺 1.5 ～ 2 寸，酸胀扩散至上下齿。

提示：针刺时不可做张口动作，以免折针。穴位深处有丰富的静脉丛，通过该丛的静脉或属支与沟通颅内和面部的静脉吻合，面部有感染者此穴不宜针。

5. 头维

定位：在头侧部，当额角发际上 0.5 寸，头正中线旁开 4.5 寸处。

穴位解剖：皮肤、皮下组织、颞肌上缘的帽状腱膜、腱膜下结缔组织、颅骨外膜。

功用：清利头目，解痉止痛。

主治病证：头面五官病。头痛，眩晕，目痛，迎风流泪，眼睑瞤动。

操作方法：向后平刺 0.5 ～ 0.8 寸，深进由下颌神经的颞深神经支配的颞肌内，局部胀痛可向周围扩散。或横刺向率谷透刺。

6. 梁门

定位：在上腹部，当脐中上 4 寸，距前正中线 2 寸。

取法：仰卧位，胸剑联合至脐中连线的中点，正中线旁开 2 寸处取穴。

穴位解剖：皮肤，皮下组织，腹直肌鞘前层，腹直肌，腹壁下动、静脉。

功用：健脾和胃，调中理气。

主治病证：主要是脾胃病，如胃痛、呕吐、食欲缺乏、腹胀、泄泻。

操作方法：直刺或向下斜刺 0.5 ～ 1 寸，局部酸胀，并可出现胃部沉重感。

7. 滑肉门

定位：在上腹部，当脐中上 1 寸，距前正中线 2 寸。

取法：仰卧位，脐中（任脉之神阙）上 1 寸，脐正中线旁开 2 寸处取穴。

穴位解剖：皮肤、皮下组织、腹直肌鞘前层、腹横筋膜、腹膜下筋膜。

功用：镇惊安神，健脾化痰。

主治病证：①经脉病。胃痛、腹胀、呕吐等。

②神志病：癫狂。

③其他病：月经不调等。

操作方法：直刺 0.8 ～ 1.2 寸，局部有酸胀感。

8. 天枢（大肠募穴）

定位：在腹中部，距脐中 2 寸。

穴位解剖：皮肤，皮下组织，腹直肌鞘前层，腹直肌，腹壁下动、静脉。

功用：健脾和胃，调中理气。

主治病证：①胃肠病。腹胀，脐周腹痛，肠鸣，泄泻，便秘，痢疾，脐疝，肠痈。

②妇产科病。月经不调，崩漏，痛经，经闭带下，产后腹痛。

③其他病。水肿，黄疸，腰痛。

操作方法：直刺或向下斜刺 1 ～ 1.5 寸，局部酸胀，针感可沿胃经下行。

9. 外陵

定位：在下腹部，当脐中下 1 寸，距前正中线 2 寸。

穴位解剖：皮肤、皮下组织、腹直肌鞘前壁、腹直肌。

功用：疏通经络，调经止痛。

主治病证：小腹胀满，腹痛，痛经，小便不利。

操作方法：直刺或向下斜刺 1 ～ 1.5 寸，局部有酸胀感。

10. 水道

定位：在下腹部，当脐中下 3 寸，距前正中线 2 寸。

取法：仰卧位，耻骨联合上缘上 2 寸，旁开中线 2 寸处取穴。

穴位解剖：皮肤、皮下组织、腹直肌鞘前壁、腹直肌外侧缘。

功用：疏通经络，调经止痛。

主治病证：①经脉病。腹痛，小腹胀满。

②其他病。水肿，小便不利，痛经。

操作方法：直刺或向下斜刺 1 ～ 1.5 寸，局部有酸沉感。

11. 归来

定位：在下腹部，当脐中下 4 寸，距前正中线 2 寸。

取法：仰卧位，耻骨联合上缘中点上 1 寸，中线旁开 2 寸处取穴。

穴位解剖：皮肤、皮下组织、腹直肌鞘前层、腹直肌、腹直肌鞘后层、腹横筋膜、腹膜下筋膜（或腹膜壁层）。

功用：活血化瘀，调经止痛。

主治病证：①经脉病。少腹疼痛，疝气。

②妇科病。月经不调，痛经，闭经，带下，阴挺。

操作方法：直刺或向下斜刺 0.8 ～ 1.2 寸，局部酸沉；或针尖略向耻骨联合处斜刺 1.5 ～ 2 寸，下腹有酸胀感，少数可向小腹及外生殖器放散。

12. 伏兔

定位：股前区，当髂前上棘与髌底外侧端连线上，髌底上 6 寸。

取法：仰卧位，股骨外侧髁上缘与股骨大转子连线的上 2/3 与下 1/3 交会水平，当髂前上棘与髌底外侧端连线处取穴；或正坐屈膝位，医者以腕横纹置于膝盖上缘中点，手指并拢压于大腿上，当中指尖处取穴。

穴位解剖：皮肤、皮下组织、股直肌、股中间肌。

功用：散寒化湿，疏通经络。

主治病证：①经脉病。下肢麻痹，腰痛膝冷，脚气（非足癣）。

②其他病。疝气等。

操作方法：直刺 1 ～ 2 寸，局部酸胀，可下传至膝部。

13. 梁丘（郄穴）

定位：当髂前上棘与髌底外侧端的连线上，髌底外缘上 2 寸。

取法：正坐屈膝或仰卧位，在髌底外上缘直上 2 寸取穴。

穴位解剖：皮肤、皮下组织、股直肌和股外侧肌、股中间肌外侧。

功用：理气和胃，通经活络。

主治病证：①胃病。急性胃痛。

②经脉病。乳痈、下肢不遂、膝关节肿痛等。

操作方法：直刺或向上斜刺 1 ～ 1.2 寸，局部酸胀可扩散至膝关节周围。

14. 足三里（合穴、胃下合穴）

定位：在小腿前外侧，当犊鼻穴下 3 寸，距胫骨前缘外一横指（中指）。

取法：正坐屈膝位或仰卧位，以患者手四指相并，食指上缘放置于外膝眼（犊鼻）处，中指中节水平直下四横指（一夫法），距离胫骨前嵴一横指（中指）处取穴；或沿胫骨前嵴向上摸取胫骨粗隆，在胫骨粗隆外下缘，胫骨前嵴一横指取穴。

穴位解剖：皮肤、皮下组织、胫骨前肌、趾长伸肌、小腿骨间膜、胫骨后肌。

功用：健脾和胃，扶正培元，通经活络，升降气机。

主治病证：①胃肠病。胃脘痛，呕吐，呃逆，腹胀，腹痛，肠鸣，消化不良，疳积，泄泻，便秘，痢疾。

②神志病。头晕，失眠，癫狂。

③经脉病。中风偏瘫，下肢痿痹，膝胫酸痛，肠痈，乳痈。

④其他病。脏气虚惫，虚劳羸弱，咳嗽气喘，心悸气短。

本穴应用广泛，为全身强壮要穴，针灸按摩可预防脑血管意外，亦为消化系统常用要穴。

操作方法：直刺 1 ～ 2 寸，可有局部酸胀；或针尖略向下斜刺，其针感可沿胃经下行至足；针尖略向上斜刺，部分针感可沿胃经逐渐循股走至腹部。

15. 上巨虚（大肠下合穴）

定位：在小腿前外侧，当犊鼻下 6 寸，距胫骨前缘一横指（中指）。

取法：正坐屈膝或仰卧位，外膝眼（犊鼻）到外踝尖连线的中点向上 2 寸，胫骨前嵴外一横指处取穴（胫骨前肌丰厚处）。

穴位解剖：皮肤、皮下组织、胫骨前肌、趾长伸肌、小腿骨间膜、胫骨后肌。

功用：调和肠胃，通经活络。

主治病证：①胃肠病。肠鸣，腹痛，腹胀，泄泻，便秘，肠痈，痢疾。

②经脉病。下肢痿痹，脚气。

操作方法：直刺 1 ～ 1.5 寸，局部酸胀；针尖略向上斜刺，针感沿胃经循膝股走至腹部，少数可上行至上腹部及胸部；略向下斜刺，其针感沿足阳明经走至足。

16. 下巨虚（小肠下合穴）

定位：在小腿前外侧，当犊鼻下 9 寸，距胫骨前缘一横指（中指）。

取法：正坐屈膝位，条口（犊鼻与外踝尖连线的中点，胫骨前嵴外约一横指处）下一寸处取穴。

穴位解剖：皮肤、皮下组织、胫骨前肌、趾长伸肌、小腿骨间膜、胫骨后肌。

功用：调和肠胃，通经活络，安神定志。

主治病证：①胃肠病。泄泻，痢疾，大便脓血，胃中热，胃脘痛，纳呆。

②经脉病。乳痈，中风偏瘫，下肢痿痹，下肢水肿。

③其他病。小腹痛，腰脊痛引睾丸。

操作方法：直刺 1 ～ 1.5 寸，局部酸胀，可向下扩散至足背。

17. 丰隆（络穴）

定位：在小腿前外侧，当外踝尖上 8 寸，条口外，距胫骨前缘二横指（中指）。

取法：正坐屈膝或仰卧位，约当犊鼻与解溪的中点处，在胫骨前肌的外缘，条口外侧一横指取穴。

穴位解剖：皮肤、皮下组织、趾长伸肌、小腿骨间膜、胫骨后肌。

功用：健脾化痰，和胃降逆，醒神开窍。

主治病证：①肺系病。咳嗽，气喘，痰多。

②经脉病。下肢痿痹，水肿

③神志病。头痛，眩晕，癫狂。

操作方法：直刺或微向上斜刺 1 ～ 1.5 寸，针感可沿经下行或循经上传。

18. 解溪（经穴）

定位：踝区，踝关节前横纹中央凹陷中，当䠀长伸肌腱与趾长伸肌腱之间。

取法：正坐垂足或仰卧位，平齐外踝高点，踝关节前面横纹中央凹陷中，即䠀长伸肌腱与趾长伸肌腱之间取穴。

穴位解剖：皮肤、皮下组织、小腿十字韧带、胫腓联合韧带。

功用：舒筋活络，清胃降逆，镇惊安神。

主治病证：①头面病。头痛，眉棱骨痛，眩晕，头面水肿，癫狂。

②胃肠病。腹胀，便秘。

③经脉病。下肢痿痹，足踝肿痛、无力。

操作方法：直刺 0.3 ～ 0.5 寸或平刺 0.5 ～ 1 寸，局部酸胀时可扩散至整个踝关节。

19. 内庭（荥穴）

定位：在足背，第 2、第 3 趾间，趾蹼缘后方赤白肉际处。

取法：正坐垂足或仰卧位，在第 2、第 3 跖趾关节前方，趾缝间的纹头处取穴。

穴位解剖：皮肤，皮下组织，第 2、第 3 趾长、短伸肌腱之间，第 2、第 3 跖骨间隙。

功用：清胃泻火，理气止痛。

主治病证：①脾胃病。胃痛吞酸、腹胀、腹痛、消化不良、泄泻、便秘、痢疾等。

②头面五官病。牙龈肿痛，口眼㖞斜。

③经脉病。足背肿痛、热病等。

操作方法：直刺或斜刺 0.5 ～ 1 寸，针由皮肤、浅筋膜穿足背深筋膜，在第 2、第 3 趾长伸肌腱和趾短伸肌腱之间进入骨间肌。可有局部酸胀；针尖向上斜刺，针感可沿本经上行。

四、足太阴脾经

本经首穴隐白，末穴大包，左右各有 21 个穴位。其中 11 穴位分布于下肢内侧面，

10穴分布于侧胸腹。本经腧穴可治消化系统病症，例如胃痛、恶心、呕吐、嗳气、腹胀、便溏、黄疸、身重无力、舌根强痛及下肢内侧肿痛、厥冷等。此处着重介绍穴位埋线常用的8个穴位。

1. 太白（输穴，原穴）

定位：在足内侧缘，当第一跖趾关节后下方赤白肉际凹陷处。

取法：仰卧位，足大趾内侧缘，在第一跖趾关节后缘赤白肉际凹陷处取穴。

穴位解剖：皮肤、皮下组织、趾纤维鞘、踇展肌腱、踇短屈肌。

功用：健脾和胃，清热化湿。

主治病证：①脾胃病。胃痛、腹胀、腹痛、泄泻、痢疾、便秘、纳呆、糖尿病等。

②其他病：体重节痛，脚气。

操作方法：直刺0.～0.8寸，针由皮肤、浅筋膜进入趾跖侧筋膜，再进踇展肌腱和踇短屈肌腱，可有局部酸胀。

2. 公孙（络穴；八脉交会穴，通于冲脉）

定位：在足内侧缘，当第一跖骨基底的前下方。

取法：仰卧位，在第一跖骨基底前下缘，赤白肉际处取穴，距太白约1寸。

穴位解剖：皮肤、皮下组织、踇展肌、踇短屈肌、踇长屈肌腱。

功用：健脾胃，调冲任。

主治病证：①脾胃病。胃痛，呕吐，腹胀，腹痛，泄泻，痢疾。

②心胸病。心痛，胸闷，失眠。

③其他病。消化道肿瘤、糖尿病等。各种腰腿病症发生时，本穴可有明显压痛。

操作方法：直刺0.5～0.8寸，可有局部酸胀，可扩散至整个足底。

3. 三阴交

定位：在小腿内侧，当足内踝尖上3寸，胫骨内侧缘后方。

穴位解剖：皮肤、皮下组织、趾长屈肌、胫骨后肌、踇长屈肌。

功用：健脾胃，益肝肾，调经带。

主治病证：①脾胃病。肠鸣，腹胀，泄泻，便秘，水肿。

②妇科及生殖病。月经不调，崩漏，带下，阴挺，经闭，难产，产后血晕，胞衣不下，恶露不尽，不孕，遗精，阳痿，早泄，阴茎痛。

③前阴病。小便不利，遗尿，癃闭，淋证，白浊，疝气。

④心血管病。心悸，失眠，高血压。

⑤经脉病。下肢痿痹，脚气。

操作方法：直刺 0.5 ～ 1 寸，局部酸胀，可有酸胀感、电麻感向足底放散或扩至膝关节和股内侧。孕妇慎用。

4. 地机（郄穴）

定位：在小腿内侧，当内踝尖与阴陵泉的连线上，阴陵泉下 3 寸。

取法：正坐或仰卧位，在阴陵泉直下 3 寸，当阴陵泉与三阴交的连线上，胫骨内侧后缘处取穴。

穴位解剖：皮肤、皮下组织、趾长屈肌、胫骨后肌。

功用：健脾渗湿，调经止带。

主治病证：①脾胃病。腹胀，腹痛，泄泻，痢疾。

②妇科及男性病。月经不调，痛经，遗精，阳痿。

③经脉病。腰痛，下肢痿痹。

操作方法：直刺 0.8 ～ 1.2 寸，局部酸胀，可扩散至小腿部。

5. 阴陵泉（合穴）

定位：在小腿内侧，当胫骨内侧髁后下方凹陷处。

取法：正坐屈膝或仰卧位，在胫骨内侧髁下缘与胫骨粗隆下缘平齐处取穴。

穴位解剖：皮肤、皮下组织、缝匠肌（腱）、半膜肌及半腱肌（腱）。

功用：健脾利湿，通经活络。

主治病证：①脾胃病。腹胀，腹痛，泄泻，痢疾，便秘，水肿，黄疸。

②妇科及男性病。阴茎痛、遗精、小便不利或失禁、妇人阴痛、带下等。

③经脉病。膝痛，转筋。

操作方法：直刺 1 ～ 2 寸，针由小腿深筋膜，经胫骨粗隆内侧的缝匠肌、半腱半膜肌等的肌腱，向后经胫骨内侧缘进入腘肌。可有局部酸胀，针感可向下扩散。大隐静脉正行于本穴皮下，针刺时应注意避开。

6. 血海

定位：屈膝，在大腿内侧，髌底内侧端上 2 寸，当股四头肌内侧头的隆起处。

取法：正坐屈膝位，在髌骨内上缘上 2 寸，当股内侧肌突起中点处取穴。或正坐屈膝，医生面对患者，左手掌心按于患者右膝髌骨上缘，二至五指向上伸直，拇指向内侧约成 45° 斜置，当拇指尖下是穴。

穴位解剖：皮肤、皮下组织、股内侧肌、股骨前内侧缘。

功用：理血调经，健脾化湿。

主治病证：①妇科病。月经不调，痛经，经闭，崩漏。

②皮肤病。湿疹，瘾疹，丹毒。

③经脉病。膝痛等。

操作方法：直刺 0.8 ～ 1 寸，针由皮肤、浅筋膜穿大腿阔筋膜，进入股内侧肌，可有局部酸胀，可向膝部放散。

7. 大横

定位：在腹中部，脐中旁开 4 寸。

穴位解剖：皮肤、皮下组织、腹外斜肌、腹内斜肌、腹横肌、腹横筋膜、腹膜下筋膜。

功用：温中散寒，调理肠胃。

主治病证：腹胀，腹痛，泄泻，痢疾，便秘。

操作方法：直刺 1 ～ 1.5 寸，局部酸胀。

8. 大包

定位：在侧胸部，腋中线上，当第 6 肋间隙处。

取法：侧卧举臂，在腋下 6 寸，腋中线上，第 6 肋间隙处取穴。

穴位解剖：皮肤、皮下组织、前锯肌。该穴位深部相对应的器官有胸膜腔、肺、膈、肝（右侧）、胃（左侧），不可深刺。

功用：宽胸理气，止咳平喘。

主治病证：①胸肺病。哮喘，胸胁疼痛。

②其他病。全身疼痛，四肢无力。

操作方法：向后平刺 0.5 ～ 0.8 寸。

五、手少阴心经

本经首穴极泉，末穴少冲，左右各 9 个穴位，1 穴在腋窝部，其余 8 穴在上肢掌侧面的尺侧。本经腧穴主治循环系统病证、神经精神系统病症及经脉循行所过部位的病证，如心痛、心悸、失眠、咽干、口渴、癫狂及上肢内侧后缘疼痛等。此处着重介绍穴位埋线常用的 3 个穴位。

1. 极泉

定位：腋窝顶点，腋动脉搏动处。

取法：上臂外展，在腋窝中部有动脉搏动处取穴。

穴位解剖：皮肤，皮下组织，臂丛神经，腋动、静脉，背阔肌腱，大圆肌。

功用：宽胸理气，通络止痛，镇静安神。

主治病证：①心胸病。心痛，心悸，胸闷气短。

②经脉病。肩臂疼痛，上肢不遂，瘰疬。

③其他病。胁肋疼痛、腋臭等。另弹拨本穴可预防冠心病、肺心病。

操作方法：避开腋动脉直刺 0.3 ～ 0.5 寸，腋窝有酸胀感，或可有麻电感向前臂、指端放散。

2. 通里（络穴）

定位：在前臂掌侧，当尺侧腕屈肌腱的桡侧缘，腕横纹上 1 寸。

取法：仰掌，在尺侧腕屈肌腱桡侧缘，当神门与少海连线上，腕横纹上 1 寸处取穴。

穴位解剖：皮肤、皮下组织、尺侧腕屈肌、指浅屈肌、指深屈肌、旋前方肌。

功用：养心安神，通经活络。

主治病证：①心胸病。心悸，怔忡。

②经脉病。肘臂挛痛，手指麻木。

③其他病。暴喑，舌强不语。

操作方法：直刺 0.3 ～ 0.5 寸，局部酸胀感可循经下行或循经上行。另本穴不可深刺，以免伤及血管和神经。针刺时不可屈腕。

3. 神门

定位：在腕掌部，腕横纹尺侧端，尺侧腕屈肌腱的桡侧凹陷处。

取法：仰掌，在尺侧腕屈肌桡侧缘，腕横纹上取穴。

穴位解剖：皮肤、皮下组织、尺侧腕屈肌腱桡侧缘。此穴桡侧有尺神经及尺动、静脉通过。

功用：益心安神，通经活络。

主治病证：①心胸病。心痛，心悸，惊悸，怔忡。

②经脉病。咽干，腕痛，指麻。

③神志病。失眠，健忘，痴呆，癫狂。本穴为治精神病和心脏病的要穴。

操作方法：直刺或向上平刺 0.3 ～ 0.5 寸，局部酸胀，可有电麻感向指端放散。穴位深层有尺动、静脉，针刺时应注意避开。

六、手太阳小肠经

本经首穴少泽，末穴听宫，左右各有 19 个穴位。其中 8 穴分布在上肢背面的尺侧，11 穴在肩、颈、面部。本经腧穴主治腹部小肠与胸、心、咽喉病证，神志病，头、项、眼、耳病证，热病，以及本经脉所经过部位的病证，如少腹痛、腰脊痛引睾丸、耳聋、目黄、咽喉肿痛、癫狂及肩臂外侧后缘痛等。此处着重介绍穴位埋线常用的 8 个穴位。

1. 后溪（输穴；八脉交会穴，通督脉）

定位：在手掌尺侧，微握拳，当第 5 掌指关节后的远侧掌横纹头赤白肉际处。

取法：微握拳，在第 5 掌指关节尺侧后方，第 5 掌骨小头后缘，赤白肉际处取穴。

穴位解剖：皮肤、皮下组织、小指展肌、小指短屈肌。

功用：清心安神，通经活络。

主治病证：①头面五官病。头痛，目赤，耳聋，咽喉肿痛。

②经脉病。落枕，颈项强痛，肩臂疼痛，手指及肘臂挛急。

③神志病。失眠，癫狂，痫病，癔症。

④其他病。腰背痛、盗汗、热病等。

操作方法：直刺 0.5 ～ 1 寸，针入小指展肌，在小指对掌肌前方进入小指短屈肌与第 5 掌骨之间。或向合谷方向透刺，可有局部酸胀或向整个手掌部放散。

2. 腕骨（原穴）

定位：在手掌尺侧赤白肉际，当第 5 掌骨基底与三角骨之间凹陷处。

取法：伏掌，由后溪向上沿掌骨直推至一骨性突起（三角骨），当两骨（第 5 掌骨基底与三角骨）之间凹陷中取穴。

穴位解剖：皮肤、皮下组织、手筋膜、小指展肌、豆掌韧带。

功用：祛湿退黄，泌别清浊。

主治病证：①头面五官病。头项强痛，耳鸣，目翳。

②经脉病。肩臂疼痛，指挛腕痛。

③其他病。黄疸，消渴，热病，疟疾。

操作方法：直刺 0.3 ～ 0.5 寸，针由皮肤、皮下组织深筋膜的纤维层，入小鱼际肌的小指展肌，可有局部酸胀，针感甚可扩散至手掌部。

3. 养老（郄穴）

定位：在前臂尺侧，腕背横纹上 1 寸，当尺骨小头近端桡侧凹陷中。

取法：屈肘，掌心向胸，在尺骨小头的桡侧缘上，与尺骨小头最高点平齐的骨缝中是穴。或掌心向下，用另一手指按于尺骨小头的最高点，然后手掌旋后，当手指滑入的骨缝中是穴。

穴位解剖：皮肤、皮下组织、前臂筋膜、尺侧腕伸肌腱、前臂骨间膜。

功用：清利头目，舒筋活络。

主治病证：①头面五官病。目视不明，近视。

②经脉病。肩臂酸痛，项强。

③其他病。急性腰痛。

操作方法：向肘斜刺 0.5 ～ 0.8 寸，手腕酸麻感可向肩部放散。

4. 支正（络穴）

定位：在前臂背面尺侧，当阳谷与小海的连线上，腕背横纹上 5 寸。

取法：屈肘，阳谷与小海的连线中点向远端 1 寸，尺骨的尺侧缘取穴。

穴位解剖：皮肤、皮下组织、前臂筋膜、尺侧腕屈肌、指深屈肌。

功用：安神定志，清热解表，通经活络。

主治病证：①经脉病。头痛，目眩，项强，肘臂酸痛。

②其他病。热病、癫狂等。

操作方法：直刺或斜刺 0.5 ～ 0.8 寸，针由皮肤、浅筋膜在贵要静脉的后方穿前臂深筋膜，入尺侧腕屈肌，再深至指深屈肌。有局部重胀感，可向下放散至手指。

5. 天宗

定位：在肩胛部，肩胛冈中点与肩胛下角连线上 1/3 与下 2/3 交点，当冈下窝中央凹陷处，与第 4 胸椎相平。

取法：正坐或俯卧位。在肩胛冈中点下缘与肩胛骨下角的连线上，当上、中 1/3 交点处，与第 4 胸椎棘突下平齐处，与臑腧、肩贞呈三角形处是穴。

穴位解剖：皮肤、皮下组织、斜方肌筋膜、斜方肌、冈下肌。

功用：舒筋活络，消肿止痛。

主治病证：①经脉病。肩臂疼痛不举。

②其他病。乳痈、气喘等。

操作方法：直刺或周边斜刺 0.5 ～ 1 寸，针由皮肤、浅筋膜穿斜方肌表面的背部深筋膜入该肌及其深面的冈下肌，局部酸胀感或可向背部放散。

6. 肩外俞

定位：在背部，当第 1 胸椎棘突下，旁开 3 寸。

取法：前倾坐位或俯伏位，在第 1 胸椎棘突下，向外至肩胛骨内侧缘的垂线上取穴。

穴位解剖：皮肤、皮下组织、斜方肌筋膜、斜方肌、肩胛提肌。

功用：舒筋活络，祛风止痛。

主治病证：肩背疼痛，颈项强急。

操作方法：向外斜刺 0.5 ～ 0.8 寸，针由皮肤、浅筋膜穿斜方肌表面的背深筋膜入该肌，继进至肩胛提肌。有局部酸胀感。不可深刺，以防气胸。

7. 肩中俞

定位：在背部，当第 7 颈椎棘突下，旁开 2 寸。

取法：前倾坐位或俯伏位，在第 7 颈椎棘突下，大椎（督脉）旁开 2 寸处取穴。

穴位解剖：皮肤、皮下组织、斜方肌筋膜、斜方肌、肩胛提肌、小菱形肌。

功用：解表宣肺，通络止痛。

主治病证：①肺系病。咳嗽，气喘，唾血。

②经脉病。目视不明，肩背疼痛。

操作方法：向外斜刺 0.5 ～ 0.8 寸，针经皮肤、皮下组织，穿斜方肌，进入其深面的小菱形肌与肩胛提肌相重叠部分，可有局部酸胀感。不可深刺，以防气胸。

8. 听宫

定位：在面部，耳屏前，下颌骨髁突后方，张口时呈凹陷处。

取法：正坐或仰卧位，微张口，在耳屏中央前缘与下颌骨髁突之间凹陷处取穴。

穴位解剖：皮肤、皮下组织、外耳道软骨。

功用：聪耳开窍。

主治病证：耳鸣，耳聋，聤耳，齿痛，癫狂。

操作方法：张口，直刺 1 ～ 1.5 寸，局部酸胀感可扩散至耳部及半个面部，或可有鼓膜向外鼓胀之感。出针时用棉球按压片刻，以防出血。

七、足太阳膀胱经

本经首穴睛明，末穴至阴，左右各有 67 个穴位，其中有 49 个穴位分布在头面部、项背部和腰背部，18 个穴位分布在下肢后侧和足外侧部。本经腧穴主治泌尿生殖系统、神经系统、呼吸系统、循环系统、消化系统的病证及精神心理疾病，以及本经所过部位的病证，如癫痫、头痛、目疾、鼻病、遗尿、小便不利及下肢后侧部位的疼痛等。此处着重介绍穴位埋线常用的 28 个穴位。

1. 攒竹

定位：在面部，当眉头凹陷中，额切迹处。

取法：仰靠或仰卧位，在眉毛内侧端，眶上切迹处取穴。

穴位解剖：皮肤、皮下组织、枕额肌、眼轮匝肌。

功用：清热明目，祛风通络。

主治病证：①头面五官病。头痛，眉棱骨痛，目赤肿痛，目视不明，眼睑瞤动，眼睑下垂，面瘫，面痛。

②其他病。呃逆、腰痛等。

操作方法：平刺 0.5 ～ 1 寸透鱼腰，局部酸痛感。

2. 天柱

定位：在项部，斜方肌外缘凹陷中，横平第 2 颈椎棘突上际，当哑门穴旁开 1.3 寸。

取法：正坐低头或俯卧位，后发际上 0.5 寸，旁开 1.3 寸，当项后发际斜方肌外侧取穴。

穴位解剖：皮肤、皮下组织、项筋膜、斜方肌、头夹肌内侧头、头半棘肌、头后大直肌。

功用：清利头目，疏风通络。

主治病证：①头面五官病。头痛，眩晕，目赤肿痛，目视不明，鼻塞。

②经脉病。项强，肩背痛。

操作方法：直刺 0.5 ～ 0.8 寸，局部酸胀，针感可扩散至整个后头部，甚可向前扩散至眼部。因穴位深层有延髓，不可向上深刺。

3. 大杼（骨会，手足太阳经交会穴）

定位：在背部，当第 1 胸椎棘突下，正中线旁开 1.5 寸。

穴位解剖：皮肤、皮下组织、斜方肌、菱形肌、上后锯肌、颈夹肌、竖脊肌。

功用：强筋骨，清邪热。

主治病证：①肺系病。咳嗽，发热。

②经脉病。头痛，项强，肩背痛。

操作方法：向内上斜刺 0.5 ～ 0.8 寸，局部酸胀，针感可向肋间或肩部扩散。此穴深部位于第 1 胸神经后支外侧支，故不能直刺、深刺，如盲目进针，可穿胸膜腔至肺，极易造成气胸。

4. 风门

定位：在背部，当第 2 胸椎棘突下，后正中线旁开 1.5 寸。

穴位解剖：皮肤、皮下组织、斜方肌、小菱形肌、上后锯肌、颈夹肌、竖脊肌。

功用：宣肺止咳，祛风通络。

主治病证：①外感病。伤风，咳嗽，发热，头痛。

②经脉病。项强，胸背痛。

操作方法：向内上斜刺 0.5 ～ 0.8 寸，局部酸胀，针感可扩散至肋间及肩部。不可向内直刺或深刺，以免刺伤肺脏引起气胸。

5. 肺俞（背俞穴）

定位：在背部，当第 3 胸椎棘突下，后正中线旁开 1.5 寸。

穴位解剖：皮肤、皮下组织、斜方肌、菱形肌、上后锯肌、竖脊肌。

功用：宣肺解表，益气滋阴。

主治病证：①肺系病。咳嗽，气喘，肺痨，咯血，鼻塞。

②阴虚证。潮热，盗汗，皮肤瘙痒，瘾疹。

操作方法：向内上斜刺 0.5 ～ 0.8 寸，局部酸胀，针感可扩散至肋间。避免直刺或向外斜刺，易经肋间隙刺穿胸壁，造成气胸。

6. 心俞（背俞穴）

定位：在背部，当第 5 胸椎棘突下，后正中线旁开 1.5 寸。

穴位解剖：皮肤、皮下组织、斜方肌、菱形肌下缘、竖脊肌。

功用：宽胸理气，养心安神。

主治病证：①心神病。心痛、惊悸、失眠、健忘、梦遗、癫痫等。

②其他病。咳嗽、盗汗、吐血等。

操作方法：向内上斜刺 0.5 ～ 0.8 寸，局部酸胀，针感可沿胁肋到达前胸。不可深刺，以防气胸。

7. 膈俞（血会）

定位：在背部，当第 7 胸椎棘突下，旁开 1.5 寸。

取法：俯卧位，肩胛下角连线（第 7 胸椎棘突下），后正中线旁开 1.5 寸处取穴。

穴位解剖：皮肤、皮下组织、斜方肌、背阔肌、竖脊肌。

功用：宽胸理气，养血止血。

主治病证：①胃膈病。胃痛，呕吐，呃逆，饮食不下。

②肺系病。咳嗽，气喘，潮热，盗汗。

③血证。吐血、便血、瘾疹等。

操作方法：向内上斜刺 0.5 ～ 0.8 寸，局部酸胀，针感可扩散至肋间。不可深刺，以防气胸。

8. 肝俞（背俞穴）

定位：在背部，当第 9 胸椎棘突下，后正中线旁开 1.5 寸。

穴位解剖：皮肤、皮下组织、斜方肌、背阔肌、下后锯肌、竖脊肌。

功用：疏肝利胆，清肝明目。

主治病证：①肝系病。黄疸，胁痛。

②目系病。目赤，目痛，目视不明，夜盲。

③神志病。眩晕，癫狂，癫痫。

④血证。吐血，衄血。

操作方法：向内上斜刺 0.5 ～ 0.8 寸，局部酸胀，针感可扩散至肋间。避免直刺或向外斜刺导致气胸。

9. 胆俞（背俞穴）

定位：在背部，当第 10 胸椎棘突下，后正中线旁开 1.5 寸。

穴位解剖：皮肤、皮下组织、斜方肌下缘、背阔肌、下后锯肌、竖脊肌。

功用：疏肝利胆，清热化湿。

主治病证：①肝胆病。黄疸，口苦，呕吐，胁痛，食不化。

②肺病。肺痨、潮热等。

操作方法：向内上斜刺 0.5 ～ 0.8 寸，局部酸胀，针感可扩散至肋间。不可深刺，以防气胸。

10. 脾俞（背俞穴）

定位：在背部，当第 11 胸椎棘突下，后正中线旁开 1.5 寸。

穴位解剖：皮肤、皮下组织、背阔肌、下后锯肌、竖脊肌。此穴内为壁胸膜的下界。

功用：健脾利湿，升清降浊。

主治病证：①脾胃肠腑病。腹胀，纳呆，食不化，呕吐，泄泻，便血，痢疾。

②其他病。黄疸，水肿。

操作方法：向内上斜刺 0.5 ～ 1 寸，局部酸胀，针感可扩散至腰间。不可深刺，以防气胸。

11. 胃俞（背俞穴）

定位：在背部，当第 12 胸椎棘突下，后正中线旁开 1.5 寸。

穴位解剖：皮肤、皮下组织、胸腰筋膜浅层、背阔肌腱膜、下后锯肌腱膜、竖脊肌。

功用：和胃降逆，健脾理中。

主治病证：胃痛，呃逆，呕吐，腹胀，肠鸣，胸胁背痛。

操作方法：向内上斜刺 0.5 ～ 1 寸，局部酸胀，针感可扩散至腰部及腹部。穴位深面为腹后壁，深刺或向外斜刺过深易伤及肝脏、肾脏等器官，不宜深刺。

12. 三焦俞（背俞穴）

定位：在第 1 腰椎棘突下，后正中线旁开 1.5 寸。

穴位解剖：皮肤、皮下组织、背阔肌腱膜、胸腰筋膜浅层、下后锯肌、竖脊肌。

功用：通调三焦，利水道。

主治病证：①脾胃病。腹胀，肠鸣，呕吐，完谷不化，水肿，痢疾。

②经脉病。小便不利，腰背痛。

操作方法：向内上斜刺 0.5 ～ 1 寸，局部酸胀。穴位深面为腹后壁，有肝脏、肾脏等器官，不宜深刺。

13. 肾俞

定位：在腰部，当第 2 腰椎棘突下，后正中线旁开 1.5 寸。

穴位解剖：皮肤、皮下组织、胸腰筋膜浅层和背阔肌腱膜、竖脊肌。

功用：益肾助阳，强腰利水。

主治病证：①肾虚证。头晕、耳聋、耳鸣、腰膝酸软等。

②妇科病。月经不调，带下。

③生殖泌尿系病。小便不利、遗尿、遗精、阳痿不育、水肿等。

操作方法：向内上斜刺 0.8 ～ 1 寸，局部酸胀，有电麻感向臀部及下肢放散。不宜深刺。

14. 气海俞

定位：在第 3 腰椎棘突下，旁开 1.5 寸处。

取法：俯卧位，第 3 腰椎棘突下，后正中线旁开 1.5 寸处取穴。

穴位解剖：皮肤、皮下组织、胸腰筋膜浅层、背阔肌腱膜、竖脊肌。

功用：活血祛瘀，理气止痛。

主治病证：腰痛，痛经，腹胀，肠鸣，痔疾。

操作方法：直刺 0.5 ～ 1 寸，局部酸胀。

15. 大肠俞（背俞穴）

定位：在第 4 腰椎棘突下，旁开 1.5 寸处。

取法：髂嵴最高点连线当第 4 腰椎，棘突下旁开 1.5 寸处取穴。

穴位解剖：皮肤、皮下组织、胸腰筋膜浅层、背阔肌腱膜、竖脊肌。

功用：和中健脾，调和肠胃。

主治病证：腹胀，腹痛，泄泻，便秘，痢疾，肠痈，痔疾，脱肛，腰痛。

操作方法：直刺 0.5 ～ 1.2 寸，有局部酸胀感。

16. 关元俞

定位：在第 5 腰椎棘突下，后正中线旁开 1.5 寸处。

穴位解剖：皮肤、皮下组织、胸腰筋膜浅层、竖脊肌。

功用：健脾益肾，调补下元。

主治病证：腹胀，腹泻，小便频数或不利，遗尿，消渴，腰痛。

操作方法：直刺 0.5 ～ 1.2 寸，局部酸胀。

17. 小肠俞（背俞穴）

定位：在骶正中线旁 1.5 寸，平第 1 骶后孔处。

穴位解剖：皮肤、皮下组织、胸腰筋膜浅层、臀大肌、竖脊肌。

功用：清热利湿，调理脾肾。

主治病证：①肠腑病。腹痛，泄泻，痢疾，痔疾。

②泌尿生殖系病。遗尿，尿血，遗精，带下。

③经脉病。腰腿痛。

操作方法：直刺或向内上斜刺 0.8 ～ 1.2 寸，有局部酸胀感。

18. 膀胱俞（背俞穴）

定位：在骶正中嵴旁 1.5 寸，平第 2 骶后孔处。

穴位解剖：皮肤、皮下组织、臀大肌、竖脊肌。

功用：强腰益肾，调理二便。

主治病证：遗尿，遗精，小便不利，泄泻，便秘，腰骶疼痛。

操作方法：直刺或向内上斜刺 0.8 ～ 1.2 寸，有局部酸胀感。

19. 次髎

定位：当髂后上棘内下方，适对第 2 骶后孔处。

取法：俯卧位，髂后上棘与第 2 骶椎棘突连线的中点凹陷处，即第 2 骶后孔。

穴位解剖：皮肤、皮下组织、竖脊肌、第 2 骶后孔。

功用：强腰利湿，补益下焦。

主治病证：①泌尿生殖系病。小便不利，遗尿，遗精，阳痿，月经不调，痛经，带下。

②经脉病。腰痛，下肢痿痹。

操作方法：直刺 0.8 ～ 1 寸，有局部酸胀感。

20. 承扶

定位：在大腿后侧，臀沟中点。

取法：俯卧位，秩边与委中连线上，臀下横纹中点处取穴。

穴位解剖：皮肤、皮下组织、臀大肌、股二头肌长头、半腱肌。

功用：舒经活络，通便消痔。

主治病证：便秘，痔疾，脱肛，腰、骶、臀、股部疼痛。

操作方法：直刺或向上斜刺 1.5 ～ 2.5 寸，有局部酸胀感，或可向下肢放散。

21. 委中

定位：腘横纹中点。

取法：俯卧位，在腘窝横纹中央，股二头肌腱与半腱肌肌腱的中间处取穴。

穴位解剖：皮肤，皮下组织，腓肠肌内外侧头之间，腘窝动、静脉。

功用：舒筋活络，泄热凉血。

主治病证：①经脉病。背痛，腰痛，下肢痿痹。

②胃肠病。腹痛，吐泻。

③前阴病。小便不利，遗尿。

④皮肤病。丹毒，瘾疹，皮肤瘙痒。

操作方法：直刺 0.5 ～ 1 寸，局部酸麻胀重，或可有电麻感向足部放散。针的深面有腘窝动、静脉，不宜盲目深刺以免出血。

22. 膏肓

定位：在背部，当第 4 胸椎棘突下，旁开 3 寸。

取法：俯卧位，平第 4 胸椎棘突下，后正中线旁开 3 寸，当肩胛内侧缘处取穴。

穴位解剖：皮肤、皮下组织、斜方肌、菱形肌、竖脊肌、第 4 肋间隙。

功用：补虚益损，调理肺气。

主治病证：①肺系病。肺痨，咳嗽，气喘，咯血，盗汗。

②神志病。失眠，健忘，多梦。

③经脉病。项强，肩背痛。

④其他病。虚劳，羸瘦。

操作方法：向上斜刺 0.5 ～ 0.8 寸，局部酸胀感可向肩胛部放散。不可深刺，以防气胸。

23. 志室

定位：在腰部，当第 2 腰椎棘突下，旁开 3 寸。

取法：俯卧位，两髂嵴最高点连线为第 4 腰椎棘突，向上 2 个棘突下，旁开 3 寸处取穴。

穴位解剖：皮肤、皮下组织、背阔肌、竖脊肌、腰方肌。志室穴稍外侧为腰三角，该三角为腹壁薄弱区，易发生腰疝。

功用：益肾固精，强壮腰膝。

主治病证：①泌尿生殖系病。小便不利，遗尿，遗精，阳痿。

②经脉病。腰脊痛。

操作方法：斜刺 0.5 ～ 0.8 寸，局部酸胀感可向臀部放散。不可深刺，以免伤及肾脏。

24. 秩边

定位：在臀部，平第 4 骶后孔，骶正中嵴旁开 3 寸。

取法：俯卧位，在骶管裂孔水平旁开 3 寸处取穴。

穴位解剖：皮肤、皮下组织、臀大肌、梨状肌下缘。

功用：舒筋活络，强壮腰膝，调理下焦。

主治病证：①二阴病。阴痛，小便不利，便秘，痔疾。

②经脉病。腰骶痛，下肢痿痹。

操作方法：直刺 1.5 ～ 3 寸，针由皮肤、浅筋膜穿臀肌浅膜，经臀大肌至梨状肌或其下方结构，局部酸胀，可有电麻感向下肢放散。另可针尖向前阴方向斜刺 2.5 ～ 4 寸，针感可向少腹及前阴方向放散，以治疗前阴病；或针尖向肛门方向斜刺 1.5 ～ 2 寸，针感可向肛门方向放散，以治疗痔疾、脱肛等。

25. 承山

定位：在小腿后侧，腓肠肌两肌腹与肌腱交角处。

取法：正坐或俯卧位，于委中与昆仑之间，当伸直小腿或足跟上提时腓肠肌肌腹下出现呈人字纹的尖角凹陷处取之。

穴位解剖：皮肤、皮下组织、腓肠肌、比目鱼肌、胫神经。

功用：理气止痛，舒筋活络，消痔。

主治病证：①肛肠病。痔疾，便秘，脱肛。

②经脉病。腰腿痛，小腿转筋拘急疼痛。

操作方法：直刺 0.7 ～ 1 寸，局部酸胀，针感可向足底放散。

26. 飞扬（络穴）

定位：在小腿后面，当外踝后，昆仑穴直上 7 寸，承山外下方 1 寸。

取法：正坐垂足，当昆仑与腓骨小头连线中点水平，在承山穴外下方 1 寸处取穴。

穴位解剖：皮肤、皮下组织、小腿三头肌、胫骨后肌。

功用：清热安神，舒筋活络。

主治病证：①头面五官病。头痛，眩晕，鼻塞，鼻衄。

②经脉病。腰背痛，腿软无力。

③肛肠病。痔疾。

操作方法：直刺 0.8 ～ 1.2 寸，局部酸胀，针感可向下肢放散。

27. 昆仑（经穴）

定位：在足部外踝后方，当外踝尖与跟腱之间的凹陷处。

穴位解剖：皮肤、皮下组织、腓骨长短肌后缘。

功用：清热安神，舒筋活络。

主治病证：①头面五官病。头痛，目痛，鼻衄。

②经脉病。项强，腰痛，足跟肿痛，外踝疼痛。

③产科病。滞产。

④神志病。癫痫。

操作方法：直刺 0.5 ～ 1 寸，局部有酸胀感。孕妇禁针。

28. 申脉（八脉交会穴，通阳跻脉）

定位：在足外侧部，外踝直下方凹陷中。

穴位解剖：皮肤、皮下组织、腓骨肌下支持带、腓骨长短肌、距跟外侧韧带。

功用：清热安神，强筋健骨。

主治病证：①头面五官病。头痛，眩晕，目赤涩痛，眼睑下垂。

②神志病。失眠，嗜睡，癫狂，癫痫。

③经脉病。下肢偏瘫，腰腿痛，踝扭伤。

操作方法：向下斜刺 0.3 ～ 0.5 寸，可有局部酸胀感。

八、手少阴肾经

本经首穴涌泉，末穴俞府，左右各有 27 个穴位，其中 10 穴位于下肢内侧，17 穴分布在胸腹部前正中线两侧。本经腧穴主治妇科病，前阴病，肾、肺、咽喉病及本经所过部位的病证，如遗精、阳痿、带下、月经不调、哮喘、泄泻及下肢内侧疼痛等。本节着重介绍穴位埋线常用的 5 个穴位。

1. 涌泉（井穴）

定位：在足底部，屈足卷趾时足心前部正中凹陷处，约当足底第 2、第 3 趾趾缝纹头端与足跟连线的前 1/3 与后 2/3 交点上。

穴位解剖：皮肤、皮下组织、足底筋膜（跖腱膜）、趾短屈肌、第二蚓状肌、踇收肌。

功用：醒神开窍，滋阴益肾，平肝息风。

主治病证：①头面五官病。头痛，眩晕，咽喉肿痛，舌干，失音。

②神志病。昏厥，癫狂，小儿惊风，失眠。

③二阴病。便秘，小便不利。

④经脉病。足心热。

操作方法：0.5～0.8寸，穿跖腱膜，入中间鞘内，局部胀痛，针感可扩散至整个足底部。涌泉穴埋线配合语言诱导治疗癔症性失语或瘫痪有一定疗效。

2. 然谷（荥穴）

定位：在足内侧缘，足舟骨粗隆下方凹陷，赤白肉际处。

穴位解剖：皮肤、皮下组织、蹲展肌、趾长屈肌。

功用：益气固肾，清热利湿。

主治病证：①妇科及男科病。月经不调，阴挺，阴痒，带下，遗精。

②头面五官病。咽喉肿痛，咯血，口噤。

③二阴病。泄泻，小便不利。

④其他病。脚踝痛，消渴，小儿脐风。

操作方法：斜刺0.5～0.8寸，局部胀痛，针感可向足底部扩散。

3. 太溪（输穴、原穴）

定位：在足内侧，内踝后方，当内踝尖与跟腱之间的凹陷处。

穴位解剖：皮肤，皮下组织，胫骨后肌腱、趾长屈肌腱与跟腱、跖肌腱之间。

功用：滋阴壮阳，强腰益肾。

主治病证：①头面五官病。头痛，眩晕，耳聋，耳鸣，咽喉肿痛，齿痛。

②肺系病。咳喘，咯血。

③泌尿生殖系病。小便频数，月经不调，遗精，阳痿。

④神志病。失眠，多梦。

⑤其他病。泄泻，消渴，腰痛。

操作方法：直刺0.5～1寸，或可深刺透昆仑穴，局部酸胀，电麻感向足底扩散。

4. 照海（八脉交会穴，通阴跻脉）

定位：在足内侧，内踝尖下1寸，内踝下方凹陷处。

取法：正坐垂足或仰卧位，由内踝尖下推至其下缘凹陷处，上与踝尖相对。

穴位解剖：皮肤、皮下组织、胫骨后肌腱。

功用：滋阴清热，调经止痛。

主治病证：①妇科病。月经不调，痛经，带下，阴挺，阴痒。

②二阴病。小便不利或频数，便秘。

③五官病。咽喉干痛，目赤肿痛。

④神志病。痴呆，失眠，多梦。

⑤经脉病。踝关节肿痛。

操作方法：直刺 0.5 ～ 0.8 寸，局部有酸胀感。

5. 复溜（经穴）

定位：在小腿内侧，太溪直上 2 寸，跟腱的前方。

取法：正坐垂足或仰卧位，在太溪上 2 寸，当跟腱前缘处取穴。

穴位解剖：皮肤、皮下组织、趾长屈肌、胫骨后肌。

功用：补益肾阴，温阳利水。

主治病证：①脾肾病。腹胀，肠鸣，泄泻，水肿。

②汗证。盗汗，热病无汗或汗出不止。

③经脉病。腰脊强痛，下肢痿痹。

操作方法：直刺 0.5 ～ 1 寸，局部酸胀感，或有电麻感向足底放散。

九、手厥阴心包经

本经首穴天池，末穴中冲，左右各有 9 穴。其中 8 穴位分布于上肢掌侧，1 穴位位于胸部外上方。本经腧穴主治心、胸、胃、神志病及经脉所过部位的病证。此处着重介绍穴位埋线常用的 6 个穴位。

1. 曲泽（合穴）

定位：在肘横纹中，当肱二头肌腱的尺侧缘。

穴位解剖：皮肤、皮下组织、正中神经、肱肌。

功用：清暑泄热，和胃降逆。

主治病证：①心系病。心痛，心悸。

②胃肠病。胃痛，呕吐，泄泻，热病，口干。

③经脉病。肘臂疼痛，屈伸不利。

操作方法：直刺 1 ～ 1.5 寸，针由贵要静脉和肘正中静脉之间穿肘前筋膜，于肱动脉内侧直刺正中神经干及其深面的肱肌，酸胀针感可向中指放散。

2. 郄门（郄穴）

定位：腕掌侧远端横纹上 5 寸，掌长肌腱与桡侧腕屈肌腱之间。

取法：仰掌，微屈腕，在腕横纹上 5 寸，当曲泽与大陵的连线上，于掌长肌腱与桡侧腕屈肌腱之间取穴。

穴位解剖：皮肤、皮下组织、掌长肌腱与桡侧腕屈肌腱之间、指浅屈肌、正中神经、指深屈肌、前臂骨间膜。

主治病证：①心胸病。心痛，心悸，心烦，胸痛。

②血证。咯血，吐血，衄血。

③经脉病。肘臂痛。

操作方法：直刺 0.5 ～ 1 寸，局部酸胀，可向指端放散。

3. 间使（经穴）

定位：在前臂掌侧，当曲泽与大陵的连线上，腕横纹上 3 寸，掌长肌腱与桡侧腕屈肌腱之间。

穴位解剖：皮肤、皮下组织、桡侧腕屈肌腱和掌长肌腱之间、指浅屈肌、指深屈肌、旋前方肌、前臂骨间隙。

功用：宽胸理气，和胃降逆，清心安神，截疟。

主治病证：①心系病。心痛，心悸。

②胃系病。胃痛，呕吐。

③经脉病。肘臂疼痛。

④其他病。热病，疟疾。

操作方法：直刺 0.5 ～ 1 寸，深刺可透支沟，局部酸胀，针感向指端放散。

4. 内关（络穴）

定位：当曲泽与大陵的连线上，腕横纹上 2 寸，掌长肌腱与桡侧腕屈肌腱之间。

穴位解剖：皮肤、皮下组织、指浅屈肌、指深屈肌、旋前方肌、前臂骨间膜。

功用：宁心安神，和胃降逆，理气止痛。

主治病证：①心胸病。心痛，心悸，胸闷，胃痛，呕吐，呃逆。

②神志病。失眠，多梦，癫狂，痫症。

③经脉病。中风偏瘫，肘臂挛痛。

操作方法：向上斜刺 0.5 ～ 1 寸，可透外关，局部酸胀可有电麻感向指端放散。本穴为针刺麻醉、镇痛常用穴之一。

5. 大陵（输穴、原穴）

定位：在腕掌横纹的中点处，当掌长肌腱与桡侧腕屈肌腱之间。

穴位解剖：皮肤、皮下组织、拇长屈肌腱与指浅屈肌腱、正中神经、腕骨间关节囊。

功用：宁心安神，和营通络，宽胸理气。

主治病证：①心胸神志病。心痛，心悸，胸胁痛，癫狂，失眠。

②脾胃营卫病。胃痛，呕吐，湿疹，疮疡。

③经脉病。手腕麻痛。

操作方法：直刺 0.3 ～ 0.5 寸，局部酸胀，针感可向指端放散；向腕管内斜刺 0.8 ～ 1.5 寸治疗腕管综合征。

6. 劳宫（荥穴）

定位：在手掌心，当第 2、第 3 掌骨之间偏第 3 掌骨，握拳屈指时中指尖处。

穴位解剖：皮肤，皮下组织，掌腱膜，桡侧两根指浅、深屈肌腱之间，第二蚓状肌，拇收肌，骨间肌。

功用：清心泄热，开窍醒神，祛风止痒。

主治病证：①五官病。口疮，口臭，口渴，鼻衄。

②神志病。癫狂，癔症，中风昏迷。

③其他病。中暑，鹅掌风。

操作方法：直刺 0.3 ～ 0.5 寸，局部胀痛，针感可扩散至整个手掌。

十、手少阳三焦经

本经首穴关冲，末穴丝竹空，左右各有 23 穴。其中 13 穴在上肢背面，10 穴在颈部、耳翼后缘、眉毛外端。本经腧穴主治热病、头面五官病证和本经经脉所过部位的病证，如头痛、耳聋、耳鸣、目赤肿痛、颊肿、水肿、小便不利、遗尿及肩臂外侧疼痛等。此处着重介绍穴位埋线常用的 8 个穴位。

1. 中渚（输穴）

定位：在手背，第 4、第 5 掌指关节后方，掌骨小头间凹陷中。

穴位解剖：皮肤、浅筋膜、手背深筋膜、第 4 骨间背侧肌。

功用：通络止痛，开窍益聪。

主治病证：①头面五官病。头痛，耳鸣，耳聋，目赤，咽喉肿痛。

②经脉病。手指屈伸不利，肘臂肩背疼痛。

操作方法：直刺 0.3 ～ 0.5 寸，针由皮肤、浅筋膜，穿过第 4、第 5 伸肌腱之间，深达第 4 掌骨间隙的骨间肌，局部酸胀，并可有麻感向指端放散；或向上斜刺 0.5 ～ 1 寸，其酸胀感可向腕部放散。

2. 外关（络穴；八脉交会穴，通阳维脉）

定位：在腕背横纹上 2 寸，尺桡骨之间，阳池与肘尖的连线上，与内关相对。

穴位解剖：皮肤、皮下组织、小指伸肌、拇长伸肌及食指伸肌。

功用：疏风解表，通经活络。

主治病证：①热病。外感热病。

②头面五官病。头痛，目赤肿痛，耳鸣，耳聋。

③经脉病。胸胁痛，肩背痛，上肢痿痹。

操作方法：直刺 0.5 ～ 1 寸，针由皮肤、浅筋膜穿前臂深筋膜，经小指伸肌的桡侧入指伸肌，在拇长伸肌的尺侧入食指伸肌。或透内关，局部酸胀，有时可扩散至指端；或向上斜刺 1.5 ～ 2 寸，局部酸胀可向上扩散至肘、肩部。

3. 支沟（经穴）

定位：腕背横纹上 3 寸（外关上 1 寸），尺骨与桡骨之间，阳池与肘尖的连线上，与间使穴相对。

穴位解剖：皮肤、皮下组织、小指伸肌、拇长伸肌、前臂骨间膜。

功用：清利三焦，通腑降逆。

主治病证：习惯性便秘、胁肋痛、落枕、手臂疼痛、耳鸣耳聋等。

操作方法：直刺 0.5 ～ 1 寸，针由皮肤、浅筋膜穿前臂深筋膜，入小指伸肌，深抵其下拇长伸肌。局部酸胀感可向上扩散至肘部，有时有电麻感向指端放散。本穴为针麻常用穴之一。

4. 三阳络

定位：腕背横纹上 4 寸（支沟上 1 寸），尺骨与桡骨之间。

穴位解剖：皮肤、皮下组织、小指伸肌、拇长展肌、拇短伸肌、前臂骨间膜。

功用：清热利咽，通络止痛。

主治病证：耳聋，暴喑，齿痛，腰胁痛，上肢痹痛。

操作方法：直刺 0.5 ～ 1 寸。

5. 肩髎

定位：在肩部，肩髃后方，肩峰角与肱骨大结节两骨间凹陷中。

取法：上臂外展平举，肩关节部可出现两个凹陷窝，后面的凹陷窝即是本穴。

穴位解剖：皮肤、皮下组织、三角肌（后部）、小圆肌、大圆肌、背阔肌。

功用：祛风湿，通经络。

主治病证：肩臂挛痛，上肢不遂。

操作方法：直刺 0.8 ～ 1.2 寸，局部有酸胀感，或向肩后、肩上及手臂放散。

6. 翳风

定位：在耳垂后方，当乳突与下颌角之间凹陷处。

取法：取正坐或侧伏，耳垂后缘，当乳突与下颌角之间凹陷处取穴。

穴位解剖：皮肤、皮下组织、腮腺。

功用：聪耳开窍，祛风通络。

主治病证：面瘫，耳聋，耳鸣，牙关紧闭，齿痛，颊肿。

操作方法：直刺 0.5 ～ 1 寸，针由皮肤、浅筋膜穿腮腺、咬肌筋膜，在胸锁乳突肌前缘，进达腮腺的下颌后突部，可深抵起于茎突的肌肉。耳后有酸胀感，可扩散至舌前部及半侧面部，以治面瘫、腮腺炎等。

7. 角孙

定位：在头部，折耳郭向前，当耳尖所指之发际处。

穴位解剖：皮肤、皮下组织、耳上肌、颞筋膜浅层、颞肌。

功用：清热消肿，散风止痛。

主治病证：偏头痛，目翳，目赤肿痛，齿痛，项强，痄腮。

操作方法：平刺 0.3 ～ 0.5 寸，针由皮肤、浅筋膜穿耳上肌，经颞筋膜入颞肌，直抵骨膜。局部酸胀可扩散至耳周。

8. 丝竹空

定位：在面部，当眉梢凹陷处。

穴位解剖：皮肤、皮下组织、眼轮匝肌。

功用：清利头目，镇惊醒神。

主治病证：头痛，目眩，目赤肿痛，眼睑瞤动，癫狂。

操作方法：向后或向下平刺 0.5 ～ 1 寸，针由皮下组织直入眼轮匝肌，抵达额骨骨膜。

十一、足少阳胆经

本经首穴瞳子髎，末穴足窍阴，左右各 44 个穴位。15 穴分布在下肢的外侧面，29 穴在臀、侧胸、侧头部。本经腧穴主治头面五官病证、神志病、热病及本经脉所经过部位的病证，如口苦、目眩、头痛、颔痛、腋下肿、胸胁痛、缺盆部肿痛、下肢外侧疼痛等。此处着重介绍穴位埋线常用的 9 个穴位。

1. 阳白

定位：在前额部，当瞳孔直上，眉中上 1 寸。

穴位解剖：皮肤、皮下组织、枕额肌额腹、帽状腱膜下结缔组织。

功用：清利头目，祛风止痛。

主治病证：头痛，眩晕，目痛，视物模糊，眼睑瞤动，眼睑下垂。

操作方法：向上平刺 0.3 ～ 0.5 寸，局部胀痛；或向下透刺鱼腰；或向左右透刺攒竹、丝竹空，局部有酸胀感，可扩散至头部或眼眶。

2. 风池

定位：在项部，当枕骨之下两侧，项后发际上 1 寸，与风府相平，胸锁乳突肌与斜方肌上端之间的凹陷处。

穴位解剖：皮肤、皮下组织、斜方肌外侧、头夹肌、头半棘肌、头后大直肌与头上斜肌之间（枕下三角）。

功用：平肝息风，祛风止痛，通利官窍。

主治病证：①神志病。头痛，眩晕，失眠，癫痫，中风。

②五官病。目赤肿痛，视物不明，鼻塞，鼻衄，鼻渊，耳鸣，咽喉肿痛。

③外感病。感冒，热病。

④经脉病。颈项强痛。

操作方法：针尖微向下，向鼻尖方向斜刺 0.8 ～ 1.2 寸，或平刺透风府，局部酸胀感明显且易扩散。注意进针的角度、深度，避免刺伤延髓。

3. 肩井

定位：在肩上，第 7 颈椎棘突与肩峰最外侧点连线的中点。

穴位解剖：皮肤、皮下组织、斜方肌、肩胛提肌、上后锯肌。

功用：祛风通络，消肿止痛。

主治病证：①经脉病。头痛，眩晕，瘰疬，颈项强痛，肩背疼痛，上肢不遂。

②乳房病。乳癖，乳痈，乳汁少。

③产科病。难产，胞衣不下。

操作方法：直刺 0.3 ～ 0.5 寸，或斜刺 0.5 ～ 0.8 寸，局部有酸胀感。本穴深部正当肺尖，不可深刺，以防气胸。孕妇禁针。

4. 带脉

定位：在侧腹部，当第 11 肋骨游离端下方垂线与脐水平线的交点上。

穴位解剖：皮肤、皮下组织、腹外斜肌、腹内斜肌、腹横肌。

功用：健脾利湿，调经止带。

主治病证：①妇科病。带下，月经不调，经闭，阴挺。

②腰腹病。胁痛，腰痛，小腹痛，疝气。

操作方法：直刺 0.8 ～ 1 寸，局部酸胀，可向周边扩散。

5. 环跳

定位：在股外侧部，侧卧屈股，当股骨大转子最高点与骶管裂孔连线的外 1/3 与中 1/3 交点处。

穴位解剖：皮肤、皮下组织、臀大肌、坐骨神经、股方肌。

功用：祛邪除痹，强健腰膝。

主治病证：腰腿痛，下肢痿痹，半身不遂。

操作方法：直刺 2 ～ 3 寸，局部有胀重感或有触电感向下肢远端放散。

6. 风市

定位：在大腿外侧部中线上，当腘横纹上 7 寸处。或当直立垂手时，中指末端取穴。

穴位解剖：皮肤、皮下组织、阔筋膜、髂胫束、股外侧肌、股中间肌。

功用：祛风化湿，通经活络。

主治病证：①经脉病。腰腿痛，半身不遂，下肢痿痹，脚气。

②其他病。遍身瘙痒。

操作方法：直刺 1 ～ 2 寸，局部酸胀，可向下放散。

7. 阳陵泉（合穴、八会穴之筋会）

定位：在小腿外侧，当腓骨小头前下方凹陷处。

穴位解剖：皮肤、皮下组织、小腿深筋膜、腓骨长肌、趾长伸肌、胫腓关节。

功用：疏肝利胆，强健腰膝。

主治病证：①肝胆病。黄疸，口苦，呕吐，胁肋疼痛。

②经脉病。下肢痿痹，膝髌肿痛，脚气。

③其他病。小儿惊风。

操作方法：直刺 1 ～ 1.5 寸，局部酸胀，或有电麻感向下肢远端放散。

8. 光明（络穴）

定位：在小腿外侧，当外踝尖上 5 寸，腓骨前缘。

穴位解剖：皮肤、皮下组织、腓骨长短肌、前肌间隔、趾长伸肌、踇长伸肌、小腿骨间膜、胫骨后肌。

功用：清肝明目，活络消肿。

主治病证：①目疾。目痛，夜盲，目翳，目视不明。

②经脉病。胸胁胀痛，下肢痿痹。

③乳房病。乳房胀痛，乳汁少。

操作方法：直刺 1 ～ 1.5 寸，局部酸胀感可向足背扩散。

9. 足临泣（输穴；八脉交会穴，通带脉）

定位：在足背外侧，第 4、第 5 跖骨底结合部的前方凹陷中，小趾伸肌腱的外侧凹陷处。

穴位解剖：皮肤、皮下组织、趾短伸肌、骨间背侧肌。

功用：疏肝息风，消肿止痛。

主治病证：①头面五官病。偏头痛，目眩，目赤肿痛。

②经脉病。胁肋疼痛，足附肿痛。

③妇科、乳房病。月经不调，乳胀，乳痈。

④其他病。瘰疬，疟疾。

操作方法：直刺 0.3 ～ 0.5 寸，局部有酸胀感。

十二、足厥阴肝经

本经首穴大敦，末穴期门，左右各有 14 穴。其中 3 穴在足背，9 穴位位于下肢内侧面，2 穴分布于胸胁部。本经腧穴主治肝胆病、脾胃病、妇科病、少腹病、前阴病及本经所过部位的病证。此处着重介绍穴位埋线常用的 4 个穴位。

1. 太冲（输穴、原穴）

定位：在足背侧，当第 1、第 2 跖骨间，跖骨底结合部前方凹陷中。

穴位解剖：皮肤、皮下组织、蹈短伸肌与趾长伸肌腱之间、蹈短伸肌腱外侧、第 1 骨间背侧肌。

功用：平肝泄热，疏肝养血，清利下焦。

主治病证：①头面五官病。头痛，眩晕，目赤肿痛，咽干咽痛。

②前阴、妇科病。阴疝，前阴痛，少腹肿，遗尿，癃闭，月经不调。

③神志病。中风，癫痫，小儿惊风。

④脏腑病。黄疸，胁痛，腹胀，呕逆。

⑤经脉病。足背肿痛。

操作方法：直刺 0.5 ～ 0.8 寸，有局部酸胀感，或向足底放散。针麻常用穴之一。

2. 蠡沟（络穴）

定位：在小腿内侧，当足内踝尖上 5 寸，胫骨内侧面的中央。

取法：屈膝垂足或仰卧位，髌尖与内踝尖连线的上 2/3 与下 1/3 交点，胫骨内侧面的中央，横平筑宾穴。

穴位解剖：皮肤、皮下组织、胫骨骨面。穴下有隐神经、大隐静脉和浅淋巴管。

功用：疏肝理气，调经止带。

主治病证：阴疝，睾丸肿痛，小便不利，遗尿，月经不调，赤白带下，阴痒。

操作方法：平刺 0.5 ～ 0.8 寸，局部酸胀。本穴为针麻常用穴之一。

3. 章门（脾之募穴，八会穴之脏会，足厥阴经、足少阳经交会穴）

定位：在侧腹部，当 11 肋游离端的下方处。

取法：仰卧位或侧卧位，在腋中线上，合腋屈肘时，当肘尖止处是该穴。

穴位解剖：皮肤、皮下组织、腹外斜肌、腹内斜肌、腹横肌。

功用：疏肝健脾，理气散结，清利湿热。

主治病证：①脾胃病。腹痛，腹胀，肠鸣，腹泻，呕吐。

②肝胆病。胁痛，黄疸，痞块。

操作方法：向下斜刺 0.8 ～ 1 寸，侧腹部有酸胀感，并可向腹后壁传导。

4. 期门（肝之募穴，足厥阴经、足太阴经、阴维脉交会穴）

定位：在胸部，当乳头直下，第 6 肋间隙，前正中线旁开 4 寸。

取法：仰卧位，乳中直下 2 肋（第 6 肋间）处取穴。对于女性患者则在锁骨中线与第 6 肋间隙交点处取穴。

穴位解剖：皮肤、皮下组织、胸大肌下缘、腹外斜肌、肋间外肌、肋间内肌、胸横肌。

功用：健脾疏肝，理气活血。

主治病证：①胸胁病。胁下积聚，胸胁胀痛，气喘，胆绞痛。

②其他病。乳痈，呃逆，腹胀，抑郁。

操作方法：斜刺或平刺 0.5 ～ 0.8 寸，局部酸胀，可向腹后壁放散。

十三、督脉

本经处于人体后正中线，起于长强，止于龈交，共有 29 穴。本经腧穴主治骶、背、头项局部病证及相应的内脏、神志病。此处着重介绍穴位埋线常用的 10 个穴位。

1. 长强（络穴）

定位：侧卧位或胸膝位，当尾骨尖端与肛门连线的中点处。

穴位解剖：皮肤、皮下组织、肛尾韧带。

功用：解痉缓急，通淋止痛。

主治病证：①肠腑病。腹泻、便秘、便血、痢疾、痔疾、脱肛等。

②其他病。腰脊和尾骶骨痛，癫狂，小儿惊风。

操作方法：针尖向上紧靠骶骨刺入 0.5 ～ 1 寸。不宜直刺，以免伤及直肠引发感染。

2. 腰阳关

定位：在腰部，当后正中线上，第 4 腰椎棘突下凹陷中。

取法：俯卧，两髂嵴最高点连线的中点下方凹陷处取穴。

穴位解剖：皮肤、皮下组织、棘上韧带、棘间韧带、弓间韧带。

功用：祛寒除湿，舒筋活络。

主治病证：①经脉病。腰骶痛，下肢痿痹。

②妇科、男科病。月经不调、遗精、阳痿等。

操作方法：向上斜刺或直刺 0.5 ～ 1 寸。

3. 命门

定位：在腰部，当后正中线上，第 2 腰椎棘突下凹陷中。

穴位解剖：皮肤、皮下组织、棘上韧带、棘间韧带、弓间韧带。

功用：补肾壮阳。

主治病证：①经脉病。腰痛，下肢痿痹。

②妇科病。月经不调，赤白带下，痛经，经闭，不孕。

③男科病。遗精，阳痿，早泄，精冷不育。

④其他病。小腹冷痛，腹泻，尿频，遗尿。

操作方法：针尖稍向上斜刺 0.5 ～ 1 寸。深刺可刺过弓间韧带进入椎管。针尖阻力突然消失时应注意及时退针。

4. 脊中

定位：在背部，后正中线上，第 11 胸椎棘突下凹陷中 .

穴位解剖：皮肤、皮下组织、棘上韧带、棘间韧带。

功用：利胆止泻，通络止痛。

主治病证：泄泻，黄疸，痔疾，癫痫，小儿疳积，脱肛，腰脊强痛。

操作方法：向上微斜刺 0.5 ～ 1 寸，局部有酸胀感，或可向下或前胸放散。

5. 至阳

定位：在背部，后正中线上，第 7 胸椎棘突下凹陷中。

取法：俯伏或俯卧位，两肩胛骨下角连线中点处取穴。

穴位解剖：皮肤、皮下组织、棘上韧带、棘间韧带。

功用：利胆退黄，通络止痛。

主治病证：①肝胆病。黄疸、身热、胸胁胀满、乳痈等。

②经脉病。腰背强痛。

③其他病。咳嗽、气喘、胃痛等。

操作方法：向上斜刺 0.5 ～ 1 寸，局部有酸胀感，或向下背或前胸放散。

6. 灵台

定位：在背部，后正中线上，第 6 胸椎棘突下凹陷中。

穴位解剖：皮肤、皮下组织、棘上韧带、棘间韧带。

功用：解毒敛疮，通络止痛。

主治病证：咳嗽，气喘，疔疮，脊背强痛。

操作方法：向上斜刺 0.5 ～ 1 寸。

7. 身柱

定位：在背部，后正中线上，第 3 胸椎棘突下凹陷中。

穴位解剖：皮肤、皮下组织、棘上韧带、棘间韧带。

功用：止咳平喘，通络止痛。

主治病证：咳嗽，气喘，身热，癫痫，脊背强痛。

操作方法：向上斜刺 0.5 ～ 1 寸。

8. 大椎

定位：当后正中线上，第 7 颈椎棘突下凹陷中。

穴位解剖：皮肤、皮下组织、斜方肌腱、棘上韧带、棘间韧带。

功用：清热解表，截疟止痛。

主治病证：①外感病。热病、疟疾、感冒、咳嗽、气喘等。

②神志病。癫痫、小儿惊风等。

③经脉病。脊痛，颈项强痛。

④其他病。风疹，骨蒸。

操作方法：向上斜刺 0.5 ～ 1 寸。针刺时若针尖阻力突然消失应立即退针。

9. 百会

定位：正坐位，在头部，当前发际正中直上 5 寸，或两耳尖连线的中点处。

穴位解剖：皮肤、皮下组织、帽状腱膜、腱膜下疏松结缔组织。

功用：息风醒脑，升阳固脱。

主治病证：①神志病。失眠、健忘、中风、失语、痴呆、癫狂等。

②头面病。头痛、眩晕、目痛、头风、耳鸣等。

③中气下陷证。脱肛、阴挺、胃下垂、肾下垂等。

操作方法：平刺 0.5 ～ 0.8 寸。

10. 印堂

定位：在前额部，当两眉头间的中点。

穴位解剖：皮肤、皮下组织、降眉间肌。

功用：清利头目，通鼻开窍。

主治病证：①神志病。头痛、头晕、痴呆、失眠、健忘、小儿惊风等。

②中庭病。鼻衄，鼻渊。

操作方法：提捏局部皮肤，向下平刺 0.5 ～ 1 寸。

十四、任脉

本经位于人体前正中线，首穴会阴，末穴承浆，共有 24 穴，主治腹、胸、颈、头面的局部病证及相应的内脏器官病证。此处着重介绍穴位埋线常用的 9 个穴位。

1. 中极（膀胱募穴）

定位：仰卧位，在下腹部，前正中线上，当脐下 4 寸。

取法：仰卧取穴，腹中线上，耻骨联合中点上 1 寸。

穴位解剖：皮肤、皮下组织、腹白线、腹横筋膜、腹膜外脂肪、壁腹膜。

功用：益肾壮阳，调经止带。

主治病证：①前阴病。癃闭，尿频，遗尿，疝气。

②妇科、男科病。月经不调，带下，痛经，闭经，崩漏，阳痿，遗精。

操作方法：直刺 0.5 ～ 1 寸。需在排尿后进行针刺以免刺中膀胱。孕妇禁针。

2. 关元（小肠募穴，任脉、足三阴经交会穴）

定位：仰卧位，在下腹部，前正中线上，当脐下 3 寸。

穴位解剖：皮肤、皮下组织、腹白线、腹横筋膜、腹膜外脂肪、壁腹膜。

功用：培补元气，导赤通淋。

主治病证：①妇科、男科病。带下，痛经，闭经，带下，崩漏，阳痿，遗精，早泄。

②二阴病。癃闭，尿频，疝气，腹痛泄泻。

③虚劳病。中风脱证，虚劳，羸瘦无力。

操作方法：直刺 1 ～ 2 寸。需在排尿后进行针刺。

3. 气海

定位：在下腹部，前正中线上，当脐中下 1.5 寸。

穴位解剖：皮肤、皮下组织、腹白线或腹直肌。

功用：益气助阳，调经止带。

主治病证：①肠腑病。下腹疼痛、泄泻、便秘、痢疾等。

②气虚证。虚脱，劳弱羸瘦。

③泌尿生殖系病。遗尿、阳痿、遗精、滑精等。

④妇产科病。月经不调、痛经、闭经、崩漏、带下、阴挺、产后恶露不止等。

操作方法：直刺 1 ～ 1.5 寸。孕妇慎用。

4. 水分

定位：在上腹部，脐中上 1 寸，前正中线上。

解剖：皮肤、皮下组织、腹白线、腹横筋膜、腹壁外脂肪、壁腹膜。

功用：行气利水。

主治病证：心腹痛，泄泻，反胃吐食，腹胀，水肿，小便不利。

操作方法：直刺 1 ～ 2 寸。

5. 下脘

定位：仰卧位，在上腹部，前正中线上，当脐中上 2 寸。

穴位解剖：皮肤、皮下组织、腹白线、腹横筋膜、腹膜外脂肪、壁腹膜。

功用：健脾和胃，降逆止呕。

主治病证：腹痛、腹胀、完谷不化、呕吐、腹泻、小儿疳积等脾胃病证。

操作方法：直刺 1 ～ 1.5 寸。

6. 中脘（胃之募穴，八会穴之腑会）

定位：在上腹部，前正中线上，当脐中上 4 寸，脐与胸剑联合的中点处。

穴位解剖：皮肤、皮下组织、腹白线或腹直肌。

功用：和胃健脾，降逆止呕。

主治病证：胃痛、腹痛、腹胀、呕逆、反胃、纳呆、小儿疳积、黄疸等脾胃病证。

操作方法：直刺 1 ～ 1.5 寸。

7. 膻中（心包募穴，八会穴之气会）

定位：仰卧位，在胸部，前正中线上，平第 4 肋间，两乳头连线的中点。

穴位解剖：皮肤、皮下组织、胸骨体。

功用：理气止痛，增液生津。

主治病证：①心胸病。咳嗽、气喘、胸闷、心痛、心悸等。

②胸乳病。产后乳少、乳痈、乳癖等。

操作方法：斜刺或平刺 0.3 ～ 0.5 寸。

8. 华盖

定位：在胸部正中线上，平第 1 肋间处。

穴位解剖：皮肤、皮下组织、胸大肌起始腱、胸骨角。

功用：止咳平喘，理气止痛。

主治病证：咳嗽，气喘，胸胁胀痛，咽喉肿痛。

操作方法：斜刺或平刺 0.3 ～ 0.5 寸。

9. 璇玑

定位：在胸部正中线上，当胸骨上窝下 1 寸处。

取法：前正中线，胸骨柄的中央处。

穴位解剖：皮肤、皮下组织、胸大肌起始腱、胸骨柄。

功用：止咳平喘，理气止痛。

主治病证：咳嗽，气短，胸痛，咽喉肿痛，胃中积滞。

操作方法：斜刺或平刺 0.3 ～ 0.5 寸。

第二节　经外奇穴

此处着重介绍穴位埋线常用的 14 个穴位。

1. 四神聪

定位：在头顶部，当百会前后左右各 1 寸处，共 4 个穴位（后神聪在前后发际正中连线的中点处）。

穴位解剖：皮肤、皮下组织、帽状腱膜、腱膜下疏松结缔组织。

功用：镇静安神，清利头目，醒脑开窍。

主治病证：头痛、眩晕、失眠、健忘、癫痫等神志病证。

操作方法：针尖向后平刺 0.5 ～ 0.8 寸，局部酸胀感。

2. 太阳

定位：在颞部，当眉梢与目外眦之间，向后约一横指的凹陷处。

穴位解剖：皮肤、皮下组织、眼轮匝肌、颞筋膜、颞肌。

功用：清肝明目，通络止痛。

主治病证：头痛，目疾，面瘫。

操作方法：直刺或斜刺 0.3 ～ 0.5 寸。

3. 定喘

定位：在背部，第 7 颈椎棘突下（大椎穴），旁开 0.5 寸。

穴位解剖：皮肤、皮下组织、斜方肌、菱形肌、颈夹肌、上后锯肌、竖脊肌。

功用：止咳平喘，通宣理肺。

主治病证；哮喘，咳嗽，肩背痛，落枕。

操作方法：直刺或针尖向内上斜刺 0.5 ～ 1 寸。

4. 夹脊

定位：在背腰部，当第 1 胸椎至第 5 腰椎棘突下两侧，后正中线旁开 0.5 寸，一侧 17 穴，左右共 34 穴。

穴位解剖：皮肤、皮下组织、浅层肌（斜方肌、背阔肌、菱形肌、上后锯肌、下后锯肌）、深层肌（竖脊肌、横突棘肌）。

功用：调节脊柱、脏腑功能。

主治病证：上胸段主治心肺、上肢疾病，下胸段主治胃肠疾病，腰段主治腰骶、小腹及下肢疾病。

操作方法：针尖向内上斜刺 0.3 ～ 0.5 寸。

5. 腰眼

定位：在腰部，位于第 4 腰椎棘突下（腰阳关），旁开 3.5 寸凹陷中。

穴位解剖：皮肤、皮下组织、胸腰筋膜浅层和背阔肌腱膜、髂肋肌、胸腰筋膜深层、腰方肌。

功用：强腰健肾。

主治病证：腰痛，月经不调，带下，尿频，虚劳。

操作方法：直刺或向上斜刺 1 ～ 1.5 寸。

6. 百虫窝

定位：股内侧前缘，髌底内侧端上 3 寸（血海上 1 寸）。

穴位解剖：皮肤、皮下组织、股内侧肌。

主治病证：皮肤瘙痒，风疹，湿疹，疮疡，蛔虫病。

操作：直刺 0.5 ～ 1 寸。

7. 安眠

定位：在翳风与风池连线中点处。

取穴：正坐位，在翳风与风池连线中点处取穴。

穴位解剖：皮肤、皮下组织、胸锁乳突肌、头夹肌。

功用：聪耳明目，宁心安神。

主治病证：头痛，眩晕，失眠，心悸。

操作方法：向前下方斜刺 1 ～ 1.5 寸。

8. 子宫

定位：在下腹部，当脐下 4 寸，前正中线旁开 3 寸。

穴位解剖：皮肤、皮下组织、腹外斜肌腱膜、腹内斜肌、腹横肌、腹横筋膜。

功用：理气调经，升提下陷。

主治病证：阴挺、月经不调、痛经、崩漏、不孕等妇科病证。

操作方法：直刺 0.8 ～ 1.2 寸，局部酸胀感可向外生殖器放散。

9. 阑尾

定位：在小腿外侧前缘，当犊鼻下 5 寸，胫骨前嵴旁开一横指，足三里与上巨虚之间压痛最明显处。

穴位解剖：皮肤、皮下组织、胫骨前肌、小腿骨间膜、胫骨后肌。

功用：清热解毒，化瘀通腑。

主治病证：急慢性阑尾炎、消化不良、下肢痿痹。

操作方法：直刺 1 ～ 1.5 寸。

10. 重子

定位：手掌侧，约虎口下 1 寸，拇指掌骨与食指掌骨之间。

主治病证：肩背痛（特效）、肺炎（特效）、气喘（幼儿特效）、感冒、咳嗽。

操作方法：直刺 0.3 ～ 0.5 寸。

11. 重仙

定位：手掌侧，在拇指食指掌骨近端骨缝间，约离虎口 2 寸。

主治病证：背痛、肺炎、发热、心律不齐、膝盖痛。

操作方法：直刺 0.3 ～ 0.5 寸。

12. 灵骨

定位：在手背侧，拇指与食指掌骨歧缝前，与重仙相对。

主治病证：肺功能不足之坐骨神经痛、腰痛、脚痛、面神经麻痹、半身不遂、女性经脉不调、痛经、经闭、难产、背痛、耳鸣、耳聋、偏头痛、头昏脑涨。

操作方法：直刺 0.3 ～ 0.5 寸。

13. 肩中

定位：当上臂肱骨外侧，肩锁关节缝直下 2.5 寸。

主治病证：膝盖痛（特效）、皮肤病（对颈项皮肤病有特效）、小儿麻痹、半身不遂、心律不齐、血管硬化、鼻出血、肩痛。

操作方法：直刺 0.5 ～ 1 寸（左肩痛针右穴，右肩痛针左穴）。

14. 风市前点

定位：风市向前横开 3 寸。

主治病证：肋痛、背痛、肺功能不全、坐骨神经痛、腰痛、胸部被打击后引起的胸背痛、胸膜炎、鼻炎、耳聋、耳鸣、耳炎、面神经麻痹、眼发红、哮喘、半身不遂、牛皮癣、皮肤病。

操作方法：直刺 0.8 ～ 2.5 寸。

第三节　阿是穴

阿是穴又称“天应穴”“不定穴”等，通常是指该处既不是经穴，又不是奇穴，只是按压痛点取穴。这类穴既无具体名称，又无固定位置，多位于病变附近，也可在与病变距离较远处，即“以痛为腧”的取穴方式。经络的生理功能主要表现为沟通表里上下，联系脏腑器官，其在正常生理情况下运行气血、感应传导的功能活动现象称为“经气”。当人体的脏腑发生病变，脏腑功能异常时，人体的表层经络则会出现反应点，即阿是穴。

阿是穴没有定处，不拘经脉，以痛为腧，以病痛局部或压痛点等阳性反应点为穴，是直接进针埋线治疗的穴位，既无具体名称，也无固定部位。阿是穴可以是痛点，但主要是病因所在点、神经刺激点、神经卡压点、肌肉起始点，如局部椎体及软组织损伤，首先压迫的是神经根，其颈、胸、腰、骶的痛点即是神经根所处部位，即病因所在。选择阿是穴时，病因治疗是主要的，一般阿是穴多是主穴。又如奇穴中的阑尾、胆囊等，初时也是以所在部位的压痛或特殊反应作为取穴根据的。临床上对于压痛点取穴，凡符合经穴或奇穴位置者，应以经穴或奇穴名称之，都不符合者才可称“阿是穴”，用此名以补充经穴、奇穴的不足。

第五章

埋线常用配穴方法

埋线多选用肌肉比较丰满的部位穴位，以腹部及腰部穴最常用，一般说来，穴位埋线的选穴原则与针刺疗法大致相同，取穴较精简，在中医学及经络学说指导下，选取腧穴进行配伍。配穴方法是根据各种不同病证的治疗需要选择主治相同或相似的两个及以上的穴位配合应用，以发挥其协调作用，使其相得益彰。临床常用的配穴方法有按经脉配穴法、按部位配穴法、两极配穴法、特效穴配穴法等，选穴原则和配穴方法从理论上为针灸、埋线的处方选穴提供了基本思路，实际临床埋线操作时常是多种配穴方法的综合运用。

第一节　按经脉配穴法

按经脉配穴法是以经脉或经脉相互联系为基础而进行穴位配伍的方法。常用的有本经配穴法、异经配穴法，异经配穴法中又有表里经配穴法、同名经配穴法。

一、本经配穴法

本经配穴法即某一脏腑、经脉发生病变时，选此脏腑经脉的腧穴相配，多用于本经脉所过部位和所属脏腑疾病，是循经取穴的具体应用，如治疗支气管炎的咳嗽，可取中府埋线，同时配以尺泽、太渊；胃火牙痛，可在足阳明胃经上近取颊车，配以胃经荥穴内庭；又如治疗腰痛，可沿膀胱经取肾俞、殷门、承山等穴。

二、异经配穴法

异经配穴法即某一脏腑经脉发生病变，在取本脏腑经脉的穴位的同时，又取另一经穴位相配，或某一脏腑经脉发生病变，选与其经脉相关的另外的经穴进行配穴。本法常用于涉及两经以上所属经脉脏腑的病变。常用的异经配穴方法有表里经配穴法、同名经配穴法。

1. 表里经配穴法

表里经配穴法是以脏腑、经脉的阴阳表里络属关系作为配穴依据，即某一脏腑经脉发生病变，取其相表里经络的腧穴组方施治。如风热袭肺导致的感冒咳嗽，以肺经的尺泽配大肠经的曲池、合谷；肝病以肝经的期门、太冲配胆经的阳陵泉等。原络配穴法也属本法的临床应用。

2. 同名经配穴法

同名经配穴法是在同名经“同气相通”的理论指导下，以手足同名经的腧穴相配。如面瘫、阳明头痛取手阳明大肠经的合谷配足阳明胃经的内庭；落枕、太阳头痛取手太阳小肠经的后溪配足太阳膀胱经的申脉；失眠、多梦取手少阴心经的神门配足少阴肾经的太溪等。

第二节 按部位配穴法

按部位配穴法是结合身体上腧穴分布的部位进行穴位配伍的方法，主要包括上下配穴法、前后配穴法、左右配穴法。

一、上下配穴法

上下配穴的“上”指上肢与腰部以上腧穴；“下”指下肢和腰以下腧穴。用上部穴位与腰以下的下部穴位配合使用，即是上下配穴法。《灵枢·终始》有言：“病在上者，下取之；病在下者，高取之；病在头者，取之足；病在腰者，取之腘。”这是经络手足上下联系规律的运用，临床应用广泛。如内关配公孙治疗胃心胸相关病证；阴挺（子宫脱垂）可上取百会，下取三阴交配合埋线。八脉交会穴的配穴应用也属本法。

二、前后配穴法

前后配穴法又称腹背阴阳配穴法，“前”指胸腹部，“后”指脊背部。根据“脏腑腹背，气相通应”的理论，将胸腹部和背腰部的腧穴配合应用，也即《灵枢·官针》中的“偶刺法”。本法常用于治疗脏腑和躯干病证，俞募配穴是该法的典型运用。如胃病，前取中脘，后取胃俞；肺病，前取华盖、中府，后取肺俞；便秘，前取天枢，后取大肠俞；膀胱疾患，前取水道或中极，后取膀胱俞或秩边等。

三、左右配穴法

左右配穴法指将人体左、右侧的腧穴配合应用的方法，基于人体十二经脉左右对称分布和部分经脉左右交叉的特点总结而成。临床应用有两种方式，一种是以经络循行交叉的特点为配穴依据，《内经》中的“巨刺”“缪刺”即是此法的运用，如偏头痛可选同侧的太阳、头维和对侧的外关、足临泣；面瘫可选同侧的太阳、颊车、地仓和对侧的合谷。另一种即左右穴同时取用，以加强协同作用，如胃痛可选双侧足三里、内关、公孙等。

第三节　两极配穴法

两极配穴即近部取穴与远部取穴配合使用。这是根据标本、根结理论和经气上下、内外有对应作用的原理确定的。标本、根结理论是经络学说在针灸临床上的具体应用和发展，是以经络学说为依据，以腧穴主治为基础，以两极对应取穴为准则，以针刺补泻为手段的一种辨证施治、循经取穴的方式。头胸腹之“结”患病，在取头胸腹本部位穴位的同时，取四肢之“根”穴相配合；相反，四肢之“根”的疾患，局部取穴的同时取头胸腹之“结”的穴位相配合。如肠鸣腹泻，既取邻近穴位天枢，又取四肢远端的上巨虚和合谷埋线；治疗膝关节痛，既近取梁丘、足三里，又取肾俞、大肠俞埋线等。

第四节　特效穴配穴法

特效穴指对特定脏腑、肢体、经络疾病具有特殊的治疗效果的腧穴，如奇穴、特定穴等。特定穴指十四经中具有特殊治疗作用，并按特定称号归类的腧穴，包括在四肢肘、膝关节以下的五输穴、原穴、络穴、郄穴、八脉交会穴、下合穴；在背腰、胸腹部的背俞穴、募穴；在四肢躯干的八会穴，以及全身经脉的交会穴。特效穴配穴主要包括五输穴、原络穴、俞募穴、八会穴、郄穴、交会穴、下合穴、八脉交会穴等配伍。另外有特殊治疗作用的经外奇穴、特殊穴组、新穴等，特效穴配穴法也常用，如董氏奇穴、靳三针等。

1. 五输穴

十二经脉分布在肘膝关节以下的井、荥、输、经、合五个腧穴，总称为五输穴。《灵枢·九针十二原》有言："所出为井，所溜为荥，所注为输，所行为经，所入为合。"用自然界水流汇注现象做比喻，对经气流注由小到大，由浅入深，分别用井、荥、输、经、合的顺序从四肢末端向肘、膝方向依次排列，来说明经气运行过程中每穴所具有的特殊作用。

2. 原穴

十二经脉在腕、踝关节附近各有一个腧穴，是脏腑原气经过和留止的部位，称为原穴，合称十二原。阴经"以输代原"，即原穴与其五输穴中的输穴同穴，肺原出于太渊，心原出于大陵，肝原出于太冲，脾原出于太白，肾原出于太溪。阳经脉气盛长，于输穴之后另有原穴，大肠原过于合谷，胃原过于冲阳，小肠原过于腕骨，膀胱原过于京骨，三焦原过于阳池，胆原过于丘墟。

3. 络穴

络脉在由经脉分出的部位各有一个腧穴，称为络穴。十二正经在四肢肘、膝关节以下各有一络穴，加上任脉之络穴鸠尾位于腹，督脉之络穴长强位于尾骶，脾之大络大包穴位于胸胁，共有十五穴，故称为十五络穴。

4. 八会穴

脏、腑、气、血、筋、脉、骨、髓八者精气汇聚的腧穴，称八会穴。在临床上，凡与脏、腑、气、血、筋、脉、骨、髓八者有关的病证，均可选用相关的八会穴来治疗。

5. 八脉交会穴

奇经八脉与十二经脉之气相通的八个腧穴，称为八脉交会穴，均分布在肘、膝关节以下。临床可作为远道取穴单独选用，再配上头身部的邻近穴成为远近配穴，也可上下配合应用。如公孙配内关，治疗胃、心、胸部病证；后溪配申脉，治内眼角、耳、项、肩胛部位病及发热恶寒等表证；外关配足临泣治疗外眼角、耳、颊、颈、肩部病及寒热往来等病证；列缺配照海，治咽喉、胸膈、肺病和阴虚内热等证。

6. 靳三针

靳三针指每次治疗取三处穴为主穴处方的针刺疗法，发明人为靳瑞，故名靳三针。其以穴组的方式治疗特定病证，具有简单、易学、实用有效的特点。如智三针、颞三针、肩三针、踝三针等穴组亦适用于埋线治疗。

7. 董氏奇穴

董氏奇穴由山东平度人董景昌先生首次公开发表。董氏奇穴取穴少，治疗范围广，见效快，对各种痛证、面瘫、鼻炎、哮喘、胆囊炎、慢性胰腺炎、结肠炎、耳鸣、耳聋、带状疱疹、丹毒、不孕症、妇科病等均有显著疗效。如叉三配足三里治暴聋，侧三里、侧下三里治三叉神经痛均有特效。

第六章

常用的埋线方法

第一节 注射埋线法

注射埋线法指使用一次性埋线针以注线法的方式进行埋线操作的方法。埋线操作过程大致可分为备针、消毒、穿线、进针、推线退针等几个步骤。

操作时先对拟施术部位皮肤消毒，取埋线针，回退部分针芯，将已剪好的可吸收缝合线整段放入埋线针前端的针体中，用一手拇、食指固定拟施术部位，使皮肤绷紧，另一只手持针刺至所需深度，施以适当的行针手法，当出现针感后，边推针芯，边退针管，将线体埋植在穴位的皮下组织或肌层内。出针后用无菌干棉签（球）按压针孔止血。视情况可予小敷贴或创可贴保护创口。

第二节 线体对折旋转埋线法

自羊肠线、胶原蛋白线应用于穴位埋线，埋线的方法逐渐以注线法为主流方式。线体具有一定的硬度使得注线法可以方便顺利实施。随着线体技术的发展，性能优异的 PGA 或者 PGLA 等高分子聚合物线广泛应用于埋线治疗，相比羊肠线，这些多股的合成线体更为蓬松柔软，常规注线法操作注线动作时，线体常常容易卡在针芯与针壁内，出现卡线现象。对此杨才德等人总结提出线体对折旋转埋线法，即去掉针芯。没有了“推芯退针”的动作，操作更简单快捷，很好地解决了卡线的问题。操作方法如下：

取一段可吸收线体放入埋线针的前端，使线在针孔内孔外保持基本相同的长度，用一手拇、食指固定拟施术部位，使皮肤绷紧，另一只手持针刺至所需深度，在刺入穴位时线体被压于针尖处形成对折并被带入皮下，在确保针孔外的线体全部进入皮下并获得针感后，针体旋转 360° 并退出针体。出针后用无菌干棉签（球）按压针孔止血。视情况可予小敷贴或创可贴保护创口。

第七章

埋线治疗的适应证、禁忌证及注意事项

第一节 适应证

穴位埋线的适应证广泛，可以说凡是传统针刺的适应证，均为穴位埋线的适应证。临床上除慢性病和虚证外，埋线疗法还可应用于治疗急症、实证等各种疾病，治疗病种已达二百余种，涉及传染、内、外、妇、儿、皮肤、五官等临床各科。根据我们临床上的应用频率，其主要适应证如下。

1. 呼吸系统疾病

慢性阻塞性肺疾病、支气管哮喘、慢性支气管炎等。

2. 消化系统疾病

浅表性胃炎胃溃疡、十二指肠溃疡、慢性萎缩性胃炎、胃下垂、功能性的消化不良、便秘、腹泻、溃疡性结肠炎、胃肠功能紊乱、痔疮等。

3. 内分泌系统疾病

单纯性肥胖、糖尿病（基础治疗基础上）、血脂或尿酸代谢异常。

4. 泌尿生殖系统疾病

前列腺炎、前列腺增生、遗尿、阳痿、遗精、慢性妇科炎症、月经失调、痛经、不孕症、多囊卵巢综合征、子宫肌腺病、子宫脱垂、阴道松弛、卵巢早衰等。

5. 运动系统疾病

颈椎病、骨关节炎、腰椎间盘突出症、慢性运动损伤、肌筋膜炎、脂肪瘤等。

6. 精神神经系统疾病

失眠、神经衰弱、癫痫、抑郁症、焦虑症、舞蹈症、脑血管意外后遗症、视神经萎缩、特发性面瘫、面肌痉挛、偏头痛、三叉神经痛、肋间神经痛、坐骨神经痛、脊髓灰质炎后遗症等。

7. 风湿免疫系统疾病

风湿性关节炎、强直性脊柱炎、克罗恩病、血清阴性脊柱关节病等。

8. 皮肤五官科疾病

皮肤美容祛斑、除皱、牛皮癣、过敏性鼻炎、带状疱疹、慢性荨麻疹、银屑病、神经性皮炎、弱视、耳鸣、重睑术等。

9. 其他

眩晕、心律不齐、高血压、多汗症、儿童生长发育迟缓、脊髓灰质炎等。

第二节　禁忌证

虽然埋线疗法的适应证非常广泛，但仍然有一定的禁忌证，临床上应注意把握，以免产生不良后果。

1. 埋线部位皮肤、软组织存在感染、溃疡、皮肤疾病时不宜埋线。

2. 过敏体质，对异种蛋白过敏者，部分患者甚至对针灸针所用的金属或涂层过敏，临床上亦有发现。

3. 明确的瘢痕体质，轻度伤口即产生瘢痕异常增生者。

4. 血友病、血小板低下、其他凝血酶缺乏等存在凝血机制异常者。

5. 心、脑、肝肾等脏器功能衰竭者。

6. 严重心脏病患者不宜使用，如必要时不宜强刺激和肠线过长。

7. 虽然埋线疗法亦可用于治疗糖尿病，但难以控制的高血糖水平或未经系统治疗的糖尿病患者仍当慎用埋线疗法；其他严重代谢性疾病者亦禁本法。

8. 肺结核活动期、骨结核、严重心脏病或妊娠期等均不宜使用本法。

9. 大汗、劳累或饥饿、剧烈运动后、酒后、哺乳、妊娠及月经期、精神紧张患者均不宜埋线。

10. 避免伤及内脏、脊髓、大血管和神经干，不应埋入关节腔内。

第三节　注意事项

为保证穴位埋线操作的顺利完成，且保证该治疗的安全性，需掌握以下注意事项。

1. 根据治疗病症、患者体质状态和治疗部位，选择合适的针具和线体。

2. 治疗前仔细检查针具、线体等的外包装是否破损，针具是否有损坏。

3. 术者应严格无菌操作，并按技术规范操作，操作要轻、准，防止断针。在躯干部埋植时，要防止刺破胸膜、腹膜，损伤内脏。

4. 线头不可暴露在皮肤外面，术后要防止感染。如局部化脓流水或露出线头，可抽出埋植线，排出脓液，外盖敷料并做抗感染处理。

5. 局部皮肤有感染、溃疡、全身炎症反应、发热、月经期及有出血倾向者均不宜埋线。

6. 神经干及大血管分布的表浅部位避免埋线，避免发生针刺意外，但在规范严格的操作下，可行星状神经节、蝶腭神经节等操作技术。

7. 胸背部、腹部、胸骨上窝等处埋线不宜过深，防止伤及内脏。

8. 根据穴位所在的不同部位，选择埋线的合适角度和深度。

9. 埋线后 4 小时内不污染针孔处皮肤，不宜碰水，24 小时后洗澡为宜。

10. 埋线后 3 天内避免导致肌肉强烈收缩的剧烈运动。

11. 埋线后 7 天内禁忌吃辛辣刺激食物，牛肉、羊肉、海鲜及饮酒，榴莲、芒果等易过敏食物亦当慎服，避风寒，调情志。

12. 埋线后如有局部轻度红肿热痛、酸胀、轻度发热乏力等，属正常现象，如 3 天后仍不能缓解或红肿处有波动感等，需到医院就诊。

13. 埋线后出现瘙痒等过敏现象，则需抗过敏处理。

14. 对于出针后有皮下出血者予以压迫止血，如有局部血肿形成，可应用 95% 酒精纱布按压湿敷，24 小时后热敷。局部瘀紫可在 5 ～ 7 天后逐渐消退。

15. 头、眼部组织松弛、血管丰富，易于出血，埋植时要缓慢出针，且用消毒干棉球按压针眼片刻，防止出血和皮下血肿出现。

16. 也要注意其他术后反应，有异常现象时应及时处理。

17. 埋线治疗根据病情及线体的吸收程度，一般每次间隔为 1 周至 1 个月，常规为 2 周一次，3 次或者 6 次为一个疗程。

18. 如果采用扎埋法时应特别注意。

（1）结扎穴位要抓住重点，分次进行，一次结扎部位不宜太多。

（2）结扎不能妨碍正常活动，结扎的松紧要适当，不可过深或过浅。

（3）结扎后有少量出血，一般加压包扎即可。若出血多而不止，可能损伤血管则要抽出肠线加压止血。

（4）结扎后一般可有轻度疼痛，持续 3 ～ 5 天，如持续性剧痛，活动受牵制，可能是结扎过紧所致，应将结扎线剪断放松，可不必抽线。

第八章

埋线治疗后的机体反应及处理方式

第一节　正常反应

一、局部及全身反应

穴位埋线治疗后 1 ～ 5 日，少数患者可出现局部肿胀、疼痛及硬结，施术处可有乳白色渗液等。部分患者可在埋植后 4 ～ 24 小时体温上升，一般在 38℃左右，局部无感染现象，或伴有周身不适、食欲不佳等无菌性反应。这是穴位受到刺激后及经络敏感的正常反应，可激活人体的免疫细胞，提高机体的抗病能力，属正常现象，无须处理，一般在 1 周左右，可自行消失。

二、即时效应

对多种病证，穴位埋线治疗后，症状往往立即获得缓解，甚至消失，常见于各种痛性病证、运动功能障碍病证、胃肠系统疾病等。如神经血管性头痛、三叉神经痛、坐骨神经痛、腰扭伤、腰腿痛、肩周炎、强直性脊柱炎、便秘、腹泻等。部分闭经、月经量少患者，埋线治疗后次日即有行经、经量增多现象，均属于即时效应。

三、远期效应

穴位埋线疗法治疗各种病证，不但能收到立竿见影的近期效果，而且远期疗效也十分显著，疾病症状会得到有效控制，复发率显著降低，结合现代医学理化检查，亦可见明显的改善。

四、连锁效应

采用穴位埋线疗法治疗某种病证时，往往使患者其他一些病证亦同时获得缓解或痊愈，也称额外效应，这都是穴位埋线治疗后，人体整体免疫功能得到提高、抗病能力增强的综合结果。

第二节　异常反应

一、疼痛

因为穴位埋线所用针具较传统毫针要粗，故在操作时的即时痛感是普遍存在的，部分腧穴本身同样也会以痛感为得气的主要表现，故一般属正常反应，且埋线治疗有“长效针灸”效应，得气也比传统针刺持续时间长，故无须特殊处理，治疗后避免剧烈运动即可，一般 1 ～ 3 天即可消失。相关研究显示，疼痛产生可能与针刺和异物进入机体，局部组织损伤释放炎性因子，刺激神经末梢有关。若 3 天后仍有局部麻木胀痛，则是由于针刺过程中部分损伤了外周神经，或线体埋植于神经附近，当人体活动时牵拉软组织，线体在组织中来回游走则触碰到神经，导致麻木疼痛发作。部分患者局部疼痛并有血肿形成，则是针刺操作速度慢，软组织损伤较重，或定位不准、操作粗暴损伤了局部血管，在软组织、血管未完全修复前，均会有持续慢性疼痛。

二、眩晕、乏力

部分患者在操作中或结束后，甚至 1 周内均感眩晕、乏力，类似晕针现象，发生原因亦同晕针，多由于患者体弱、畏针而过度精神紧张，或过饥、过饱、过劳，或体位不当，女性处于月经期、月经前 1 ～ 2 天、月经后 1 ～ 2 天，或医者手法过重等。严重者则突然发生头晕目眩、面色苍白，甚至伴有血压下降等全身严重反应。另外要指出的是，有时候患者治疗当时无不适，数日后出现短暂眩晕发作，而后自行缓解，同时伴有疾病本身的症状缓解或消失。这是人体经过治疗后，气血循环进行了有效调节，发生的所谓“瞑眩反应”。这种现象是人的体质或身体功能由不好转好，或人体在排除“毒素”

时的反应，所以又称为排毒反应或者调整反应。瞑眩反应是暂时性的，不是每一个人都会发生，也不是只发生一次。

三、出血、血肿

穴位埋线治疗因采用埋线针进行注入，而人体组织又分布有丰富的毛细血管，故少量出血是不可避免的。出现较多量出血一般为操作不熟练、进针缓慢导致软组织、较多的毛细血管损伤，或针刺直接损伤较大血管所致，部分是由于针具本身的问题，质量差、有钩曲、针尖设计不合理，从而导致软组织、血管损伤。当出血量较大，未能充分、及时从针孔排出时，就会往周围疏松组织布散，形成局部血肿，并伴有疼痛。操作者需熟知解剖结构，针刺前仔细揣穴，尽量避开血管，当然深部血管出血有时确实难以避免。因此出针时应立即用消毒干棉球按压针孔片刻，并注意观察施术部位，及时发现出血、血肿，并采用正确、有效处理措施，避免危害事件发生。

四、神经损伤

针刺导致神经损伤的事件时有报道，穴位埋线疗法因埋线针较传统毫针要粗，必然会有相关不良事件的发生，部分操作邻近神经干、神经节，更需加以关注。

刺伤外周神经：如单纯感觉神经纤维损伤，会出现神经支配区皮肤浅感觉障碍、疼痛过敏现象；如运动神经纤维损伤，会出现所支配的肌肉群无力，甚至瘫痪，肌肉逐渐萎缩。损伤了一些大神经主干，如坐骨神经、腓神经等，不仅会引起足下垂和足踇趾不能背屈等，同时还会伴有神经支配区域的疼痛、麻木现象。

刺伤脑、脊髓：临床多见于刺伤延髓，主要是由于深刺风府、哑门，或深刺风池、颈部华佗夹脊等穴，因方向不当，针由颅底枕骨大孔入颅而损伤延髓所致。损伤脊髓，则均因刺背正中线第 1 腰椎以上督脉穴位，或因斜刺华佗夹脊、背部腧穴过深。如刺伤延髓，可出现抽搐；如刺伤脊髓，轻者出现触电样感觉，并向肢端放射，重者可产生暂时性肢体瘫痪、麻痹，甚至留有后遗症。这些都是较严重的不良事件。

五、发热

发热不是一个独立性疾病，只是一个现象或体征，可以伴随穴位埋线治疗后的各个现象产生，有些是正常反应，有些是异常反应情况的其中一个症状。正常反应的发热一般为低热或自觉发热，主要是由于埋线后激发了人体的免疫反应，出现低热的患者，一般由于工作时间长、压力大、身心疲乏，或产生了轻度无菌性炎症。这些情况对于人体来说都是十分有利的，一定程度上激发了成纤维细胞、吞噬细胞等其他免疫细胞的活性，增强了人体的抗病能力。当免疫细胞和人体病理因子进行斗争时，就会产生低热或自觉热。这些都有助于很多临床症状的改善。部分患者由于平时缺乏锻炼，或埋线后饮食不规律、作息时间紊乱，导致免疫力一过性降低，也会有低热现象，则需对症处理。如果存在过敏、软组织损伤、治疗后感染等情况的发生，则会出现发热持续时间延长，或进行性加重、体温明显增高等，需要及时、针对性治疗导致发热的病因，不能见热退热。

六、感染

埋线治疗如果严格按照无菌操作进行，一般不会发生感染这一术后并发症。由于施术者不重视无菌操作，皮肤消毒不严格，使用的工具、器械被污染，术后未正确处理、保护创口或未进行合理、有效的术后管理，交代患者卫生方面的注意事项，就容易出现局部甚至全身感染。其主要表现为发热、局部红肿热痛，严重者局部化脓，甚至出现全身感染症状，白细胞计数、中性粒细胞百分比、C 反应蛋白增高等。

七、过敏反应

因患者个体体质因素，可能会对埋线所用线体材料过敏，但随着线体材料的升级，这类情况已较少发生，PDO 线、生物蛋白线经脱敏处理后，过敏发生率更低，但临床上仍当重视此异常反应，一旦发现立即处理。少部分特殊体质患者可能对埋线针的金属或其涂层过敏，临床上也有观察到此类病例，文献中也有相关报道。还有部分患者是由于饮食物的交叉过敏，表现为埋线后无异常反应，但食入牛羊肉、海鲜等易过敏食物后，出现埋线处的过敏反应，而其对食入物可能既往无过敏情况。过敏的常见表现：穴位埋线治疗后出现局部红肿、瘙痒、皮疹、发热等反应，甚至切口处脂肪组织液化，羊肠线溢出，严重者可能出现全身过敏反应，甚至休克。

八、结节形成

一般情况下，埋线后 1 周内可出现局部硬结，2 周左右线体进入分解代谢高峰期，硬结可逐渐缩小，1 个月左右线体完全吸收，硬结消失，但有部分患者在个别穴位出现难吸收的硬结，也称为线结反应。该反应为具有敏感体质的人，当线体埋入穴位后，人体对线体吸收不良，甚至产生排斥反应所致，表现为埋线处出现红肿、硬结等类似炎症反应，严重者可出现化脓现象。此类不良反应一般出现在初次接受埋线的患者，也有部分患者初诊对线体吸收良好，却于第三次或第四次埋线后出现皮下硬结或肿块不散情况。出现此类症状的患者一般工作轻松，无工作压力，但多为痰湿、脾虚体质；或埋线时间正好处于梅雨期等湿度较大的季节；或长期身心处于疲劳状态，可能是由于身心消耗、湿邪凝聚或脾虚失运，导致机体代谢缓慢，难以将羊肠线吸收而成皮下硬结或肿块。硬结反应也常和过敏反应相伴存在，当线体材料进入人体，诱导人体产生了过敏等变态反应，成纤维细胞聚集并对线体进行包绕，形成了难以吸收的结节。

第三节　埋线反应的处理方式

穴位埋线后产生的正常反应是对人体有利的，部分正常反应可能会引起患者不适，但症状较轻且持续时间短，不会对人体产生不良后果，故无须特殊处理，嘱咐患者调整作息、适寒温、节饮食即可。若穴位埋线后的异常反应，引起患者的极度不适，严重影响患者的生活、学习、工作等，有些甚至会导致严重的不良后果，需要及时处置。

一、疼痛

前有论述，因为穴位埋线所用针具较传统毫针要粗，故在操作时的即时痛感普遍存在，部分腧穴本身也会以痛感为得气表现，故一般属正常反应，无须特殊处理。但我们仍需加强操作训练，尽可能减轻疼痛，避免疼痛，操作者需要加强手法训练以提高进针速度，并了解解剖知识，尽量避开血管、神经等，一般穴位均在软组织间隙，穴位精准定位，从软组织间隙进入可以将痛感降到最低。如有异常疼痛不能缓解，可口服非甾体抗炎药如塞来昔布，疼痛剧烈者可口服曲马多；神经损伤导致的神经痛可口服普瑞巴林。疼痛症状亦可经局部红外线、低频脉冲电、高能红光等理疗消除局部炎症后得以缓解。线体若埋植靠近神经，可先保守治疗，嘱患者制动，局部热疗加速线体吸收、软化，确实难以缓解者，则需切开取线。

二、眩晕、乏力

“瞑眩反应”的眩晕对于人体有正向作用，可自行缓解，无须特殊处理，嘱患者放松精神、注意适当休息即可，同时应让患者抓住人体的正向调整机会，积极治疗，以获全功。若属于晕针反应的眩晕，同样是可防可控的。医者针刺前应充分与患者交流，缓解其紧张情绪；嘱患者饮食半小时后，或是休息后再进行治疗；体位选择、穴位选取数量需要关注，不是穴位越多越好，越全面兼顾越好，过多的穴位针刺只会分散人体恒定的气血津液，还会损伤人体的正气，不利于疾病的恢复，还会产生晕针等其他不良事件，正如著名医家周楣声老先生在《灸绳》中指出的“穴不在多，贵在中的，乱矢加身，有害无益”。医师在操作过程中应时刻注意患者病情变化，多询问患者有无不适感觉。如无特殊治疗需要，女性经期、经前 1 ～ 2 天、经后 1 ～ 2 天避免埋线治疗，且体虚者慎用埋线治疗。

一旦出现类似反应，则按晕针进行处理。若发生晕针，立即停止埋线，使患者平卧，头部放低，松解衣带，注意保暖，轻者静卧片刻，给予饮温开水或糖水，即可恢复；如未能缓解者，可针刺水沟，艾灸合谷、曲池、内关、足三里、百会等穴，必要时可配合现代急救措施。患者返家后若仍有轻度眩晕、乏力者，嘱其注意休息，避免劳累、熬夜，仍可继续艾灸治疗，直至症状消失。

三、出血、血肿

穴位埋线操作时注重轻、快，从软组织间隙进针，可以最大程度避免出血，少量毛细血管破裂一般出血量不多，经按压止血后多无不良反应。微量的皮下出血而局部有小块青紫时，一般不必处理，可以自行消退，消退缓慢者，24 小时后可局部热敷或红外线灯照射，加快瘀血吸收。局部出现血肿应及时发现，延长压迫止血时间，也利用 95% 酒精棉球立即揉按血肿。这是笔者临床上的常用方法，效果也是非常明显，1 ～ 2 分钟后血肿即可平复，24 小时后继续热敷消肿止痛、对症治疗。

四、神经损伤

如刺伤外周神经，产生相应临床症状，首先考虑保守治疗，局部热敷、光疗等可促进线体软化、吸收，消除损伤后炎症反应，避免持续刺激损伤。待症状不再进一步加重后，可应用 B 族维生素，局部低频电、热疗等促进神经纤维修复，消除后遗症。如果症状无缓解，且持续出现症状，考虑可能是埋植在体内的线体引起神经组织二次损伤，应及时取出线体，而后按上述处理方案康复治疗。如刺伤神经根、神经干，出现触电样放射感，一般可自行消失，不需特殊处理，如遗留麻木、疼痛者仍按上述方案处理。刺伤脑和脊髓者相对较重，但大多数患者经休息和对症治疗可逐渐康复，如发生严重头痛、恶心呕吐等应注意密切观察，症状进行性加重、神志昏迷者，应及时应用现代医学方法进行抢救。如果遗留后肢体功能障碍等后遗症，则需积极康复治疗，重建神经功能。

五、发热

发热可以是正常反应，也可以是异常反应。穴位埋线治疗后，激发机体免疫反应，产生局部温度增高或低热反应，一般 3 ～ 5 天，最长 1 周内即可消失，嘱患者多注意休息、多饮温水即可，无须特殊处理。若超过一周仍未缓解，部分患者出现低热症状持续 2 ～ 6 周，有报道 1 例患者持续低热 1 个月余，或体温增高，出现全身反应，则需进行详细检查，是否存在感染、组织损伤、过敏等情况。出现有感染、组织损伤或过敏反应则按相应异常反应对症处理。针对发热这一症状则可采用物理降温，口服退热药，针刺大椎、风池、曲池等退热要穴，桂枝汤、葛根汤、白虎汤、小柴胡汤等也是常使用的有效方剂，可据证选用或合方。当出现持续高热时，应及时进行降温并送医院进行详细检查，必要时由外科医生取出体内的外科缝线。

六、感染

穴位埋线治疗必须严格要求操作时重视无菌观念，设置独立治疗室，且定期紫外线消毒，操作时戴一次性口罩、帽子，施术部位严格消毒，针具、线体必须严格灭菌，且拆开包装后需即刻使用，不得暴露在空气中过久，操作结束后无菌敷料覆盖创口，尽可能 24 小时内不碰水，患者应避免剧烈活动，致出汗污染创口，3 日内可应用百克瑞喷雾剂、利多卡因氯己定喷雾剂喷涂针口，预防感染。

埋线治疗后，患者如出现局部或全身感染症状，应当立即停止继续埋线，应用抗生素治疗以缓解症状并控制感染，局部脓肿应用隔蒜灸、短波、高能红光照射等可有效促进脓液吸收，控制不佳时则需切开排脓。局部或全身感染应用中药同样可取得满意的效果，辨证得当，疗效甚至优于抗生素。这是笔者在临床工作中总结出的心得体会。根据感染出现的临床症状，应用六经辨证，多见的为太阳阳明合病、少阳阳明合病，体质虚弱者可见少阴病、少阴太阴合病等，桂枝加桂汤加生石膏、桂枝茯苓丸、大柴胡汤、白虎加桂汤、阳和汤、竹叶石膏汤、当归芍药散等可据证使用，薏苡仁、黄芪等药是最常用于抗感染的高效中药，可酌情使用。

七、过敏反应

为避免过敏反应的发生，操作者应严格掌握适应证，既往存在反复药物、食物或其他相关物品过敏的患者不推荐采用穴位埋线疗法，即使既往无特殊食物过敏，亦应嘱咐患者一周内勿食用牛羊肉、海鲜、榴莲、芒果等易致过敏的食物，避免交叉致敏；如发现患者对金属针或涂层过敏，则应暂停埋线治疗；线体应选择PDO及以上材料，尽可能减少过敏反应的发生。一旦出现过敏反应，应停止后续穴位埋线治疗，给予抗过敏处理，如抗组胺药物（马来酸氯苯那敏、西替利嗪、氯雷他定等）或类固醇皮质激素（地塞米松等）治疗。笔者在临床上常应用中药、针灸应对过敏反应，常用腧穴有曲池、风池、血海、膈俞等；方剂可据证应用桂枝麻黄各半汤、桂枝二越婢一汤、麻黄连翘赤小豆汤、赤小豆当归散等。数日后若未再出现过敏反应，可减少激素的用量或停止激素的使用，严重过敏持续不缓解，甚至出现过敏性休克、窒息现象者则应立即就医，应用现代医学技术积极抢救。

八、结节形成

关于线结反应的系统性、针对性治疗，文献中少有提及，局部热敷、注意休息的简单处理有时并不能收到理想的效果，一旦延误治疗，导致局部化脓，则只有外科切开取线、排脓一途。此举不仅对患者身体造成创伤，也会对原本追求形体美、寻求埋线治疗的患者产生严重的心理影响。如果考虑患者可能存在饮食物的交叉过敏，可予以口服地氯雷他定3～5天，防止症状的进一步加重。治疗方面，根据笔者经验，可选择电磁疗。该疗法采用永磁体材料的电磁片，正负极相对作用于穴位上，并接电针仪，通以连续密波治疗30分钟。该法具有镇静止痛、消炎消肿的作用，对于局部肿痛、无菌性炎症具有较好的疗效。如有顽固性结节，消散困难的，亦可联用灸法。《伤寒论》64条有云："烧针令其汗，针处被寒，核起而赤者，必发奔豚，气从少腹上冲心者，灸其核上各一壮，与桂枝加桂汤，更加桂二两也。"条文原为太阳病逆证救治，文中所载火针后的

“核起而赤”与该病例的红肿硬结类似，张仲景采用了艾灸的方法。《肘后备急方》中也记载有灸肿令消法：“取独颗蒜横截厚一分，安肿头上，炷如梧桐子大，灸蒜上百壮。”综合前人的经验，可在硬结部位加用隔蒜灸。大蒜功能解毒消肿，加之艾灸辛温通散的性能，使痈肿更易透发消散，符合中医学“火郁发之”的理念。

第九章

埋线疗法的几大流派

穴位埋线疗法是针刺疗法留针理念的延伸和发展，也称为长效针灸。随着科技进步和时代发展，穴位埋线疗法因其治疗频次较传统针刺疗法少，疗效肯定，目前在临床应用广泛。中医学术流派是指流派拥有地域特色或已形成流派特色的诊疗技术，经过传承形成以团队为主的医疗活动现象。穴位埋线疗法自20世纪60年代初的萌芽期到80年代被正式编入各类针灸书籍的发展期，再到众多医家的学术思想的涌现，标志着穴位埋线疗法已进入成熟阶段。穴位埋线疗法流派的形成与发展，争鸣与渗透，是促进穴位埋线疗法学术传承发展、临床疗效稳步提高、理论体系不断完善的重要推动力，是中医学术特色的重要体现，而要被认定为穴位埋线学术流派必须满足以下几个必备条件：①必须有代表性人物；②必须有代表性著作或独特的学术思想；③必须有一定的临床价值，即仅有独树一帜的理论体系，无临床实践和疗效，不能成为埋线流派；④必须属于中医学理论体系指导下的穴位埋线疗法范畴，亦即不管是埋线与什么疗法相结合产生的新疗法，本质必须属于穴位埋线疗法；⑤必须在理、法、方、器、穴、技等方面中的一个或几个旗帜鲜明且有所创新和发展；⑥必须有传承团队且有一定学术水平的人才。

第一节　龙虎五刺埋线流派

吴门陆氏内科，为吴门医派重要分支，代表人物陆懋修（1815—1887），字九芝，元和人（今江苏苏州），清代著名医家。其祖上世代知医，承家学之渊源，致力岐黄，博览群书，精《内经》《伤寒》之学，所著《世补斋医书》，发挥运气学说，阐释内经奥旨，推崇仲景伤寒，说理精深，对后世影响至巨。其子陆润庠，同治十三年（1874年）状元，对家传医学，潜心学习，亦擅医术，整理并发扬了陆氏内科。后陆润庠传医术于汪星伯。汪星伯（1893—1979），为陆润庠孙女婿，生于苏州望族，其医学传承于陆九芝、陆润庠一派，亦吸收恽铁樵、章太炎等中医大家医学思想，融会贯通，为江、浙、沪一带名医，擅长中医内科、妇科，对《伤寒》《金匮》极有研究，其学术思想现存多以手稿、书信、医案为主。1951 年，苏州名医姚一航拜汪星伯门下，为汪氏唯一传医弟子，姚氏学术思想全面继承了汪氏中医内科学术理念，亦擅针灸，将针药结合，发表《经络气血源流考》《“纵位对称止痛法”实验后探讨摘要》《动刺法介绍》等学术论文，并对舌诊与脉诊、藏象学说等提出了自己的观点，对中药药理气味阴阳、升降浮沉也有独到研究。姚氏再传于姚北辰、杨颖。杨氏现为苏州高新区人民医院中医科主任，在姚一航的学术经验上重视针药结合，著有 30 余篇学术论文及 6 部专著，为苏州地区著名中医专家。而龙虎五刺埋线疗法是杨颖同志在姚一航针灸经验基础上，结合多年临床实践的经验总结，集传统补泻手法、线体改良、刺法、现代解剖及生理学为一体，侧重“五刺”，即针具的选择、线体的选择、针刺深度的选择、针刺手法的选择、针刺反应的掌控，从术者角度提高埋线技术操作水平，使埋线治疗效果达到最理想状态。龙虎五刺埋线疗法是第一批被同行公认的“穴位埋线学术流派”之一，埋线名家杨颖作为其代表性人物之一［2021 年 5 月 26 日，中国中医药研究促进会《关于公布穴位埋线疗法学术流派、优秀科技成果、突出人才的通知》（中医促会〔2021〕48 号）文件］，梳理和总结龙虎五刺埋线疗法流派的特征，对埋线学术流派的传承、发展具有积极的意义。

龙虎五刺埋线疗法，重点强调术者埋线时的操作技巧，以及达到埋线最佳效果的全面综合把控，将术者、埋线针具和操作技巧相统一，使针到气应，络通病除。其流派的核心思想为术者、针具、线体、手法一体化，通过补泻、选针、用线及手法的不同，最大程度提高穴位效应，达到针至、络通、病除的目的。流派特征主要体现在中医“辨证施治”的辨，即辨证、辨治、辨针、辨线、辨深浅，针对不同患者、不同疾病、不同部位选择合适的操作方案，针到气至，直达病所，以期达到最佳治疗效果。

一、龙虎针法是龙虎五刺埋线技术的灵魂所在

龙虎刺法是龙虎交战手法的延伸。龙虎交战针法出自徐凤《针灸大全・金针赋》：“龙虎交战，左捻九而右捻六，是亦住痛之针。”龙虎交战针法是一种复式补泻手法，以捻转补泻为主，结合提插、九六补泻。因在操作中左捻九阳数为龙行，右捻六阴数为虎行，一左一右，一补一泻，似龙虎相争故名。左右捻转够阴阳之数则阴阳相争，具有调

和阴阳、宣通气血、住痛移疼之力。

龙虎交战针法的操作也在不断发展，汪机在《针灸问对》中描述其操作方法："先于天部施青龙摆尾……亦宜三提九按……后于地部行白虎摇头……亦宜三按六提……"其操作除遵循九六数以外，还在天地层分行青龙摆尾、白虎摇头。《针灸大成》云："三部俱一补一泻……先行左龙则左拈……却行右虎则右拈。"其将针刺深度分天、人、地—上、中、下三层，操作时对每一层分别进行补泻。虽有九六之数和天、地、人三层的层次，但用九六之数时要灵活，不能拘泥于固定数，而是有多少、大小、轻重之别。临床操作时可不拘于天、地、人三层，必要时可只深浅两层操作。因此，行龙虎交战手法时不能机械执行，其刺激量的大小除了要适应患者的接受程度，还应考虑医者的手法轻重。

龙虎交战手法刺激较为强烈，可宣通气血、疏通经络、调和阴阳、住痛移疼。故运用龙虎交战针法针刺能调节气血，平衡阴阳，从而达到扶正祛邪的目的。在埋线操作中，运用龙虎交战手法能够更加强烈地刺激穴位，较快地使穴位产生"得气"效应。

另外，龙虎还有"精神"的意思，即指术者埋线时需保持平心静气，细细体会施术中穴位经气的灵动。正如《重阳真人授丹阳二十四诀》一书提到"神者是龙，气者是虎，是性命也"，而《析疑指迷论·析疑》认为"龙虎者，即人动静生灭之心也"。因此，埋线操作时，术者需全神贯注，心态平和，行针时做到"目无外视，手如握虎，心无内慕，如待贵人"，若存在浮躁、焦虑、疲惫之象则不可施术。

二、五刺手法是龙虎五刺埋线流派的核心

五刺即埋线时所做出的对于针具、线体材料、针刺深度、针刺手法及针刺反应的辨证选择，以期获得最佳的治疗效果。

1. 针具的选择

一次性使用无菌微创埋线针，是一种特制针具的微创套管针，穿刺埋线器具是用不锈钢材料制成类似穿刺针样，长度 5 ～ 7cm，套管尖端有斜度，尖锐，针芯尖端呈平面，与套管尖端平齐。常用埋线针具有 7 号、8 号、9 号、12 号、16 号等型号。7 号用于面部美容、颈部及手足穴位，8 号、9 号、12 号为常规用针，16 号对肌肉丰厚处的穴位和腰椎病、疼痛性疾病和慢性顽固性疾病应用较多。

2. 线体的选择

（1）胶原蛋白线和羊肠线

临床工作中有很多医生会把胶原蛋白线和羊肠线混为一谈。其实，胶原蛋白线和羊肠线有本质的区别。

加工方法不同：羊肠线是将羊肠衣进行泡制处理后加工而成，没有改变羊肠的特性，含有大量杂质，存在遗传毒素和致敏因子；胶原蛋白线是将胶原蛋白提取再合成，加工过程中改变了原材料的结构，与羊肠线有本质区别。

特性不同：羊肠线的性质是由羊肠决定的，其吸收时间、张力强度、人体组织反应等指标和因素都难以控制。正是因为这些缺陷的存在，羊肠线才被其他新型线取代。胶原蛋白线以胶原蛋白合成，在吸收时间上可以很好地得到控制，而且在加工过程中增加了聚合物，张力强度上也大大超过羊肠线，由于线体是提取再合成，可以去除和处理遗传毒素和致敏因子，使用中不会有过敏现象。

（2）高分子聚合物线体

近年来发展起来的医用高分子生物降解材料是一类能够在体内分解的材料，分解产物可以被吸收、代谢，最终排出体外。在应用中，医用高分子生物降解材料的降解速度和可吸收性能够根据不同需要，通过对材料进行化学修饰、使用复合材料和选择降解速度合适的材料，来调节材料的降解速度及与机体相互作用的方式。目前，生物可降解材料在外科医学方面的应用已经相当成熟，因此选择各种新型材料进行改进，作为穴位埋线的材料，可减少患者针刺治疗的痛苦和就诊次数，达到方便、微创、有效和可控的要求，必然带来埋线疗法的又一次重大革新。

高分子合成的聚合物 PGA（聚乙交酯）、PLA（聚乳酸）、PGLA（聚乙丙交酯）就是其中的代表。

PGA：聚乙交酯也称聚乙醇酸、聚羟基乙酸，英文缩写为 PGA。这种缝合线是继羊肠线之后应用最早和最广的品种，属于合成纤维。合成聚羟基乙酸的主要原料为羟基乙酸，广泛存在于自然界中，特别是在甘蔗和甜菜及未成熟的葡萄汁中。1970 年，聚乙交酯在美国开始商业化，商品名叫特克松。它在体内通过水解被吸收，强度下降快，现已大多采用聚乙丙交酯手术缝合线替代，PGA 用于穴位埋线才是近几年的事。

PLA：聚乳酸也称聚丙交酯，合成聚乳酸高分子材料的基本原料为乳酸。乳酸的生产工艺路线有两种，一种是以石油为原料的合成法，另一种是以天然材料为原料的发酵法，目前纤维用乳酸多采用发酵法。除医学用途外，PLA 纤维作为一种绿色环保纤维，已广泛应用于服装、家纺等传统纺织品领域。PLA 纤维具有与涤纶相似的性能，其回潮和芯吸性都优于涤纶，并具有良好的弹性，其织物具有良好的手感、悬垂性和抗皱性，并具有较好的染色性。近年来，国外 PLA 纤维产业的发展非常迅速，以美、日两国为主要生产基地。国内 PLA 的研究开发基本上处于起步阶段。

PGLA：聚乙丙交酯，是采用高新化工技术把聚乙交酯和丙交酯按照一定比例共聚得到的一种新型材料，聚乙丙交酯的初始单体特征官能团为羧基和处于 α 位的羟基，都属于聚 α 羟基酸酯，其降解产物为人体代谢物乳酸和羟基乙酸。乳酸在人体内最终以二氧化碳和水的形式排出体外，而羟基乙酸可参与三羧酸循环或以尿液等形式排出体外，因而对人体组织没有毒性作用，无急性血管反应，在体内存留强度大，吸收速度快。这类聚合物都具有可降解性和良好的生物相容性，在医疗领域中得到了广泛的应用，也可以广泛应用于埋线临床。目前，常见的 PGLA 线是按 PGA ∶ PLA 为 9 ∶ 1 的比例合成的，聚乙丙交酯（9 ∶ 1）也是临床上用得最多的可吸收缝合线，聚乙丙交酯（9 ∶ 1）的生物和化学性能如下：①无菌；②无致热原；③溶血率≤ 5%；④无急性全身毒性反应；⑤细胞毒性反应不大于 1 级；⑥无皮内刺激反应；⑦无皮肤致敏反应；⑧植入 3 个月后组织学反应良好；⑨ AMES 试验阴性；⑩符合 GB/T 16886.9-2022 的技术要求。如果有特殊需求，可以通过相应工艺得到其他性能的 PGLA 缝合线。

羊肠线与 PGLA 的不同之处如下。

制备原料不同：羊肠线多取自于羊的小肠黏膜下结缔组织或牛的肠浆膜层结缔组织，材料本身的成分及性能变化很大。PGLA 线的合成原料为从玉米、甜菜等植物中提取的乳酸。

加工方法不同：羊肠线是将羊肠衣进行泡制处理后经物理加工而成，为了增强其抗机体吸收的能力，羊肠线加入了铬，因此含有一定的杂质和致敏因子；PGLA 是从植物中提取然后聚合而成，不含有任何动物源性成分和加工杂质。

理化特性不同：羊肠线的特性是由羊肠成分决定的，羊肠线在体内的吸收时间与组织来源、是否铬制和加工方式有关，羊肠线经铬盐处理后增强了其抗机体吸收的能力，其强度在植入体内后 14 ～ 21 天完全丧失，残留物的吸收则需 90 天以上。聚乙丙交酯作为高分子合成的聚合物，是经过聚乳酸和聚羟基乙酸的配比形成的聚合物，从而可以调节其降解速率和体内吸收时间。

保存方法不同：羊肠线在干燥状态下是较僵硬的，需要用乙醇或生理盐水来使其保持柔软和弹性。聚乙丙交酯无须保养液保存。

降解方式不同：羊肠线在生物体内的吸收是在蛋白酶作用下进行的，其分解和被吸收速度主要取决于植入处巨噬细胞解原酶的作用，吸收时间不易控制。PGLA 线体的吸收被认为是在体液的作用下长链分子酯键发生化学水解的结果，根据共聚物成分比例的不同可以控制线体的降解时间从数周到数月。

（3）其他线体

甲壳质缝合线。甲壳素是从甲壳类、昆虫类低等动物体中提取的糖类物质，甲壳质纤维具有独特的无毒、抗菌、良好的生物相容性、良好的可吸收性及抗炎、不过敏、能促进伤口愈合等优异的生物特性，25 天左右人体可完全吸收。

甲壳质缝合线从理论上最适合穴位埋线，因为它克服了以上所有线体的缺点，但到目前为止，甲壳质缝合线埋线的临床报道尚未检索到。

根据治疗的病种、治疗部位和患者情况的不同，选择不同的线的长度，大多数情况下 3cm 长的线便能满足埋线的要求。对于一些顽固性疾病及肌肉、脂肪肥厚的局部可以适当增加线的长度，对于肌肉、脂肪浅薄的局部及体质过于虚弱的患者可以适当减少线的长度。

3. 针刺深度

针刺深度是指针身刺入腧穴内的深浅度。针具应该刺多深？有人说浅刺安全有效，有人说深刺至骨才最合适。其实，针刺达有病变的位置才是最佳的治疗深度。那么，病灶究竟在皮下多少厘米呢？其实，这难以用厘米或毫米等通用计量单位来衡量。正如同炒一盘菜需要放多少盐一样，只能用“少许”“适量”来形容。病变部位可深可浅，皮下浅筋膜、深筋膜浅层、肌肉层、肌肉筋膜层、滑膜层、骨面、关节囊等均可产生病变，埋线治疗自然应该浅深适度。多数表浅而面积大的疼痛，病灶常在皮肤、浅筋膜与深筋膜浅层之间，有炎症或粘连、瘢痕等病变，针刺达病灶，行刺激、松解、剥离治疗，用平刺法和通透穿刺法更为合适。有的患者肩背部疼痛，以酸痛、胀痛为主，静止时较重，活动后减轻，多是软组织损伤导致的内压增高，病灶在深筋膜之浅层或深层或肌肉外筋膜处，针刺治疗应刺达损伤的筋膜层，切开减压，使硬结松开即可，要深浅有度。

针具应该刺多深？一般以既有针感又不伤及重要脏器为原则。每个腧穴的针刺深度标准在《腧穴学》中有具体论述，但在临床应用时，还要根据患者的病情、年龄、体质、经脉循行的深浅及不同的时令而灵活掌握。

4. 针刺手法的选择

（1）单手进针法

单手进针法用刺手的拇、食指持针，中指端紧靠穴位，指腹抵住针身下段，当拇、食指用力向下按压时，中指随之屈曲，将针刺入，直刺至所要求的深度。

（2）双手进针法

双手进针法双手配合，协同进针。主要有以下几种：

爪切进针法：又称指切进针法，临床最为常用。以左手拇指或食指的指甲掐在穴位上；右手持针，将针紧靠指甲缘刺入皮下。如星状神经节埋线就用爪切进针法。

夹持进针法：用左手拇、食指捏住针身下段，露出针尖；右手拇、食指夹持针柄；将针尖对准穴位，在接近皮肤时，双手配合，迅速把针刺入皮下，直至所要求的深度。此法多用于 3 寸以上长针的进针，如腰背部埋线就常用夹持进针法。

舒张进针法：左手五指平伸，食、中两指分开置于穴位上；右手持针从食、中两指之间刺入。行针时，食、中两指可夹持针身，以免弯曲。在长针深刺时可应用此法。对于皮肤松弛或有皱纹的部位，可用拇、食两指或食、中两指将腧穴部皮肤向两侧撑开，使之绷紧，以便进针。此法多适用于腹部腧穴的进针，如腹部埋线就常用舒张进针法。

提捏进针法：以左手拇、食两指将腧穴部的皮肤捏起，右手持针从捏起部的上端刺入。此法主要适用于皮肉浅薄的部位，特别是面部腧穴的进针，如头面部埋线就常用提捏进针法。

针刺入过程可总结为一快一慢，如果把垂直拔出埋线的过程也算在内，应是一快二慢。

一快：要快速刺入皮肤，这样可以不痛。是否能做到快速刺入，与下列条件有关：一是针尖必须锋利；二是使用腕力；三是控制力度；四是控制深度。快速刺入皮肤就是刺过皮肤即停，不能继续快速推进。

二慢：推进要慢。其中有两层意思：一是针尖进入皮肤后，在推进的过程中应慢速推进，这是“慢”的一个方面；二是有些部位要摸索进针，在慢速推进的同时，还要时时询问患者的感受和反应，特别是有无窜麻感和电击感出现。一旦出现这种反应，当立即停止推进，这样才能保证安全性和准确性。

停退改进：埋线刺入治疗点后，到达既定深度未触及骨面，则停止继续刺入动作，退针稍许，改变进针角度及方向，再次缓慢推进。

5. 穴位效应的掌控

埋线刺入穴内后，会使局部组织受到一定程度的损伤，受损组织细胞释出的某些化学因子可造成无菌性炎症反应，使穴位局部组织发生一系列生理变化，如血管扩张、代谢增强等，为损伤的修复创造条件。根据生物反馈控制原理，通过神经将损伤穴位需要修复或调整的信息传到神经中枢，激发体内特定的生化物质组合，产生一种特有的作用，并通过体液循环在体内广泛分布。由于埋线选取的穴位与患病部位生物学特性相似程度较大，属于一个同类集，所以，当该作用在修复或调整受损穴位时，患病部位就同时被修复和调整，从而使疾病得到治疗。由于埋线时局部组织的损伤及修复过程较长，其积蓄的作用也较持久，所以其针刺效应和修复时的作用维持较长时间，使疾病部位得到更完善的调整和修复。

第二节　埋线针刀疗法流派

埋线针刀疗法同属于第一批被公认的“穴位埋线学术流派”之一，埋线名家杨才德是其代表性人物之一［2021 年 5 月 26 日，中国中医药研究促进会《关于公布穴位埋线疗法学术流派、优秀科技成果、突出人才的通知》（中医促会〔2021〕48 号）文件］。

埋线针刀流派是以调节自主神经系统与长效针灸结合针刀松解为核心思想，以实用新型专利“一种专用埋线针刀”为主要工具，以“枕五针、椎五针、糖五针”等“杨五针”为主要处方，以线体对折旋转埋线术和刺切摆为主要手法，以颈肩腰腿痛和慢性病为主要优势病种，以“西医诊断方法、中医治疗思维、中西医结合治疗技术”为特征的学术流派。流派特征主要体现在解决胶原蛋白线的排斥反应和 PGA、PGLA 等线软的难题、打破或者降低神经与血管等特殊部位的操作风险、拓展埋线治疗范围和提高疗效、科研与临床相辅相成、教学与推广共同进步等几个方面。

线体对折旋转埋线术彻底解决了埋线的线体过软和过敏的难题。这是埋线针刀流派的显著特征之一。为了解决线软的难题，埋线针刀流派专家团队进行了不懈的努力，最后在受到“缝衣服”动作的启发下，将一段 3cm 长的线放在去掉针芯的埋线针前端，一半在针孔内，一半在针孔外，刺入时，线体被带进皮肤，到达穴位并获得针感后，出针即可。为了便于观察，孔内孔外线体必须等长，刺入时，线体被压成对折状而进入皮肤；为了避免出针时线体被带出，增加一个旋转针具的动作，使针具和周围组织产生紧密的摩擦力而留下线体，所以，杨才德老师将其命名为“线体对折旋转埋线术”。

一、线体对折旋转埋线术

线体对折旋转埋线术彻底解决了高分子聚合物线软的难题，让埋藏物走出羊肠线，越过胶原蛋白线，正式跨入了高分子聚合物线时代，即“无过敏线时代”，也使埋线的方法由注线法跨入线体对折旋转埋线术。如果说针具的改进是埋线疗法的第一次飞跃，埋藏物的改进是第二次飞跃，那么线体对折旋转埋线术这一操作技术的改进则使穴位埋线疗法实现了第三次飞跃。

二、神经节埋线术

手卡指压式星状神经节埋线术、三点一线式蝶腭神经节埋线术、推寰循经式迷走神经节埋线术，都是以线体对折旋转埋线术为基础针法而实现的，神经节埋线术在临床上被广泛应用，已经成为我国埋线领域的特殊疗法，也是埋线针刀流派的核心内容之一。所以，神经节埋线术是埋线针刀流派对埋线领域的特殊贡献。

埋线针刀疗法是埋线疗法成功实现三次飞跃的杰出代表。埋线针刀疗法首先对针具进行改进并获得实用新型专利“一种专用埋线针刀”，实现了第一次飞跃；其次，摒弃羊肠线、胶原蛋白线，推广应用高分子聚合物线，使埋线领域进入了无过敏线时代，实现了第二次飞跃；线体对折旋转埋线术完全解决了高分子聚合物线软的难题，使穴位埋线疗法实现了第三次飞跃，因此，埋线针刀疗法是埋线疗法成功实现三次飞跃的杰出代表。

第三节　陆健穴位埋线学术流派

陆健（1938—2011），江苏射阳人，陆氏埋线创始人，全国著名埋线医学专家，全国高级针灸进修学院教授，河北省老科学技术工作者协会埋线医学分会首任会长。陆老是早期穴位埋线的实践者，也是系统整理埋线疗法的研究者，还是早期埋线器械的发明者。陆老治学严谨、勇于实践、善于思考、诲人不倦，最早提出了“长效针感”概念，发现了疗效显著的病根穴。在埋线疗法的处方方法、作用机制和技术传播方面均有所建树，使埋线疗法这一具有鲜明特色的针灸治疗方式不断发展和完善。

陆老自1968年开始，先后对长效药物、针刺麻醉、穴位埋针、瘢痕灸等多种治疗方式进行了深入思考，进行临床疗效比较，认识到埋线犹如埋针，线的粗细长短决定了刺激量的大小和吸收时间的长短，是形成长效针感的基础。陆老在临床观察到，2号羊肠线在体内一般25天左右软化，45天左右被组织完全吸收，表明在25天内肠线对穴位具有长效刺激作用，这种效应比针刺感应时间长几十倍，相当于长期留针。陆老通过临床设计的试验，表明了不同的穴位刺激方式、刺激量和效应维持时间的关系。他发现单纯针刺30分钟后，留针针感持续时间约24小时；电针30分钟后，针感持续时间约36小时；穴位注射约为48小时；羊肠线为15～80天。此外，陆老还进行了不同肠线和不同埋线方式与刺激持续时间的关系，表明线体的粗细（不同型号）、长短（1～4cm）、埋植方式（注线、U线法和多线法）均影响线体对穴位的刺激量和效应持续时间。陆老还发现,U线法比注线法刺激量大1倍，多层U线、扇形U线比单层U线刺激量大2倍，铬制线比平制线刺激量多1倍，碘制线、中药线比未泡制线刺激量大2倍。不同层次也与线体的针感维持有关，细线埋在肌层吸收快，针感维持时间为15天；粗线埋在皮下脂肪层吸收慢，针感维持时间为80天。陆老通过简单的临床观察证实了埋线疗法的“长效针感”的概念。在此之前，留针和埋针的效应多停留在理论层面。

一、创立病根穴

病根穴是指与病症相关的根源处，是埋线治疗病症的治疗点。从关于病根穴的定位和作用来看，病根穴与神经节段性支配密切相关。病根穴一般位于疾病部位相应脊髓节段区域内，在督脉至膀胱经第二侧线寻找到的压痛点即是病根穴。例如乳房疾病，乳房病根穴位于T_4、T_5（胸椎）脊神经节段，在厥阴俞和心俞附近找压痛点即是。膈肌痉挛病根穴位于C_4（颈椎）神经节段（支配膈肌节段），可在C_4夹脊附近找压痛点。痤疮病根穴位于T_1、T_2神经节段（调理头面部血管和汗腺功能）和C_2神经节段（调理头面部的神经），可在大杼、风门与C_2夹脊附近找压痛点。血管神经性偏头痛，病根穴为天容穴及C_2、C_3神经节段。此病多因颈外动脉痉挛所致，故将颈外动脉出入处的天容也作为病根穴，治疗时在天容及 C_2、C_3 夹脊附近寻找压痛点。胃病在 $T_6 \sim T_{10}$ 神经节段范围找压痛点，一般多在至阳、膈俞、肝俞、脾俞附近能找到。

陆老认为，痛则不通，病根穴压痛的原因多为寒凝气滞血瘀，这些会导致经络不通，不通则痛，所以痛点即为经络阻滞处，刺激此处穴位可以疏通经络，使气血流通，疾病得以缓解或痊愈。在病根穴处采用埋线疗法，将羊肠线埋入穴位后，有几十天的长久刺激，远远超过针刺几十次的功效，特别对顽症的治疗有独特之处。羊肠线在体内软化、分解、液化和吸收过程中，对穴位产生的生理物理及生理化学刺激可长达 1 个月左右。很显然，病根穴治疗原理是基于神经节段支配的方式实现的。陆老根据神经系统的定位诊断提出了治疗疾病的病根穴，当然其治疗原理与神经节段支配密切相关。例如感觉系病变、内脏病变、自主神经病症均具有神经节段分布特征。当应用羊肠线埋入相应病根穴后，这种刺激一部分经传入神经到相应节段的脊髓后角后，抑制相邻的病理信息传导，同时内传脏腑器官起调节作用；另一部分经脊髓后角上传大脑皮层，加强了中枢对病理刺激传入兴奋的干扰、抑制和替代，再通过神经 – 体液调节来调整脏腑，使疾病达到治愈目的。

二、建立埋线配方方式

陆老通过多年临床经验，建立了其特有的埋线配方方式——速成定穴配方，指以神经系统定位诊断理论为依据，将原有的几百个穴位名称，简化归纳为病根穴、根周穴、阿是穴、阿是区、中间穴、经验穴、多法穴、计划穴共 8 个穴位，对所有病症，用查表、核图的方式，结合临床症状，制定出定穴配方，称为速成定穴配方。传统选穴配方是以中医经络理论为核心，通过辨证取穴，要想全面掌握难度很大，而此法是以神经系统定位诊断理论为依据，只要有人体生理解剖、神经系统定位诊断基本知识，医生经过短期学习培训后，就能快速掌握，灵活运用于临床，方便了埋线疗法的教学和技术传播。例如心脏病处方，处方一包括①病根穴——心俞；②阿是穴——膻中；③中间穴——内关；④经验穴——左上臂肱二头肌中间压痛点；⑤多法穴——胸腔区。处方二包括①病根穴——督俞、神道；②阿是穴——玉堂；③中间穴——郄门；④经验穴——足三里；⑤多法穴——掌骨全息心肺穴区。两组处方，15 天轮换 1 次，连用多次。这样选穴少而精，疗效好，患者痛苦少，治疗后往往能即刻见效，治疗效果维持时间长。病根穴的提出基于神经节段性支配，同时也反映了体表 – 内脏相关的治疗理念。在应用病根穴时，陆老并没有强调一个有具体定位的点，而是强调了神经支配区的敏感点，相当于病理反应点，体现了“以痛为腧”的针灸治疗思想。《灵枢·五邪》云：“背三节五脏之旁，以手疾按之，快然，乃刺之。”病根穴的选择与之似有异曲同工之妙。

三、羊肠线种类、制备、埋线方式、使用方法、疗程和术后反应及处理方式

根据羊肠线的制法及后期特殊加工处理，陆老将羊肠线分为铬制线、平制线、乙醇或碘酒泡制线、磁化线、中药泡制线等。肠线在乙醇或碘酒、磁化液、中草药液体中泡制，可增强其刺激量和疗效。埋线方式分为单层U形线、多层U形线、扇形U形线、多线U形线等，根据需要灵活运用。陆老认为，不同粗细的肠线适用于身体不同部位，体质不同，选择线的粗细长短不同。一般体质强的人及肌肉丰厚的部位用粗线、长线，体质弱及肌肉薄少部位用细线、短线。埋线间隔时间以半个月至1个月为宜，3次至6次为1个疗程。此外，陆老还对埋线后会出现疼痛、肿胀、结节、发麻感等局部反应及处理方式进行了详尽的总结。

四、穴位埋线麻醉

陆老在学习针麻过程中，联想到根据同样的原理，是否可以应用穴位埋线进行麻醉。陆老发现在鼻旁沟埋线后15天，局部仍有麻木感，针刺基本不痛，使他联想到用穴位埋线代替针麻。1971年，陆老亲自进行试验，在右侧三阴交、足三里、丰隆埋线后，在110小时内，用手术刀在右下腹分别切开3次皮肤、脂肪、肌层，共缝合9针，其间未用麻药。试验后总结，埋线后无痛感可达10天左右，埋线后24～60小时做手术效果最佳。自身试验成功后，又给一位扁桃体周围脓肿的患者埋线后24小时行脓肿切开引流术，手术后患者反应良好，术中毫无痛感。陆老总结试验，并发表了文章《穴位埋线麻醉试验过程和首例成功的汇报》。陆老的这次试验不仅仅是一种思维创新，而且其敢于开拓奉献的精神更令人敬佩。应用穴位埋线进行麻醉的思路是针刺麻醉的发展和创新，表明穴位埋线不仅可以应用于临床，而且可以开拓思路，在临床医学发挥更广泛的作用。

五、创立埋线针疗医学

陆老从事埋线医疗及授课40余年来，积累了丰富的临床和教学经验，为了推广普

及他为之奋斗一生的埋线医学事业，使更多的医务人员掌握，并为更多的患者服务，2004 年，陆老编著了《埋线针疗学》，成为埋线针疗医学创立的标志。该书对埋线医学做了全面系统的总结，从埋线起源、机制、器械材料的发展种类及制作、操作常规和注意事项、各科疾病治疗等，非常系统地做了论述，并且根据临床经验列出了特显效病症，使初学者能从选择特显效病症着手进行治疗，取得确定明显疗效，有利于埋线疗法普及推广。陆氏穴位埋线博采众长，融合了耳穴、全息、头针、足疗等穴位，采用埋线方式治疗，拓宽了医者思路，多种疗法结合，进一步提高埋线疗效。

第十章

龙虎五刺埋线疗法的理论渊源

第一节 龙虎五刺埋线疗法的由来

龙虎五刺法是龙虎交战手法的延伸，是姚一航老中医在经络气血源流考的基础上提出的一种特殊刺法。该法在传统龙虎交战的基础上更重视对虚实的辨别，再根据患者病机及实际情况选择适合的补泻方式，对刺法针具、线体材料、针刺深度、针刺手法及针刺反应的要求更高，最后强调治病必求于本。

龙虎交战针法出自徐凤《针灸大全·金针赋》："龙虎交战，左捻九而右捻六，是亦住痛之针。"龙虎交战针法是一种复式补泻手法，以捻转补泻为主，结合提插、九六补泻。因在操作中左捻九阳数为龙行，右捻六阴数为虎行，一左一右，一补一泻，似龙虎相争，故名。本法结合《难经》，并在此基础上倡导更多样化的治法，增加了时间医学的理念，结构更完整。

另外，龙虎还有"精神"的意思，对术者和患者都提出对应的要求，即指术者埋线时需保持平心静气，细细体会施术中穴位经气的灵动。正如《重阳真人授丹阳二十四诀》一书提到"神者是龙，气者是虎，是性命也"，而《析疑指迷论·析疑》认为"龙虎者，即人动静生灭之心也"。因此，埋线操作时，术者需全神贯注，心态平和，行针时做到"目无外视，手如握虎，心无内慕，如待贵人"，若存在浮躁、焦虑、疲惫之象则不可施术。

龙虎五刺埋线疗法是在《灵枢·官针》五刺法和明代医家徐凤《针灸大全·金针赋》中记载的龙虎交战手法在埋线疗法的临床实践基础上逐渐形成的，下面先介绍一下《黄帝内经》五刺法。

一、五刺法的内涵及临床应用

《灵枢·官针》曰："凡刺有五，以应五脏。"五刺法（半刺、豹文刺、关刺、合谷刺、输刺）是按照五脏（肺、心、肝、脾、肾）合五体（皮、脉、筋、肉、骨）的关系分成五种刺法的总称，五刺法也是针灸局部取穴的总纲，对于不同的病情进针到不同的层次，其实五刺法不仅仅局限于对五体的治疗，还可以延伸至治疗其他组织器官上。随着对五刺法的深入研究及广泛运用，很多医家在传统五刺法治疗五体的基础上，将其扩展至内、外、妇、儿各科疾病的治疗上。

1. 半刺

半刺最早见于《灵枢》,《灵枢·官针》曰："半刺者，浅内而疾发针，无针伤肉，如拔毛状，以取皮气，此肺之应也。"在《灵枢·终始》中论及浅刺时提到"一方虚，浅刺之，以养其脉，疾按其痏，无使邪气得入"，浅刺又有防病邪深入之意，半刺和浅刺实有异曲同工之妙。隋代杨上善在《黄帝内经太素》中注解："凡刺不减一分，今言半刺，当是半分。"简要地指出了半刺的进针深度。明代张景岳在《类经》中说道："此即前章毛刺之义，浅入而疾发，故可取皮分以应肺。"清代张志聪的《灵枢经集注》，虽然是论及毛刺，但所论甚好，其曰："邪闭于皮毛之间，浮浅取之。所谓刺毫毛无伤皮，刺皮无伤肉也。"现代针灸名家贺普仁在《针具针法》一书中写道："半刺……这种刺法是浅入针而急速出针，仅刺皮毛而不伤肌肉，比浮刺要深些，虽属于浅刺法，但不像梅花针那样浅。"因此结合《灵枢》经文及历代注解来看，半刺法指浅刺快出、不伤肌肉的刺法。这种刺法是浅刺于皮肤，刺得浅、出针快，好像拔去毫毛一样，而肺为呼吸出入之门，主一身之表，六淫外邪犯人，不管从口鼻而入还是从皮毛而入，均先犯于肺，故对于外邪入侵所引起的肺系疾病可以半刺法的手法施针。

因为肺主皮毛，所以半刺和肺脏相应，所以半刺主要用于治疗与肺脏有关的疾病，例如某些皮肤病，朱璇璇等用毫火针半刺联合刺络法治疗蛇串疮 30 例，治疗总有效率 93.33%。张玉美用半刺结合拔罐治疗带状疱疹 17 例，全部痊愈。半刺还应用在儿科、神经内科、妇科等。如牛明明等用半刺法治疗小儿面瘫，治疗组总有效率为 97.5%，对照组为 85.0%，两组疗效比较有显著差异（$P < 0.05$）。刘佳昕等用透刺配合半刺法治疗动眼神经麻痹，治疗组总有效率 93.5%，对照组总有效率 70.9%，两组疗效比较有显著差异（$P < 0.05$）。魏洪用半刺法结合推拿手法治疗小儿腹泻，治疗组总有效率 97.1%，

对照组 88.2%，两组疗效比较有显著差异（$P < 0.05$）。孙梦娟等用鍉针巨刺法配合半刺法治疗孕妇周围性面瘫急性期，发现鍉针巨刺法配合半刺，不仅临床疗效显著，而且由于刺激轻容易为患者接受。肖红玲用半刺配合按摩治疗产后缺乳 138 例，其中 1 个疗程（3 次）治愈 115 例（1 次治愈 10 例，2 次治愈 11 例，3 次治愈 94 例），2 个疗程治愈 12 例；好转：乳汁分泌增多，或乳汁分泌正常，但量少不够喂养婴儿，计 11 例，占 8.0%。总有效率达 100.0%。

由上述文献可见半刺法在临床上的应用范围逐渐增大，为临床医生提供了参考。

2. 豹文刺

豹文刺最早见于《灵枢》，《灵枢・官针》曰："豹文刺者，左右前后针之，中脉为故，以取经络之血者，此心之应也。"隋代杨上善在《黄帝内经太素》中注解："左右前后针，痏状若豹文，故曰豹文刺也。"明代张景岳在《类经》中说道："豹文者，言其多也。"现代医家陈群益在《灵枢商注》中注解详细，更加贴合经文，其曰："详此乃是刺结络，必去其留血，左右前后尽取之，血著于痏上，则斑斓若豹文，故以命名，杨注差得之，张则未也。"因此结合《灵枢》经文及历代注解来看，豹文刺指以穴位为中心，左右前后都刺，以刺中血络，使之出血的方法。因其刺后出血点多，所留痕迹，斑斑似豹纹故称为豹文刺。因此法直中血脉，而心主血脉，故和心相应。

豹文刺在临床上多用于疖痈肿、带状疱疹、关节韧带损伤。如刘辉等用豹文刺法结合解毒化瘀丸治疗臁疮 208 例，治愈 198 例，好转 10 例，无效 0 例。高黎明用豹文刺加拔火罐治疗疖痈肿，126 例疖痈肿患者，其中 117 例痊愈，9 例好转，其中痊愈率占 92.86%，有效率占 7.14%，总有效率 100%。徐展琼等用豹文刺联合拔罐治疗带状疱疹，总有效率治疗组 100.0%，对照组 92.0%，两组疗效比较有显著差异（$P < 0.05$）。吴锡强等用豹文刺加拔罐治疗膝关节内侧副韧带损伤，46 例患者中，痊愈 24 例，显效 15 例，有效 5 例，无效 2 例。也有医家将半刺用于治疗失眠，如范月友等以大椎穴为主用豹文刺治疗失眠，2 个疗程（8 次）以后，经过 3 个月以上随访，其结果为痊愈 63 例，显效 12 例，好转 1 例，无效 2 例，总有效率为 97.43%。

3. 关刺

关刺最早见于《灵枢》经，《灵枢・官针》曰："关刺者，直刺左右，尽筋上，以取筋痹，慎无出血，此肝之应也；或曰渊刺，一曰岂刺。"其他四种刺法，临床上很少争议，但对于关刺则有不同解释，虽然《刺法灸法学》教材参考《类经》认为："这种刺法多在关节附近的肌腱上进行针刺，因为筋会于节，四肢筋肉的尽端都在关节附近，故名关刺。”纵观古代针灸文献对关刺法的解释，发现《黄帝内经》以后的文献大多为照抄《黄帝内经》原文，解释较少，但也有不同。除去重复，历代文献对关刺法的解释可以分为 3 类，其一是隋代杨上善的《黄帝内经太素·五刺》，它解释关刺为：“刺关身之左右，尽至筋上，以去筋痹，故曰关刺，或曰开刺也。”其二在张景岳的《类经·三刺浅深五刺五脏》中解释关刺为：“关，关节也。左右，四肢也。尽筋，即关节之处也。”其三在清代周学海的《内经评文·官针第七》中解释关刺为：“谓直刺又左右之其深尽筋上也。”张义等参考对比《太素》《灵枢·官针》认为《内经评文·官针第七》的解释最为合理。关刺是一种多向刺法，先直刺然后将针提至皮下朝各个方向斜刺，深度应达到筋的层次，用于治疗筋痹。因此结合《灵枢》经文及历代注解及临床实践来看，关刺是一种多向刺法，先直刺然后将针提至皮下朝各个方向斜刺，深度应达到筋的层次，用于治疗筋痹。临床上关刺多用于治疗膝关节痛，现在部分医家扩展了关刺的治疗范围，用于中风后肌张力增高、枕神经痛等疾病。

临床上关刺多用于治疗膝关节痛，现在部分医家扩展了关刺的治疗范围。如董春璇用温针关刺法治疗中风后痉挛性偏瘫，与普通针灸组比较，温针关刺组能有效降低痉挛量表分级（$P < 0.05$），能有效减轻患者痉挛症状（$P < 0.05$）。王流云等用透灸法配合短刺关刺法治疗不宁腿综合征，治疗组总有效率为 95.6%，对照组为 42.2%，两组比较差异具有统计学意义（$P < 0.05$）。周立武用关刺治疗原发性枕神经痛，关刺治疗组有效率为 94.82%，对照组有效率为 72.73%，两组疗效比较有显著差异（$P < 0.05$）。

4. 合谷刺

合谷刺最早见于《灵枢》，《灵枢·官针》曰：“合谷刺者，左右鸡足，针于分肉之间，以取肌痹，此脾之应也。”在隋代杨上善的《黄帝内经太素》中注解到“刺身左右分肉之间，痏如鸡足之迹，以合分肉间之气，故曰合刺也。”

明代张景岳在《类经》中说道：“合谷刺者，言三、四攒合，如鸡足也。”日本著名中医针灸名家丹波元简在《灵枢识》中提道：“张戴人治郾城梁贾麻痹，针用鸡足法，向上卧针，三进三引，复向下卧针送入。”现代医家陈群益在《灵枢商注》中的解释比较全面，其曰：“《卫气失常篇》：‘重者鸡足取之。’鸡足之义，盖即上文之齐刺也。肉之大会为溪，肉之小会为谷，谷亦穴之意也，三针合刺其穴，故名曰合谷刺。”因此结合《灵枢》经文及历代注解及临床实践来看，合谷刺是将针深刺入分肉之间，左右各斜刺一针，形如鸡足，用以治疗肌痹，因为脾主肌肉，所以这种刺法与脾相应。

临床上合谷刺多用于治疗颈椎病、肩周炎、肱骨外上髁炎、踝关节扭伤等疾病。陆清清等用筋结点合谷刺配合康复训练来治疗痉挛型脑瘫，发现合谷刺治疗组在改善患者痉挛方面优于对照组（$P < 0.05$）；在改善患者运动功能方面优于对照组（$P < 0.01$）。王东岩等基于表面肌电评价合谷刺电针动法对脑卒中后腕背伸功能恢复，发现治疗后两组患者的腕背伸功能均有恢复，但合谷刺治疗组腕背伸主动肌 MAX、IEMG 值、Fugl-Meyer运动功能分值和ADL值提高较明显（$P < 0.05$）。合谷刺在常规治疗肌痹的基础上，治疗范围不断扩大，有一定的临床参考意义。

5. 输刺

输刺最早见于《灵枢》经，《灵枢·官针》曰："输刺者，直入直出，深内之至骨，以取骨痹，此肾之应也。"明代医家马莳在《黄帝内经素问灵枢注证发微》中写道："按此输刺，乃上文十二节刺之第八刺法也。"而明代张景岳在《类经》中认为是十二节刺法中的第七刺法。现代医家陈群益在《灵枢商注》中论述道："上文之第八刺法即是短刺，亦治骨痹，马莳故云尔。然，短刺内针，乃稍摇而深之，此言直入直出，可疑，张景岳以为第七刺法，亦似未恰，盖第七刺法乃用铍针，治气盛而热之痈肿，今取骨痹，乃致针于骨所，以上下揩摩之，岂铍锋之所宜耶？"因此结合《灵枢》经文及历代注解及临床实践来看，输刺指直进针，直出针，深刺至骨，以治疗骨痹的针刺方法。因肾主骨，故与肾相应。临床上多用于治疗骨痹和病变较深的病证。临床上输刺多用于治疗颈肩腰腿痛等关节退行性疾病。

临床上输刺多用于治疗颈肩腰腿痛等疾病。王希琳等用 CT 定位输刺法治疗神经根型颈椎病 30 例，治疗组和对照组总有效率分别为 93.3% 和 80.0%，两组对比有统计学意义（$P < 0.05$）。李光海等用傍针输刺配合拔罐治疗臀上皮神经卡压综合征例 36 例，临床效果明显，临床治愈 29 例，好转 7 例，有效率 100%。罗开民等用改良"输刺"法治疗骨折术后膝关节功能障碍 34 例，2 组治疗后 HSS 膝关节疼痛评分、活动度评分及 Lysholm 膝关节评分均高于本组治疗前（$P < 0.05$），且输刺治疗组升高明显（$P < 0.05$）。罗开民等用康复训练联合改良输刺法治疗半月板缝合修复术后关节功能障碍临床研究，发现治疗后观察组有效率为 91.7%（33/36），优于对照组的 80.0%（28/35），差异有统计学意义（$P < 0.05$）。康复训练联合改良输刺法治疗半月板缝合修复术后临床疗效优于单纯康复训练治疗。龙庆媚等用输刺法配合温针灸治疗原发性三叉神经痛的临床观察，

发现输刺观察组总有效率为93.33%，对照组为76.67%，两组疗效比较有显著性差异（$P < 0.05$），观察组疗效优于对照组。

五刺法实际上是针灸局部取穴的大法，它提示我们在临床实践中，应用局部取穴治疗疾病时，应当注意针具的选用、针刺的层次深度。这种治疗方法的原则就是针至病所，并且是中的即可，过犹不及。正如针灸大师周楣声所云："穴不在多，贵在中的，乱矢加身，有害无益。"

二、龙虎交战手法的内涵及临床应用

龙虎交战针法指在医者针刺得气后，在行针过程中左转、右转反复交替进行，并配合九六频次的一种补泻兼施的复式针刺手法，首载于明代医家徐凤所著《针灸大全·梓岐风谷飞经撮要金针赋》一节中，后世医家对其理论和临床应用进行了发展。

龙虎交战的名称来源于《抱朴子》"左有十二青龙，右有二十六白虎"之说，在《山海经》等作品中也寓有"左青龙，右白虎"之义，可见古人以龙虎分守左右，并将青龙作为东方星象之征，白虎为西方星象之征。到明代徐凤将"左青龙、右白虎"思想与捻转针柄相结合，提出进针得气后以左捻转针柄为龙，右捻转针柄为虎之说；所谓交战是以龙虎分代左右而将一左一右的捻转操作手法形象化。龙虎交战手法，是暗喻龙从火里出，虎向水边生之龙虎争斗声势，指在针刺得气后以交替操作达到补泻兼施的复式手法。

1. 古代医家对龙虎交战法的论述

明代徐凤《针灸大全·梓岐风谷飞经撮要金针赋》中载："龙虎交战，左捻九而右捻六，是亦住痛之针。"其所提龙虎交战针法指得气后施左转九次达九阳数足为青龙行，再行右转六次达六阴数足而为白虎行，两者交替反复进行的一种"住痛"针法，临床可用于治疗各种身体痛症。明代高武《针灸聚英》附"龙虎交战歌"："天降真龙从此起，克木白虎真全体，反复离宫向北飞，消息阴阳九六里。"指出本法操作是以捻转和九六补泻相结合进行，其编著的歌诀使后世学者对此手法有了更加形象的了解。明代汪机《针灸问对》载："龙虎交战，悖理者多，错杂紊乱，繁冗重复。"可见其并不赞同徐氏"龙虎交战"法且于"十四法"一节中详述"龙虎交战"法操作："先于天部施'青龙摆尾'，后于地部行'白虎摇头'，此乃阴阳升降之理，住痛移疼之法也。"可见其对本法做了补充发展，将"青龙摆尾、白虎摇头"与"龙虎交战"法相结合，论述也较详细。

明代李梴《医学入门》载："疟疾先寒后热……龙虎交战法也，俾阳中有阴，阴中有阳也。"此用本法治疟疾，扩大了本法临床应用，且根据患者寒热虚实而定行龙行虎（左转右转）及浅深的顺序与针转度数，以患者自身感觉（凉、热）为临床疗效参考标准，亦可见其对本理论有所发展。明代杨继洲《针灸大成》"卷四·三衢杨氏补泻"载："龙虎交战手法，三部俱一补一泻。龙虎交争战，虎龙左右施，阴阳互相隐，九六住疼时。"指出"乃先龙后虎而战之……号曰龙虎交战。"此处是杨氏对本法提出的见解，并对其操作进行了详细描述，提出分层的观点，天、人、地结合三部位置分别再行一补一泻的手法，对龙虎交战法作了进一步的发展。

2. 现代医家对龙虎交战法的认识

现代医家在继承龙虎交战理论基础上结合自身临床实践对其进行总结补充和发展发挥，使龙虎交战针法得到更进一步的完善。著名针灸医家陆瘦燕先生提出龙虎交战法可对气血产生双向调节，通过手法操作可以推动壅滞血，使之行散，进而产生较好的止痛作用。通过手法描述可知其对徐氏之法进行发展并在书中初步阐述龙虎交战针法止痛机制。陆寿康把龙虎交战法手法总结为得气后先使九阳数足再使六阴数足。如欲先补后泻，可先左转后右转，反之，则先右转后左转。并提出左右手交替捻针以促使经气运行达气至病所，可见其对徐氏之法有所发展。管遵惠使用的龙虎交战法操作是分天地人三部分行九阳数足再使六阴数足操作后视病情而定先补后泻或先泻后补；反复交替运行操作。可见其在明代徐氏和汪氏之法的基础上进行了发展。奚永江认为龙虎交战法是得气后先以左转捻转九数为主，再以大指向后用力捻转六数；也可分浅、中、深三层重复进行，可见其对明代杨氏手法进行发展。李志明认为手法操作应使患者产生热凉感觉，并提出针对先寒后热证以及先热后寒证的相关操作步骤，并且在前人的基础上提出施行龙虎交战手法时应注意的相关事项。从相关描述中可见其亦宗杨氏手法并进行发展。朱明清提出"简化龙虎交战手法"，所述龙虎交战法与病性相结合，临床操作以凉热感觉为度，且指出上述手法操作若一次不产生凉或热感，可重复施行手法，直到产生凉、热感。

3. 龙虎交战手法的现代临床应用

龙虎交战是一种刺激较为强烈的针刺方法，能调和阴阳，宣通气血，有效疏通经络，有住痛移疼效果，在临床中治疗痛症涉及范围较广，可治疗各种痛症及瘫痪病症。成汝梅在观察环跳穴傍针刺施龙虎交战法治疗梨状肌综合征获得很好的临床疗效。邝慧玲等认为龙虎交战法治疗原发性坐骨神经痛较电针有治愈率高、症状体征改善快、不易复发等特点，是较好的针灸方法。贾红玲对龙虎交战与平补平泻针法在治疗腰椎间盘突出症的疗效方面做对比，结果显示龙虎交战针法疗效明显优于平补平泻针法。李阳运用龙虎交战手法治疗第三腰椎横突综合征获得较好疗效，认为龙虎交战手法能较好地起到松解粘连的软组织并解除肌筋膜的痉挛。贾红玲等运用龙虎交战法治疗腰椎间盘突出症，结果显示龙虎交战组在各项相关评级中均明显优于对照组，认为龙虎交战针法是治疗本病的适宜针法。温雁云等对患者血浆 P 物质研究表明龙虎交战针法是治疗非特异性下背痛的有效镇痛针法，其镇痛机制可能与降低血浆中 P 物质有关。张永臣在对患者 IgG、IgM 及补体 C3 的研究中指出，龙虎交战针法治疗腰椎间盘突出症的疗效机制可能是通过对自体免疫反应和化学炎症的调节而发挥作用。成旭辉运用龙虎交战针法配合温针灸治疗腰椎间盘突出症获得了满意的临床疗效。王井泉等认为龙虎交战针法治疗腰椎间盘突出症具有较好的临床效果。张永臣对阿是穴、曲池采用龙虎交战法治疗肱骨外上髁炎 46 例，取得满意疗效，认为本法取穴少、见效快、疗程短，是治疗肱骨外上髁炎的较好方法。

第二节　龙虎五刺埋线疗法的原理

龙虎五刺埋线疗法是融合了龙虎交战手法和五刺法，具有两者的优势，在此基础上结合了姚一航老中医经脉气血源流考后的临床应用经验，发展成的一种成熟的埋线方法。现从中医学理论和西医学理论两方面阐述其原理如下。

一、中医学原理

龙虎五刺疗法是在中医理论指导下，以脏腑、经络、气血等理论为基础，采用传统针灸方式结合现代医疗技术，根据病证特点，将可吸收的外科缝线植入特定的穴位，以激发经络气血、提高机体功能，起到调和气血、平衡阴阳、邪去正复的作用，达到防病治病目的的一种医疗手段和方法。龙虎五刺埋线方法是对中医针灸学的创新发展，属于埋植疗法范畴，临床上辨病辨经，追溯气血源流重奇经、选穴重五输穴、刺法重五刺法、治疗上重上下纵位对称法，是在姚一航对经脉气血源流考后的实际临床应用总结。

（一）奇经三脉（冲、督、任）是先天精气生化之径路

经络学说是中医学基础理论的重要组成部分，姚一航多年来在考证了经典文献后，认为奇经三脉（冲、督、任）是先天精气生化之径路。《灵枢·经脉》载："人始生，先成精，精成而脑髓生，骨为干，脉为营，筋为刚，肉为墙，皮肤坚而毛发长。谷入于胃，脉道以通，血气乃行。"这段经文是经络理论的要领。古人认为人的生命活动过程，是先天精气与后天谷气合化发展的过程。人在母腹中时首先产生"胞中"（相当丹田）先天精气，而后生长脏腑及其相合的"五体"（骨、脉、筋、肉、皮毛），称为"先天生后天"；离开母体之后，靠后天水谷之气和天气通过脏腑生化出来的血气，充养机体，称为"后天养先天"。其生化之动力，源于"胞中"精气，其传化之径路在于经脉。

先天精气是指父母阴阳交合之精，也就是形成胚胎的基本物质，藏于"丹田"，发自"命门"。精气发育，成形生身，是由"奇经"的传化。奇经有八脉（冲、督、任、带、阴跻、阳跻、阴维、阳维）以冲、督、任三脉为主体。

先天精气是冲、任、督三脉生始的物质基础。《素问·骨空论》记载："任脉者，起于中极之下。""督脉者，起于少腹以下骨中央。"至于冲脉的起处，《内经》有起于"胞中""气街""关元""肾下"四种记载，所谓"关元""气街"是指冲脉的表体部分，所谓"胞中""肾下"是指冲脉的体内根部。三脉的真正起点，在于"会阴"。笔者认为此"会阴"不是指体表的会阴穴，而是体内的会阴部——"胞中"。所以张景岳说："任、督、冲皆起于胞宫，而出于会阴之间。"王冰注《素问·骨空论》说："任脉、冲脉、督脉者，一源而三歧也，故经或谓冲脉为督脉也……以任脉之循背者，谓之督脉，自少腹直上者，谓之任脉，亦谓之督脉，是则以背腹阴阳别为名目尔。"可知督、任、冲三脉一体，同源于"胞中"先天精气。由于造化脏腑机体阴阳不同之功能别为三歧，分之为三，合之则一，其中不是机械的间隔，而是有机联系的。

《难经·二十八难》说："督脉者，起于下极之俞，并于脊里，上至风府，入属于脑。"所以督脉是"精成而脑髓生"的桥梁。"任脉者，起于中极之下，以上毛际，循腹里，上关元，至咽喉。"专司男女"天癸"（指男女生殖系物质），主男子髭须，女子月事、胞胎，在唇口部与督脉相接，沟通人体阴阳气化。"冲脉者，起于气冲，并足阳明之经，夹脐上行，至胸中而散也。"冲脉是脏腑生化之源道，所以《灵枢·逆顺肥

瘦》说："夫冲脉者……五脏六腑皆禀焉。"《灵枢·动输》云："十二经之海也。"督脉为"阳脉之海"（六阳经皆会于督脉），任脉为"阴脉之海"（六阴经皆会于任脉），冲脉为"脏腑经络之海"（脏腑禀生于冲脉）。三海之源，皆在"胞中"先天之精。故《难经》称八脉为"五脏六腑之本，十二经脉之根"。张紫阳称八脉为"先天大道之根。"确有至理。明代医家李时珍指出："是故医而知乎八脉，则十二经、十五络之大旨得矣。"可见，要探究经络应以奇经为首。

（二）五输穴的重要性

出于肤表之血气从手、足端之"五输穴"（井、荥、输、经、合）还入于经脉中。任谷庵说："肤表之血气从五脏之大络出于皮肤分肉之外，复从手足之指并而溜于荥，注于输，行于经，与经脉血气相合于肘、膝之间。"由此可知，"四末"是经脉络脉之气环转之处。故《内经》称"四末阴阳之会"原理即在于此。进一步可以理解《灵枢·九针十二原》所说："二十七气所行，皆在五输"的重要意义，所以"五输穴"在输穴中具有特殊作用。

（三）龙虎五刺埋线疗法的机制

人的五体包括皮、脉、肉、筋、骨，对应在内的五脏，肺、心、脾、肝、肾。五体结构是我们可以通过针具刺激到的相应层次，五脏则是只能间接调节的部位，不可直刺。针刺疗法是一种外治疗法，通过刺激在外的"可见的"肌表腧穴，可以在外直接调整五体结构，而通过调节伏行于五体结构中的经气，达到调节内在不可见的脏腑气血。辨经络和辨脏腑则相应地对应了在外的五体结构，以及在内的五脏功能。

体内血气由大络而孙络而"气街"，然后达于肌表。"气街"在《灵枢·动输》有论述："夫四末阴阳之会者，此气之大络也。四街者，气之径路也，故络绝则径通。"因其为络脉交会之处，血气从此达于肤表、四末，故名"气街"。四气街在《灵枢·卫气》有具体记载："请言气街：胸气有街，腹气有街，头气有街，胫气有街。故气在头者，止之于脑，气在胸者，止之膺与背腧。气在腹者，止之背腧与冲脉于脐左右之动脉者。气在胫者，止之于气街，与承山、踝上以下。"络脉到达肤表、四末之极度（络绝），在头、胸、腹、胫四部发生交会（径通）。《灵枢·卫气》有十二经"本"与"标"的记载。"本"是指各经的络脉由里别出于体表处，都在四肢肘、膝以下腕、踝部；"标"是

“络绝径通”的交会处，手足阳经均在“头气街”，手足阴经均在“胸气街”。突出的是阳明与少阴除了其本经出“头气街”“胸气街”，还与冲脉沟通，再出于“腹气街”与“胫气街”。如《素问·痿论》说“冲脉者，经脉之海也，主渗灌溪谷，与阳明合于宗筋，阴阳总宗筋之会，会于气街。”《灵枢·动输》载：“冲脉者，十二经之海也，与少阴之大络，起于肾下，出于气街，循阴股内廉，斜入腘中。”笔者初步体会，体内血气之散外，由脏腑之大络而脉络而孙络，层层散外到皮肤。孙络交会四街，然后出于肤表，这个概念是经络之气“横”的联系；结合“本”与“标”的概念，是经络之气在皮部“纵”的联系。冲脉与阳明、少阴相连出于腹、胫两街，说明肤表经络之气始终存在着先后天精气的合化。

经络之气在肤表是按十二经循行区域敷布的，因此，“十二皮部论”首先提出“皮有分布，以经脉为纪”。三百六十五络（穴）按经脉之纪分布着。皮部又是卫气充沛之领域，抗御外邪之第一线。临床可以切肤察色，测候病情，一切外治法首先在皮部发生作用。所以，针刺可以调整经脉，也可以调整脏腑。

龙虎五刺埋线疗法是一种具有综合效应的穴位刺激疗法，除了具备针灸的治疗作用，它的治疗作用比较丰富。从中医理论方面来讲，主要有调节脏腑、平衡阴阳，疏通经络、调和气血和补虚泻实、扶正祛邪等作用。

《灵枢·根结》所谓：“用针之要，在于知调。调阴与阳，精气乃光，合形与气，使神内藏。”穴位埋线疗法具有良性的双向调节功能，对各个脏腑阴阳都有调整、修复和平衡的作用。它不但可以控制临床症状，并能促使病理变化恢复正常。据观察，在足三里、中脘埋线，不加用任何手法，结果发现，胃肠蠕动强者减弱，蠕动弱者加强；在上巨虚、天枢埋线，对肠蠕动过慢所致的便秘和肠蠕动亢进所致的腹泻均有疗效。疏通经络，调和气血。穴位埋线疗法亦具有疏通经络、调和气血的作用。这主要依靠其所具有的针刺效应。《灵枢·九针十二原》中说：“欲以微针通其经脉，调其血气，营其逆顺出入之会。”这种作用常具体体现在穴位埋线疗法对疼痛性疾病的治疗上，一般说来，疼痛与经络闭塞、气血失调有关，有“痛则不通，通则不痛”之说，所以疏通经络、调和气血就可达到“通则不痛”的目的。埋线用的针具多为穿刺针或埋线针，其针体粗大，刺激性强，当用埋线针从大肠俞刺入后，许多神经痛患者感觉“有一股气”从穴处向下直达足趾，疼痛立止。故本法可通过疏通经络中壅滞的气血，使气血调和，经络通利，气滞血瘀的病理变化得以恢复正常。

补虚泻实，扶正祛邪。《灵枢·九针十二原》说：“凡用针者，虚则实之，满则泄之，宛陈则除之，邪胜则虚之。”《灵枢·经脉》也说：“盛则泻之，虚则补之。说明病邪盛者宜“泄之”“除之”“虚之”“泻之”；虚弱者宜“实之”“补之”。穴位埋线疗法也具有补虚泻实的作用，这个作用是与其短期速效和长期续效的特点分不开的。

穴位埋线疗法对机体的三大作用不是孤立而是相互关联的，临床疗效是通过穴位埋线对机体的诸多效应和作用来实现的，其作用方式是双向的功能调整，调整的结果是提高了机体的抗病力，消除了病理因素，从而使人体恢复正常功能。

二、西医学原理

龙虎五刺埋线疗法的整个操作过程包括了穴位封闭疗法、针刺疗法、刺血疗法、组织疗法、割治疗法，同时也包含了埋针效应及后作用效应。多种方法和效应集中和整合起来，形成了穴位埋线独特的治疗效果。归结起来，穴位埋线的治疗机制大致体现于以下几个方面。

1. 复合刺激作用

可吸收医用缝合线线体埋入机体后，逐渐液化、吸收的过程为化学刺激，类似组织疗法，有增强免疫功能的效应；埋线时针眼处少量出血或渗血，有时瘀于皮下，又增加了穴位的刺激量，进一步激发经气，辅助线体发挥长效作用。埋线是一种融多种疗法、多种效应于一体的复合性治法，其机制为多种刺激同时发挥作用，形成一种复杂的持久而柔和的非特异性刺激冲动，一部分经传入神经到相应节段的脊髓后角后内传脏腑起调节作用，另一部分经脊髓后角上传大脑皮层，加强中枢对病理刺激传入兴奋的干扰、抑制和替代，再通过神经 – 体液的调节来调整脏器功能状态，促进机体新陈代谢，提高免疫防御能力。

2. 提高机体的营养代谢

可吸收医用缝合线埋入穴位后使肌肉合成代谢增高，分解代谢降低，肌蛋白、糖类合成增高，乳酸、肌酸分解代谢降低，从而提高机体的营养代谢。

3. 促进血液循环，加速炎症吸收

可吸收医用缝合线入穴后能提高机体的应激能力，促进病灶部位血管床增加，血管新生，血流量增大，血管通透性和血液循环得到改善，从而加快炎症的吸收，减少渗出、粘连。

4. 产生良性诱导

可吸收医用缝合线能对穴位、神经及整个中枢产生一种综合作用，使组织器官的活动能力加强，血液循环及淋巴回流加快，局部新陈代谢增强，其营养状态得到改善。产生的疼痛信号传到相应的脊髓后角内，可以引起脊髓水平的抑制效应，调节其所支配的内脏器官。

第三节　龙虎五刺埋线疗法的特点

龙虎五刺埋线疗法是在龙虎交战手法结合五刺法的基础上融合演变而来，具有鲜明的理论特色和临床特点。

其主要特点在中医“辨证施治”的辨。

一、辨证

辨证论治是中医理论的核心，虽然非辨证论治即病与方相应进行治疗也是中医治疗学的一个组成部分，但辨证论治是中医临床医学的精髓。证候是人体对疾病病理生理变化整体反应的概括，是辨证的结果和论治的依据，是中医诊治疾病的基础，体现了中医学理论特色与优势。龙虎五刺埋线疗法根据四诊搜集到的材料，以中医学理论为指导，详细辨证。

二、辨治

辨证方法体系应包括证候的名称、分类、诊断、辨证的程序与辨证行为等内容。古往今来诸多的辨证方法当以八纲辨证为基础。伤寒学派推崇六经辨证，温病学派创立发展了卫气营血与三焦辨证，针灸学提倡经络辨证，中医内科则汇合脏腑辨证、外感六淫、气血津液等多种辨证方法。龙虎五刺埋线疗法根据辨证的结果，来准确施治，以达到良好的临床效果。

三、辨针

根据病情需要和操作部位选择不同种类和型号的埋线工具和医用线。其中套管针一般可由一次性使用无菌注射针配合适当粗细的磨平针尖的针灸针改造而成，或用适当型号的腰椎穿刺针代替，也可以选用一次性成品注射埋线针或其他合适的替代物。龙虎五刺埋线疗法根据辨证施治的结果，灵活选择合适的针具，辨针论治。

四、辨线

龙虎五刺埋线疗法在辨证施治的基础上，选择合适的针具，再配合合适的埋线线材。

1. PGA 线

聚乙交酯也称聚乙醇酸、聚羟基乙酸，英文缩写为 PGA。这种缝合线是继羊肠线之后应用最早和最广的品种，属于合成纤维，合成聚羟基乙酸的主要原料为羟基乙酸，广泛存在于自然界中，特别是在甘蔗和甜菜及未成熟的葡萄汁中。1970 年，聚乙交酯在美国开始商业化，商品名叫特克松。它在体内通过水解被吸收，强度下降快，现已大多采用聚乙丙交酯手术缝合线替代，PGA 用于穴位埋线才是近几年的事。

2. PLA 线

聚乳酸也称聚丙交酯，合成聚乳酸高分子材料的基本原料为乳酸。乳酸的生产工艺路线有两种，一种是以石油为原料的合成法，另一种是以天然材料为原料的发酵法，目前纤维用乳酸多用发酵法。除医学用途外，PLA 纤维作为一种绿色环保纤维，已广泛应用于服装、家纺等传统纺织品领域。PLA 纤维具有与涤纶相似的性能，其回潮和芯吸性都优于涤纶，并具有良好的弹性，其织物具有良好的手感、悬垂性和抗皱性，并具有较好的染色性，近年来国外 PLA 纤维产业的发展非常迅速，以美、日两国为主要生产基地。国内 PLA 的研究开发基本上处于起步阶段。

3. PGLA 线

聚乙丙交酯是采用高新化工技术把聚乙交酯和丙交酯按照一定比例共聚得到的一种新型材料，聚乙丙交酯的初始单体特征官能团为羧基和处于 α 位的羟基，都属于聚 α 羟基酸酯，其降解产物为人体代谢物乳酸和羟基乙酸。乳酸在人体内最终以二氧化碳和水的形式排出体外，而羟基乙酸可参与三羧酸循环或以尿液等形式排出体外，因而对人体组织没有毒性作用，无急性血管反应，在体内存留强度大，吸收速度快，这类聚合物都具有可降解性和良好的生物相容性，在医疗领域中得到了广泛的应用，也可以广泛应用于埋线临床。目前，常见的 PGLA 线是按 PGA ： PLA 为 9 ： 1 的比例合成的，聚乙丙交酯（9 ∶ 1）也是临床上用得最多的可吸收缝合线。聚乙丙交酯（9 ∶ 1）的生物和化学性能如下：①无菌；②无致热原；③溶血率≤ 5%；④无急性全身毒性反应；⑤细胞毒性反应不大于 1 级；⑥无皮内刺激反应；⑦无皮肤致敏反应；⑧植入 3 个月后组织学反应良好；⑨ AMES 试验阴性；⑩符合 GB/T 16886.9-2022 的技术要求。如果有特殊需求，可以通过相应工艺得到其他性能的 PGLA 缝合线。

五、辨深浅

龙虎五刺埋线疗法针对不同患者、不同疾病、不同部位选择合适的操作方案，针到气至，直达病所，以期达到最佳治疗效果。

第十一章 龙虎五刺埋线疗法的治则治法

第一节 龙虎五刺埋线疗法的灵魂

龙虎五刺埋线技术的灵魂，在于辨虚实、行补泻、精刺法、求根本、重精神。

龙虎五刺法是龙虎交战手法的延伸。该法在传统龙虎交战的基础上更重视对虚实的辨别，再根据患者病机及实际情况选择适合的补泻方式，对刺法（针具、线体材料、针刺深度、针刺手法及针刺反应）的要求更高，最后强调治病必求于本。

五刺即埋线时所做出的对于针具、线体材料、针刺深度、针刺手法及针刺反应的辨证选择，以期获得最佳的治疗效果。

五刺法实际上是笔者在临床实践中，应用局部取穴治疗疾病时，临证需精研的五部分内容，希望能在精准诊治的流程下，达到针至病所、病却身安的目的。但是，目前五刺法在临床应用研究中，缺乏设计严谨、操作严格、分析客观的相关临床经验总结，也没有做进一步的作用机制相关实验，希望未来在建立规范化、标准化研究的基础上，进一步研究其作用机制，找到刺法的效治规律，那么龙虎五刺法的研究结果才可能有重复性和继承性。因此，临证治疗时，要求我们在辨证准确的基础上，掌握病邪所在之处脏腑的盛衰情况，考虑季节所应、体质差异，了解疾病本质，灵活应用与之相应的、有效的治疗方法，并要善于理清古法之特点，去伪存真，师古而不泥古，方能取得满意的临床疗效。

龙虎交战针法的操作也在不断发展，汪机在《针灸问对》中描述其操作方法，“先于天部施青龙摆尾……亦宜三提九按……后于地部行白虎摇头……亦宜三按六提……”其操作除遵循九六数以外，在天、地层分行青龙摆尾、白虎摇头。《针灸大成》云：“三部俱一补一泻……先行左龙则左拈……却行右虎则右拈。”其将针刺深度分天、人、地——上、中、下三层，操作时对每一层分别进行补泻。虽有九六之数和天、地、人三层的层次，但用九六之数时要灵活，不能拘泥于固定数，而是有多少、大小、轻重之别。临床操作时可不拘于天、地、人三层，必要时可只深浅两层操作。因此，行龙虎交战手法时不能机械执行，其刺激量的大小除了要适应患者的接受程度，还应考虑医者的手法轻重。

“龙虎交战”手法刺激较为强烈，可宣通气血、疏通经络、调和阴阳，住痛移疼。故运用龙虎交战针法针刺能调节气血，平衡阴阳，从而达到扶正祛邪的目的。在埋线操作中，运用龙虎交战手法，能够更加强烈地刺激穴位，较快地使穴位产生“得气”效应。

龙虎五刺埋线疗法的诊疗体系内容丰富，在中医学理论的指导下，又有自身鲜明的特点，不仅要辨证、辨病，更要辨经。将八纲、脏腑、经络等辨证方法紧密结合，分析疾病的病因病机，归纳疾病的病位和病性，即确定病位是在脏还是在腑，是在经还是在络，分析病性是属于寒还是属于热，是属于虚还是属于实，是属于阴还是属于阳，然后做出正确的诊断和治疗，使理、法、方、穴、术丝丝相扣，贯穿诊治的始终。只有如此，才能如《灵枢·官能》所言，“得邪所在，万刺不殆”。

一、辨病诊治

经络内连脏腑，外络肢节。从经络的角度来看，疾病虽多，但大体可以分为在内的脏腑和在外的经络肢节病。在针灸临床进行诊治时，即应首先将这两大类病证分辨清楚，如果是脏腑病宜用脏腑辨证的方法，辨其病在何脏何腑，如果是经络肢节病，则需用经络辨证的方法进行辨经定位。

脏腑病有着相同的用穴规律，不论是何种脏腑病，都可以取其原穴、背俞穴和募穴进行治疗。如《灵枢·九针十二原》说：“凡此十二原者，主治五脏六腑之有疾者也。”俞募穴也是治疗脏腑病较为常用的腧穴，根据“从阴引阳，从阳引阴”的原则，临床上六腑病多用募穴，五脏病多用背俞穴。此外，治疗六腑病最常用下合穴，如胃痛、胃痞、胃反、呕吐等都属于胃病，皆可用足三里；泄泻、便秘、肠痈等都属于大肠病，皆可用上巨虚。《灵枢·邪气脏腑病形》说的“合治内腑”是指下合穴。概之，五脏病首取背俞穴或原穴，也常用募穴，可单独使用，也可以配合使用；六腑病首取下合穴或募穴，也常用背俞穴。而五脏六腑的急性病，则多取郄穴，如急性胃痛，可取胃经的郄穴梁丘；急性哮喘，可取肺经的郄穴孔最等。

如果脏腑病表现为明显的实证或虚证时，还可结合五输穴的生克补泻法选取相应的五输穴，如肝虚补曲泉，肝实泻行间等。

以肺为例，肺居胸中，为五脏六腑之华盖，主气，司呼吸，朝百脉，主治节，且肺开窍于鼻，系于气管、咽喉，外合皮毛。若肺功能失常，则临床上多表现为咳嗽、哮喘、咯血、胸闷、胸痛等症状，治疗时可以选取肺俞、中府、太渊等为主穴，再随证加减。同时，由于内在脏腑与外在的官窍、形体通过经络密切联系，官窍、形体的病变可以说是脏腑病变的外在反应。所以在治疗上，除了取局部相应的穴位，还可以取相应脏腑所属经的穴位。如肺开窍于鼻，外合皮毛，对于鼻塞、流涕、鼻衄等症状，我们可以取局部的穴位，同时加上肺经的穴位，如太渊、列缺、孔最等。

另外，脏腑的阴阳、五行属性决定了它们之间在生理、病理上有着千丝万缕的联系，在埋线治疗取穴时既要照顾到原病之脏腑，同时又要兼顾与病情有关的脏腑。以肝与胃为例，肝五行属木，胃五行属土，当胃痛是因为肝气犯胃所致时，除有胃脘疼痛、呃逆、呕吐、食少纳呆等症状外，尚有胃痛连及两胁、喜叹息、在情绪不佳时加重等特点，临床治疗时，除了常规取穴，还应取肝经的期门、太冲以疏肝理气，和胃止痛。

此外，根据中医治未病和先安未受邪之地的思想，治肝之时也要注意顾护脾胃，如《灵枢・五邪》所说："邪在肝，则两胁中痛……取之行间以引胁下，补三里以温胃中。"

二、辨证诊治

在针灸临床上用针灸疗法治疗疾病时，不仅要通过辨病知其是脏腑病还是经络肢节病，还要进一步结合八纲辨证辨其阴阳、表里、寒热、虚实，从而确定具体的治疗方法和补泻手法。

1. 阴阳

针和灸各有所长，如《灵枢・官能》说："针所不为，灸之所宜……阴阳皆虚，火自当之。"一般情况下，阳证多用针，阴证多用灸，如果证属阴阳两虚，也多选用灸法。

2. 表里

《素问・刺要论》说："病有浮沉，刺有浅深，各至其理，无过其道。"病有表里之别，刺有浅深之分，总宜刺至患部。如皮肤病病在皮肤，宜浅刺；腰椎间盘突出症针刺夹脊穴应深刺近骨，过深过浅皆属不当。《素问·刺齐论》所说“刺骨者无伤筋，刺筋者无伤肉，刺肉者无伤脉，刺脉者无伤皮，刺皮者无伤肉，刺肉者无伤筋，刺筋者无伤骨”和《灵枢·终始》所言“在骨守骨，在筋守筋”皆是此意。

3. 寒热

一般而言，寒属阴多用灸法，热属阳多用针法；此外，在运用针刺治疗时热证宜“热则疾之”“刺诸热者，如以手探汤”，寒证宜“寒则留之”“刺寒清者，如人不欲行”。

4. 虚实

“盛则泻之，虚则补之”是其基本原则，具体论述详见本章第二节“龙虎五刺埋线疗法的治则治法”。针灸临床辨虚实有以下独特的方法和鲜明的特点：一是通过诊察经络穴位辨虚实。《灵枢·经脉》言：“实则必见，虚则必下，视之不见，求之上下。”说的就是疾病的虚实可在相应的经络穴位上反映出来，如脾胃虚弱的患者脾俞、足三里多呈现凹陷或按之虚软，肝火旺者肝俞多有隆起等。二是通过脉象辨虚实，如《灵枢·九针十二原》说：“凡将用针，必先诊脉，视气之剧易，乃可以治也。”三是通过针下辨气之虚实。如《灵枢·九针十二原》说的“上守神”“上守机”，以及《灵枢·终始》所说“邪气来也紧而疾，谷气来也徐而和”等都是针下辨气之意。

三、辨经诊治

埋线是通过经络穴位而起作用的，所以临床除了辨病和辨证，还必须辨经，进一步确定病与何经相关，应取何经何穴进行治疗。经络诊治是针灸临床最重要、最鲜明的特点，其重要性恰如窦材《扁鹊心书》所言：“学医不知经络，开口动手便错。”辨经主要有以下方法。

1. 病候辨经

辨经主要根据《灵枢·经脉》中记载的十二经脉各有“是动则病”和“是主……所生病”的病候内容，因为经脉变动就出现有关的病候，可以取此经脉腧穴来治疗。以脾经病证为例，《灵枢·经脉》记载：“是动则病，舌本强，食则呕，胃脘痛，腹胀善噫，得后与气则快然如衰，身体皆重。是主脾所生病者，舌本痛，体不能动摇，食不下，烦心，心下急痛，溏瘕泄，水闭，黄疸，不能卧，强立股膝内肿、厥，足大指不用。”在临床上如果出现以上病候，就可辨归为脾经病，可以取脾经的穴位进行治疗。

2. 病位辨经

经络系统遍布全身内外上下，不论是内在的脏腑还是外在的肢节，都有不同的经络通过。对于有明确和固定部位的病证，都可以根据患病部位有哪条或哪几条经络通过而辨其与何经相关，治疗时就可取其相关经脉的腧穴。故《灵枢·卫气》说："能别阴阳十二经者，知病之所生，知候虚实之所在者，能得病之高下。"

如头痛，因为阳明经行于前额，所以前额头痛就可辨为阳明头痛；少阳经行于头侧部，所以偏头痛可辨为少阳头痛；太阳经行于后项部，所以后头痛可辨为太阳头痛；足厥阴肝经与督脉会于颠顶部，所以颠顶头痛可辨为厥阴头痛。针灸治疗时即可取相关经脉腧穴，如颠顶头痛可针双侧太冲，常有针入痛减之效。

对于颈肩腰腿等肢节的病痛，应仔细循按检查病变部位以辨经，如《灵枢·刺节真邪》所说："用针者，必先察其经络之实虚，切而循之，按而弹之，视其应动者，乃后取而下之。"仔细诊察患病部位出现的异常反应是在哪条经脉循行线上，就可辨为该经的病证。这些常见的异常反应：疼痛、压痛、结节或条索状物、局部隆起等属实证，局部凹陷、按之虚软等属虚证。

对于脏腑病，也可结合患病脏腑所联系的经络进行辨经。如足阳明胃经属胃络脾，足太阴脾经属脾络胃，所以脏腑病除选用以上所说原穴、背俞穴、募穴和下合穴等特定穴外，还可以取其所属经脉及其表里经脉或所过经脉的腧穴。如胃痛，既可以取胃经的足三里、梁丘等穴，又可以取脾经的公孙等穴，因为肝经夹胃，所以对于肝气犯胃的胃痛还应取期门、太冲等肝经穴；反之，脾虚泄泻，既可以取脾经的阴陵泉、三阴交等穴，也可以取胃经的足三里、上巨虚等穴。

对于疮疡痈疖等外科病证，古代医家常按发病部位进行辨经论治，不仅可以提高临床疗效，对判断预后也有一定参考价值。故《扁鹊心书》说："昔人望而知病者，不过熟其经络故也。"随着现代科学技术的发展，也可以应用经络电测定、知热感度测定等现代科技手段进行辨经。

辨经，确切地讲还包括辨经络。辨经络包含两个层次的内容，一是辨在经还是在络，二是辨在何经何络。以痹证为例，《灵枢·寿夭刚柔》说："有刺营者，有刺卫者，有刺寒痹之留经者。"寒痹既有"留经"者，也有"留络"者，对痹证"留络"者的诊断和治疗方法，该篇后面还有一句话："久痹不去身者，视其血络，尽出其血。"可见辨别疾病是否在络有一个重要的方法，就是看体表有无肉眼可见的血络（小静脉），如果有则表明病在络脉，治疗当刺络出血。《灵枢·周痹》所说：“故刺痹者，必先切循其下之六经，视其虚实，及大络之血结而不通，及虚而脉陷空者而调之。”就是辨痹证在何经何络而施治。

上述诊治体系，是龙虎五刺埋线疗法的灵魂，指导着本疗法的临床实践，并取得了良好的临床效果。

第二节　龙虎五刺埋线疗法的治则治法

一、针灸治则治法的渊源

针灸治则治法来源于《灵枢·经脉》，在《灵枢·经脉》中，十二经病候下都有相同的一段治疗大法，即“为此诸病，盛则泻之，虚则补之，热则疾之，寒则留之，陷下则灸之，不盛不虚，以经取之”。

我们先了解一下这一针灸治疗原则是如何形成的？其本义是什么？而后人对此治则的理解又发生了哪些变化？对上述问题了解得越多，对于指导我们的临床工作越有意义，并能更好地理解龙虎五刺埋线疗法的源流。

在《中国针灸学术史大纲·经络部》“经络专篇研究”篇中，黄龙祥认为《灵枢·经脉》所载的针灸治则是直接根据《灵枢·禁服》原文改编而来，后者的原文如下：“人迎大一倍于寸口，病在足少阳，一倍而躁，在手少阳。人迎二倍，病在足太阳，二倍而躁，病在手太阳。人迎三倍，病在足阳明，三倍而躁，病在手阳明。盛则为热，虚则为寒，紧则为痛痹，代则乍甚乍间。盛则泻之，虚则补之，紧痛则取之分肉，代则取血络且饮药，陷下则灸之，不盛不虚，以经取之，名曰经刺。人迎四倍者，且大且数，名曰溢阳，溢阳为外格，死不治。必审按其本末，察其寒热，以验其脏腑之病。”

由此可见，以上针灸治则皆据脉象而定，而且使用的脉诊法为“人迎寸口比较脉法”。但本段最后一句却曰“必审按其本末，察其寒热，以验其脏腑之病”，下一段文字中也谓“必审查其本末之寒温，以验其脏腑之病”。这里所谓“本末”系指十二经之本末，而不是特指“人迎”“寸口”，对此《内经》有明确的说明，并且《灵枢·邪客》还记载此脉法的运用实例：“黄帝曰：持针纵舍奈何？岐伯曰：必先明之十二经脉之本末，皮肤之寒热、脉之盛衰滑涩。”

《灵枢·经脉》关于经病病候的治疗原则移植于《灵枢·禁服》，从而决定了其“人迎寸口脉法”的内涵，但该篇在另一段却明言：“脉之猝然动者，皆邪气居之，留于本末。不动则热，不坚则陷且空，不与众同，是以知其何脉之病也。”

这里又显出了其“十二经标本脉法”的本来面目。《灵枢·邪气脏腑病形》正是通过观察经脉本末之寒热、坚实与陷空，以诊相应脏腑之病。十二经病候中“是动则病”本指各自经脉的诊脉部位的脉象，而不是“人迎寸口脉”诊法。由此可见，不同时代，乃至相同时代不同流派医家所记之针灸治疗原则，虽然在文字上都一样，但其内涵却各不相同。以下分别加以论述。

1. 盛则泻之，虚则补之，不盛不虚，以经取之

此是针灸治疗的最基本原则，故《素问·宝命全形论》谓“此皆众工所共知也”。除了《灵枢·经脉》《灵枢·禁服》，《内经》中还多处提到，例如：

《素问·厥论》：“盛则泻之，虚则补之，不盛不虚，以经补之。”

《灵枢·通天》：“盛则泻之，虚则补之，不盛不虚，以经取之。”

以上两条虽然文字与《灵枢·禁服》《灵枢·经脉》相同，但意义不完全相同，例如《素问·厥论》条文仍然保留了这一针灸治则的本来意义，即原文针对经脉“是动”病而言，而且脉诊法系“十二经标本脉法”。其实不论采用何种脉法，基本原则相同，即脉实者泻之，脉虚者补之。例如，《灵枢·终始》：“三脉动于足大指之间，必审其实虚。虚而泻之，是谓重虚，重虚病益甚。凡刺此者，以指按之，脉动而实且疾者疾泻之，虚而徐者则补之，反此者病益甚。其动也，阳明在上，厥阴在中，少阴在下。”尽管《灵枢·终始》主要讲“人迎寸口比较脉法”，但此处却记载了另一种脉法，与“三部九候脉法”之下部脉法相近。

在张家山出土的汉简《脉书》中，在十一脉循行及病候之下也载有诊脉法及治疗原则：“脉盈而洫之，虚而实之，诤则侍之。”其中“盈则洫之，虚而实之”中的“实”即《灵枢·禁服》“盛则泻之，虚则补之”的原型，而“诤则侍之”，长沙马王堆汉墓帛书作“静则待之”，义未详。很可能《素问·厥论》所载经脉“是动”病下治则“盛则泻之，虚则补之，不盛不虚，以经取之”即从《脉书》之文演变而来。

对于“不盛不虚，以经取之”的理解，是古今学者争论的焦点。《灵枢·禁服》原文作“不盛不虚，以经取之，名曰经刺。”有人见此处“经刺”一词与《灵枢·官针》

九刺之一“经刺”名相同，便将“以经取之”理解为取本经穴治之。可是《灵枢·官针》所谓“经刺者，刺大经之结络经分也”实乃一种刺络法，故杨上善注曰：“大经分间，经之结络，故曰经刺，非正经刺也。”此二“经刺”名同实异。况且，将“以经取之”理解为“取本经穴治之”从医理上也说不通，因为脉之“盛”“虚”“寒”“热”及“陷下”皆可取本经穴治之，不独“不盛不虚”一端也。

《难经·七十五难》解释上述治则曰：“虚者，补其母；实者，泻其子；当先补之，然后泻之。不实不虚，以经取之者，是正经自病，不中他邪也。”杨上善及《太平圣惠方》皆从其说。然《内经》中五输穴尚未与五行相配，更无泻子补母之说，此说难以成立。其实《内经》原文本意很简单，上文明言脉“盛则泻之，虚则补之”而脉“不盛不虚”者，则不补不泻，以常法治之。何谓常法?《灵枢·禁服》原文解释为“不盛不虚，以经取之。所谓经治者，饮药，亦曰灸刺”。故后世医家也将此治则作为方药治病的大法。例如孙思邈在《备急千金要方·卷第一序例·论服饵第八》中指出：“《素问》曰，实即泻之，虚即补之，不虚不实，以经调之，此其大略也。”《外台秘要·卷二十六》引《删繁方》曰：“不虚不实，以经调之。”古今学者对本条治则的注解，以王冰在《素问·厥论》注近于正确：“不盛不虚，谓邪气未盛，真气未虚，如是则以穴俞经法、留呼多少而取之。”

2. 寒则留之，热则疾之

因《灵枢·禁服》所载之针灸治则文字中已指明了病之寒热作“盛则为热，虚则为寒”，可见举“盛虚”则“寒热”已寓于其中，故不言“寒则留之，热则疾之”。编者在《灵枢·经脉》中不知出于何种考虑，将《灵枢·禁服》中的“紧痛则取之分肉，代则取血络且饮药”替换成“寒则留之，热则疾之”。按常理推之，在根据脉象所定之针灸治疗原则条文中所增加的这一句，也应指脉象，即句中之“寒热”应如《素问·三部九候论》等篇所述，指脉之寒热。但不论是从此句原文本身，还是从《灵枢·经脉》编者之本意来看，其中“寒热”都偏向了“证”之寒热。比如《灵枢·热病》中记载：“气满胸中喘息，取足太阴大指之端，去爪甲如薤叶，寒则留之，热则疾之。”

3. 陷下则灸之

这里所谓“陷下”是指络脉之“陷空”。诊脉之“陷下”也是“三部九候脉法”中七诊之一，此外《内经》其他篇中也多有论述，在《灵枢·邪气脏腑病形》中讲道：“胆病者，善太息，口苦，呕宿汁，心下澹澹，恐人将捕之，嗌中吤吤然，数唾，在足少阳之本末，亦视其脉之陷下者灸之，其寒热者，取阳陵泉。”按此条文字中之“陷下”系指足少阳标本脉之陷下；其“寒热”指足少阳标本脉处皮肤之寒热，皆与《灵枢·禁服》原文之义不同。

长期以来，人们对于上述针灸治则一直存在许多误解，随着中医“虚实”概念的演变，这一治则渐渐成为方药治病的准则，并且后续加入“阴阳”“气血”等概念，人们越来越不知其本意。这不仅影响人们对《内经》中许多篇章原文的准确理解，也直接影响人们针灸临床诊疗的思路。

二、龙虎五刺埋线疗法的治则治法

下面在系统梳理经典文献关于针灸治则治法的基础上，来阐述龙虎五刺埋线疗法的治则治法。

1. 平衡阴阳

从中医学理论来讲，天地万物都是可以分阴阳的，并且只有阴阳处于平衡状况，世间万物才能正常运行。所谓阴阳平衡，就是阴阳双方的消长转化保持协调，既不过分也不偏衰。对于人体来说，阴阳平衡的含义就是脏腑平衡、寒热平衡及气血平衡。其总原则是阴阳协调，实质是阳气与阴精（精、血、津、液）的平衡，也就是人体各种功能与物质的协调。

阴阳的基本属性可归纳如下：凡是动的、升的、浮的、上的、外的、热的、明的、无形的等属阳；凡是静的、降的、沉的、下的、内的、寒的、暗的、有形的等属阴。即天在上，无形属阳；地在下，有形属阴。日是明亮的、热的属阳；月是晦暗的、寒冷的属阴。疾病中的热证、实证、表证属阳；寒证、虚证、里证属阴。

阴阳的基本属性是绝对的、固定的，但事物本身的阴阳属性却是相对的、变动的。这种事物本身的阴阳属性的相对性和变动性，一方面表现为在一定条件下相互关联的相对事物之间可以互相转化，即阴可以转化为阳、阳可以转化为阴；另一方面表现为一事物内部阴阳属性的无限可分性，即阴中有阳，阳中有阴，阴阳之中复各有阴阳。

阴阳是中医学的基本术语，阴阳之间的状态是疾病产生、发展、变化、预后的最基本、最核心的要素。龙虎五刺埋线疗法依据特色的诊疗体系，可以很好地平衡阴阳，调整两者之间的功能状态，进而达到阴平阳秘、精神乃治的理想状态。

2. 调和气血

人之生以气血为本，人之病无不伤及气血。所以，“治病之要诀，在明气血”（《医林改错》）。所谓调和气血，是根据气和血的不足及其各自功能的异常，以及气血互用的功能失常等病理变化，采取“有余泻之，不足补之”的原则，使气顺血和，气血协调。它是中医治疗疾病的重要原则，适用于气血失调之证。

气属阳，血属阴。气血的生成与运行，又依赖于脏腑经络的正常生理活动，所以调和气血又需与燮理阴阳、调整脏腑密切结合起来。

气具有温煦、气化、推动、防御和固摄之功。气之为用，无所不至，一有不调，则无所不病。气有不调之处，即病本所在之处。故治疗时必以调气为要，而调气之法众多，如《读医随笔·升降出入论》所言：“气之亢于上者，抑而降之；陷于下者，升而举之；散于外者，敛而固之；结于内者，流而散之。”推而广之，则寒之、热之，乃至按摩、针灸、饮食等均属于调气之列。

气病之治则，概而言之，即气虚则补，气滞则疏，气陷则升，气逆则降，气脱则固，气闭则开。

气虚则补：气虚系指元气匮乏，脏腑功能衰退，抗病能力低下的病理变化。肺主一身之气，脾为后天之本、气血生化之源，故补气主要是补脾肺之气，而尤以培补中气为重：先天之精气，依赖于肾藏精气的生理功能，才能充分发挥先天之精气的生理效应。故气虚之极，又要从补肾入手。

气为血之帅，血为气之母，二者互根互用，故补气又常与补血相结合：气虚为阳虚之渐，阳虚为气虚之极，故在极度气虚时又当与补阳同用。

补气药易于壅滞，一般情况下，痰湿内盛者，不宜使用，但必要时可补气与化痰、祛湿兼施。又有气虚不运而生胀满者，用塞因塞用之法，亦应稍佐理气之品。这体现在龙虎五刺埋线疗法上面就是，调气和调血的穴位相结合，如果有痰湿阻滞，可以加用化痰祛湿的相关穴位。

气滞则疏：气滞即气机郁滞不畅。此多因情志失调，或痰湿食积、瘀血等停聚于内，影响气的流通，导致局部或全身的气机不畅，从而引起某些脏腑、经络的功能障碍。故云：“气血冲和，万病不生，一有怫郁，诸病生焉。故人身诸病，多生于郁。”（《丹溪心法》）因为人体的气机升降出入多与肝主疏泄、肺主宣降、脾主升清、胃主降浊，以及小肠、大肠主泌别传导功能有关，故气滞多与肺、肝、脾、胃等脏腑功能失调有关。肝主疏泄，调畅气机，若肝失条达，气机郁结，郁则气滞。所以，气滞之病又以肝气郁滞为先。

治疗气滞，定当理气行气。所谓调气、舒气、理气、利气、行气，虽名称不同，轻重不一，但总以“疏气令调”为期。因气滞有或在形躯，或在脏腑，或因寒，或因热，或因虚，或因实之异，故不可一味破气、行气，应根据脏腑经络之寒热虚实而调之。用苦寒泄热而不损胃，用辛温理气而不破气，用滑润濡燥涩而不滋腻气机，用宣通而不揠苗助长。

疏气药大多辛香而燥，大剂或久用能耗气、散气和消耗津液，对血虚、阴虚火旺者等，均当慎用。这体现在龙虎五刺埋线疗法上面就是，如果患者阴血亏虚，常选用滋阴养血的穴位来治疗。

气陷则升：气陷，即气虚升举无力，而反下陷，失于摄纳的一种病理变化。此多因禀赋不足，或久病体虚，使脏器之维系、气液之统摄等受到损害，当升者不能升，当固者不能固，而导致各种气虚下陷之候。陷者举之，故气陷当用升气之法。升气之法主要用于中气下陷而见囟陷、胞睑下垂、脱肛、滑泄不止，以及冲任不固所致崩中漏下、带下、阴挺、胎动不安等。

气逆则降：气逆是指气机升降失常，脏腑之气逆而上冲的病理变化。气逆多见于肺、胃、肝等脏腑。肺气逆则咳嗽胸闷；胃气逆则恶心嗳气；肝气逆则头痛而晕、胸胁胀满，甚则昏厥；肾气（冲气）逆则奔豚。气逆则降气，所谓“气逆于脏……当以顺气为先”(《景岳全书·血证》)。降气又称顺气、平气。气逆于上，以实为主，亦有虚者。降气法适于实证，且宜暂用，不可久图。若因虚而逆者，补其虚而气自降，不得用降气之品。

气脱则固：气脱是气的内守固摄作用过弱，而致气外越散脱的一种病理变化。多因气虚至极而成。由于体内气血津液遭到严重损耗，以致脏腑功能衰竭，阴阳失其相互为根之常，因而有脱绝危亡之险。脱有缓急，故临床上有虚脱和暴脱之分。凡汗出亡阳、精滑不禁、泻痢不止、大便不固、小便自遗、久嗽亡津者，属于气脱。虚者补之，涩可固脱。故气脱者每于补气固本之中加入收涩之品，以补而涩之。若属暴脱者，固涩无效，应当补阳助阴，使阴固阳潜。固涩法常与补法同用，又据证之寒热而与温法或清法同用。因气属阳，故气脱之治，多温补与固涩同用。

气闭则开：气闭是由于浊邪外阻，或因气郁之极，甚至气的外出亦为所阻，从而出现突然闭厥的病理变化。临床上以突然昏倒、不省人事，或伴有四肢厥冷为主要特征。

闭则宣开，因清窍闭塞而昏厥，故又称开窍。开窍有温开、凉开之分。气闭有虚实之分，实则邪未减而正未衰，治当开其闭；而虚则为内闭外脱之候，当予以补气养血、回阳固脱。切勿凡见气机闭塞，便不分虚实，一律用辛香走窜、直达开窍之药，以避免犯虚虚实实之弊。

血为水谷之精华，出于中焦，生于脾，宣于肺，统于心，藏于肝，化精于肾，功司濡养、滋润，调和五脏，洒陈六腑，维持着生命活动的正常进行。临床上，血之为病，证有血虚、血瘀、出血、血寒、血热之分。其治疗则有补、行、止、凉之异。

血虚则补：血虚是指血液不足或血的濡养功能减退的一种病理变化。心主血，肝藏血，脾生血统血，肾精可化而为血，所以血虚多与心、肝、脾、肾有密切关系。气为阳，血为阴，气能生血，血能载气，根据阳生阴长的理论，血虚之重证，于补血方内常配入补气药物，可收补气生血之效。血虚与阴虚常常互为因果，故对血虚而兼有阴虚者常配伍补阴之品，以加强其作用。

补血药多滋腻，可妨碍消化，故对湿滞中焦、脘腹胀满、食少便溏者慎用。如必须应用，则应与健脾和胃药同用，以免助湿碍脾，影响脾胃之健运。

体现在龙虎五刺埋线疗法上面就是，如果患者血虚，在加用补血养血穴位的基础之上，可以加用健脾的相关穴位。

血脱则固：下血不止，崩中漏下，诸大出血，皆属血脱，用涩以固脱。凡脱则散而不收，故用酸涩温平品，以敛其耗伤。凡治血脱者，于止涩药中加入气药。如，大失血又当用固脱益气之法。气能行血，血能载气，所以血脱必然导致气脱，即气随血脱，并非单纯的血脱，甚则阴竭阳脱，出现亡阳亡阴之危候。

血瘀则行：血瘀是指血液运行迟缓和不流畅的病理状态。“血实宜决之”（《素问·阴阳应象大论》）。瘀者行之，总以祛瘀为要。祛瘀又称消瘀。

在具体运用活血化瘀法时，除正确地掌握瘀血的诊断指征外，还必须分清其病位之表里脏腑经络、病性之寒热、病势之或虚或实，方能收到预期效果。如活血化瘀虽是治瘀血证的总则，但瘀血有轻重缓急之分。故活血化瘀又有“和血行瘀”“活血化瘀”“破血逐瘀”之别。一般来说，应根据瘀血程度的轻重，分别按和血行瘀、活血化瘀、破血逐瘀三法之序，先轻后重。切勿不分轻重，动辄破瘀攻逐，虽能取快于一时，但瘀去而正伤。

气血不和，百病乃变化而生，气虚则血瘀，气滞也可血瘀，反过来血瘀也可以导致气虚、气滞，龙虎五刺埋线疗法通过选用特定线材植入特定的穴位起到调和气血的功效，进而调治百病。

3. 补虚泻实

“实则泻之，虚则补之，不盛不虚，以经取之”，在龙虎五刺埋线疗法的临床实践中，以此为治疗原则之一，通过四诊合参，辨证选穴，达到补虚泻实的效果。

“盛”指邪气亢盛，为实证。“虚”指正气不足，为虚证。“泻”指泻法，是针对邪气而言的。“补”指补法，是针对正虚而言的。泻法是针对外来邪气，体内有形或无形的实邪，采用汗、吐、下、消、温、清诸法祛除亢盛有余之邪的方法。补法是针对人体气血阴阳，或某一脏腑的虚损，采用补益人体气血不足，协调阴阳偏胜，使之归于平衡的方法。张景岳说：“人之疾病，无过表里寒热虚实，只此六字，业已尽之，然六者之中又唯虚实二字为最要，盖凡以表证、里证、寒证、热证，无不皆有虚实，既能知表里寒热，而复能以虚实二字决之，则千病万病可以一贯矣，且治病之法无逾攻补，用攻用补，无逾虚实。”指出虚实为六纲之总纲，表证有表虚、表实，里证亦有里虚、里实，寒证有虚寒、实寒，热证亦有虚热、实热，虚实兼统四纲，虚则补之，实则泻之，所以补泻二者亦是治病的要领。

“虚则补之”“虚则实之”就是指虚证要采用补法治疗。此适用于正虚、邪不盛的虚性病证，如气虚、阳虚、血虚、阴虚者。补虚主要是通过针刺手法的补法和穴位的选择、配伍等实现的。如在有关脏腑经脉的背俞穴、募穴、原穴等施行补法，可改善脏腑功能，补益气血阴阳；另外，常取偏补性功能的腧穴如关元、气海、命门、膏肓、足三里、太溪、肾俞等，起到补益正气的作用。“陷下则灸之”亦属于虚则补之的范畴，气虚下陷而引起的病证，其治疗以灸治为主补气举陷。

“盛则泻之”“满则泄之”“邪盛则虚之”都是指实证宜采用泻法来治疗。此适用于邪实、正未衰的实性病证，如表邪亢盛、痰涎壅塞、食物中毒、食积胀满等。泻实主要是通过针刺手法的泻法和穴位的选择、配伍等实现的。常取偏泻功能的腧穴如十宣、水沟、丰隆、血海、大椎、合谷、委中等，在穴位上施行提插、捻转、开阖等泻法，只针不灸或点刺出血，以达到祛除人体病邪的目的。“菀陈则除之”亦属于实者泻之的范畴，“菀”同“瘀”，有瘀结、瘀滞之意。“陈”即“陈旧”，引申为时间长久。“菀陈”泛指脉络瘀阻之类的病证。“除”即清除。“菀陈则除之”泛指对于脉络瘀阻而引起的病证，可以刺血为主治疗来清除瘀血。

补泻兼施即扶正与祛邪兼用。疾病的临床证候常表现为虚实夹杂，治疗上应根据虚实的主次关系，决补泻的先后与轻重缓急，扶正与祛邪合并使用或先后使用。扶正兼祛邪，适用于以正虚为主的虚实夹杂证；祛邪兼扶正，适用于以邪盛为主的虚实夹杂证。注意扶正与祛邪之间的作用关系，做到扶正不留邪，祛邪不伤正。

“邪气盛则实，精气夺则虚。”实是指邪气亢盛，虚是指正气不足。邪实则当祛邪，正虚又宜扶正。从《内经》有关篇章的论述来看，所谓泻法，是对多种祛除邪气、调畅气血等治法的概括，如通气、散火、逐水，开郁，以及治疗上焦邪实的吐法、中焦胀满的消法，治疗邪在皮毛的发汗法、邪在血脉的通决法，用于邪轻的扬散法，用于邪重浊的削减法，用于邪气坚实的软坚法，用于肠中有燥屎的攻下法，均属泻法范围。所谓补法，是对各种补益正气治疗方法的概括，如补气、补血、滋阴、壮阳，以及治疗升散太过的收敛法，正气欲脱的固涩法，津液亏耗的濡润法，中气下陷的升举法等，均属补法之列。

正气与邪气是疾病发展变化过程中对立统一的双方，邪正的消长盛衰不是固定不变的，所以泻法与补法的应用，要根据邪正盛衰的具体情况，灵活掌握。如虚而不实，以扶正为急；实而不虚，以攻邪为主。至于虚实互见之证，病情复杂，更应根据具体情况，或以扶正为主，或以祛邪为先，或采取补泻兼施之法。前人在《内经》的基础上，结合临床实践，积累了丰富的经验。如顾靖远《顾氏医镜》说：“微实微虚者，亦急去其邪，一扫而除；大实大虚者，宜急顾其正，兼去其邪，寓战于守斯可矣；二实一虚者，兼其虚，防生不测也；二虚一实者，兼其实，开其一面也。”微虚微实之证，应治其实。此时如用补法，必然助长邪气，正气因之更虚。只有急去其邪，邪去则正气可复。甚虚甚实之证应救其虚。此时如因邪气甚实，而用攻泻之法必然会使正气消亡，而导致虚脱或死亡。只有急于扶正，正气恢复，邪气才有消退的可能。当然也不排除兼用祛邪的方法。甚虚微实之证，应以补虚为主，兼以泻实。补虚则正气恢复，抗邪有力，邪气自然消退。兼治其实，则邪气有外出之机。甚实微虚之证，应以治实为主，兼以补虚。治实则邪气速去，正气才能恢复。但由于兼见正气不足，所以略加扶正，有利于祛邪，而且还可防止攻下药物对正气的损害。

龙虎五刺法还推崇《难经》中迎随补泻方法的具体运用，《灵枢》中的“迎随”，乃是包括整个补泻的过程，尤其是补泻的时机。迎随补泻不是与徐疾补泻同等的另一种补泻方法。临床中，笔者更推崇《难经》提倡的“迎随补泻”方法。《难经·七十九难》

曰："经言迎而夺之，安得无虚？随而济之，安得无实？虚之与实，若得若失；实之与虚，若有若无。何谓也？然：迎而夺之者，泻其子也，随而济之者，补其母也。假令心病，泻手心主输，是谓迎而夺之者也；补手心主井，是谓随而济之者也。"依据五输穴的五行生克关系，将"泻其子穴"称为"迎而夺之"，"补其母穴"称为"随而济之"，即称补母泻子法为迎随补泻法。此与《灵枢》所论"迎随"大相径庭，但是通过临床观察，明显增加了临床疗效。

龙虎五刺法强调双手配合，强调针刺时要左右双手协同配合，提出"知为针者，信其左；不知为针者，信其右"。进针时的具体操作方法是用左手拇指按压针刺穴位，通过一系列辅助行针手法如弹努、爪切等，用以宣导气血。当气机至，右手持针顺势刺入，"当刺之时，先以左手压按所针荥俞之处，弹而努之，爪而下之，其气之来，如动脉之状，顺针而刺之"。

催气、候气、补泻、得气、出针等整个针刺操作过程，都要注重左右手的配合。《难经·七十一难》指出："针阳者，卧针而刺之；刺阴者，先以左手摄按所针荥俞之处，气散乃内针。是谓刺荣无伤卫，刺卫无伤荣也。"双手配合手法是为了更好地控制针感，以提高针刺效果，现在称为辅助手法，也称单式手法，一者可以探明穴位定位，促使体内经气来至与宣散；二者可感知穴位深部组织的气血运行情况，使进出针时的不适与疼痛感得以缓解，以便手法的施行。

龙虎五刺法重视时间医学（子午流注纳支法、四时分刺五输），《难经补注》注释《难经·七十二难》时指出："夫荣卫通流，散行十二经之内，即有始有终。其始自中焦，注手太阴一经一络，然后注手阳明一经一络，其经络有二十四，日有二十四时，皆相合。此凡气始至而用针取之，名曰迎而夺之。其气流注终而内针，出针扪穴，名曰随而济之。"日时与经脉配合行补泻手法，后为高武《针灸聚英》所阐发，发展成"十二经病井荥输经合补虚泻实"法，即现在的"子午流注纳支法"。

四时分刺五输：《难经》以五行属性与五脏、五输穴相对应的关系，具体论述了四时的针刺取穴，形成了四时选刺五输穴的取穴方法。《难经·七十四难》载："春刺井者，邪在肝；夏刺荥者，邪在心；季夏刺输者，邪在脾；秋刺经者，邪在肺；冬刺合者，邪在肾……四时有数，而并系于春夏秋冬者也。针之要妙，在于秋毫者也。"

结合脉象：《灵枢·终始》云："补须一方实，深取之……一方虚，浅刺之……脉实者深刺之，以泄其气；脉虚者，浅刺之，使精气无得出，以养其脉，独出其邪气。"脉象表现为实的病证深刺，为泻法；脉象表现为虚的病证浅刺，为补法。《灵枢·邪气脏腑病形》记载："诸急者多寒，缓者多热……滑者阳气盛，微有热；涩者多血少气，微有寒。是故刺急者，深内而久留之；刺缓者，浅内而疾发针，以去其热……刺滑者，疾发针而浅内之，以泻其阳气而去其热；刺涩者，必中其脉，随其逆顺而久留之，必先按而循之，已发针，疾按其痏，无令其血出，以和其脉。"脉象表现为热证的浅刺快出针；脉象表现为寒证的就久留针。对于深浅补泻的判断也是以脉象为依据。

龙虎五刺埋线疗法根据以上核心治则作为指导原则，用以指导、制定相应的刺法。

第三节　龙虎五刺埋线疗法的选穴特点

在汉以前，针灸治疗以单穴方为多，此时无所谓"配穴"问题，而当针灸处方用穴多于个时，就有一个如何组方的选择。比起中药方的严格、复杂组方法则来说，古代针灸文献中对于配穴法的专门论述较少，也相对简单。所谓"病症取穴规律"是指通过对大量古代针灸治疗文献的量化分析，考察对于不同病证的针灸治疗，在选穴上有没有相对的特异性，也可以说是考察腧穴的特异性。

一、配穴组方原则

针灸处方选穴是否精当，直接关系到临床疗效的好坏。古代医籍中关于针灸选穴原则的论述多见于《内经》，后世医书中专论选穴之道者较少，且多不出《内经》的范畴。现选录《内经》及其他医书中有关选穴原则内容论述于下。

1. 近道取穴法

《灵枢·寒热病》中记载："热病始手臂痛者，刺手阳明、太阴而汗出止。""病始手臂者，先取手阳明、太阴而汗出。"

以上两条内容意思相同，但《灵枢·寒热病》将"热病"改作"病"，"刺"改作"取"，从而使得这条原则更具普遍指导意义。早期文献针灸方中三阴三阳冠以"手"或"足"，如本文中"手阳明"系特指手部的脉口，或经脉穴名。头面躯干部脉多据部位命名，如"缨脉""胡脉""额动脉"等，或以部位名加三阴三阳名，如《刘涓子鬼遗方》中提到"项太阳""头阳明"等。

从《素问·刺疟》我们可以看到："刺疟者……先头痛及重者，先刺头上及两额两眉间出血；先项背痛者，先刺之；先腰脊痛者，先刺郄中出血；先手臂痛者，先刺手少阴、阳明十指间；先足胫酸痛者，先刺足阳明十指间出血。"

这条选穴原则与前条义同。其中"先腰脊痛者，先刺郄中出血"应属远道取穴法。《内经》中对腰与腘的关系论述较多，如《灵枢·终始》"病在腰者取之腘"。后世《四总穴歌》所载"腰背委中求"取穴原则即源于此。《医心方》卷二引《小品方》载："师述曰：孔穴去病，有近远也。头病即灸头穴，四肢病即灸四肢穴，心腹背胁亦然。是以病其处即灸其穴，此为近道法也。"此系对近道取穴法的最明确论述。

2. 远道取穴法

《灵枢·官针》中记载："远道刺者，病在上，取之下，刺腑腧也。"

《素问·气穴》谓："脏俞五十穴，腑俞七十二穴。""腑俞"指手足阳经五输穴也。故"病在上，取之下"应理解为"上部头面之病，取下部四肢阳经五输穴"。从中国第一部腧穴经典《明堂经》所载之腧穴主治来看，头面病症的远端取穴的确以阳经五输穴为主。从经脉循行看，也是阳经上行于头面部。这一点在马王堆出土的两种《十一脉灸经》中反映得更加明显。阳经上行于头面，而阴经多止于四肢根部，也就是说"病在上"者为阳经之病。故以阳经之"本腧"——五腧穴治之。

在《灵枢·终始》中提到"从腰以上者，手太阴、阳明皆主之；从腰以下者，足太阴、阳明皆主之"。这也是对前条《灵枢》原文的进一步说明。《四总穴歌》"头项寻列峡，面口合谷收，肚腹三里留，腰背委中求"即是对上述两条取穴原则的具体阐述，古人特别是宋以前针灸方中远道取穴多符合上述两条取穴规律。

3. 辨证取穴法

辨证取穴，即根据病证特点取穴，而不是依照部位取穴。这种取穴法包括两方面内容：首先是相同的病而出现不同的病证，取不同的穴。其次不同的病，只要表现出相同的病证特点，即取相同的穴。这种取穴法在《内经》中没有专门论述，但在具体病证治疗中反映得很清楚。《灵枢·杂病》中记载"小腹满大，上走胃至心，淅淅身时寒热，小便不利，取足厥阴。腹满，大便不利，腹大，亦上走胸嗌，喘息喝喝然，取足少阴。腹满，食不化，腹响响然，不能大便，取足太阴。"《太素·衄血》载："衄而不衃，血流，取足太阳；衃，取手太阳。不已，刺腕骨下，不已，刺腘中出血。"

以上两条均属同病异穴的辨证取穴范畴。原文中"足厥阴""足少阴"等均为穴名，而不是经脉名，第二条原文已清楚地反映了这一点。辨证取穴基本上依据经脉病候，而早期的经脉病候中的“是动”病直接来源于经脉脉口的诊脉病候，也即相应“经脉穴”的主治病证。

金元时期医书中针灸方“循经取穴”者渐多，例如张洁古治中风，分太阳、阳明、太阴、少阴四证。太阳证，刺至阴出血；阳明证，取陷谷、厉兑；太阴证，取隐白；少阴证，取太溪。他注明：“今之分经治疗，各分经针刺，无不愈也。”又其治腰痛谓：“腰痛在身之前：足阳明原穴；身之后：足太阳原穴；身之侧：足少阳原穴。”但张氏选穴多为原穴、井穴，与今之循经取穴之意不完全相同。至《卫生宝鉴》卷七所录窦先生《气元归类》中“中风针法”治半身不遂、失音不语针方皆分经取穴，如“手太阴：列缺，偏风，半身不遂；天府，卒中恶鬼疰，不得安卧”等。然而仔细分析所载针方内容可发现，这些针方实际上是将王惟一《铜人腧穴针灸图经》中的腧穴按经排列即组成“中风针法”针方。这种选穴组方法也见于其他金元明医书。

如今针灸临床强调经络辨证，处方选穴注重循经取穴。但并不是所有的临床取穴都可用经络学说、循经取穴来解释。例如治六腑病皆取足三阳经下合穴；十二脏腑募穴中多数不是相应的本经穴，却治疗本经脏腑病。这些都经千百年临床验证，至今仍被证实确有疗效的取穴法均难以用循经取穴来说明。况且，躯干、头面部的腧穴尽管已被归经，但其主治病症主要为局部、邻近病症，而没有反映出经脉的统一性。例如胸部腧穴虽分属八条经，却都有治疗呼吸系统疾患的效应。因此，即使是强调循经取穴，也应当指循经取四肢肘膝以下腧穴，而不应推而广之，将其范围扩至周身经穴，这样反而会失去循经取穴的意义。

二、病证取穴规律

古代针灸方，特别是金元以前的针灸方取穴规律多与前文论述的“近道取穴法”“远道取穴法”取穴规律相合，金元以后的针灸方取穴出现了一些明显的变化，以下通过对几个具体的病症的针灸取穴加以分析，探讨古代医家的取穴规律。从历代，特别是明以前腧穴书所载治腰痛腧穴与《内经》治腰痛取穴相符，即远端取穴多选足六经，特别是足太阳经穴。少数例外或由于传抄错误，或由于误解原文所致，如传世本《针灸甲乙经》载主治腰痛之“少海”系“小海”之误；《针灸聚英》载合谷治“腰脊内引痛”采自《针经摘英集》。

龙虎五刺法在取穴时表现出一定的选穴特点。根据相关研究文献发现龙虎交战法适应病种多达25个，涉及11条经脉，其中以手足阳明及足少阳经选穴最多，而所选穴中以阿是穴为频。有学者整理分析1962—2015年有关龙虎交战的文献，建立痹证选穴数据库，发现使用龙虎交战手法治疗痹证腧穴多位于阳经或其阳经郄穴。

综上，龙虎交战法源远流长，充分体现了中医学阴阳理论及三才（天、地、人）刺法的学术思想，临床操作中使用龙虎交战针法首当遵循九六之数，其次当重视分层补泻，更重要的是需要充分考虑患者的接受程度进行操作。再者结合龙虎交战针刺法的取穴特点可以看出，其在临床应用中多选用阿是穴、郄穴与针灸“以痛为输”“阳经郄穴多治急性疼痛”等理论密切相关，临床研究中多运用此法于镇痛之用。

第四节　龙虎五刺埋线疗法的配穴方法

配穴方法就是在选穴原则的指导下，针对疾病的病位、病因、病机等，选取主治相同或相近，具有协同作用的腧穴加以配伍应用的方法。其目的在于加强腧穴之间的协同作用，相辅相成，提高治疗效果。具体的配穴方法主要有按部配穴和按经配穴两大类。

一、按部配穴

龙虎五刺在这些基础上重视上下纵位对称选穴配穴，姚一航认为，背和腹虽有阴阳之分，实质上是脏腑、经络的有机联系，构成统一整体。督脉行身之背，为阳脉之海，任脉行身之胸腹，为阴脉之海，二脉同本，歧枝相接，构成了腹背气血循环统一，以维持生命活动。腹、背不仅有任、督二脉，升降气血的“纵”的循环联系，还与内脏发生直接的“横”的联系。《灵枢·背腧》说：“五脏之腧出于背。”《素问·气府论》又说：“足太阳脉气所发。”《灵枢·气穴论》说：“五脏之俞各五，六腑之俞各六。”所谓背俞穴是脏腑经脉之气输注于体表之所在，居于背部足太阳经脉上。督脉与足太阳经脉又发生联系，《灵枢·经脉》说：“督脉之别……当肩胛左右别走太阳，入贯膂。”五脏六腑之气不仅有输注于体表之背俞穴，还有聚集于体表之募穴，散居于胸腹，与背俞恰成相对，这样背俞穴和募穴都和脏腑发生直接联系。《灵枢·卫气》说：“气在胸者，止之膺与背腧，气在腹者，止之背俞与冲脉于脐左右之动脉者。”说明胸腹内脏之气均与背俞的关系特别密切。

此外，姚一航认为，背（俞）腹（募）与病理的关系也在经文中阐明。如《素问》说："背者胸中之府，背曲肩随，府将坏矣。"马莳精辟地解说，这是因为"背悬五脏"，故称胸中之府，因此当五脏功能失常时，能直接影响背部，甚至改变形态。

《难经·六十七难》说："五脏募皆在阴，而俞在阳者，何谓也？然，阴病行阳，阳病行阴，故令募在阴，俞在阳。"杨氏注云："内脏有病则出行于阳，阳俞在背也，外体有病，则入行于阴，阴募在腹也。"姚一航根据临床经验，认为凡是内脏所发生的慢性病（属于"所生病"者）用背俞来治疗均可获得一定效果，如肺病取肺俞，胃病取胃俞等。凡外邪侵袭机体所发生之比较急性的疾病（属于"是动病"者）取募穴来治疗，如风寒客肺的咳嗽胸痛取中府（肺募），伤寒热入血室取期门（肝募）等。

总体来说，背部的"俞"和胸腹部的内脏不论在正常的生理情况下，还是异常的病理变化下均可发生直接影响，古人谓："不通则痛，通则不痛。"可以理解为胸腹前侧某部疼痛，是表示某一器官组织气机之不通，那么在背部施以按压或刺激的物理影响，直接能帮助内脏经络之气振发，产生暂时的或持久的调整作用，胸腹部的疼痛从而得到缓解或消失。就针法来讲，《内经》有"从阳引阴，从阴引阳"的愈病原理，古代文献也早有按俞止痛的记载，如《灵枢·背俞》说："……欲得而验之，按其处，应者中而痛解，乃其俞也。"意思是说某一脏器有病痛，在其背俞上按压，能应手而愈。现在临床上仍旧经常采用这种方法，例如胃痛压胃俞等，是"按病循穴"的按压止痛法，由此推及本法是属于《内经》"以痛为腧"的规律。这种"桴击鼓响"的按压制痛法，未尝不含有"提壶揭盖""南风北墙"的巧妙意义，也是中医学最耐人寻味之处。具体临床运用，概括为按部配穴法。

按部配穴是结合身体上腧穴分布的部位进行穴位配伍的方法，主要包括上下配穴法、前后配穴法、左右配穴法。

1. 上下配穴法

上下配穴法是将腰部以上或上肢腧穴和腰部以下或下肢腧穴配合应用的方法，在临床上应用较为广泛。如风火牙痛，上取合谷，下取内庭；脱肛，上取百会，下取长强。另外八脉交会穴配伍也体现了这一特点，如胸腹满闷，上取内关，下取公孙；咽喉疼痛，上取列缺，下取照海；颈椎病，上取后溪，下取申脉等。

临床上还有在病变的局部、邻近和远端同时取穴，古称"天人地三才"配穴法。如眼病，可以取局部的睛明、邻近的风池和远端的光明相配伍。

2. 前后配穴法

前后配穴法又称腹背阴阳配穴法，是指将人体前部和后部的腧穴配合应用的方法，主要指将胸腹部和背腰部的腧穴配合应用，在《内经》中称偶刺。此法多用于治疗脏腑和躯干病证，俞募配穴法即属于此法。如胃病，前取中脘，后取胃俞；便秘，前取天枢，后取大肠俞；咳嗽、气喘，前取天突、膻中，后取肺俞、定喘；中风失语，前取廉泉，后取哑门；脊柱强痛，前取水沟，后取脊中等。

3. 左右配穴法

左右配穴法是指将人体左侧和右侧的腧穴配合应用的方法。本方法是基于人体十二经脉左右对称分布和部分经脉左右交叉的特点总结而成的。临床应用时，一般左右穴同时取用，以加强协同作用。如胃痛可选双侧足三里、内关、公孙等。当然，左右配穴法并不局限于选双侧同一腧穴，如左侧面瘫可选同侧的太阳、颊车、地仓和对侧的合谷。

二、按经配穴

按经配穴是按经脉理论和经脉之间的联系进行配穴。临床上常用的有本经配穴法、表里经配穴法、同名经配穴法。

1. 本经配穴法

本经配穴法是某一脏腑、经脉发生病变时，即选某一脏腑经脉的腧穴，配成处方。如肺病咳嗽，可取局部腧穴肺募中府，同时远取本经之尺泽、太渊；胃火循经上扰导致的牙痛，可在足阳明胃经上近取颊车，远取该经的荥穴内庭。运用某条经的起止穴配穴治疗本经病证，称首尾配穴法，也属于本经配穴法的范畴，如睛明、至阴治疗坐骨神经痛。

2. 表里经配穴法

表里经配穴法是以脏腑、经脉的阴阳表里配合关系作为配穴依据，即某一脏腑经脉有病，取其相表里经腧穴组成处方施治。例如，肝病以足厥阴肝经期门、太冲配足少阳胆经阳陵泉；腰痛以足太阳膀胱经肾俞、委中配足少阴肾经大钟等。

3. 同名经配穴法

同名经配穴法是在同名经“同气相通”的理论指导下，以手足同名经腧穴相配。如牙痛、面瘫、阳明头痛，取手阳明合谷配足阳明内庭；落枕、急性腰扭伤、太阳头痛，取手太阳后溪配足太阳申脉；失眠、多梦，取手少阴神门配足少阴太溪。

临床上治疗关节肌肉的扭伤或疼痛，多用关节对应取穴法，即肩关节与髋关节对应，肘关节与膝关节对应，腕关节与踝关节对应，也属同名经配穴法。如右外踝扭伤，肿痛在足太阳膀胱经申脉穴处者，可在左侧腕关节手太阳小肠经养老处找压痛点针刺，常有针入痛缓之效。

此外，按经配穴还有子母经配穴法和交会经配穴法等。

以上介绍的选穴原则和常见的配穴方法，都是龙虎五刺埋线疗法在临床中实际使用的，应用时要灵活掌握，因为一个针灸埋线处方常是几种选穴原则和多种配穴方法的综合运用，如左侧周围性面瘫有味觉减退、听觉过敏和泪腺分泌障碍者，可选同侧的阳白、四白、太阳、颊车、地仓、翳风、足三里、阳陵泉、太冲和对侧的合谷，既包含了左右配穴法，又包含了上下配穴法。因此，选穴原则和配穴方法从理论上提供了针灸处方选穴的基本思路。

第十二章

龙虎五刺埋线疗法的操作方法

第一节　操作前准备

在临床上，龙虎五刺埋线疗法需要系统的训练，才能达到运用自如的状态。下面论述龙虎五刺埋线疗法操作前的准备。

一、毫针操作的基本训练

每一个针灸医师必须熟练掌握毫针操作，才能进针快，透皮不痛，行针自如，让患者乐于接受，并且能够顺利施行手法，调整经气，取得良好的临床疗效。

毫针的操作练习，主要是对指力和手法的训练。指力就是手指的力量，手法则体现在手指的灵活度。只有加强手指力量和灵活度的训练，才能顺利进针并进行捻转、提插等各种手法。在反复练针的过程中，还要坚持动作规范，凝神聚意，以加强治神和体验针感。

1. 纸垫练针法

用松软的细草纸或毛边纸，折叠成厚约 2cm，长和宽分别为 8cm、5cm 的纸垫，外用棉线呈“井”字形扎紧。在此可练习进针指力和捻转动作。

练习时，一手拿住纸垫，一手如执笔式持针，使针身垂直于纸垫上，当针尖抵于纸垫后，拇、食、中三指捻转针柄，将针刺入纸垫内，同时手指向下渐加一定压力，待刺透纸垫后，再捻转退针；另换一处如前再刺。如此反复练习至针身可以垂直刺入纸垫，并能保持针身不弯、不摇摆、进退深浅自如时，说明指力已达到基本要求。练针必须循序渐进，先用短针，后用长针。

做捻转练习时，可将针刺入纸垫后，在原处不停地来回做拇指与食、中两指的前后交替捻转针柄的动作。要求捻转的角度均匀，运动灵活，快慢自如，一般每分钟可捻转

150 次。纸垫练针初期，可用 1 ～ 1.5 寸长的短毫针，待有了一定的指力和手法基本功后，再用 2 ～ 3 寸长的毫针练习。同时，还应进行双手行针的练习，以适应临床持续运针的需要。

2. 棉球练针法

取棉絮一团，用棉线缠绕，外紧内松，做成直径为 6 ～ 7cm 的圆球，外包白布一层缝制，即可练针。因棉球松软，可以练习提插、捻转、进针、出针等各种毫针操作手法的模拟动作。做提插练针时，以执笔式持针，将针刺入棉球，在原处做上提下插的动作，要求深浅适宜，幅度均匀，针身垂直。在此基础上，可将提插与捻转动作配合练习，要求提插幅度上下一致，捻转角度来回一致，操作频率快慢一致，达到动作协调、得心应手、手法熟练的程度。

3. 自身练针法

通过纸垫、棉球等物体练针，具有了一定的指力基础后，可以在自己身上进行试针练习，以亲身体会进针、行针、得气的感觉。在自身练针时，选用自己的合谷、曲池、足三里等穴位，皮肤规范消毒后，逐渐做到进针无痛或微痛，针身挺直不弯，刺入顺利，提插、捻转行针自如，用力均匀，手法熟练。同时，要仔细体会指力与进针、手法与得气的关系，以及持针手指的感觉和受刺部位的感觉。

4. 相互练针法

在自身练习比较成熟的基础上，模拟临床实际，两人交叉进行试针练习。要求从实际出发，按照规范操作方法，相互交替对练，练习内容与自身练针法相同。相互试针练习时，要学习对方的优点，指出不足的环节，共同进步提高，以便进入临床实际操作时心中有数，真正提高毫针刺法的基本技能。

在毫针练习熟练的基础上，可以进行埋线针的操作训练，同样是循序渐进地进行练习。龙虎五刺法以捻转补泻为主，进针至适当深度，行基本手法得气，先左转为主（大指主动向前用力捻转 9 次），再右转为主（大指主动向后用力捻转 6 次）。如此反复施行 6 ～ 9 次，以受试者能够承受为度。捻转的角度在 180° ～ 360° ，频率在 90 ～ 120 次 / 分。然后根据病变所在的层次及病情需要进行提插补泻。

二、患者的体位

接受针刺治疗的过程中，患者体位选择是否合适，对腧穴正确定位、针刺施术操作、持久留针，以及防止晕针、滞针、弯针，甚至折针等针刺意外的发生具有重要意义。对部分重症和体质虚弱，或精神紧张、畏惧针刺的患者，体位选择尤为重要。指导患者确定针刺时的体位，应以医师能够正确取穴、便于施术，患者感到舒适安稳、持久保持该体位为原则。

临床常用体位有以下几种：①仰卧体位适用于前身部腧穴。②俯卧体位适用于后身部腧穴。③侧卧体位适用于侧身部腧穴。④仰靠坐位适用于头面、前颈、上胸和肩臂、腿膝、足踝等部腧穴。⑤俯伏坐位适用于顶枕、后项和肩背等部腧穴。⑥侧伏坐位适用于头颞、面颊、颈侧和耳部腧穴。

三、揣穴定位

针刺前，医师按照腧穴的定位方法将施术的穴位位置定准。若医师在腧穴体表定位点的基础上，以押手在欲刺腧穴处进行触摸、按压，寻找酸、麻、胀、痛等敏感点以选定腧穴，临床效果更好。《灵枢·杂病》中有关于“已刺按之”的论述，其中的“按”就是在针刺术前进行腧穴揣摩的方法。

窦汉卿在《标幽赋》中以赋文的形式概括总结了选穴定位的方法：“大抵取穴之法，必有分寸，先审自意，次观肉分；或伸屈而得之，或平直而安定。在阳部筋骨之侧，陷下为真；在阴分郄腘之间，动脉相应。取五穴用一穴而必端，取三经用一经而可正。”针灸临床中，选穴定位的准确性是针灸取得疗效的关键。

揣穴遇到肌肉丰盈疏松时，要用左手五指并拢或分开向下用力，将肌肉压平，以防移位，便于进针。

揣穴遇到肌腱、血管时，要用手指向前后或左右推拨，使其分开而按住穴位。

揣穴遇到骨骼、肌腱及血管覆盖的穴位时，令患者将有关的部位旋转，使其被覆盖的穴位充分显露，以指按穴。

揣穴遇到关节时，左手以拇指掐住穴位，右手牵拉患者肢体远端，行左右或上下滚摇，使其关节松弛，指下便可揣清穴位。

揣穴遇到伸屈关节才能较好显露穴位时，应采用升降法。

揣穴遇到屈伸关节、推拨肌腱才能显露穴位时，用手握住关节向左右滚摇，前后屈伸推拨穴位周围组织，使穴显于指下。

四、基本刺法

针刺方法有着很高的技术要求和严格的操作规程，医师必须熟练地掌握从持针到出针这一系列的操作技术。

持针法是医师握持毫针，保持针身端直坚挺，以便于针刺的方法。临床上持针方法各异，但“持针之道，坚者为宝”（《灵枢·九针十二原》）是持针法的总则。

针刺治疗时，执针进行操作的手称为刺手，一般为右手；配合刺手按压穴位局部，协同刺手进针、行针的手称为押手，一般为左手。

刺手的作用是掌握针具，施行手法操作，进针时运指力于针尖，而使针刺入皮肤；行针时便于左右捻转、上下提插和弹震刮搓，以及出针时的手法操作等。押手的作用主要是固定腧穴位置，夹持针身协助刺手进针，使针身有所依附，保持针身垂直，力达针尖以利于进针，减少刺痛，以及协助调节、控制针感。

在进行针刺操作时，刺手、押手需协同操作，紧密配合。双手的配合运用对于医师熟练实施毫针基本操作技术具有十分重要的作用。《灵枢·九针十二原》记述“右主推之，左持而御之”。《难经·七十八难》说：“知为针者，信其左；不知为针者，信其右。”《针经指南·标幽赋》更进一步阐述其义：“左手重而多按，欲令气散，右手轻而徐入，不痛之因。”强调了针刺过程中对于刺手、押手的不同运用。

持针的姿势，状如执持毛笔，故称为执毛笔式持针法。根据用指多少、握持部位及双手的配合分为下面五种，其中三指持针法临床最为常用。

二指持针法是医师用刺手拇、食两指指腹捏住针柄，或用拇指指腹与食指桡侧指端捏住针刺的握持方法，一般用于较短的毫针。

三指持针法是医师用刺手拇、食、中指指腹捏持针柄，拇指在内，食指、中指在外，三指协同的握持方法，适用于各种长度的针具。

四指持针法是医师用刺手拇、食、中指指腹捏持针柄，以无名指抵住针身的握持方法，适用于较长的毫针。

持针体法是用刺手拇、食两指拿一消毒干棉球，裹针体近针尖的部位，并用力捏住的握持方法，适用于较长的针具。

双手持针法是医师用刺手拇、食、中三指指腹捏持针柄，押手拇、食两指借助无菌干棉球裹挟针身近针尖部分的握持方法，适用于长针。

五、进针法

进针法是医师采用各种方法将毫针刺入腧穴皮下的操作方法。常用的进针法有以下几种。

1. 单手进针法

单手进针法多用于较短的毫针。

（1）插入法

操作时用刺手拇、食指持针，中指端紧靠穴位，指腹抵住针体中部，当拇、食指向下用力时，中指也随之屈曲，将针刺入腧穴皮下。

（2）捻入法

操作时指针尖抵于腧穴皮肤，运用指力稍加捻动将针尖刺入腧穴皮下。

2. 双手进针法

（1）指切进针法

指切进针法又称爪切进针法，用押手拇指或食指的指甲切按腧穴皮肤，刺手持针，针尖紧靠押手指甲缘，将针迅速刺入。此法适用于短针的进针，亦可用于腧穴局部紧邻重要的组织器官者。

（2）夹持进针法

押手拇、食两指持消毒干棉球，裹于针体下端，露出针尖，使针尖接触腧穴，刺手持针柄，刺手、押手同时用力将针刺入腧穴。此法适用于长针的进针。

（3）舒张进针法

押手食、中两指或拇、食两指将所刺腧穴部位的皮肤撑开绷紧，刺手持针，使针从刺手食、中两指或拇、食两指的中间刺入。此法主要用于皮肤松弛部位的腧穴。

（4）提捏进针法

押手拇、食两指将所刺腧穴两旁的皮肤提捏起，刺手持针，从捏起的腧穴上端将针刺入。此法主要用于皮肉浅薄部位的腧穴。

3. 管针进针法

将针先插入用玻璃、塑料或金属制成的比针短 7.5mm（3 分）左右的小针管内，触及腧穴表面皮肤；押手压紧针管，刺手食指对准针柄弹击，使针尖迅速刺入皮肤，然后将针管去掉，再将针刺入穴内。也有用安装弹簧的特制进针器进针者。此法多用于儿童和惧针患者。

以上各种进针法均可以指导我们的埋线操作，在临床应用时需根据腧穴所在部位的解剖特点、针刺深度、手法要求，以及针具长短等具体情况，以便于进针、易于得气、避免痛感为目的，灵活选用相应的进针法。

六、针刺的角度、方向和深度

针刺的角度、方向和深度，是毫针刺入皮下后的具体操作要求。在进针和行针过程中，合理选择进针角度、适时调整针刺方向、控制针刺深度，既可以避免进针疼痛和组织损伤，更有助于获得、维持或加强针感，提高疗效。

针刺疗效的取得，不仅取决于腧穴体表定位的准确，还与恰当的针刺角度、方向、深度密切相关。同一腧穴由于针刺角度、方向与深度的不同，会有不同的针刺感应，临床效应也各不相同。

1. 针刺角度

针刺角度是指针刺时针身与皮肤表面所形成的夹角。可根据腧穴部位的解剖特点和针刺治疗要求而确定，一般分为直刺、斜刺和平刺三种。

（1）直刺

直刺是针身与皮肤表面成 90° 垂直刺入。此法适用于人体大部分腧穴，浅刺与深刺均可。

（2）斜刺

斜刺是针身与皮肤表面成 45° 左右倾斜刺入。此法适用于骨骼边缘或内有重要脏器不宜直刺、深刺的腧穴，如需避开血管、肌腱时也可用此法。

（3）平刺

平刺即横刺、沿皮刺，是针身与皮肤表面成 15° 左右或沿皮以更小的角度刺入。此法适用于皮薄肉少部位的腧穴，如头部的腧穴等。

2. 针刺方向

针刺方向指针刺时针尖的朝向。一般需根据经脉循行方向、腧穴分布部位和要求达到的组织结构等情况而定。

（1）依经脉循行定方向

可按照迎随补泻的要求，针刺时结合经脉循行方向，或顺经而刺，或逆经而刺，从而达到针刺补泻的目的。

（2）依腧穴定方向

针刺时，为保证针刺的安全，应依据针刺腧穴所在部位的解剖特点确定针刺方向。

（3）依病情治疗需要定方向

为了使“气至病所”，在针刺时针尖应朝向病痛部位。例如内关治疗心律失常时，针尖须朝上。

3. 针刺深度

针刺深度是指针身刺入人体穴位内的深度，主要根据腧穴部位的解剖特点和治疗需要确定。同时还要结合患者年龄、体质、时令等因素综合考虑。《针灸甲乙经·卷三》中有342穴针刺深度的记述，后世医家大多以此为据确定针刺深度。随着解剖学的发展，临床上穴位的刺入深度有增无减。但必须指出，针刺深浅因病而施，《素问·刺要论》云：“病有浮沉，刺有浅深，各至其理，无过其道。”应以既有针感，又能保证安全为基本原则。

（1）依据腧穴部位定深浅

一般肌肉浅薄或内有重要脏器处宜浅刺；肌肉丰厚之处宜深刺，即穴浅则浅刺，穴深则深刺。

（2）依据病情性质定深浅

阳证、表证、新病宜浅刺；阴证、里证、久病宜深刺。

（3）依据年龄定深浅

年老体弱，气血衰退，小儿娇嫩，稚阴稚阳，均不宜深刺；中青年身强体壮者，可适当深刺。

（4）依据体质体形定深浅

形瘦体弱者，宜浅刺；形盛体强者，可适当深刺。故《灵枢·终始》说：“凡刺之法，必察其形气。”

（5）依据季节、时令定深浅

不同的季节可采用不同的针刺深浅。一般来说，春夏宜刺浅，秋冬宜刺深。

（6）依据得气与补泻要求定深浅

针刺后浅部不得气，宜插针至深部以催气；深部不得气，宜提针至浅部以引气。有些补泻方法强调针刺时先浅后深或先深后浅。

七、针刺得气

1. 针刺得气的概念与指征

（1）得气的概念

“得气”一词首见于《素问·离合真邪论》：“吸则内针，无令气忤，静以久留，无令邪布，吸则转针，以得气为故。”得气是指医师将毫针刺入腧穴一定深度后，施以一定的行针手法，使针刺部位产生经气感应。这种针下的经气感应又称“气”或“针感”。临床上可以通过患者对针刺的反应与医师手下的感觉两方面加以判定。由此可见，得气是针刺过程中医患双方的同步感应。

（2）得气的指征

《标幽赋》中记载：“轻滑慢而未来，沉涩紧而已至……气之至也，若鱼吞钩饵之沉浮，气未至也，如闲处幽堂之深邃。”这是古人对得气感觉的认识，结合临床可归纳为医患双方的感觉及反应，即主观感觉和客观表象两方面。

主观感觉方面：又称自觉指征，是指医师与接受针刺治疗的患者各自的主观感觉和反应，是判定得气的主要指征。患者方面的感觉主要有酸、麻、胀、重、凉、热，触电、跳跃、蚁走，以及特定条件下的疼痛等。医师方面的感觉主要指针下沉、涩、紧等感觉的变化。感觉的性质与机体反应性、疾病的性质和针刺部位密切相关。

客观表象方面：又称他觉指征，是指医师或患者观察到的针刺腧穴局部紧张凸起、穴位处肌肉跳动、循经性皮疹等改变，临床上比较少见。

2. 针刺得气的作用

得气是针刺产生治疗作用的关键，是判定医师针刺操作正确与否、患者经气盛衰、疾病预后转归、临床治疗效果的重要依据，也是针刺过程中进一步实施手法的基础。

（1）得气是针刺取效的基础

《灵枢·九针十二原》指出：“刺之要，气至而有效。”表明针刺的根本作用在于通过针刺腧穴、激发经气、疏通经络、调整阴阳、补虚泻实。针下得气，说明经气通畅，气血调和，神气游行，出入自如。

（2）得气是应用补泻的前提

《标幽赋》中记载了“既至也，量寒热而留疾；未至也，据虚实而候气”的操作方法。这是对得气反应与针刺操作手法关系的论述。《针灸大成》指出：“气之未至，或进或退，或按或提，导之引之，候气至穴而方行补泻。”并在“经络迎随设为问答”中强调“用针之法候气为先”“察其气以为补泻……候气至，然后迎之、随之”。《难经·七十八难》中有“得气，因推而内之，是谓补；动而伸之，是谓泻”，都说明了得气是应用补泻的前提。

（3）得气是判定正邪的依据

针下得气的迟速是判断机体正气盛衰和病情轻重的重要依据。《针灸大成》指出：“针若得气来速，则病易痊，而效亦速也；若气来迟，则病难愈，而有不治之忧。”可见，得气迅速者，正气相对充足，经气旺盛，机体反应灵敏，见效较快，预后较好。如《标幽赋》所云：“气速至而速效，气迟至而不治。”反之，正气虚损，经气衰弱，机体反应迟缓，得气慢，则疾病缠绵难愈且预后较差。《灵枢·终始》曰：“邪气来也紧而疾，谷气来也徐而和。”《针灸大成》曰：“若针下气至，当察其邪正，分其虚实。”说明针下之经气感应当有正、邪之分。故只有在得气的基础上，才能分辨正邪，而有针对性地施用不同补泻方法。

3. 影响得气的因素

一般情况下，取穴得当，针刺方向、角度、深浅适宜，多会出现得气感应。否则，就应当探究未能得气的根源，采取相应的方法，以促使尽快得气。影响针刺得气的因素主要包括以下几个方面。

（1）医师因素

医师因素包括取穴失准，行针手法不熟练，针刺角度、方向、深浅把握不当，医师注意力不集中等，医师要及时加以纠正。

（2）患者因素

患者因素包括个体禀赋、体格强弱，以及机体状态等原因。一般来说，新病、体形强壮者，得气较快；久病体弱者，得气较慢或较弱。实证得气较快；虚证得气较慢。有些患者阳气偏盛、神气敏感，容易得气，并可出现循经感传。多数患者机体阴阳之气无明显偏颇，气血润泽通畅，脏腑功能较好，故针刺时感应既不迟钝，亦不过于敏感，得气适时而平和。如属阴气偏盛的患者，多需经过一定的行针过程方有感应，或出针后针感仍然明显存在等，因人而异。

（3）环境因素

环境因素包括四时节气、雨雪阴晴、冷暖燥湿等原因。一般温度、湿度合适时针刺易于得气；反之，得气较慢或不易得气。如《素问·八正神明论》云："天温日明，则人血淖液而卫气浮，故血易泻，气易行。天寒日阴，则人血凝泣而卫气沉。"

4. 促使得气的方法

（1）候气法

候气法是指针刺入腧穴后，留针等待经气而至的方法，又称留针候气法。这即是说，进针后经气不至，留针片刻，有候气、待气而至的作用，《素问·离合真邪论》说："静以久留，以气至为故，如侍所贵，不知日暮。"候气时，可以安静等待较长时间，也可以间歇地运针，施以各种催气手法，直到气至而止。

（2）催气法

催气法是指针刺入腧穴后，通过一些行针手法，催促经气速至针下的方法。如《神应经》说："用大指及食指持针，细细动摇、进退、搓捻，其针如手颤之状，谓之催。"

（3）守气法

守气法是指针下得气之后，使气留守勿去的方法。本法可使已经出现的得气感应保持一定的强度和时间。《灵枢·小针解》说："上守机者，知守气也。机之动，不离其空中者，知气之虚实，用针之徐疾也。空中之机，清静以微者，针以得气，密意守气勿失也。"针灸临床也有"得气容易存气难"之说，得气后若随意改变针尖部位或盲目提插，很容易使已出现的得气感应消失，故必须细心体察、密意守之。此时宜不离针，或用拇、食两指持针不动，保证针尖不要偏离已得气的部位，或在原位施以轻巧的手法。

（4）调气法

从广义上讲，针刺的目的就是通过调整人体经络之气，使失去平衡的阴阳之气得到调理而归于平秘。故《灵枢·刺节真邪论》说："用针之类，在于调气。"《难经·七十二难》说："知其内外表里，随其阴阳而调之，故曰调气之方，必在阴阳。"临床上得气后可以使阻滞的经气流通，使"痛则不通"变为"通则不痛"，最终使疼痛减轻或消失。得气之后可以补虚、泻实，使过盛之气复平、不足之气得助，所以有"得气即为调气"之说。

从狭义上讲，调气法是指应用捻转、循摄、搓弹、按压，以及龙虎龟凤、通经接气等以调整经气方向的具体方法。《金针赋》所说的"及夫调气之法，下针至地之后，复人之分，欲气上行，将针右捻；欲气下行，将针左捻"即属此法。

5. 气至病所

气至病所之气泛指经气而言，即针下的经气感应。气至病所是指通过一定的针刺手法，使针刺感应向着病变部位所在的方向扩延和传布，最终达到病变部位。循经感传是指针刺得气后，针感沿着经脉走行传导的现象。循经感传气至病所，是针刺所得之经气沿着经脉走行传导达到病变部位，是得气、行气的主要目的，亦是得气的最佳表现，从而达到调整阴阳平衡的目的，获得更好的临床疗效。循经感传气至病所的方法因人、因病而异，视机体反应状态灵活应用，同时也应根据施术者的经验来选择。若遇关节经气阻涩者，可用青龙摆尾和白虎摇头等法，并施以循摄法，使经气通关过节。

八、治神与守神

治神与守神包括医师与患者两个方面。一是指医师专心致志地投身于针刺治疗的全过程；二是指患者配合医师完成治疗。

治神、守神是针刺治疗的前提与根本，贯穿整个针刺治疗过程，并且直接影响针刺疗效。

神是人体生命活动的外在表现，是对人体精神意识、思维活动，以及脏腑、气血、津液活动外在表现的高度概括。《素问·宝命全形论》曰："凡刺之真，必先治神。"《灵枢·本神》曰："凡刺之法，先必本于神。"两者都明确指出治神的必要性。《灵枢·九针十二原》曰："粗守形，上守神。"指出守神的重要性。针刺必须以"神"为根本，强调"神"在针刺治疗中的作用。治神与守神不仅影响针刺临床疗效，也是衡量针灸医师水平高低的标准。

1. 治神意在得气

治神是指医师意念集中，并且根据患者精神、意识及全身情况进行施针，目的是得气。同时，患者也需要心平气和，思想集中于医师施术之处，促使针下得气或气至病所。《灵枢·官能》说："用针之要，勿忘其神。"治神要始终贯穿针刺操作的全过程。治神的关键是医师认真审查患者的机体强弱、病位深浅、邪正盛衰、气血虚实，以及阴阳失衡的状态而决定用针之法，方能得气取效。

2. 守神意在守住所得之气

针刺得气后需要守气，勿使气散，以增强针刺疗效。守神涵盖医师和患者两个方面。其一要求医师专心体察针下感应，并根据患者神气的变化及时施以手法；其二要求患者专心体会针刺感应，以配合医师行针，促使气至病所，达到增强疗效的目的。《素问·宝命全形论》说："如临深渊，手如握虎，神无营于众物。"《标幽赋》说："目无外视，手如握虎，心无内慕，如待贵人。"古人十分强调医师在针刺过程中需要全神贯注。《灵枢·本神》又说："是故用针者，察观病人之态，以知精神魂魄之存亡得失之意。"即强调守神是医师通过观察患者的反应，掌握其脏腑精气的盛衰，把握适当的时机施以相应的针刺方法，以维系针下所得之气。《素问·针解》曰："必正其神者，欲瞻病人目，制其神，令气易行也。"针刺过程中，医师守神可静候气至，正确体察针下指感以辨气，准确判断机体状态，合理调整针刺的深浅、方向和手法；引导患者守神则可意守病所，促使针下得气、经气畅达。当经气已至，要慎守勿失，以期获取理想的调控效果。

现代医家主张，基于"神"的理论，应赋予治神与守神具体内涵，使其具有可操作性。即医师在实施手法的同时，应指导患者活动相关部位和（或）进行精神活动。通过调动患者自身治疗疾病的潜能，共同达到治疗的目的。

第二节　具体操作方法

一、工具选择

根据病情需要和操作部位选择不同种类和型号的埋线工具和医用线。其中套管针一般可由一次性使用无菌注射针配合适当粗细的磨平针尖的针灸针改造而成，或用适当型号的腰椎穿刺针代替，也可以选用一次性成品注射埋线针或其他合适的替代物。一次性使用无菌注射针应符合 GB 15811–2016 的要求；针灸针应符合 GB 2024–2016 的要求；腰椎穿刺针应符合 YY/T 91148–2009 的要求；医用缝合针应符合 YY/T 0043–2016 的要求；可吸收性外科缝线应符合 YY 1116–2020 的要求。

二、环境要求

应注意环境清洁卫生，避免污染。

三、消毒

1. 器械消毒

根据材料选择适当的消毒或灭菌方法，应达到国家规定的医疗用品卫生标准及消毒与灭菌标准，参见 GB 15981-2021。一次性使用的医疗用品还应符合 GB15980-2009 的有关规定。

2. 部位消毒

用 0.5% 的碘伏在施术部位由中心向外环形消毒，也可采用 2% 碘酒擦拭，再用 75% 乙醇脱碘的方法。

3. 术者消毒

医生双手应用肥皂水清洗，流水冲净，再用 75% 乙醇或 0.5% 碘伏擦拭然后戴无菌手套。

四、施术方法

1. 套管针埋线法

对拟操作的穴位及穴周皮肤消毒后取一段适当长度的可吸收性外科缝线，放入套管针的前端后接针芯，用一手拇指和食指固定拟进针穴位，另一只手持针刺入穴位，达到所需的深度，施以适当的提插捻转手法。当出现针感后，边推针芯边退针管，将可吸收性外科缝线埋植在穴位的肌层或皮下组织内。拔针后用无菌干棉球（签）按压针孔止血。

2. 埋线针埋线法

在穴位旁开一定距离处选择进针点，局部皮肤消毒后施行局部麻醉，常用药物：0.25%～0.5% 盐酸利多卡因注射液 50～300mg。方法：在拟操作的部位皮内注射药物形成一皮丘。如需扩大范围，则再从皮丘边缘进针注射药物形成第二个皮丘，最终形成一连串皮丘带。故局部麻醉药只有第一针刺入时才有痛感，此即为“一针技术”。必要时做分层注射，即由皮丘按解剖层次向四周及深部扩大浸润范围。每次注射药物前应回抽注射器，以免注入血管内。

取适当长度的可吸收性外科缝线，一手持镊将线中央置于麻醉点上，另一手持埋线针，缺口向下压线以 15°～45° 刺入，将线推入皮内（或将线套在埋线针尖后的缺口上，两端用血管钳夹住。一手持针，另一手持钳，针尖缺口向下以 15°～45° 刺入皮内）。当针头的缺口进入皮内后，持续进针直至线头完全埋入穴位的皮下，再适当进针后把针退出，用无菌干棉球（签）按压针孔止血。宜用无菌敷料包扎，保护创口 3～5 天。

3. 医用缝合针埋线法

在拟埋线穴位的两侧 1 ～ 2cm 处，皮肤消毒后施行局部麻醉，局部麻醉方法同上。一手用持针器夹住穿有可吸收性外科缝线的皮肤缝合针，另一手捏起两局麻点之间的皮肤，将针从一侧局麻点刺入穿过肌层或皮下组织，从对侧局麻点穿出，紧贴皮肤剪断两端线头，放松皮肤轻揉局部，使线头完全进入皮下。用无菌干棉球（签）按压针孔止血。宜用无菌敷料包扎保护创口 3 ～ 5 天。

第三节　治疗后调摄

龙虎五刺埋线疗法操作时刺激量偏大，因此治疗后的调摄非常重要，可以起到增效减少不适感的效果，我们从以下五个方面来论述。

一、注意休息，避寒保暖

接受埋线治疗后，不要过度疲劳，身体的疲惫往往会让埋线效果减弱。这是因为埋线对机体一般是良性的刺激，如果患者非常疲惫的话，会影响气血循环，进而影响治疗效果，同时，也要注意避寒保暖，因为埋线治疗后机体卫外功能会受影响。因此，埋线治疗后要充分保证休息，避寒保暖，可以提高疗效，也为后续的治疗打下良好的基础。

二、注意饮食，荤素搭配

埋线治疗后，还应当结合日常的饮食来进行后期的调养与滋补。埋线有可能会影响人体的部分正气，需要及时进食，有效补充能量才可以。在饮食上注意荤素搭配，避免食用太多辛辣、油腻、刺激的食物，以免影响肠胃的正常运化，降低埋线治疗的效果。

三、适当活动

埋线治疗的当天，一般要减少活动，特别是下肢的穴位埋线，如果走路太多，可能出现局部酸胀麻木的情况，但是到第 2 天、第 3 天往后，可以适当增加活动量，由散步到快走或者根据自己的情况慢跑，保持良好的身体状态，这样子埋线治疗的效果会更明显。

四、调畅情志

埋线治疗时，伴随一定的疼痛，很多患者会有紧张的情绪，加之病情的影响，二者叠加，多会出现焦虑紧张的状态，因此，埋线治疗后，叮嘱患者可以听一些舒缓轻快的音乐，和家人朋友聊天倾诉，尽量使自己的心态放松、情绪舒缓。

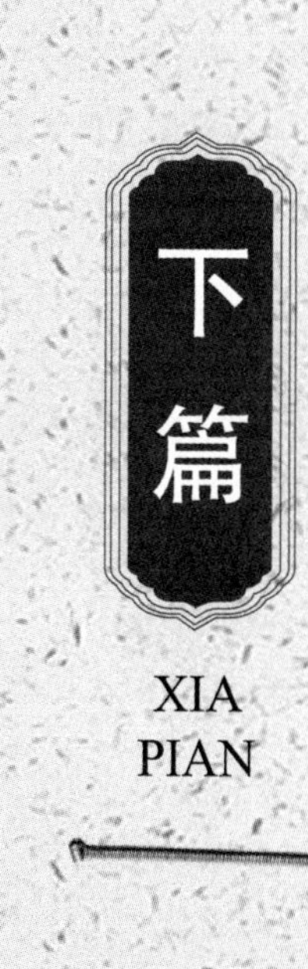

下篇

XIA
PIAN

第十三章

神经系统疾病

第一节 脑卒中

脑卒中（cerebral stroke）又称脑血管意外，是一种急性脑血管疾病，是由于脑部血管突然破裂或因血管阻塞导致血液不能流入大脑而引起脑组织损伤的一组疾病，包括缺血性卒中和出血性卒中，具有发病率高、死亡率高和致残率高的特点。缺血性卒中的发病率高于出血性卒中，占脑卒中总数的 60% ～ 70%。颈内动脉和椎动脉闭塞和狭窄可引起缺血性脑卒中，年龄多在 40 岁以上，男性较女性多，严重者可引起死亡。

【西医病因病理】

脑卒中分为缺血性脑卒中和出血性脑卒中，前者是指因脑部血液循环障碍，缺血、缺氧所致的局限性脑组织的缺血性坏死或软化，后者是指原发性非外伤性脑实质内出血。缺血性脑卒中的主要发病原因为大动脉粥样硬化、心源性栓塞和小动脉闭塞。而脑出血主要病因为高血压合并细、小动脉硬化，其他病因包括脑动、静脉畸形，动脉瘤，血液病，梗死后出血，脑淀粉样血管病，Moyamoya 病，脑动脉炎，抗凝或溶栓治疗，瘤卒中等。实验证明，神经细胞在完全缺血、缺氧十几秒后即出现电位变化，20 ～ 30 秒后大脑皮质的生物电活动消失，30 ～ 90 秒后小脑及延髓的生物电活动也消失。脑动脉血流中断持续 5 分钟，神经细胞就会发生不可逆性损害，出现脑梗死。而长期高血压使脑细小动脉发生玻璃样变及纤维素性坏死，管壁弹性减弱，血压骤然升高时血管易破裂出血。在血流冲击下，血管壁病变也会导致微小动脉瘤形成，当血压剧烈波动时，微小动脉瘤破裂而导致脑出血。脑出血后由于血肿的占位效应及血肿周围脑组织水肿，可引起脑组织受压移位，进一步引起脑组织缺血坏死。

【中医病因病机】

中医将本病称为中风，以猝然昏仆、不省人事、半身不遂、口眼㖞斜、语言不利为临床主症。病轻者可无昏仆而仅见半身不遂及口眼㖞斜等症状。由于本病发生突然，起病急骤，“如矢石之中的，若暴风之疾速”，临床见症不一，变化多端而速疾，有昏仆、抽搐，与自然界“风性善行而数变”的特征相似，故古代医家取象比类而名为“中风”；又因其发病突然，亦称为卒中。至于《伤寒论》所说之“中风”，乃外感病中的太阳表虚之证，与本节所述不可混淆。

《内经》中无中风的病名，但有关中风的论述较详。在病名方面，依据症状表现和发病阶段不同而有不同的名称。如在卒中昏迷期间称为仆击、大厥、薄厥；半身不遂者则有偏枯、偏风、身偏不用、风痱等病名。在病因方面，认识到感受外邪、烦劳暴怒可以诱发本病。如《灵枢·刺节真邪》云：“虚邪偏客于身半，其入深，内居荣卫，荣卫稍衰，则真气去，邪气独留，发为偏枯。”《素问·生气通天论》云：“阳气者，大怒则形气绝，而血菀于上，使人薄厥。”《素问·调经论》云：“血之与气，并走于上，则为大厥，厥则暴死，气复反则生，不反则死。”此外，还认识到本病的发生与体质、饮食有密切的关系。如《素问·通评虚实论》曾经明确指出：“……仆击、偏枯……肥贵人则膏粱之疾也。”这些论述为后世临床的发展奠定了基础。

在《内经》理论指导下，历代医家对中风的病因病机和治法做了进一步的探讨和发挥。大体可划分为两个阶段。在唐宋以前，以外风学说为主，多从内虚邪中立论。如《灵枢·刺节真邪》所说“真气去，邪气独留”；东汉张仲景认为络脉空虚、风邪入中是本病发生的主因，并以邪中深浅、病情轻重而分为中经中络、中脏中腑。在治疗上，主要以疏风散邪、扶助正气为法，《备急千金要方》小续命汤和《素问病机气宜保命集》大秦艽汤，均为代表方。唐宋以后，特别是金元时期，突出以内风立论，是中风病因学说的一大转折。如张元素认为病因是热，主张“风本生于热，以热为本，以风为标”。刘河间则主张“心火暴盛”。李东垣认为其属“正气自虚”。《医学发明·中风有三》曰：“中风者，非外来风邪，乃本气自病也。凡人年逾四旬，气衰者多有此疾。”朱丹溪主张“湿痰生热”，《丹溪心法·论中风》指出：“东南之人，多是湿土生痰，痰生热，热生风也。”元代王履提出“真中”“类中”病名。《医经溯洄集·中风辨》指出：“因于风者，真中风也，因于火、因于气、因于湿者，类中风，而非中风也。”其后，明代张景岳认为本病与外风无关，而倡导“非风”之说，并提出“内伤积损”的论点。《景岳全书·非风》言：“非风一证，即时人所谓中风证也。此证多见猝倒，猝倒多由昏聩，本皆内伤积损颓败而然，原非外感风寒所致。”同代医家李中梓将中风中脏腑明确分为闭、脱二证。至清代叶天士始明确以内风立论，《临证指南医案·中风》进一步阐明了“精血衰耗，水不涵木……肝阳偏亢，内风时起”的发病机制，并提出滋液息风，补阴潜阳，以及开闭、固脱等法。王清任指出中风半身不遂、偏身麻木是由于气虚血瘀所致，立补阳还五汤治疗偏瘫，至今仍为临床常用。近代医家张伯龙、张山雷等总结前人经验，进一步探讨发病机制，认识到本病的发生主要在于肝阳化风，气血并逆，直冲犯脑。至此对中风的病因病机和治法认识渐趋深化。

中风发病原因有以下几方面。

1. 内伤积损

素体阴亏血虚，阳盛火旺，风火易炽，或年老体衰，肝肾阴虚，肝阳偏亢，复因将息失宜，致使阴虚阳亢，气血上逆，上蒙神窍，突发本病。

2. 劳欲过度

《素问·生气通天论》曰：“阳气者，烦劳则张。”烦劳过度，耗气伤阴，易使阳气暴张，引动风阳上旋，气血上逆，壅阻清窍；纵欲过度，房事不节，亦能引动心火，耗伤肾水，水不制火，则阳亢风动。

3. 饮食不节

嗜食肥甘厚味、辛香炙煿之物，或饮酒过度，致使脾失健运，聚湿生痰，痰湿生热，热极生风，终致风火痰热内盛，窜犯络脉，上阻清窍。此即《丹溪心法·论中风》所言“湿土生痰，痰生热，热生风也”。

4. 情志所伤

五志过极，心火暴甚，可引动内风而发卒中，其中以郁怒伤肝为多。平素忧郁恼怒，情志不畅，肝气不舒，气郁化火，则肝阳暴亢，引动心火，气血上冲于脑，神窍闭阻，遂致猝倒无知。或长期烦劳过度，精神紧张，虚火内燔，阴精暗耗，日久导致肝肾阴虚，阳亢风动。此外，素体阳盛，心肝火旺之青壮年，亦有遇怫郁而阳亢化风，突然发病者。

5. 气虚邪中

气血不足，脉络空虚，尤其在气候突变之际，风邪乘虚入中，气血痹阻，或痰湿素盛，形盛气衰，外风引动内风，痰湿闭阻经络，而致㖞僻不遂。

中风的形成虽有上述各种原因，但其基本病机总属阴阳失调，气血逆乱。病位在心脑，与肝肾密切相关。《素问·脉要精微论》说："头者，精明之府。"李时珍在《本草纲目》中亦指出脑为"元神之府"。"精明""元神"均指主宰精神意识思维活动功能，因此可以认为神明为心脑所主。病理基础则为肝肾阴虚。因肝肾之阴下虚，则肝阳易于上亢，复加饮食起居不当、情志刺激或感受外邪，气血上冲于脑，神窍闭阻，故猝然昏仆，不省人事。病理因素主要为风、火、痰、气、瘀，其形成与脏腑功能失调有关。如肝肾阴虚，阳亢化火生风，或五志化火动风。脾失健运，痰浊内生，或火热炼液为痰。暴怒血菀于上，或气虚无力推动，皆可致瘀血停滞。四者之间可互相影响或兼见同病，如风火相扇、痰瘀互结等。严重时风阳痰火与气血阻于脑窍，横窜经络，出现昏仆、失语、㖞僻不遂。

病理性质多属本虚标实。肝肾阴虚、气血衰少为致病之本，风、火、痰、气、瘀为发病之标，两者可互为因果。发病之初，邪气鸱张，风阳痰火炽盛，气血上菀，故以标实为主；如病情剧变，在病邪的猛烈攻击下，正气急速溃败，可以正虚为主，甚则出现正气虚脱。后期因正气未复而邪气独留，可留后遗症。

由于病位浅深、病情轻重的不同，中风又有中经络和中脏腑之别。轻者中经络，重者中脏腑。若肝风夹痰，横窜经络，血脉瘀阻，气血不能濡养机体，则见中经络之证，表现为半身不遂，口眼㖞斜，不伴神志障碍；风阳痰火蒙蔽神窍，气血逆乱，上冲于脑，则见中脏腑重证，络损血溢，瘀阻脑络，而致猝然昏倒，不省人事。因邪正虚实的不同，而有闭脱之分及由闭转脱的演变。闭证之中腑者多因肝阳暴亢或痰热腑实，风痰上扰，见㖞僻不遂，神志欠清，大便不通；中脏者，风阳痰火内闭神窍，脑络瘀阻，则见昏仆、不省人事、肢体拘急等症。因于痰火瘀热者为阳闭；因于痰浊瘀阻者为阴闭。若风阳痰火炽盛，进一步耗灼阴精，阴虚及阳，阴竭阳亡，阴阳离决，则出现脱证，表现为口开目合、手撒肢冷、气息微弱等虚脱症状。由此可见，中风的发生，病机虽然复杂，但归纳起来不外虚（阴虚、血虚）、火（肝火、心火）、风（肝风、外风）、痰（风痰、湿痰）、气（气逆、气滞）、血（血瘀）六端。

恢复期因气血失调，血脉不畅而后遗经络病证。中脏腑者病情危重，但经积极抢救治疗，往往可使患者脱离危险，神志渐趋清醒，但因肝肾阴虚，气血亏损未复，风、火、痰、瘀之邪留滞经络，气血运行不畅，而仍留有半身不遂、口㖞或不语等后遗症，一般恢复较难。

【证候分类】

本病以突然意识障碍或无意识障碍、半身不遂为主要临床表现。临床上根据有无意识障碍而分为中经络、中脏腑两端。

1. 中经络

凡以半身不遂、舌强语謇、口眼㖞斜而无意识障碍为主症者属中经络。

（1）肝阳暴亢证

兼见面红目赤，眩晕头痛，心烦易怒，口苦咽干，尿黄便秘，舌红或绛，苔黄或燥，脉弦有力。

（2）风痰阻络证

兼见肢体麻木或手足拘急，头晕目眩，苔白腻或黄腻，脉弦滑。

（3）痰热腑实证

兼见口黏痰多，腹胀便秘，舌红苔黄腻或灰黑，脉弦滑大。

（4）气虚血瘀证

兼见肢体软弱，偏身麻木，手足肿胀，面色淡白，气短乏力，心悸自汗，舌暗苔白腻，脉细涩。

（5）阴虚风动证

兼见肢体麻木，心烦失眠，眩晕耳鸣，手足拘挛或蠕动，舌红苔少，脉细数。

2. 中脏腑

凡以神志恍惚、迷蒙、嗜睡或昏睡，甚者昏迷、半身不遂为主症者属中脏腑。

（1）闭证

兼见神昏，面赤，呼吸急促，喉中痰鸣，牙关紧闭，口噤不开，肢体强痉，二便不通，苔黄腻，脉洪大而数。

（2）脱证

兼见面色苍白，瞳神散大，气息微弱，手撒口开，汗出肢冷，二便失禁，苔滑腻，脉散或微。

【诊断要点】

1. 临床特征

具有突然昏仆、不省人事、半身不遂、偏身麻木、口眼㖞斜、言语謇涩等特定的临床表现。轻症仅见眩晕、偏身麻木、口眼㖞斜、半身不遂等。多急性起病，好发于40岁以上的年龄。发病之前多有头晕、头痛、肢体一侧麻木等先兆症状。患者常有眩晕、头痛、心悸等病史，病发多有情志失调、饮食不当或劳累等诱因。

2. 辅助检查

临床可做脑脊液、眼底及CT、MRI等检查。短暂性卒中检查无明显异常。局限性脑梗死，患者脑脊液压力不高，常见在正常范围，蛋白质含量可高。头颅CT和MRI可显示梗死区。出血性中风在起病后1周CT能正确诊断大脑内有直径在1cm或更大的血肿。对于脑干内小的血肿或血块已变为和脑组织等密度时，MRI的诊断比CT可靠。原发性蛛网膜下腔出血主要原因为动脉瘤破裂和动、静脉血管畸形，早期CT扫描可显示破裂附近脑池或脑裂内有无凝血块、脑内或硬膜下血肿，以及是否合并脑出血。MRI对原发性蛛网膜下腔出血的诊断并不可靠，在无CT条件下，可谨慎进行脑脊液检查。经颅多普勒及颈动脉超声检查，可以监测微栓子，也能发现患者的大脑血管是否存在狭窄或者闭塞。此外，在脑卒中已经发生的情况下，必要时可做脑血管造影，比如患者现在已经有脑出血，已经有脑血栓，通过脑血管造影检查，可以明确病因、发病范围，从而确定下一步的治疗措施。

3. 鉴别诊断

（1）中风与口僻

口僻俗称吊线风，主要症状是口眼㖞斜，但常伴耳后疼痛，口角流涎，言语不清，而无半身不遂或神志障碍等表现，多因正气不足，风邪入脉络，气血痹阻，不同年龄均可罹患。

（2）中风与厥证

厥证也有突然昏仆、不省人事之表现。一般而言，厥证神昏时间短暂，发作时常伴有四肢逆冷，移时可自行苏醒，醒后无半身不遂、口眼㖞斜、言语不利等表现。

（3）中风与痉证

痉证以四肢抽搐、项背强直，甚至角弓反张为主症，发病时也可伴有神昏，需与中风闭证相鉴别。但痉证之神昏多出现在抽搐之后，而中风患者多在起病时即有神昏，而后可以出现抽搐。痉证抽搐时间长，中风抽搐时间短。痉证患者无半身不遂、口眼㖞斜等症状。

（4）中风与痿证

痿证可以有肢体瘫痪、活动无力等类似中风之表现；中风后半身不遂日久不能恢复者，亦可见肌肉瘦削、筋脉弛缓，两者应予以区别。但痿证一般起病缓慢，以双下肢瘫痪或四肢瘫痪，或肌肉萎缩，筋惕肉瞤为多见；而中风的肢体瘫痪多起病急骤，而以偏瘫不遂为主。痿证起病时无神昏，中风则常有不同程度的神昏。

（5）中风与痫证

痫证发作时起病急骤，突然昏仆倒地，与中风相似。但痫证为阵发性神志异常的疾病，猝发仆地时常有口中作声，如猪样啼叫，四肢频抽而口吐白沫；中风则仆地无声，一般无四肢抽搐及口吐涎沫的表现。痫证之神昏多为时短暂，移时可自行苏醒，醒后一如常人，但可再发；中风患者昏仆倒地，其神昏症状严重，持续时间长，难以自行苏醒，需及时治疗方可逐渐清醒。中风多伴有半身不遂、口眼㖞斜等症，亦与痫证不同。

【龙虎五刺埋线治疗】

1. 治疗原则

以通经活络、开窍醒脑为治疗原则。

2. 体位

仰卧位或俯卧位。

3. 埋线针具选择

针具为8cm长8号埋线针。线体为3cm长3-0号PGA线或胶原蛋白线。

4. 定穴

①内关（络穴；八脉交会穴，通阴维）

定位：正坐或仰卧，仰掌。在前臂掌侧，当曲泽与大陵的连线上，腕横纹上2寸，掌长肌腱与桡侧腕屈肌腱之间。

局部层次解剖：皮肤→皮下组织→桡侧腕屈肌腱与掌长肌腱之间→指浅屈肌→指深屈肌→旋前方肌。浅层布有前臂内侧皮神经、前臂外侧皮神经的分支和前臂正中静脉。深层解剖：在指浅屈肌、拇长屈肌和指深屈肌三者之间有正中神经伴行动、静脉，在前臂骨间膜的前方有骨间前动、静脉和骨间前神经。

②曲池（合穴）

定位：侧腕。在肘横纹外侧端，屈肘，当尺泽与肱骨外上髁连线的中点处。

局部层次解剖：皮肤→皮下组织→桡侧腕长伸肌和桡侧腕短伸肌→肱桡肌。浅层布有头静脉的属支和前臂后皮神经。深层有桡神经，桡侧返动、静脉和桡侧副动、静脉间的吻合支。

③足三里（合穴）

定位：仰卧，伸下肢，或正坐屈膝。在小腿前外侧，当犊鼻下 3 寸，距胫骨前缘一横指。

局部层次解剖：皮肤→皮下组织→胫骨前肌→小腿骨间膜→胫骨后肌。浅层布有腓肠外侧皮神经。深层有胫前动、静脉的分支或属支。

④三阴交

定位：正坐或仰卧。在小腿内侧，当足内踝尖上 3 寸，胫骨内侧缘后方。

局部层次解剖：皮肤→皮下组织→趾长屈肌→胫骨后肌→长屈肌。浅层布有隐神经的小腿内侧皮支、大隐静脉的属支。深层有胫神经和胫后动、静脉。

5. 操作技巧

埋线部位按要求用碘伏常规消毒，医者戴口罩、帽子和无菌手套。

穴位针具刃口线与人体纵轴平行，与肌纤维走行平行，术者左手在定点处按压，右手持针，将带有线体的针具抵住皮肤，轻轻加压后快速突破，缓慢进针，经皮下组织刺入外层筋膜，旋转针体，回提针具，将线体留在皮下，出针按压后创可贴贴敷。

【其他特色疗法】

1. 针刺

（1）中经络

治则：调神通络，平肝息风，行气活血，化痰祛瘀。

处方：水沟、内关、极泉、尺泽、委中、三阴交、足三里。

方义：督脉入络脑，水沟为督脉要穴，可调脑神、通经络；心主血脉，内关为心包经络穴，可调理心气，促进气血的运行；三阴交为足三阴经交会穴，可滋补肝肾；极泉、尺泽、委中、足三里疏通肢体经络。

加减：肝阳暴亢加太冲、太溪镇肝潜阳；风痰阻络加丰隆、合谷化痰息风；痰热腑实加曲池、丰隆清热豁痰；痰气虚血瘀加气海、血海益气活血；阴虚风动加太溪、风池滋阴潜阳；口角㖞斜加颊车、地仓；上肢不遂加肩髃、臂臑、曲池、手三里、合谷；下肢不遂加环跳、阳陵泉、阴陵泉、风市、悬钟、上巨虚；头晕加风池、天柱；足内翻加悬钟、纠内翻、丘墟；足外翻加太溪、纠外翻；便秘加丰隆、支沟、天枢、上巨虚；尿失禁、尿潴留加中极、关元、曲骨。

操作：水沟向患侧平刺；内关向手部斜刺；刺极泉时，在原穴位置下 2 寸心经上取穴，避开腋毛，直刺进针；其余穴位均直刺埋线。

（2）中脏腑

治则：醒脑开窍，闭证兼息风豁痰，开窍启闭；脱证兼救阴回阳固脱，重用灸法。

处方：以督脉腧穴为主。水沟、素髎、内关。

方义：脑为元神之府，督脉入络脑，素髎、水沟为督脉穴，可醒脑开窍，调神导气；心主血脉，内关为心包经络穴，可调理心气，促进气血运行。

加减：闭证加合谷、太冲、十宣开窍启闭；脱证加灸关元、气海、神阙回阳固脱。

操作：水沟向患侧平刺；内关向手部斜刺；素髎以雀啄法常规针刺，以患者面部出现反应为度；十宣用三棱针点刺出血；关元、气海用大艾炷灸法，神阙用隔盐灸法，直至四肢转温。

2. 头针

选顶颞前斜线、顶旁 1 线及顶旁 2 线，毫针平刺入头皮下，快速捻转 2 ～ 3 分钟，每次留针 30 分钟，留针期间反复捻转 2 ～ 3 次。行针后鼓励患者活动肢体。

3. 穴位注射

取肩髃、曲池、手三里、足三里、丰隆、三阴交。每次选用 2 ～ 4 穴，可选用丹参注射液或川芎嗪注射液、维生素 B_1 注射液、维生素 B_{12} 注射液，常规穴位注射。此法适用于中经络证。

4. 电针

在患侧上、下肢各选 2 个穴位，针刺得气后接通电针仪，用断续波或疏密波中度刺激，以肌肉出现规律性收缩为佳。

5. 中医药辨证治疗

（1）中经络

①风痰阻络证

治法：息风化痰通络。

代表方：天麻钩藤饮加减。

组成：天麻 10 ～ 15g，钩藤 15 ～ 30g，石决明 15 ～ 30g，黄芩 6 ～ 10g，生地黄 6 ～ 10g，石斛 5 ～ 10g，桑寄生 10 ～ 15g，制首乌 10 ～ 15g，茯苓 10 ～ 15g，僵蚕 5 ～ 10g，地龙 5 ～ 10g，水蛭 5 ～ 15g。

加减：言语不清者，加菖蒲 6 ～ 10g，远志 10 ～ 15g，祛痰宣窍；痰瘀交阻，舌紫有瘀斑，脉细涩者，可酌加丹参 10 ～ 30g，桃仁 10 ～ 15g，红花 6 ～ 10g，赤芍 10 ～ 30g 等活血化瘀之品。

中成药：脑血栓片，每次 4 片，口服，每日 3 次。

②痰热腑实证

治法：化痰通腑。

代表方：通脑灵方加减

组成：胆南星 10 ～ 12g，郁金 6 ～ 12g，生大黄 10 ～ 15g，制大黄 6 ～ 15g，水蛭 5 ～ 15g，桃仁 10 ～ 15g。

加减：头痛、眩晕严重者，加钩藤 15 ～ 30g(后下)，菊花 10 ～ 15g，珍珠母 15 ～ 30g 平肝降逆；烦躁不安，彻夜不眠，口干，舌红，加生地黄 10 ～ 30g，沙参 6 ～ 10g，首乌藤 30g，养阴安神。

中成药：苏合香丸，每次 1 丸，口服，每日 1 ～ 2 次。

③气虚血瘀证

治法：益气活血。

代表方：补阳还五汤加减。

组成：黄芪 10 ～ 60g，赤芍 10 ～ 30g，川芎 10 ～ 15g，当归尾 10 ～ 15g，地龙 6 ～ 10g，桃仁 10 ～ 15g，红花 6 ～ 10g。

加减：血虚甚，加枸杞子 10 ～ 15g，首乌藤 10 ～ 15g，补血；肢冷，阳失温煦，加桂枝 6 ～ 10g，温经通脉；腰膝酸软，加川续断 6 ～ 10g，槲寄生 10 ～ 15g，杜仲 10 ～ 15g，壮筋骨，强腰膝。

中成药：脑心通胶囊，每次 2 ～ 4 粒，口服，每日 3 次；脑安颗粒，每次 1 袋，口服，每日 2 次；血栓心脉宁片，每次 2 片，口服，每日 3 次。

④阴虚风动证

治法：滋阴潜阳，息风通络。

代表方：镇肝熄风汤加减。

组成：代赭石 20 ～ 30g，怀牛膝 10 ～ 15g，生龙骨 20 ～ 30g，白芍 10 ～ 15g，天冬 10 ～ 15g，玄参 10 ～ 15g，生牡蛎 20 ～ 30g，龟甲 15 ～ 20g，甘草 3 ～ 5g。

加减：痰热较重，苔黄腻，加胆南星 10 ～ 15g，川贝母 6 ～ 10g，清热化痰；阴虚阳亢，肝火偏旺，心中烦热，加栀子 6 ～ 10g，黄芩 6 ～ 10g，清热除烦。

中成药：六味地黄丸，每次 8 丸，口服，每日 3 次。

⑤痰瘀阻络证

治法：涤痰通络，活血化瘀。

代表方：通脑饮方。

组成：制南星 6 ～ 10g，菖蒲 6 ～ 10g，川芎 10 ～ 15g，天麻 10 ～ 15g，钩藤 15 ～ 30g，僵蚕 6 ～ 10g，水蛭 3 ～ 5g，红景天 15 ～ 20g。

加减：有化热之象者，加黄芩 6 ～ 10g，黄连 3 ～ 5g；见戴阳证者，急进参附汤、白通加猪胆汁汤救治。

中成药：华佗再造丸，每次 8g，口服，每日 2 ～ 3 次。

（2）中脏腑

痰热内闭心窍证

治法：清肝息风，辛凉开窍，育阴潜阳。

代表方：安宫牛黄丸加减。

组成：水牛角 20 ～ 30g，菖蒲 6 ～ 9g，珍珠母 20 ～ 30g，生地黄 20 ～ 30g，黄连 3 ～ 5g，黄芩 6 ～ 10g，栀子 6 ～ 10g，郁金 10 ～ 15g，制大黄 6 ～ 10g，川牛膝 10 ～ 15g（可从胃管中注入）。

加减：肝火旺盛，面红目赤，宜酌加龙胆草 10 ～ 15g，栀子 6 ～ 10g，代赭石 20 ～ 30g 等清肝镇摄之品；腑实热结，腹胀便秘，苔黄厚，宜加生大黄 6 ～ 10g，玄明粉 6 ～ 10g，枳实 6 ～ 10g 通腑泄热；痰热伤津，舌质干红，苔黄燥者，加沙参 10 ～ 15g，生地黄 10 ～ 30g，麦门冬 10 ～ 15g，养阴生津。

中成药：安宫牛黄丸，每日 1 丸，口服，每日 1 次。

【注意事项】

1. 埋线治疗中风疗效较满意，尤其对于神经功能的康复如肢体运动、语言、吞咽功能等有促进作用，治疗越早效果越好。治疗期间应配合功能锻炼。

2. 中风急性期，出现高热、神昏、心衰、颅内压增高、上消化道出血等情况时，应采取综合治疗措施。

3. 中风患者应注意防治褥疮，保证呼吸道通畅。

4. 本病应重在预防，如年逾四十，经常出现头晕头痛、肢体麻木，偶有发作性语言不利、肢体痿软无力者，多为中风先兆，应加强防治。

第二节　脊髓损伤

脊髓损伤（spinal cord injury）是由于外界直接或间接因素导致脊髓损伤，在损害的相应节段出现各种运动、感觉和括约肌功能障碍，肌张力异常及病理反射等的相应改变。脊髓损伤的程度和临床表现取决于原发性损伤的部位和性质。脊髓损伤可分为原发性脊髓损伤与继发性脊髓损伤。前者是指外力直接或间接作用于脊髓所造成的损伤；后者是指外力所造成的脊髓水肿、椎管内小血管出血形成血肿、压缩性骨折，以及破碎的椎间盘组织等形成脊髓压迫，造成脊髓的进一步损害。目前，全球范围内脊髓损伤的发病率为（10.4 ～ 83）/100 万，而且呈逐年上升趋势，每年大约有 50 万新增患者。其中，发达国家的发病率比较高，其发病率为（13.1 ～ 52.2）/100 万，而发展中国家为（12.7 ～ 29.7）/100 万，在性别比例中，男性患者多于女性患者。在年龄上，大多数国家和地区，患病人群多为 30 岁以下的青壮年，但是，随着经济的发展及人口老龄化，患病年龄有逐年升高趋势，出现了更多的老年患者。近年来，中国的脊髓损伤发病率增加了 10 倍，而且每年还有 6 万例新增患者，中国已成为世界上脊髓损伤患者最多的国家。

中医古籍中并没有“脊髓损伤”的病名，《灵枢・寒热病》云：“身有所伤，血出多……若有所堕坠，四肢懈惰不收，名为体惰。”描述了外伤所致的截瘫与脊髓损伤极为类似，提出了中医病名“体惰”，被认为是对本病的最早病名记载。中医学认为肾经贯脊属肾，督脉贯脊入络脑，二脉与脊髓和脑的关系极为密切。因此，脊髓受损则阻遏肾、督二脉，气血运行不畅，筋骨失养，必致肢体瘫痪失用。

【西医病因病理】

脊髓损伤的发病机制比较复杂，主要为原发性损伤和继发性损伤，原发性损伤是指脊髓直接的、不可逆的机械损伤，包括持续性压迫损伤、短暂性压迫损伤、牵张性损伤和撕裂伤（或横断伤），可引起脊髓灰质和白质内血管出血、神经细胞大量死亡、细胞间质水肿、细胞膜溶解、传导束断裂及脊髓内环境失衡等。在脊髓损伤后的几分钟内便可引起继发性损伤，其可持续数周甚至数月，继发性损伤主要包括兴奋性氨基酸中毒、自由基形成、离子失衡、微循环障碍、免疫炎症反应、细胞凋亡、空洞及胶质瘢痕形成等。下面对研究比较集中的几个方面进行总结。

1. 微循环障碍

微循环障碍是脊髓损伤后继发性损伤的重要机制之一，脊髓损伤首先影响微循环系统，导致中央管附近组织的点状出血，以灰质出血明显，损伤后 1 小时，出血就会遍及整个灰质，损伤后 2 小时，白质中出现明显出血点。灰质的出血可引起多种退行性病变，髓鞘破坏、轴突肿胀及轴突周的肿胀，在损伤 3 ～ 9 个月后，损伤脊髓中会形成大面积的梭形空泡，中央脊髓软化，空泡进一步向头端和尾端的节段进行延伸。大量出血必然导致脊髓组织缺血，从而引起细胞正常生理活动所需的氧气及相关营养物质供应不足，打破了内环境稳态，进而导致缺血级联反应，细胞内活性氧、毒性蛋白水解酶等大量产生并聚集，引起细胞的死亡和组织的破坏，神经组织又对氧气极为敏感，在正常体温下缺氧 3 ～ 4 分钟即可造成神经组织不可逆转的损伤。同时，缺血后的再灌注也会进一步加大损伤，这种损伤比初始缺血损伤更为严重。

2. 自由基损伤机制

自由基的形成是脊髓损伤后继发性坏死的作用机制之一，因其含有不配对的电子，所以它的性质非常不稳定，极易攻击含有多价不饱和脂肪酸的丙烯双链的细胞膜，进而产生一系列的铁依赖性的脂质过氧化连锁反应，导致细胞膜的通透性和完整性被破坏。在人体正常的生理过程中，机体内也会有一定量自由基产生，但经过体内氧化系统的作用，这些自由基可以及时被清除。脊髓损伤后，损伤部位的出血、缺血及缺氧等病理改变使神经元细胞内的线粒体传递链发生脱偶联，从而导致大量的自由基产生释放。而在脊髓组织中，维持脊髓正常生理功能的神经细胞和髓鞘中的亚细胞都具有生物膜结构，他们遭受自由基的破坏后，便会导致神经细胞的变性、坏死等。

3. 兴奋性氨基酸中毒

兴奋性氨基酸具有明显的神经毒性，脊髓损伤可以刺激突触末梢释放大量的兴奋性氨基酸。一方面，脊髓损伤后，大量兴奋性氨基酸的产生可以引起神经细胞的通透性发生改变，Na^+、H_2O 内流，导致神经细胞毒性水肿；另一方面，脊髓损伤后过量释放的兴奋性氨基酸还可以介导 Ca^{2+} 内流，胞内 Ca^{2+} 含量升高，则会引起多种钙离子依赖性酶的异常激活，进而引起 DNA、蛋白质和磷脂的降解，在磷脂降解的过程中可以产生花生四烯酸，而花生四烯酸又可代谢生成氧自由基，进而导致细胞膜的破坏。另外，磷脂降解产生的花生四烯酸还可以代谢生成廿烷酸，廿烷酸可以与磷脂分解产生的血小板激活因子相互作用，从而加强损伤局部血细胞的聚集和血管收缩。这将进一步加重脊髓损伤后脊髓组织的缺血。

4. 免疫炎症反应

免疫炎症反应主要通过两种方式影响神经组织的修复：第一，炎性细胞因子、免疫炎性细胞直接作用于受损局部组织；第二，通过与其他机制相互作用于受损组织。目前研究的与脊髓损伤有关的免疫炎性细胞、炎性细胞因子主要有淋巴细胞、中性粒细胞、小胶质细胞、肿瘤坏死因子、白细胞介素等。研究显示这些细胞及因子对继发性脊髓损伤有不利的一面，但是也有有利的一面，那么，对免疫炎性反应加以适当的干预，抑制其不利的方面，充分利用其有利的一面，将会有效降低脊髓损伤后继发性损伤的发生。

5. 细胞死亡

目前研究发现，脊髓损伤后至少有三种细胞死亡方式参与了神经组织的损伤：细胞凋亡、自噬性细胞死亡、细胞坏死。细胞凋亡又称程序性细胞死亡，是脊髓损伤后继发性损伤阶段神经细胞的主要死亡方式。研究发现在脊髓损伤后 4 小时，损伤部位就可以出现神经元、胶质细胞的凋亡，在损伤后 8 小时神经元细胞凋亡达高峰，损伤后 24 小时胶质细胞凋亡达高峰。关于脊髓损伤后细胞凋亡的相关机制，研究较为清晰的机制有包括 Caspase 系统、Fas/FasL 系统、TNF 系统、P53 系统及 BCL-2 等几个方面。自噬性细胞死亡是细胞程序性死亡方式之一，其参与脊髓损伤后的继发性损伤，而自噬对神经细胞具有保护作用，使细胞免于死亡，从而促进脊髓损伤后神经功能的恢复。另外一种死亡方式就是细胞坏死，它是一种被动细胞死亡方式，死亡过程无序而且不受调控。

6. 离子失衡

脊髓损伤后，细胞内外钙、钠、钾等离子的失衡，进一步加重了继发性损伤。脊髓损伤引起细胞内的钙离子浓度急剧上升，过度升高的钙离子激活钙离子依赖性酶类，进而导致细胞膜磷脂被降解，引发细胞膜的损伤。另外，脊髓损伤还可以引起细胞内钠离子的聚集，激活电压依赖性钠通道，从而引起级联性继发损伤。钠、钾离子的失衡，还可以影响到损伤局部脊髓的传导功能。

7. 一氧化氮

一氧化氮作为细胞信使和细胞毒性分子，在中枢神经系统损伤中发挥着重要的作用。目前研究均显示，脊髓损伤后，受损脊髓局部的一氧化氮和一氧化氮合成酶的含量均呈升高趋势。一氧化氮的作用具有两面性：一方面，作为血管舒张因子，适量的一氧化氮可以促进血管扩张，抑制血小板凝集，从而保护受损局部的神经组织，并促进受损神经组织的修复；另一方面，当受损局部的一氧化氮含量过度升高时，可介导兴奋性氨基酸的神经毒性，损伤神经元细胞；同时，过量的一氧化氮又可抑制线粒体代谢相关酶的活性，抑制线粒体的呼吸，进而损伤神经细胞。另外，过量的一氧化氮还可与神经元再生因子的转录蛋白活性中心结合，抑制神经元再生因子的转录。

8. 内源性阿片肽

内源性阿片肽是一种类神经调节物质，在体内起着神经递质或激素样作用，它主要包括内啡肽类、脑啡肽类及强啡肽类。生理情况下，内源性阿片肽分布于整个脊髓组织，应激状况下，会被激活并过量释放，从而对机体功能产生显著影响。内源性阿片肽是脊髓损伤后继发性损伤过程中的主要作用因素之一，其中，强啡肽 A 在脊髓损伤后继发性损伤中作用最多。研究发现，脊髓损伤后受损局部的强啡肽 A 含量显著升高，且同神经功能受损程度呈正相关，而在大剂量阿片受体拮抗剂使用后，显著改善了脊髓损伤的预后。它主要的作用机制是通过增加受损局部血流量、减轻受损局部的缺血、改善受损局部的能量代谢等来实现神经功能的保护和恢复。

脊髓遭受损伤后，最早期可见的组织形态学改变就是中央灰质薄壁血管破裂出血或血管壁通透性增加，使红细胞漏出至血管外间隙。数小时后出血的中心区出现凝固性坏死，进一步灰质碎裂液化形成小囊腔，而白质则主要表现为明显的水肿，间杂有出血灶。脊髓水肿使软脊膜绷紧，约束住脊髓，使其内压增高，造成脊髓内微循环障碍，是脊髓损伤后的中心性进行性坏死和神经纤维弥漫性脱髓鞘、轴索破坏裸露的重要基础。不完全性脊髓损伤的病理改变程度较轻，且伤后 24 ～ 48 小时脊髓内出血等破坏性改变停止而不继续进行，不发生脊髓坏死，保留了较多的正常脊髓组织。完全性脊髓损伤则是中央出血、坏死进行性加重，1 周后大部分脊髓坏死，空腔形成并为胶质所填充。脊髓损伤的程度除与损伤当时致伤能量的大小有关外，亦与损伤后脊髓受压时间的长短、轻重，脊髓缺血的程度和持续时间有密切关系。随着受压时间和缺血程度的加重，脊髓损伤也将发生由部分到完全、由可逆到不可逆的病理学改变。

【中医病因病机】

中医古籍中并没有“脊髓损伤”的病名，《灵枢·寒热病》云：“身有所伤，血出多……若有所堕坠，四肢懈惰不收，名曰体惰。”描述了外伤所致的截瘫与脊髓损伤极为类似，提出了中医病名“体惰”，被认为是对本病的最早病名记载。中医学认为肾经贯脊属肾，督脉贯脊入络脑，二脉与脊髓和脑的关系极为密切。因此，脊髓受损则阻遏肾、督二脉，气血运行不畅，筋骨失养，必致肢体瘫痪失用。

【脊髓损伤的类型】

按脊髓损伤由轻到重及临床表现分为以下几类。

1. 脊髓震荡

脊髓震荡是脊髓神经细胞遭受强烈刺激而发生的超限抑制，脊髓功能暂处于生理停滞状态，随着致伤外力的消失，神经功能得以恢复。脊髓震荡无器质性改变，镜下也无神经细胞和神经纤维的破坏，或仅有少量渗出、出血。临床上表现为损伤平面以下运动、感觉和反射的完全丧失，一般伤后数十分钟感觉、运动开始逐渐恢复，数小时后即可完全恢复，不留任何后遗症。

2. 脊髓不完全横断损伤

脊髓不完全横断损伤指脊髓遭受严重损伤，但未完全横断，表现为损伤平面以下运动、感觉、括约肌和反射的不同程度的保留，是临床最常见的实质性损伤。

3. 脊髓完全性横断损伤

脊髓完全性横断损伤时，由于与高级中枢的联系完全中断，失去中枢对脊髓神经元的控制作用，兴奋性极为低下，横断以下出现弛缓性瘫痪，感觉、肌张力消失，内脏和血管反射活动暂时丧失，进入无反应状态，称为脊髓休克。脊髓休克过后，最先恢复的是球海绵体肌反射或肛门反射。当上述反射之一恢复，而损伤平面以下的深、浅感觉完全丧失，任何一个肌肉的运动收缩均不存在，其他深、浅反射消失，大、小便失去控制，预示为完全性脊髓损伤。伤后数月可由弛缓性瘫痪变为痉挛性瘫痪。

【证候分类】

（1）经脉瘀阻证

损伤肢体肌肉松弛，痿废不用，麻木不仁，二便不通，舌苔黄腻，脉弦细涩。

（2）肝肾亏虚证

损伤肢体肌肉萎缩，拘挛僵硬，麻木不仁，头晕耳鸣，腰膝酸软，二便失禁，舌红少苔，脉象弦细。

【诊断要点】

1. 临床特征

患者发病前有脊柱外伤史。立即或逐渐出现肢体感觉与运动功能障碍、腱反射消失、大小便潴留或失禁。

2. 神经系统体征

由于脊神经支配的肢体运动与感觉具有节段性分布的特点，因此可根据外伤后运动及感觉丧失区域，来推断脊髓损伤的平面。检查内容包括四肢及躯干的深浅感觉、深浅反射、肌力、肌张力、肌容积、病理反射和自主神经检查等。

3. 影像学检查

（1）X 线检查

X 线片既可判断脊柱损伤的部位、类型、程度和移位方向，又可间接了解脊髓损伤平面，估计其损伤程度。当致伤暴力行为结束后，移位的骨折脱位可因肌肉收缩或搬运而自行复位，虽然脊髓损伤很重，但 X 线照片却不能显示骨折脱位情况，因此 X 线照片必须与临床检查相结合，才能做出正确诊断。

（2）CT 检查

CT 可显示 X 线片不能显示的骨折、椎管形态及骨块突入侵占情况，对检查脊柱损伤合并脊髓损伤特别重要。

（3）MRI

MRI 能清楚地显示脊椎及脊髓改变和其相互关系，尤其对软组织如椎间盘突出移位，脊髓受压部位、原因、程度和病理变化的判断十分准确。

4. 电生理检查

最主要的目的是确定截瘫程度。完全性脊髓损伤时感觉诱发电位无诱发电位波形出现，不完全损伤时，则可出现诱发电位，但波幅降低和（或）潜伏期延长，其中尤以波幅降低意义更大。

5. 腰椎穿刺及奎肯试验

在脊柱脊髓损伤时，进行腰椎穿刺及奎肯试验，可帮助确定脑脊液的性质和蛛网膜下腔是否通畅，了解脊髓损伤程度和决定是否手术减压。

6. 鉴别诊断

（1）脑外伤

有头部外伤史，一般均伴随意识障碍和头痛、头晕、喷射样呕吐等颅内压增高的表现。应注意询问受伤经过和伤后意识状况，并仔细进行脑神经检查，CT 及 MRI 常有助于明确诊断。

（2）脊髓出血性疾患

脊髓出血性疾患可为脊髓内出血、蛛网膜下腔出血、硬膜下或硬膜外出血，多有血管畸形、动脉硬化、血液病病史。一般起病急，多有根性疼痛，运动及感觉障碍范围随解剖部位有所不同，膀胱直肠括约肌障碍也属常见。蛛网膜下腔出血有脊膜及神经根刺激症状，脊髓内与硬膜外出血常有脊髓压迫表现。患者无或只有轻度脊柱损伤，而脊髓损伤累及节段多，进行性加重是其临床特点。

（3）癔症性瘫痪

偶见。正常生理反射存在、浅反射活跃或亢进、病理反射阴性为此病的特征之一。须在认真排除其他器质性病损的前提下慎重诊断。

（4）上、下运动神经元性瘫痪

肢体瘫痪首先要鉴别其属于上运动神经元或下运动神经元损伤。

【龙虎五刺埋线治疗】

1. 治疗原则

疏通督脉，调和气血。

2. 体位

仰卧位或俯卧位。

3. 埋线针具选择

针具为 8cm 长 8 号埋线针。线体为 3cm 长 3-0 号 PGA 线或胶原蛋白线。

4. 定穴

以督脉和上、下肢三阳经腧穴为主。损伤脊柱上、下 2 ～ 3 个棘突的督脉穴及其夹脊穴、背俞穴，上肢部的肩髃、曲池、手三里，下肢部的环跳、委中、阳陵泉、足三里、悬钟、三阴交。

加减：经脉瘀阻加合谷、太冲强化活血通络之力；肝肾亏虚加肝俞、肾俞、关元、太溪补益肝肾；上肢瘫痪加合谷、外关疏通上肢经络之气；下肢瘫痪加秩边、风市、丰隆、太冲疏通下肢经络之气；大便失禁加大肠俞、天枢调理肠道；小便失禁加中极、关元、肾俞、膀胱俞补肾固脬；小便不通加气海、关元、阴陵泉调理膀胱，利尿通便。

5. 操作技巧

督脉穴及夹脊穴可从一侧夹脊穴向对侧透刺埋线；关元、中极在排小便后向下斜刺埋线，使针感向外生殖器放射，若尿潴留则应注意针刺深度；其他穴位按常规龙虎五刺埋线操作。

6. 治疗原理

脊髓损伤多系督脉受损，督脉“并于脊里”，取损伤脊柱上、下 2 ～ 3 个棘突的督脉穴及其夹脊穴可激发受损部位的经气，调和气血，促进神经功能恢复；肩髃、曲池、手三里、足三里、环跳、委中、阳陵泉、足三里可调理经气，舒筋活络，对肢体运动功能的恢复有较好的作用；悬钟是髓会，是治疗下肢痿躄的常用穴；三阴交是足三阴经之交会穴，可补肝肾、养气血、通经脉、强筋骨。

【其他特色疗法】

1. 皮肤针

取督脉背腰段、足太阳经和瘫痪肢体的手足三阳经、太阴经。每次选 2 ～ 3 经，按循行部位以中等力量逐经叩刺，至皮肤潮红或隐隐出血为度。由于瘫痪肢体神经调节障碍，故叩刺前必须严格消毒，以防感染。

2. 芒针

取大椎穴，沿背正中线皮下向下透刺至受伤平面椎体；自受伤平面脊椎两侧的夹脊穴透刺至骶髂关节。如遇阻力不能一次达要求部位时，可酌情分段透刺 2 ～ 3 针。

3. 电针

在督脉或瘫痪肢体选取 2 ～ 3 对穴位，针刺得气后接通电针仪，以断续波中度刺激，以肌肉轻轻收缩为度，留针 20 ～ 30 分钟。此法适用于弛缓性瘫痪。

4. 头针

取顶颞前斜线、顶颞后斜线、顶旁 1 线。针刺后快速捻转 1 ～ 2 分钟，再通以弱电流刺激 15 ～ 20 分钟。

5. 穴位注射

取损伤椎体上下两旁的夹脊穴、肾俞、次髎、髀关、血海、足三里、三阴交、腰俞。每次选 2 ～ 3 对穴位，用维生素 B_1、维生素 B_{12}、二甲弗林或当归、川芎、丹参、人参、黄芪、麝香、红花注射液等，每穴 0.5 ～ 1mL。大小便失禁者还可用二甲弗林注射液在腰俞及会阴穴注射，每次 1mL。

6. 耳针

取心、肝、脾、皮质下、枕、神门。每次选用 3 ～ 5 穴，毫针浅刺或压丸法。

7. 中医药辨证治疗

（1）经脉瘀阻证

治法：益气养营，活血行瘀。

代表方：圣愈汤合补阳还五汤加减。

（2）肝肾亏虚证

治法：补益肝肾，滋阴清热。

代表方：虎潜丸加减。

【注意事项】

1. 本病目前尚无满意的治疗方法，埋线对其中部分病例有一定的疗效。其恢复的程度视损伤的程度、年龄、体质、病程、治疗方法等多方面的因素而定。对下肢穴位针刺无任何反应、经数个疗程无改善者效果不佳。

2. 自主锻炼和被动锻炼是配合埋线治疗、早日康复不可缺少的环节。埋线治疗本病疗程较长，有的患者需要治疗数年之久，故需鼓励患者树立战胜疾病的信心，坚持治疗和功能锻炼。

3. 避免受凉，防止肺炎的发生。除经常更换体位、鼓励患者用力咳嗽外，还要每日定时坐位做深呼吸运动。

4. 由于脊髓损伤所导致的截瘫患者膀胱内总有残存余尿，或经常反复导尿，还应注意避免发生泌尿系感染。

5. 加强护理，防止褥疮。要求 2 小时翻身 1 次，用棉垫放置于身体突出部位，并用红花药酒按摩被压红的部位。

第三节 周围神经损伤

周围神经损伤（peripheral nerve injury）是指周围神经干或其分支意外受到外界直接或间接创伤而发生的损伤，导致躯干和肢体的运动、感觉及自主神经功能障碍的一种临床病症。周围神经损伤较为常见，发病率较高，多发于老年人及糖尿病患者，损伤原因多样，损伤部位由四肢至头部均有，无特殊多发损伤部位，多发损伤季节与损伤地区无明确指征。周围神经损伤主要表现为运动功能障碍、感觉功能障碍、自主神经功能障碍、反射障碍甚至瘫痪，部分患者能被治愈，但也有少数患者终身残疾。

本病在中医学属“痿证”范畴。痿证是指肢体筋脉弛缓，软弱无力，不能随意运动，或伴有肌肉萎缩的一种病证。临床以下肢痿弱较为常见，亦称“痿躄”。“痿”是指机体痿弱不用，“躄”是指下肢软弱无力，不能步履。

《内经》对本病论述颇详，阐述了痿证的病因病机、病证分类及治疗原则。《素问・痿论》指出本病的主要病机是“肺热叶焦”，肺燥不能输精于五脏，因而五体失养，肢体痿软。《内经》还将痿证分为皮、脉、筋、骨、肉五痿，以示病情的浅深轻重及与五脏的关系。在发病原因上，《素问・痿论》指出了“热伤五脏”“思想无穷”“焦虑太过”“有渐于湿”及远行劳倦、房劳太过等，《素问・生气通天论》又指出：“因于湿，首如裹，湿热不攘，大筋软短，小筋弛长，软短为拘，弛长为痿。”认为湿热也是痿证成因之一。在治疗上，《素问・痿论》提出“治痿者独取阳明”的基本原则。《难经》论“痿病”：“一损损于皮毛，皮聚而毛落；二损损于血脉，血脉虚少，不能荣于五脏六腑；

三损损于肌肉，肌肉消瘦，饮食不能为肌肤；四损损于筋，筋缓不能自收持；五损损于骨，骨痿不能起于床。”指出“痿病”的不同发病部位及临床表现。

隋唐至北宋时期，将痿列入风门，较少进行专题讨论。直到金元时期，张子和《儒门事亲·风痹痿厥近世差玄说》把风、痹、厥与痿证进行了鉴别，强调“痿病无寒”，认为痿证的病机是“由肾水不能胜心火，心火上烁肺金。肺金受火制，六叶皆焦，皮毛虚弱，急而薄者，则生痿躄”。其临床表现为“四末之疾，动而或劲者为风，不仁或痛者为痹，弱而不用者为痿，逆而寒热者为厥，此其状未尝同也”。朱丹溪承张子和之说，力纠“风痿混同”之弊，提出了“泻南方，补北方”的治疗原则，“泻南方则肺金清而东方不实……补北方则心火降而西方不虚”，在具体辨证方面又有湿热、湿痰、气虚、瘀血之别，对后世影响颇深。

明清以后对痿证的辨证论治日趋完善。明代张景岳《景岳全书·痿论》指出，痿证实际上并非尽是阴虚火旺，认为“元气败伤，则精虚不能灌溉，血虚不能营养者，亦不少矣，若概从火论，则恐真阳衰败，及土衰水涸者有不能堪，故当酌寒热之浅深，审虚实之缓急，以施治疗，庶得治痿之全矣”。清代陈士铎《医学全书》认为“痿症无不成于阳明之火”。清代张锡纯《医学衷中参西录》认为“痿证之大旨，当分为三端：有肌肉痹木，抑搔不知疼痒者。其人或风寒袭入经络，或痰涎郁塞经络，或风寒痰涎，互相凝结经络之间，以致血脉闭塞，而其原因，实由于胸中大气虚损”。清代叶桂《临证指南医案·痿》指出本病为“肝、肾、肺、胃四经之病”。

【西医病因病理】

临床上的周围神经疾病是指 12 对脑神经及 31 对脊神经的损害。但嗅和视的神经纤维上有神经胶质细胞而不是施旺（Schwann）细胞，因而缺少周围神经的主要特征。另外，脊神经内运动神经纤维，是胞体位于脊髓前角的运动神经元之轴突，无论是神经纤维或是胞体的病变，均可引起周围性瘫痪，然而前角在解剖学上属于中枢神经。由此可见，在中枢与周围的划分上，临床上与解剖学存在某些差别，因此，周围性损害与周围神经损害有许多相同之处，但又不是完全一致的。

周围神经是神经系统的重要组成部分，它的特点是遍及全身，在某些部位又比较集中。周围神经疾病可以单独发生，也可与中枢神经疾病同时发生，还可与全身疾病并发。虽然多数周围神经疾病的发病急骤性、严重程度及死亡率没有中枢神经疾病高，但其病因复杂、病程漫长，临床表现具有多样性，致残率也较高，临床治疗效果欠佳。

周围神经疾病根据病因、部位、临床表现等的不同，可分为百余种，但其实质性病理变化主要有以下几种。

1. 瓦勒变性

瓦勒变性见于各种创伤、牵拉、缺血、高低温、电击等直接使神经纤维受损中断后发生的变化。病变发生后其断端远侧的轴索和髓鞘很快自近端向远端发生变性、破裂，由施旺细胞或巨噬细胞吞噬，断端近侧的轴突和髓鞘可有同样的变化，但一般只到最近的一两个郎飞结后便不再继续。

2. 轴索变性

轴索变性可发源于轴突或细胞体的损害，如维生素缺乏、代谢障碍、中毒、感染等因素，轴索首先发生变性，继发髓鞘崩溃，病变呈多灶性分布，多由末端向近端发展，可影响到胞体的代谢，但胞体多数完好。

3. 节段性脱髓鞘

其特点是个别施旺细胞变性使所需节段的髓鞘脱失。其原发的损害在髓鞘，沿神经纤维有长短不等的节段性脱髓鞘破坏，轴突正常，因此肌肉较少萎缩，但严重的节段性脱髓鞘，也可继发轴突变性而致肌肉萎缩。

4. 轴索萎缩

轴索萎缩主要见于一些慢性进行性遗传性疾病，如腓骨肌萎缩症等。典型者是轴索缓慢逐渐消失，偶见成排的髓磷脂卵圆体。

无论哪种原因引起的周围神经损害，只要细胞体完好，其神经纤维都有很强的生长能力，例如瓦勒变性，近端残留轴索扩成杵状，轴浆向远侧延伸，分支发芽成束状，外被次基膜、施旺细胞增生并浸润到轴索束之间，包绕轴索，形成再生终球。此过程以每天 1 ～ 5mm 的速度增长，生长速度的快慢与损伤的部位、程度、病因有关。一般来说，离胞体越近，生长速度越快，挫伤要比断伤好。在神经纤维再生的过程中，施旺细胞和神经膜管为这些再生的轴索发芽提供桥梁和管道，把再生的支芽引向远端生长，然后把再生的轴索裹入施旺细胞，并在轴索表面形成髓鞘，通常从一个有髓轴突来的支芽中只有一条能髓鞘化。由于施旺细胞和神经膜管是周围神经再生的必要条件，因此周围神经断裂后，必须两个断端很好地对合，必要时要施行显微手术。轴索变性，其再生方式与上述相似，但其施旺细胞和神经膜管正常是有利条件。节段性脱髓鞘后，髓鞘的再生过程与神经发生时髓鞘形成步骤很相似，施旺细胞分裂增殖，轴系膜围绕轴索呈螺旋状延长融合形成髓鞘。轴索变性后再生缓慢而不完全，节段性脱髓鞘如能恢复则再生迅速而完全。

【中医病因病机】

痿证形成的原因颇为复杂。外感温热毒邪、内伤情志、饮食劳倦、先天不足、房事不节、跌打损伤，以及接触神经毒性药物等，均可致使五脏受损，精津不足，气血亏耗，肌肉筋脉失养，而发为痿证。

1. 感受温毒

温热毒邪内侵，或病后余邪未尽，低热不解，或温病高热持续不退，皆令内热燔灼，伤津耗气，肺热叶焦，津伤失布，不能润泽五脏，五体失养而痿弱不用。

2. 湿热浸淫

久处湿地或涉水冒雨，感受外来湿邪，湿热浸淫经脉，营卫运行受阻，或郁遏生热，或痰热内停，蕴湿积热，导致湿热相蒸，浸淫筋脉，气血运行不畅，致筋脉失于滋养而成痿。正如《素问·痿论》所言："有渐于湿，以水为事，若有所留，居处相湿，肌肉濡渍，痹而不仁，发为肉痿。"

3. 饮食毒物所伤

素体脾胃虚弱或饮食不节，劳倦思虑过度，或久病致虚，中气受损，脾胃受纳、运化、输布水谷精微的功能失常，气血津液生化之源不足，无以濡养五脏，以致筋骨肌肉失养；脾胃虚弱，不能运化水湿，聚湿成痰，痰湿内停，客于经脉或饮食不节，过食肥甘，嗜酒辛辣，损伤脾胃，运化失职，湿热内生，均可致痿。此外，服用或接触毒性药物，损伤气血经脉，经气运行不利，脉道失畅，亦可致痿。

4. 久病房劳

先天不足，或久病体虚，或房劳太过，伤及肝肾，精损难复；或劳役太过而伤肾，耗损阴精，肾水亏虚，筋脉失于灌溉濡养。

5. 跌仆瘀阻

跌打损伤，瘀血阻络，新血不生，经气运行不利，脑失神明之用，发为痿证；或产后恶露未尽，瘀血流注于腰膝，以致气血瘀阻不畅，脉道不利，四肢失其濡润滋养。

痿证病变部位在筋脉肌肉，但根底在于五脏虚损。肺主皮毛，脾主肌肉，肝主筋，肾主骨，心主血脉，五脏病变，皆能致痿。上述各种致病因素，耗伤五脏精气，致使精血津液亏损。而五脏受损，功能失调，生化乏源，又加重了精血津液的不足，筋脉肌肉因之失养而弛纵，不能束骨而利关节，以致肌肉软弱无力，消瘦枯萎，发为痿证。

痿证病变累及五脏，且常常相互传变。如肺热叶焦，精津失其宣布，久则五脏失濡而致痿；热邪内盛，肾水下亏，水不制火，则火灼肺金，又可加重肺热津伤；脾气虚而不运与湿热蕴积也可互为因果；湿热亦能下注于肾，伤及肾阴；温热毒邪，灼伤阴津，或湿热久稽，化热伤津，易致阴津耗损；脾胃虚弱，运化无力，又可津停成痰，痹阻经脉；肝肾阴虚，虚火内炽，灼伤津液，而致津亏血瘀，脉络失畅，致使病程缠绵难愈。

一般而言，本病以热证、虚证为多，虚实夹杂者亦不少见。外感温邪、湿热所致者，病初阴津耗伤不甚，邪热偏重，故属实证；但久延肺胃津伤，肝肾阴血耗损，则由实转虚，或虚实夹杂。内伤致病，脾胃虚弱，肝肾亏损，病久不已，气血阴精亏耗，则以虚证为主，但可夹湿、夹热、夹痰、夹瘀，表现为本虚标实之候。故临床常呈现因实致虚、因虚致实和虚实错杂的复杂病机。

久痿虚极，脾肾精气虚败，病情危笃。足少阴脉贯行舌根，足太阴脉上行夹咽，连舌本，散于舌下。脾肾精气虚损则舌体失去支持，脾气虚损，无力升清，肾气虚衰，宗气不足，可见舌体瘫软、呼吸和吞咽困难等凶险之候。

【证候分类】

本病以肢体软弱无力、筋脉弛缓，甚则瘫痪或肌肉萎缩为主症。痿证辨证，重在辨脏腑病位，审标本虚实。

痿证初起，症见发热，咳嗽，咽痛，或在热病之后出现肢体软弱不用者，病位多在肺；凡见四肢痿软，食少便溏，面浮，下肢微肿，纳呆腹胀，病位多在脾胃；凡以下肢痿软无力明显，甚则不能站立，腰脊酸软，头晕耳鸣，遗精阳痿，月经不调，咽干目眩，病位多在肝肾。

痿证以虚为本，或本虚标实。因感受温热毒邪或湿热浸淫者，多急性发病，病程发展较快，属实证。热邪最易耗津伤正，故疾病早期就常见虚实错杂。内伤积损，久病不愈，主要为肝肾阴虚和脾胃虚弱，多属虚证，但又常兼夹郁热、湿热、痰浊、瘀血，而虚中有实。跌打损伤，瘀阻脉络或痿证日久，气虚血瘀，也属常见。

（1）肺热伤津证

发热多汗，热退后突然出现肢体软弱无力，心烦口渴，小便短黄，舌红苔黄，脉细数。

（2）湿热浸淫证

肢体逐渐痿软无力，下肢为重，微肿而麻木不仁，或足胫热感，小便赤涩，舌红苔黄腻，脉滑数。

（3）脾胃虚弱证

肢体痿软无力日久，食少纳呆，腹胀便溏，面浮不华，神疲乏力，舌淡或有齿印，苔腻，脉细无力。

（4）肝肾亏虚证

起病缓慢，下肢痿软无力，腰脊酸软，不能久立，或伴眩晕耳鸣，甚至步履全废，腿胫肌肉萎缩严重，舌红少苔，脉沉细。

（5）脉络瘀阻证

久病体虚，四肢痿弱，肌肉瘦削，手足麻木不仁，四肢青筋显露，可伴有肌肉活动时隐痛不适。舌痿不能伸缩，舌质暗淡或有瘀点、瘀斑，脉细涩。

【诊断要点】

1. 临床特征

肢体筋脉弛缓不收，下肢或上肢，一侧或双侧，软弱无力，甚则瘫痪，部分患者伴有肌肉萎缩。由于肌肉痿软无力，可有睑废、视歧、声嘶低喑、抬头无力等症状，甚则影响呼吸、吞咽。部分患者发病前有感冒、腹泻病史，有的患者有神经毒性药物接触史或家族遗传史。

2. 辅助检查

痿证与西医学中神经肌肉系统的许多疾病有关。检测血液中血清谷草转氨酶（AST）、谷丙转氨酶（ALT）、乳酸脱氢酶（LDH）、醛缩酶、肌酸磷酸肌酶（CPK）的含量及尿中肌酸排泄量，有助于鉴别痿证肌肉萎缩的病因；脑脊液检查、肌电图检查、肌肉活组织检查等，有助于与痿证有关的神经系统疾病的定位定性诊断；测定血中乙酰胆碱受体抗体，对神经、肌肉接头部位疾病有较高的诊断价值；CT、MRI 检查有助于疾病的鉴别诊断。

3. 鉴别诊断

（1）痿证与偏枯

偏枯亦称半身不遂，是中风症状，病见一侧上下肢偏废不用，常伴有语言謇涩、口眼㖞斜，久则患肢肌肉枯瘦，其瘫痪是由于中风而致，二者临床不难鉴别。

（2）痿证与痹证

痹证后期，由于肢体关节疼痛，不能运动，肢体长期废用，亦有类似痿证之瘦削枯萎者。但痿证肢体关节一般不痛，痹证则均有疼痛，其病因病机、治法也不相同，应予鉴别。

【龙虎五刺埋线治疗】

1. 治疗原则

辨虚实，以明刺顺逆，控进针深度，控进针力度，控进针角度，辨别使用线体材料。

虚证为主：顺经刺，宜深刺，重按轻提，针刺角度大，选用PGA线，针刺效应为局部有酸重感，部分患者有肢体活动。

实证为主：逆经刺，宜浅刺，轻插重出，针刺角度小，选用胶原蛋白线，针刺效应为局部轻松感。

2. 体位

仰卧位或俯卧位。

3. 埋线针具选择

针具为8cm长8号埋线针。线体为3cm长3-0号PGA线或胶原蛋白线、

4. 定穴

以手、足阳明经穴和夹脊穴为主。

上肢：曲池，手三里，合谷，外关，颈、胸夹脊穴。

下肢：髀关、伏兔、足三里、丰隆、风市、阳陵泉、三阴交、腰夹脊。

加减：肺热津伤加鱼际、尺泽、肺俞清肺润燥；湿热浸淫加阴陵泉、中极利湿清热；脾胃虚弱加脾俞、胃俞、章门、中脘补益脾胃；肝肾亏虚加肝俞、肾俞、太冲、太溪补益肝肾；脉络瘀阻加血海、膈俞活血化瘀。

5. 操作技巧

外关向手掌方向斜刺埋线；夹脊穴可从一侧夹脊穴向对侧透刺埋线；鱼际、尺泽三

棱针点刺放血；中极在排小便后向下斜刺埋线，使针感向外生殖器放射，若尿潴留则应注意针刺深度；章门避开动脉斜刺埋线；其他穴位按常规龙虎五刺埋线操作。

6. 治疗原理

阳明经多气多血，主润宗筋。选上、下肢阳明经穴位，可疏通经络，调理气血，取“治痿独取阳明”之意；夹脊穴位于督脉之旁，又与膀胱经第一侧线的脏腑背俞穴相通，可调脏腑阴阳，通行气血；外关、风市分属手、足少阳经，辅佐阳明经通行气血；阳陵泉乃筋之会穴，能通调诸筋；三阴交可健脾、补肝、益肾，以达强筋、壮骨、起痿之目的。

【其他特色疗法】

1. 皮肤针

用皮肤针反复叩刺背部肺俞、脾俞、胃俞、膈俞，以及手、足阳明经线。隔日 1 次。

2. 穴位注射

取曲池、手三里、伏兔、足三里、丰隆、阳陵泉、三阴交等穴。每次选 2 ～ 3 对穴位，用维生素 B_1、维生素 B_{12}、当归或丹参、人参、黄芪注射液等，每穴 0.5 ～ 1mL。

3. 电针

在瘫痪肌肉处选取穴位，针刺得气后接通电针仪，用断续波中强度刺激，以患肢出现规律性收缩为佳。每次 20 ～ 30 分钟。

4. 艾灸

取神阙、中脘、关元、气海、足三里。每次选 2 ～ 3 穴，重灸。

5. 中医药辨证治疗

（1）肺热津伤证

治法：清热润燥，养阴生津。

代表方：清燥救肺汤加减。

（2）湿热浸淫证

治法：清热利湿，通利经脉。

代表方：加味二妙散加减。

（3）脾胃虚弱证

治法：补中益气，健脾升清。

代表方：参苓白术散合补中益气汤加减

（4）肝肾亏虚证

治法：补益肝肾，滋阴清热。

代表方：虎潜丸加减。

（5）脉络瘀阻证

治法：益气养营，活血行瘀。

代表方：圣愈汤合补阳还五汤加减。

【注意事项】

1. 本病采用埋线疗法可获得较好效果，但久病畸形者应配合其他疗法。

2. 卧床患者应保持四肢功能体位，以免造成足下垂或内翻，必要时可用护理架及夹板托扶。还应采取适当活动体位等措施，避免褥疮发生。

3. 在治疗的同时，应加强主动及被动的肢体功能锻炼，以助及早康复。

第四节 面神经炎

面神经炎（facial neuritis），又称 Bell 麻痹（Bell's palsy），系指面神经管内段茎乳孔内面神经的一种急性非特异性炎症导致的周围性面瘫，发病后由于局部面神经功能障碍，出现面部表情肌群运动功能失调，以一侧面部板滞、麻木、松弛，不能完成皱额、闭目、耸鼻、鼓颊等动作，口角向健侧歪斜，病侧露睛流泪、额纹消失、鼻唇沟平坦，咀嚼食物和说话困难等，少数患者初起有耳后、耳下及面部疼痛等症状特点。其发病率高，流行病学研究显示在 30 ～ 45 岁年龄段发病率高达 25/10000，其中 90% 为一侧面部偏瘫。

本病在中医学属“面瘫”范畴，又称为“口眼㖞斜”。本病可发生于任何年龄，多见于冬季和夏季。发病急速，以一侧面部发病为多。手、足阳经均上头面部，当病邪阻滞面部经络，尤其是手太阳和足阳明经筋功能失调，可导致面瘫的发生。

【西医病因病理】

面神经炎确切的病因尚不明确，病毒感染如潜伏的Ⅰ型单纯疱疹病毒和带状疱疹病毒的重新激活是被广泛接受的原因。也有认为该病亦属于自身免疫性疾病，如家族性面神经麻痹可能是继发于遗传性人类白细胞抗原的自身免疫性疾病。面神经管解剖结构异常也可能与该病的发生有关，面神经管狭窄的患者面神经更容易受压，损害程度与面神经管狭窄的程度相关。另外，气候温度的急剧变化也可能是面瘫的危险因素。

面神经炎的病理早期发生面神经水肿，面神经受压或局部循环障碍，早期髓鞘出现水肿，晚期可出现轴索变性，其中以茎乳孔及面神经管内部分最为显著。

【中医病因病机】

中医学对周围性面瘫的病因认识由来已久，早在《灵枢·经筋》中就有了详尽的描述。从《内经》开始，一直到明清时期，古代医家对周围性面瘫的病因进行了较为全面的研究分析，形成了诸多学说，然而总的来说，不外乎内因致病说、外因致病说、内外因综合致病说等。

《灵枢·经筋》载："足阳明之筋……其病……猝口僻，急者目不合，热则筋纵，目不开。颊筋有寒，则急引颊移口；有热，则筋弛纵缓不胜收，故僻。"认为寒、热外邪是导致口眼㖞斜的主要病因，寒热侵袭面颊部经筋，致使面部气血阻滞，筋肉失养，故而发为口眼㖞斜。可见，《内经》开辟了周围性面瘫的外因致病说。从西晋皇甫谧《针灸甲乙经》到宋金元时期，医家一直沿袭了《内经》外因致病说的思想。隋代巢元方《诸病源候论·风病诸候·风口㖞候》载："风邪入于足阳明、手太阳之经，遇寒则筋急引颊，故使口㖞僻，言语不正，而目不能平视。"《诸病源候论·小儿杂病诸候·中风口㖞邪僻候》又云："小儿中风，口㖞邪僻，是风入于颔颊之筋故也。足阳明之筋，上夹于口，手三阳之脉偏虚，而口㖞邪僻也。"宋《圣济总录·风口㖞》载："《论》曰：足阳明脉循颊车，手太阳脉循颈上颊。二经俱受风寒气，筋急引颊，令人口㖞僻，言语不正，目不能平视。"二者均指出风寒外受是导致该病的主因。

除外因致病说外，古代有些医家认为周围性面瘫是由内因引起的。如清代林佩琴《类证治裁·中风论治》云："口眼㖞僻，因血液衰涸，不能荣润筋脉。"指出周围性面瘫主要是由血液衰涸，不能荣润面部筋脉所致，并非由外邪引起，而是内因所致。明代吴昆在《医方考·中风门》中亦曰："口眼㖞斜，面部之气不顺也。"指出周围性面瘫主要是由面部经气不顺畅所致。

然而大多数医家则认为，周围性面瘫是由内因、外因两方面综合作用的结果。《金匮要略·中风历节病脉证并治第五》云："脉络空虚，贼邪不泻，或左或右，邪气反缓，正气即急，正气引邪，㖞僻不遂。"认为脉络空虚是其内因，贼邪侵袭是其外因，两者相互作用，发为本病。又如《诸病源候论·妇人杂病诸候·偏风口㖞候》曰："偏风口㖞，是体虚受风，风入于颊口之筋也。足阳明之筋，上夹于口，其筋偏虚而风因乘之，使其经筋偏急不调，故令口㖞僻也。"明确指出患者平素体虚，正气不足，则脉络空虚，卫外不固，一旦外邪侵袭面部经筋，致使面部气血运行失调，经筋失养，筋肉纵缓不收，而发为面瘫。

此外，明代医家还从五运六气的角度详细分析了周围性面瘫的病因病机。如明·楼英在《医学纲目·口眼㖞斜》中记载："运气：口眼㖞斜者，多属胃土。风木不及，金乘之，土寡于畏也。《经》云：木不及曰委和，委和之纪，其动緛戾拘缓。又云：厥阴所至为緛。盖緛，缩短也。木不及，则金化缩短乘之，以胜木之条达也。戾者，口目㖞斜也。拘者，筋脉拘强也。木为金之缩短，牵引而㖞斜拘强也。缓者，筋脉纵也。木为金乘，则土寡于畏，故土兼化缓纵于其空隙，而拘缓者自缓也。故目㖞斜者，多属胃土有痰。"认为周围性面瘫是由金乘木，土寡于畏所致。

关于周围性面瘫的病机，《内经》曾提出"寒热相引"理论，《金匮要略》提出"邪正相引"理论，后世医家亦多承袭而有所补充。如明·楼英《医学纲目·口眼㖞斜》载："《内经》治口眼㖞斜，多属足阳明筋病，盖足阳明筋结颊上，得寒则急，得热则弛，左寒右热，则左颊筋急牵引右之弛者，而右随急牵引，㖞向左也。右寒左热，则右颊筋急牵引左之弛者，而左随急牵引，㖞向右也。"此即承袭《灵枢·经筋》理论，认为"口㖞"是由左右面颊分别感受寒、热不同外邪所决定，寒性收引，热性张弛，所以左侧面颊感受寒邪而右侧面颊感受热邪时，左侧面颊挛急，右侧面颊弛缓，左侧牵引右侧，则面颊歪向左侧，反之则面颊歪向右侧。又如明·李梴《医学入门·丹溪朱先生杂病纂要》曰："风邪初入反缓，正气反急，牵引口眼㖞僻，或左或右。"此则承袭《金匮要略》理论，认为周围性面瘫是正气牵引风邪所致，是正邪相互斗争的结果。

【证候分类】

（1）风寒证

本证见于发病初期，面部有受凉史，舌淡苔薄白，脉浮紧。

（2）风热证

本证见于发病初期，多继发于感冒发热，舌红苔薄黄，脉浮数。

（3）气血不足证

本证多见于恢复期或病程较长的患者，表现为肢体困倦无力、面色淡白、头晕等症。

【诊断要点】

本病以口眼㖞斜为主要特点。常在睡眠醒来时发现一侧面部肌肉板滞、麻木、瘫痪，额纹消失，眼裂变大，露睛流泪，鼻唇沟变浅，口角下垂歪向健侧，病侧不能皱眉、蹙额、闭目、露齿、鼓颊，部分患者初起时有耳后疼痛，还可出现患侧舌前2/3味觉减退或消失、听觉过敏等症。病程迁延日久，可因瘫痪肌肉出现挛缩，口角反牵向患侧，甚则出现面肌痉挛，形成“倒错”现象。

肌电图检查多表现为单相波或无动作电位，多相波减少，甚至出现正锐波和纤颤波。病理学检查示面神经麻痹的早期病变为面神经水肿和脱髓鞘。

1. 定性诊断

起病突然，常在睡眠醒来时，发现一侧面部肌肉板滞、麻木、瘫痪，额纹消失，眼裂变大，露睛流泪，鼻唇沟变浅，口角下垂歪向健侧，病侧不能皱眉、蹙额、闭目、露齿、鼓颊，部分患者初起时有耳后疼痛，还可出现患侧舌前2/3味觉减退或消失、听觉过敏等症状。

2. 定位诊断

根据面瘫合并味觉减退、听觉过敏、泪液减少、耳痛头痛及眩晕等表现，将面神经损害部位分为以下几种。A段：仅有面瘫而无上述表现者为面神经鼓索以下段；B段：面瘫伴味觉减退者为面神经鼓索与镫骨肌神经之间段；C段：伴听觉过敏者为镫骨肌神经与膝状神经节之间段；D段：伴泪液减少或耳痛、头痛及眩晕者为膝状神经节及以上段。

根据《神经病学》把周围性面瘫分为以下几种。Ⅰ段，运动神经核段面瘫：自脑桥的面神经核至内耳门之间。表现：面瘫早期患侧无味觉障碍，或伴同侧外展神经麻痹，茎乳孔处无压痛，角膜反射消失。Ⅱ段，膝状神经节段面瘫：膝状神经节受损累及岩浅大神经。表现：面瘫早期患侧舌前2/3味觉丧失，听觉障碍，泪腺分泌丧失（流泪反射消失或迟钝），角膜反射消失，茎乳孔处压痛，或伴耳郭、外耳道疱疹。Ⅲ段，镫骨神经段面瘫：面神经管中岩浅大神经支下和镫骨神经支之间受损。表现：面瘫早期患侧舌前 2/3 味觉丧失，无听觉过敏，角膜反射消失，茎乳孔处压痛；Ⅳ段，鼓索神经段面瘫：镫骨神经支下和鼓索神经支之间受损。表现：面瘫早期患侧味觉缺失，无听觉过敏，角膜反射消失，茎乳孔处压痛。Ⅴ段，茎乳孔段面瘫：茎乳孔和（或）以下部位受损。表现：面瘫早期患侧无味觉障碍，无听觉过敏，角膜反射消失，张口下颌不偏向健侧，和（或）伴茎乳孔处无压痛。

根据损害的神经节段不同，将周围性面瘫分为以下几种。①核性面瘫：损伤部位在脑桥面神经核内，大多为双侧性面瘫，常伴有同侧外展神经的麻痹，若同时损害到皮质脊髓束时出现对侧偏瘫，临床较为少见；② Hunt（亨特）面瘫：损伤部位在脑桥与膝状神经节之间，尤其是膝状神经节附近受损，面瘫同时有同侧舌前 2/3 味觉丧失、听觉过敏及障碍等，耳甲与乳突区疼痛，耳郭和外耳道感觉迟钝，常出现耳道带状疱疹；③ Bell 面瘫：损伤在面神经管中膝状神经节至鼓索分出处远端（茎乳孔附近）之间，有面瘫和同侧舌前 2/3 味觉丧失、障碍，涎腺分泌功能障碍，若镫骨肌分支受损，则可见听觉过敏；④单纯性面神经炎：损伤在鼓索分出处远端（茎乳孔附近）或以下，表现为面肌运动障碍，额纹消失、眼裂扩大、口角下垂等。上述 4 种分型中，②③④合称为核下性面瘫。

3. 定量诊断

定量诊断需用仪器对面神经进行电生理检测获得，其检测结果可以协助确定面神经损伤的部位、程度、范围和预后，提高诊断的阳性率。

（1）瞬目反射检测

瞬目反射检测是通过电刺激三叉神经眶上支，眼轮匝肌收缩产生眨眼动作并描记眼轮匝肌电位变化的方法。瞬目反射是早期诊断周围性面瘫的敏感指标，结合面神经电图对周围性面瘫有一定的定位诊断价值。

（2）神经电图检测和肌电图检测

神经电图检测和肌电图检测是两种主要检查周围神经、神经 – 肌肉接头和肌肉功能的电生理学方法。神经电图可分别检测运动或感觉神经传导功能：神经传导的快慢与神经纤维的粗细，特别是髓鞘的完整有关。如损害累及部分粗纤维变性，神经传导速度可轻度减慢或正常但如有脱髓鞘病变，则将严重影响神经传导功能。肌电图可发现肌肉失神经支配的改变：静息时出现纤颤波和正相尖波；重收缩时募集反应的波形可评估神经支配运动单位的数量；轻收缩时运动单位参数（时限、波幅、相位）的改变也反映神经、肌肉的功能状态。

（3）强度－时间曲线检测

强度－时间曲线检测对周围性面瘫的诊断、判断神经损伤的程度和估价预后有实用价值。正常神经支配者治疗效果好，异常神经支配者疗效差。此外，强度－时间曲线阈值测试是判断面肌运动点失神经支配程度的有用方法。

（4）神经兴奋性检测

正常人双侧面神经兴奋性阈值的范围为 1.57 ～ 1.72mA，低于上述测定结果的最低下限值为超兴奋性。而周围性面瘫呈面神经超兴奋性者预后良好，往往不需任何治疗即可自愈。

（5）电针检测

可用电针检测方法诊断分型，预测预后。①诊断分型方法：凡初诊者，采用 0.4mm × 40mm 毫针，阳白、太阳平刺 5 ～ 15mm，阳白向鱼腰方向透刺，太阳向下方直刺。得气后，将电针输出导线分别接于这两个穴位上，正极接阳白，负极接太阳，选用连续波，频率为 0.3 ～ 0.5Hz，电流强度以患者能耐受为宜，将输出调至患者的最大耐受量，然后观察患者阳白、太阳上的面部肌肉收缩情况。电针连续波作用于面部瘫痪肌肉可引起相应的面部肌肉节律性收缩，同时面部肌肉收缩反应的强弱也与电针输出的强度有关，更主要的是与面瘫的轻重有关，即根据此方法进行分型。如将输出量微调至最小，通很小的电流，即出现局部肌肉能间断收缩，肉眼即可观察到则为电感应正常，可诊断为一般型面瘫；如果调至患者不能耐受时仍看不到局部肌肉间断收缩，或需要通较大的电流，患者不能耐受时才能引起细微的肌肉间断收缩，需肉眼就近仔细观察，则为电感应减弱，可诊断为顽固型面瘫；②诊断预测方法：通过阳白、太阳电针刺激后，以电针强度调到患者的最大耐受量时，依据面部肌肉的收缩强弱反应来确定分型。由此可见，面部肌肉的收缩强弱与电针的输出强度成正比。可通过面部肌肉收缩强弱来判断面瘫的病情轻重。一般型的治疗时间短，恢复快，基本上可治愈，预后良好；顽固型的则治疗时间长，恢复较缓慢，有的可留后遗症。

4. 鉴别诊断

中枢性面瘫与周围性面瘫

中枢性面瘫因额支受双侧神经支配，故皱额、皱眉、闭眼等动作无障碍；周围性面瘫则表情肌完全瘫痪，临床表现重于中枢性面神经麻痹。具体来说，前者病变在对侧，可皱额闭目，眼裂大小正常，且伴有偏瘫或失语；后者病变在同侧，不能皱额，且眼裂增大。

【龙虎五刺埋线治疗】

1. 治疗原则

以通经活络为原则，初期以泻为主，后期以补为主。

泻法：逆经刺，宜浅刺，轻插重出，针刺角度小，选用胶原蛋白线，针刺效应为局部轻松感。

补法：顺经刺，宜深刺，重按轻提，针刺角度大，选用PGA线，针刺效应为局部有酸重感，部分患者有肢体活动。

2. 体位

仰卧位。

3. 埋线针具选择

针具为8cm长7号埋线针。线体为2cm长3-0号PGA线或胶原蛋白线

4. 定穴

主穴：阳白、攒竹、太阳、地仓、颊车、水沟、承浆、翳风、风池。

配穴：早期配合谷、太冲；后期配曲池、足三里。

5. 操作技巧

埋线部位按要求用碘伏常规消毒，医者戴口罩、帽子和无菌手套。

穴位针具刃口线与人体纵轴平行，与肌纤维走行平行，术者左手在定点处按压，右手持针，将带有线体的针具抵住皮肤，轻轻加压后快速突破，缓慢进针，经皮下组织刺入外层筋膜，旋转针体，回提针具，将线体留在皮下，出针按压后用创可贴贴敷。

【其他特色疗法】

1. 针刺

以面颊局部和足阳明经腧穴为主，如阳白、印堂、颧髎、颊车、地仓、合谷、翳风。风寒证加风池祛风散寒；风热证加曲池疏风泄热；抬眉困难加鱼腰；鼻唇沟变浅加迎香；人中沟㖞斜加水沟；颏唇沟㖞斜加承浆；恢复期加足三里补益气血，濡养经筋。

操作：头面部穴位均为水平透刺。阳白避开额神经外侧支，向外旁开0.5～1cm处进针，已有额纹则向上透刺，额纹完全消失则向外透刺；印堂向鼻根透刺；颊车、地仓互相透刺；曲池向鼻尖方向进针埋线；鱼腰向丝竹空透刺；迎香向上迎香透刺；水沟、

承浆均向患侧方向水平透刺。

2. 皮肤针

叩刺阳白、颧髎、地仓、颊车，以局部潮红为度。此法适用于恢复期。

3. 电针

取太阳、阳白、地仓、颊车，针刺得气后接通电针仪，以断续波刺激 10 ～ 20 分钟，强度以患者面部肌肉微见跳动而能耐受为度。此法适用于恢复期。

4. 刺络拔罐

用三棱针点刺阳白、颧髎、地仓、颊车，然后拔罐。每周 2 次。此法适用于恢复期。

5. 穴位贴敷

选太阳、阳白、颧髎、地仓、颊车。将马钱子锉成粉末 1 ～ 2 分，撒于胶布上，然后贴于穴位处，5 ～ 7 日换药 1 次；或用蓖麻仁捣烂，取绿豆粒大一团，贴敷于穴位上，每隔 3 ～ 5 日更换 1 次；或用白附子研细末，加冰片少许做面饼，贴敷穴位，每日 1 次。

6. 中医药辨证治疗

本病以早期以实证为主，后期以虚证为主，主方牵正散，早期风寒证合麻黄汤，风热证合桂枝汤，后期恢复期合补中益气汤。

【注意事项】

1. 埋线治疗面瘫具有良好疗效，与常规针刺是目前治疗本病安全有效的首选方法。

2. 面部应避免风寒，必要时应戴口罩、眼罩；因眼睑闭合不全，灰尘容易侵入，每日点眼药水 2 ～ 3 次，以预防感染。

3. 周围性面瘫的预后与面神经的损伤程度密切相关，一般而言，由无菌性炎症导致的面瘫预后较好，而由病毒导致的面瘫（如 Hunt 面瘫）预后较差。

4. 本病应与中枢性面瘫相鉴别。

第五节　头痛

头痛（headache）是指局限于头颅上半部，包括眉弓耳轮上缘和枕外隆突连线以上部位的各种性质的疼痛，是临床最常见的自觉症状之一，可单独出现，亦见于包括颅脑病变、颅外病变、全身性疾病及神经症在内的多种疾病的过程中，其病因复杂，类型繁多。临床上，头痛程度有轻有重，疼痛时间有长有短，疼痛形式多种多样，常见胀痛、闷痛、撕裂样痛、电击样痛、针刺样痛，部分伴有血管搏动及头部紧箍感，以及出现恶心、呕吐、头晕，严重者还可伴有其他系统性疾病症状如发热，而血管病变所致头痛常伴偏瘫失语等神经功能缺损症状等。本病在中医学中亦称为头痛。

头痛一证首载于《内经》，在《素问・风论》中称为"首风""脑风"。该篇描述了"首风"与"脑风"的临床特点，并指出外感与内伤是导致头痛发生的主要病因。如《素问・风论》谓："新沐中风，则为首风。""风气循风府而上，则为脑风"。《内经》认为，六经病变皆可导致头痛。汉代张仲景在《伤寒论》中论及太阳、阳明、少阳、厥阴病头痛的见症，并列举了头痛的不同治疗方药，如厥阴头痛，"干呕，吐涎沫，头痛，吴茱萸汤主之。"李东垣《东垣十书》将头痛分为外感头痛和内伤头痛，根据症状和病机的不同而有伤寒头痛、湿热头痛、偏头痛、真头痛、气虚头痛、血虚头痛、气血俱虚头痛、厥逆头痛等，并补充了太阴头痛和少阴头痛。《丹溪心法・头痛》还有痰厥头痛和气滞头痛的记载，并提出头痛"如不愈各加引经药，太阳川芎，阳明白芷，少阳柴胡，太阴苍术，少阴细辛，厥阴吴茱萸"，至今对临床仍有指导意义。部分医著中还记载有"头风"一名，王肯堂《证治准绳・头痛》说："医书多分头痛、头风为二门，然一病也，但有新久去留之分耳。浅而近者名头痛，其痛猝然而至，易于解散速安也。深而远者为头风，其痛作止不常，愈后遇触复发也。"但瘀血一说少有提及，清代医家王清任大倡瘀血之说，《医林改错・头痛》论述血府逐瘀汤证时说："查患头痛者，无表证，无里证，无气虚、痰饮等证，忽犯忽好，百方不效，用此方一剂而愈。"至此，对头痛的认识也日趋丰富。

【西医病因病理】

1. 颅内外对痛觉敏感的结构

大多数的头痛是由于颅内外组织结构中的痛觉神经末梢，即痛觉感受器受到物理、化学、生物等方面的刺激，产生异常神经冲动，感觉神经通过相应的神经通路传达到大脑而被感知。颅内外各种组织因含痛觉神经末梢的多少和性质不同，可分为疼痛敏感组织与不敏感组织两类。头痛主要是因为痛觉敏感组织受刺激。颅内各组织结构中，对疼痛敏感的组织为硬脑膜、血管、部分脑神经根，而全部脑实质、软脑膜及脉络丛等则无痛觉感受器。

（1）硬脑膜

硬脑膜对疼痛的敏感程度因部位而异。在硬脑膜中，以颅底部分较为敏感，尤以前颅凹的嗅窝处最为敏感；中颅凹有疼痛反应，但较迟钝；蝶鞍膈膜有痛觉。小脑幕上面比较敏感，而下面则比较迟钝；大脑凸面的硬脑膜及大脑镰对疼痛刺激不敏感；颅后凹的硬脑膜在接近枕骨大孔处能感受疼痛。

（2）血管

硬脑膜动脉比硬脑膜对痛觉感受更为敏锐，以脑膜中动脉最为敏感，就连该动脉的末梢都有痛觉。在脑动脉中，只有粗的主干才有痛觉，如颈内动脉有痛感。

（3）颅外末梢神经

颅外末梢神经分布于颅外的末梢神经对疼痛也十分敏锐，如眶上神经、耳蜗神经、枕大神经、枕小神经及耳大神经。当这些神经受到伤害后，在其支配范围内出现疼痛。

（4）头颅骨膜

其所造成的疼痛程度因部位而异，如头顶部的骨膜几乎无痛觉，而颅底部骨膜对疼痛刺激敏感。

（5）其他组织

鼻腔、鼻旁窦黏膜、外耳、中耳、牙髓等部位都有丰富的神经末梢，对疼痛刺激敏感。

2. 头部组织的神经支配及疼痛部位

颅外各种结构感受的疼痛刺激，由末梢感受器发出冲动，经过痛觉传导通路向中枢神经传导，最终传至大脑皮层。颅外各种结构的疼痛主要由三叉神经、上部颈神经传导，一部分由舌咽神经和迷走神经传导。

颅内的神经支配由三叉神经、舌咽神经、迷走神经、颈 1 ～ 3 神经根及动脉周围的神经丛组成。前颅凹及小脑幕上的组织由三叉神经支配，因此疼痛常表现在前额、眼眶及额部。垂体肿瘤使蝶鞍膈膜受刺激，眼眶后出现痛感。颅后凹小脑幕下的组织受第Ⅸ、第Ⅹ对脑神经及颈 1 ～ 3 神经根支配，其疼痛常表现在枕部及颈部。

颅内的颈内动脉、大脑中动脉、大脑前动脉及大脑后动脉起始部位的痛觉大部分是由三叉神经感受，一部分来自动脉周围的交感神经丛，因此，颅内动脉的疼痛刺激常引起额部疼痛。

从第Ⅰ、第Ⅱ颈神经发出的硬膜上行支，入颅后分布于枕骨大孔附近的硬脑膜、椎动脉和硬膜后动脉。在小脑脑桥角部的听神经瘤，初期肿瘤刺激产生疼痛向第Ⅱ、第Ⅲ颈神经支配区辐射，导致患侧枕下部的局限性头痛。

通常在小脑幕上病变的头痛部位在两耳垂线的前方，小脑幕下病变的头痛部位在双耳垂线的后方。小脑肿瘤引起的头痛通常是由于脑室积水、血管移位及肿瘤压迫小脑幕上的三叉神经末梢。

3. 血管病变

（1）血管被牵拉伸展、挤压移位

血管被牵拉伸展、挤压移位见于颅内各种性质的占位性病变，各种原因的颅内高压、脑出血等，因血管受牵伸、受压产生头痛。

（2）动脉扩张

各种原因引起颅内外动脉扩张时，因血流冲击松弛的血管壁，刺激感觉神经末梢，或使血管壁发生搏动而致头痛，见于偏头痛、发热、低氧、低血糖、一氧化碳中毒、酒精中毒、使用扩血管药后、急性突发性高血压、癫痫大发作后等。

（3）颅内压改变

腰椎穿刺术（腰穿）或蛛网膜下腔麻醉（腰麻）后，由于脑脊液流出过多或反射性脑脊液生成减少，颅内压降低，以及肺气肿、心功能不全时，可使颅内静脉窦和动脉扩张、牵引而产生头痛。

4. 肌肉病变

额、颞、枕、颈后、头顶和肩胛部等处肌肉由于各种原因，如精神神经因素、职业、慢性炎症、创伤、劳损或邻近病变刺激而发生收缩，引起紧张性头痛。造成经常性头痛的肌肉有位于头部两侧颞窝的颞肌，位于颈部深层的头半棘肌、头最长肌、颈髂肋肌及枕下肌群（头后小直肌、头上斜肌、头后大直肌、头下斜肌），颈部中层的头夹肌和颈夹肌，颈部浅层的斜方肌、肩胛提肌和菱形肌等。研究证明，骨骼肌持续收缩 2 分钟，肌肉即可出现自动的肌收缩；当肌肉持续收缩一定时间后，即使引起收缩的原因已消失，但头痛肌收缩头痛程序而引起的过度防御反应仍存在。自动的肌收缩可持续下去，使头痛迁延不愈。肌收缩造成的肌肉缺血状态，使乳酸、缓激肽、5–羟色胺（5–HT）、K^+、P 物质等致痛物质游离蓄积，在头痛中也起着重要作用，形成恶性循环。

5. 神经病变

含有痛觉纤维的脑神经、颈神经，由于本身病变或受邻近组织病变刺激、压迫、牵引时可产生神经痛，如三叉神经痛、枕神经痛。

6. 功能性或精神性头痛

神经症、癔症或抑郁症等疾病患者大脑皮质功能减弱，痛阈降低，对疼痛的感受性增高而产生头痛。这种头痛完全是主观感觉体验，是精神障碍以头痛的形式反映出来，并无真正的痛觉刺激病灶。

7. 中枢神经系统异常放电

中枢神经系统异常放电主要指头痛型癫痫。该型疼痛不是疼痛敏感组织被刺激，而是中枢神经系统异常放电致以头痛为主的癫痫发作。据报道，在 171 例癫痫患者的家族中，有癫痫的占 14%，有偏头痛的占 60.8%，说明偏头痛与癫痫的近似性或两者间存在着共同的背景。

【中医病因病机】

头为“诸阳之会”“清阳之府”，又为髓海之所在，居于人体之最高位，五脏精华之血、六腑清阳之气皆上注于头，手足三阳经亦上会于头。若六淫之邪上犯清空，阻遏清阳，或痰浊、瘀血痹阻经络，壅遏经气，或肝阴不足，肝阳偏亢，或气虚清阳不升，或血虚头窍失养，或肾精不足，髓海空虚，均可导致头痛的发生。头痛之病因不外外感与内伤两类。外感多因六淫邪气侵袭，内伤多与情志不遂、饮食劳倦、跌仆损伤、体虚久病、禀赋不足、房劳过度等因素有关，分述如下。

1. 感受外邪

起居不慎，感受风、寒、湿、热之邪，邪气上犯颠顶，清阳之气受阻，气血凝滞，而发为头痛。因风为百病之长，故六淫之中，以风邪为主要病因，多夹寒、湿、热邪而发病。

2. 情志失调

忧郁恼怒，情志不遂，肝失条达，气郁阳亢，或肝郁化火，阳亢火生，上扰清窍，可发为头痛。若肝火郁久，耗伤阴血，肝肾亏虚，精血不足，亦可引发头痛。

3. 先天不足或房事不节

禀赋不足，或房劳过度，使肾精久亏。肾主骨生髓，髓上通于脑，脑髓有赖于肾精的不断化生。若肾精久亏，脑髓空虚，则会发生头痛。若阴损及阳，肾阳虚弱，清阳不展，亦可发为头痛，此类头痛临床较为少见。

4. 饮食劳倦及体虚久病

脾胃为后天之本、气血生化之源。若脾胃虚弱，气血化源不足，或病后正气受损，营血亏虚，不能上荣于脑髓脉络，可致头痛的发生。若因饮食不节，嗜酒太过，或过食辛辣肥甘，脾失健运，痰湿内生，阻遏清阳，上蒙清窍而为痰浊头痛。

5. 头部外伤或久病入络

跌仆闪挫，头部外伤，或久病入络，气血滞涩，瘀血阻于脑络，不通则痛，发为头痛。

头痛可分为外感和内伤两大类。外感头痛多为外邪上扰清空，壅滞经络，络脉不通。头为诸阳之会，手足三阳经皆上循头面，所谓“伤于风者，上先受之”，“高颠之上，唯风可到”，外感头痛以风邪为主，且多兼夹他邪，如寒、湿、热等。若风邪夹寒邪，凝滞血脉，络道不通，不通则痛。若风邪夹热，风热炎上，清空被扰，而发头痛。若风夹湿邪，阻遏阳气，蒙蔽清窍，可致头痛。

脑为髓海，依赖于肝肾精血和脾胃精微物质的充养，故内伤头痛之病机多与肝、脾、肾三脏的功能失调有关。肝主疏泄，性喜条达。头痛因于肝者，或因肝失疏泄，气郁化火，阳亢火升，上扰头窍而致；或因肝肾阴虚，肝阳偏亢而致。肾主骨生髓，脑为髓海。头痛因于肾者，多因房劳过度，或禀赋不足，使肾精久亏，无以生髓，髓海空虚，发为头痛。脾为后天之本，气血生化之源，头窍有赖于精微物质的滋养。头痛因于脾者，或因脾虚化源不足，气血亏虚，清阳不升，头窍失养而致头痛；或因脾失健运，痰浊内生，阻塞气机，浊阴不降，清窍被蒙而致头痛。若因头部外伤，或久病入络，气血凝滞，脉络不通，亦可发为瘀血头痛。

外感头痛之病性属表属实，病因是以风邪为主的六淫邪气，一般病程较短，预后较好。内伤头痛大多起病较缓，病程较长，病性较为复杂，一般来说，气血亏虚、肾精不足之头痛属虚证，肝阳、痰浊、瘀血所致之头痛多属实证。虚实在一定条件下可以相互转化。例如痰浊中阻日久，脾胃受损，气血生化不足，营血亏虚，不荣头窍，可转为气血亏虚之头痛。肝阳、肝火日久，阳热伤阴，肾虚阴亏，可转为肾精亏虚的头痛，或阴虚阳亢、虚实夹杂之头痛。各种头痛迁延不愈，病久入络，又可转变为瘀血头痛。

【证候分类】

1. 外感头痛

（1）风寒头痛

头痛连及项背，常有拘急收紧感，或伴恶风畏寒，遇风尤剧，口不渴，苔薄白，脉浮紧。

（2）风热头痛

头痛而胀，甚则头胀如裂，发热或恶风，面红目赤，口渴喜饮，大便不畅，或便秘，舌尖红，苔薄黄，脉浮数。

（3）风湿头痛

头痛如裹，肢体困重，胸闷纳呆，大便或溏，苔白腻，脉濡。

2. 内伤头痛

（1）肝阳头痛

头昏胀痛，两侧为重，心烦易怒，夜寐不宁，口苦面红，或兼胁痛，舌红苔黄，脉弦数。

（2）血虚头痛

头痛隐隐，时时昏晕，心悸失眠，面色少华，神疲乏力，遇劳加重，舌质淡，苔薄白，脉细弱。

（3）痰浊头痛

头痛昏蒙，胸脘满闷，纳呆呕恶，舌苔白腻，脉滑或弦滑。

（4）阴虚头痛

头痛且空，眩晕耳鸣，腰膝酸软，神疲乏力，滑精带下，舌红少苔，脉细无力。

（5）瘀血头痛

头痛经久不愈，痛处固定不移，痛如锥刺，或有头部外伤史，舌紫暗，或有瘀斑、瘀点，苔薄白，脉细或细涩。

【诊断要点】

1. 临床特征

头痛部位可发生在前额、两颞、颠顶、枕项或全头部。疼痛性质可为跳痛、刺痛、胀痛、灼痛、重痛、空痛、昏痛、隐痛等。头痛发作形式可为突然发作，或缓慢起病，或反复发作，时痛时止。疼痛的持续时间可长可短，可数分钟、数小时或数天、数周，甚则长期疼痛不已。

十二经脉中，六阳经及足厥阴经循行于头的不同部位，故针灸临床上可将前头痛、偏头痛、后头痛、头顶痛辨位归经为阳明头痛、少阳头痛、太阳头痛和厥阴头痛。

（1）阳明头痛

阳明头痛即前额痛，包括眉棱骨痛和因眼（如青光眼）、鼻（如鼻窦炎）、上牙病引起的疼痛在内。

（2）少阳头痛

少阳头痛即偏头痛，包括耳病引起的疼痛在内。

（3）太阳头痛

太阳头痛即后枕痛，包括落枕、颈椎病引起的疼痛在内。

（4）厥阴头痛

厥阴头痛即颠顶痛，包括高血压引起的疼痛在内。

（5）全头痛

全头痛即整个头部的疼痛，难以分辨出具体的疼痛部位。

2. 病史

外感头痛者多有起居不慎、感受外邪的病史；内伤头痛者常有饮食、劳倦、房事不节、病后体虚等病史。

3. 辅助检查

此外，还应常规做血压、血常规等检查，必要时可做经颅多普勒、脑电图、脑脊液、颅脑 CT 或 MRI 等多项检查以明确头痛的病因。如疑为眼、耳、鼻、口腔疾病所导致者，可做五官科相应检查。

4. 鉴别诊断

（1）头痛与眩晕

头痛与眩晕可单独出现，也可同时出现，二者对比，头痛之病因有外感与内伤两方面，眩晕则以内伤为主。临床表现，头痛以疼痛为主，实证较多；而眩晕则以昏眩为主，虚证较多。

（2）真头痛与一般头痛

真头痛为头痛的一种特殊重症，其特点为起病急骤，多表现为突发的剧烈头痛，持续不解，阵发加重，手足逆冷至肘膝，甚至呕吐如喷，肢厥、抽搐。本病凶险，应与一般头痛相区别。

【龙虎五刺埋线治疗】

1. 治疗原则

舒经活络，通行气血。外感头痛属实证，以风邪为主，治疗以疏风为主，兼以散寒、清热、祛湿。内伤头痛多属虚证或虚实夹杂证，虚者以滋阴养血、益肾填精为主；实证当平肝、化痰、行瘀。

2. 体位

仰卧位或俯卧位或坐位。

3. 埋线针具选择

针具为 8cm 长 7 号埋线针。线体为 2cm 长 3–0 号 PGA 线或胶原蛋白线。

4. 定穴

以局部取穴为主，配合循经远端取穴。

阳明头痛：印堂、攒竹透鱼腰。

少阳头痛：太阳、风池、外关。

太阳头痛：风池、昆仑。

厥阴头痛：百会、太冲。

全头痛：百会、印堂、太阳、风池、外关。

5. 操作技巧

头颈部腧穴大多应平刺、透刺埋线，少数腧穴如天柱、风池可直刺，但风池应严格注意针刺的方向和深浅，防止伤及延髓；上下肢关节附近穴位均为斜刺埋线；气滞血瘀、肝阳上亢可在阿是穴点刺出血。

埋线部位按要求用碘伏常规消毒，医者戴口罩、帽子和无菌手套。穴位针具刃口线与人体纵轴平行，与肌纤维走行平行，术者左手在定点处按压，右手持针，将带有线体的针具抵住皮肤，轻轻加压后快速突破，缓慢进针，经皮下组织刺入外层筋膜，旋转针体，回提针具，将线体留在皮下，出针按压后用创可贴贴敷。

【其他特色疗法】

1. 针刺

头痛乃头部经络气血瘀滞不通或经络气血亏虚不荣所致，除分经选穴外，均配合合谷，共奏疏经活络、通行气血之功，使头部经络之气“通则不痛。”

加减：外感风邪加风池、风门，风寒加灸大椎，风热加曲池，风湿加三阴交，宣散风邪，清利头目；痰浊上扰加丰隆、足三里化痰降浊，通络止痛；气滞血瘀加合谷、太冲、膈俞行气活血，化瘀止痛；气血不足加气海、血海、足三里益气养血，补虚止痛；肝阳上亢治同厥阴头痛；偏正头痛用印堂、太阳、头维、阳白、合谷、外关、足临泣。

2. 皮肤针

皮肤针重叩印堂、太阳、阿是穴，每次 5 ～ 10 分钟，直至出血。适用于风寒湿邪侵袭或肝阳上亢证。

3. 三棱针

头痛剧烈时，取印堂、太阳、百会、大椎、攒竹等穴，以三棱针刺血，每穴出血 3 ～ 5 滴。

4. 电针

取合谷、风池、太阳、阿是穴等，针刺得气后接通电针仪，用连续波中强度刺激。适用于气滞血瘀型或顽固性头痛。

5. 耳针

取枕、颞、额、皮质下、肝阳、神门。每次选 2 ～ 3 穴，毫针强刺激，留针时间视头痛缓解情况而定；也可用王不留行籽贴压；顽固性头痛还可取耳背静脉刺血。

6. 穴位注射

根据中医证型，分别选用柴胡注射液、当归注射液、丹参注射液、川芎注射液、维生素 B_1 或维生素 B_{12} 注射液，常规取 2 ～ 3 穴，每穴 0.5mL。

7. 岐黄针

取 C_2 夹脊穴、天牖、百会。选用 1.5 寸岐黄针治疗，每次根据患者的实际情况选择 1 ～ 2 穴，一般不超过 3 个穴位，每周 2 次，2 周共计 4 次为一个疗程。

8. 中医药辨证治疗

（1）外感头痛

①风寒头痛

治法：疏散风寒止痛。

代表方：川芎茶调散加减。

若头痛，恶寒明显者，酌加麻黄、桂枝、制川乌等温经散寒。若寒邪侵于厥阴经脉，颠顶头痛，干呕，吐涎沫，四肢厥冷，苔白，脉弦，方用吴茱萸汤去人参，加藁本、川芎、细辛、法半夏，以温散寒邪，降逆止痛。若寒邪客于少阴经脉，头痛，足寒，气逆，背冷，脉沉细，方用麻黄附子细辛汤加白芷、川芎，温经散寒止痛。

②风热头痛

治法：疏风清热和络。

代表方：芎芷石膏汤加减。

烦热口渴，舌红少津者，可重用石膏，配知母、天花粉清热生津，黄芩、栀子清热泻火；大便秘结、腑气不通、口舌生疮者，可用黄连上清丸泄热通腑。

③风湿头痛

治法：祛风胜湿通窍。

代表方：羌活胜湿汤加减。

若胸闷脘痞、腹胀便秘显著者，可加苍术、厚朴、陈皮、桔梗以燥湿宽中，理气消胀；恶心、呕吐者，可加半夏、生姜以降逆止呕；纳呆食少者，加麦芽、神曲健胃助运。

（2）内伤头痛

①肝阳头痛

治法：平肝潜阳息风。

代表方：天麻钩藤饮加减。

若因肝郁化火，肝火炎上，而症见头痛剧烈、目赤口苦、急躁、便秘尿黄者，加夏枯草、龙胆草、大黄；若兼肝肾亏虚，水不涵木，症见头晕目涩、视物不明、遇劳加重、腰膝酸软者，可选加枸杞子、白芍、山茱萸。

②血虚头痛

治法：养血滋阴，和络止痛。

代表方：加味四物汤加减。

若因血虚气弱者，兼见乏力气短、神疲懒言、汗出恶风等，可选加党参、黄芪、白术；若阴血亏虚、阴不敛阳、肝阳上扰者，可加入天麻、钩藤、石决明、菊花等。

③痰浊头痛

治法：健脾燥湿，化痰降逆。

代表方：半夏白术天麻汤加减。

若痰湿久郁化热，口苦便秘，舌红苔黄腻，脉滑数，可加黄芩、竹茹、枳实、胆星。若胸闷、呕恶明显，加厚朴、枳壳、生姜和中降逆。

④阴虚头痛

治法：养阴补肾，填精生髓。

代表药：大补元煎加减。

若头面烘热，面颊红赤，时伴汗出，证属肾阴亏虚、虚火上炎者，去人参，加知母、黄柏，以滋阴泻火，或方用知柏地黄丸。若头痛畏寒，面色㿠白，四肢不温，腰膝无力，舌淡，脉细无力，证属肾阳不足者，当温补肾阳，选用右归丸或金匮肾气丸加减。

⑤瘀血头痛

治法：活血化瘀，通窍止痛。

代表方：通窍活血汤加减。

若头痛较剧，久痛不已，可加全蝎、蜈蚣、土鳖虫等，搜风剔络止痛。

【注意事项】

1. 针刺埋线治疗头痛疗效显著，对某些功能性头痛能够达到治愈的目的。对器质性病变引起的头痛，针灸也能改善症状，但同时应注意原发病的治疗，以免贻误病情。

2. 部分患者由于头痛反复发作，迁延不愈，故易产生消极、悲观、焦虑、恐惧情绪。在针灸治疗的同时，应给予患者精神上的安慰和鼓励。

第十四章

呼吸系统疾病

第一节　慢性咳嗽

慢性咳嗽是临床上呼吸系统常见病、多发病，2009 版《咳嗽的诊断与治疗指南》指出：慢性咳嗽是指病程大于 8 周，以咳嗽为唯一或主要的表现，胸部体格检查和 X 线片未见明显异常的临床症状。本病病因较为复杂，多见于咳嗽变异性哮喘（CVA）、上气道综合征（UACS）、胃食管反流病（GERD）、嗜酸粒细胞性支气管炎（EB）、精神性咳嗽等疾病。慢性咳嗽属于中医学“久咳”等范畴。

【西医病因病理】

2009 版《咳嗽的诊断与治疗指南》指出，慢性咳嗽的常见病因多见于咳嗽变异性哮喘（CVA）、上气道综合征（UACS）、胃食管反流病（GERD）、嗜酸粒细胞性支气管炎（EC）、精神性咳嗽等疾病。这些病因占呼吸内科门诊慢性咳嗽病因的 70% ～ 95%。其他病因较少见，但涉及面广，如变应性咳嗽、药物性咳嗽、心理性咳嗽等。咳嗽是一种迷走神经反射。咳嗽感受器分布广泛，这些刺激经第 X 对脑神经传入中枢。目前普遍观点认为多数慢性咳嗽存在咳嗽反射敏感性增高，其发生与中枢和外周均相关。

慢性咳嗽发生原因可能是咳嗽感受器受到物理、化学刺激增多，或者是咳嗽敏感性增加的结果。目前发现，气道炎症是慢性咳嗽患者普遍存在的特征。由于炎症的存在，导致气道上皮受损（如上皮表面的磷脂屏障被破坏，纤毛正常运动破坏），使咳嗽感受器暴露过多，容易受到物理或化学的刺激。同时，气道浸润的炎性细胞释放的炎性介质也可能直接或间接刺激咳嗽感受器。另外，感觉神经肽的释放也与咳嗽感受器敏感性增高有关。CVA 与典型哮喘的发病机制基本相同。UACS 是明显或潜在的鼻、鼻窦分泌物滴入喉或呼吸道，刺激该处的咳嗽感受器，或通过神经反射机制使咳嗽反射敏感化，当发生炎症时，鼻腔分泌物增多，分泌物可倒流入咽喉部刺激局部感受器，引发慢性咳嗽。GERD 可能是反流至近端食管的反流物直接刺激咽喉部或因误吸引起气管或支气管咳嗽反射，远端反流则可通过食管、支气管反射引起咳嗽。EC 表现为嗜酸性粒细胞在气道黏膜层、黏膜下层和平滑肌层的明显浸润，常伴有不同程度的单核细胞浸润、气道上皮脱屑、黏液高分泌、平滑肌增生、气道壁充血和水肿。启动因素可能与接触过敏原或环境职业因素有关。

【中医病因病机】

中国古代无慢性咳嗽的病名，但对慢性咳嗽早有认识，如《素问·咳论》提出："五脏六腑皆令人咳，非独肺也。"并将咳嗽以脏腑命名分别为肺咳、心咳、肝咳、脾咳、肾咳，《诸病源候论·咳嗽论》有十咳之称，除五脏咳外，尚有寒咳、久咳、胆咳、厥阴咳等。现代学者晁恩祥根据临床经验，在临床中第一次提出"风咳"。

慢性咳嗽的病因多为感受外邪、肺脾不足、饮食失宜、先天不足等因素。基本病机是感受外邪后，余邪未清，痰热留滞，失于宣降，发为咳嗽，多表现为肺脾气虚。治以祛邪化痰、健脾益肺、敛肺止咳为主。

本病病机属本虚标实，脾肺气虚为本，风、火、痰、瘀为标，以风、火、痰、虚、瘀为发生发展的主要病机，故除以上治疗原则外，尚需辨其虚实标本，上疏风邪，下清胃火，并以益气活血通络，治虚勿忘实，祛邪当顾虚，方有良效。在慢性咳嗽病因病机中，由五脏六腑、经络、气血津液等组成的内环境失衡是关键，外感六淫仅是诱因。正气亏损，痰浊、瘀血、燥邪内生，过敏因素及肝肺失调是导致内环境失衡的重要病理因素。它们既可以是患者固有，也可以是长期咳嗽产生。正所谓"咳嗽连滞岁月，传于五脏六腑，嗽而不已，则积年不瘥"。

常见慢性咳嗽病因具有"风证"表现，其重点在于阵咳，急迫性、挛急性咳嗽，以及突发、突止，变化莫测，咽痒，具有风之特点。急迫性、挛急性咳嗽，是风邪伏肺所致。风邪犯肺，日久内伏可致气道挛急失畅，而见气道敏感、气道的反应性增高。

【证候分类】

（1）风寒袭肺证

咳嗽声重，咳痰稀薄色白，恶寒，或有发热，无汗。舌苔薄白，脉浮紧。

（2）风热犯肺证

咳嗽气粗，咳痰黏白或黄，咽痛或咳声嘶哑，或有发热，微恶风寒，口微渴。舌尖红，苔薄白或黄，脉浮数。

（3）燥邪伤肺证

干咳少痰，咳痰不爽，鼻咽干燥，口干。舌尖红，苔薄黄少津，脉细数。

（4）痰热壅肺证

咳嗽气粗，痰多稠黄，烦热口干。舌质红，苔黄腻，脉滑数。

（5）肝火犯肺证

咳呛气逆阵作，咳时胸胁引痛，甚则咯血。舌红，苔薄黄少津，脉弦数。

（6）痰湿蕴肺证

咳声重浊，痰多色白，晨起为甚，胸闷脘痞，纳少。舌苔白腻，脉滑。

（7）肺阴亏虚证

咳久痰少，咳吐不爽，痰黏或夹血丝，咽干口燥，手足心热。舌红，少苔，脉细数。

（8）肺气亏虚证

病久咳声低微，咳而伴喘，咳痰清稀色白，食少，气短胸闷，神倦乏力，自汗畏寒。舌淡嫩，苔白，脉弱。

【诊断要点】

1. 临床特征

咳逆有声，或伴咽痒、咳痰。外感咳嗽，起病急，可伴有寒热等表证。内伤咳嗽，每因外感反复发作，病程较长，可咳而伴喘。

2. 辅助检查

急性期查血白细胞总数和中性粒细胞增高。两肺听诊可闻及呼吸音增粗，或伴散在干湿啰音。肺部 X 线摄片检查，正常或肺纹理增粗。

【龙虎五刺埋线治疗】

1. 治疗原则

在埋线之前，需辨别虚实，以明确刺法顺逆，选择进针深度、进针力度及进针角度，同时根据疾病新久，选择使用不同的线体材料。常用穴位为肺俞、天突、膻中。根据虚实不同，选择 1 ～ 2 个配穴，如风邪袭肺配大椎，痰热袭肺配丰隆、鱼际，痰湿袭肺配丰隆、阴陵泉；肝火袭肺配肝俞、膈俞；肺脾虚配脾俞、足三里；肺肾虚配肾俞。

实证为主：外邪伤肺或痰热、肝火伤肺，需逆经刺，宜浅刺，轻插重出，针刺角度小，可选用较快分解的 PGA 线，线体选择 2cm 为宜，针刺效应为局部轻松感。

虚证为主：肺气不足，或脾肺气虚、肺肾亏虚等虚证，需顺经刺，宜深刺，重按轻提，针刺角度大，可选用胶原蛋白线，以 3cm 为宜，针刺效应为局部有酸重感。

2. 体位

根据穴位所在部位不同，选择仰卧位或俯卧位。

3. 埋线针具选择

针具为 8cm 长 8 号埋线针。线体为 3–0 号 PGA 线或胶原蛋白线。

4. 定穴

（1）主穴

①肺俞

定位：正坐或俯卧，在背部，第 3 胸椎棘突下，旁开 1.5 寸。

局部层次解剖：皮肤→皮下组织→斜方肌→菱形肌→上后锯肌→竖脊肌。浅层布有第 3、第 4 胸神经后支的内侧皮支和伴行的肋间后动、静脉背侧支的内侧皮支。深层有第 3、第 4 胸神经后支的肌支和相应的肋间后动、静脉背侧支的分支或属支。

②天突

定位：在颈部，当前正中线上，胸骨上窝中央。

局部层次解剖：皮肤→皮下组织→左、右胸锁乳突肌腱（两胸骨头）之间→胸骨柄颈静脉切迹上方→左、右胸骨甲状肌→气管前间隙。浅层布有锁骨上内侧神经，皮下组织内有颈阔肌和颈静脉弓。深层有头臂干、左颈总动脉、主动脉弓和头臂静脉等重要结构。

③膻中

定位：仰卧位。在胸部，当前正中线上，平第 4 肋间，两乳头连线的中点处。

局部层次解剖：皮肤→皮下组织→胸骨体。主要分布有第 4 肋间神经前皮支和胸廓内动、静脉的穿支。

（2）配穴

①鱼际（荥穴）

定位：侧腕掌心相对，自然半握拳。在手拇指本节（第 1 掌指关节）后凹陷处，约当第 1 掌骨中点桡侧，赤白肉际处。

局部层次解剖：皮肤→皮下组织→拇短展肌→拇对掌肌→拇短屈肌。浅层有正中神经掌皮支及桡神经浅支等分布。深层有正中神经肌支和尺神经肌支。

②合谷（原穴）

定位：在手背，第 1、第 2 掌骨间，第 2 掌骨桡侧的中点处。

局部层次解剖：皮肤→皮下组织→第 1 骨间背侧肌→拇收肌。浅层布有桡神经浅支、手背静脉网的桡侧部和第 1 掌背动、静脉的分支或属支。深层有尺神经深支的分支等。

③足三里（合穴）

定位：仰卧，伸下肢，或正坐屈膝。在小腿前外侧，当犊鼻下 3 寸，距胫骨前缘一横指。

局部层次解剖：皮肤→皮下组织→胫骨前肌→小腿骨间膜→胫骨后肌。浅层布有腓肠外侧皮神经。深层有胫前动、静脉的分支或属支。

④丰隆（络穴）

定位：仰卧，伸下肢，或正坐屈膝。在小腿前外侧，当外踝尖上 8 寸，条口外，距胫骨前缘二横指（中指）。

局部层次解剖：皮肤→皮下组织→趾长伸肌→小腿骨间膜→胫骨后肌。浅层布有腓肠外侧皮神经。深层有胫前动、静脉的分支或属支及腓深神经的分支。

⑤膈俞（血会）

定位：正坐或俯卧，在背部，当第 7 胸椎棘突下，旁开 1.5 寸。

局部层次解剖：皮肤→皮下组织→斜方肌→背阔肌→竖脊肌。浅层布有第 7、第 8 胸神经后支的内侧皮支和伴行的动、静脉。深层有第 7、第 8 胸神经后支的肌支和相应肋间后动、静脉背侧支的分支或属支。

⑥肝俞（背俞穴）

定位：正坐或俯卧，当第 9 胸椎棘突下，旁开 1.5 寸。

局部层次解剖：皮肤→皮下组织→斜方肌→背阔肌→下后锯肌→竖脊肌。浅层布有第 9、第 10 胸神经后支的皮支及伴行的动、静脉。深层有第 9、第 10 胸神经后支的肌支和相应的肋间后动、静脉的分支或属支。

⑦脾俞（背俞穴）

定位：俯卧，在背部，当第 11 胸椎棘突下，旁开 1.5 寸。

局部层次解剖：皮肤→皮下组织→背阔肌→下后锯肌→竖脊肌。浅层布有第 11、第 12 胸神经后支的皮支和伴行的动、静脉。深层有第 11、第 12 胸神经后支的肌支和相应的肋间及肋下动、静脉的分支或属支。

⑧肾俞（背俞穴）

定位：俯卧，在腰部，当第 2 腰椎棘突下，旁开 1.5 寸。

局部层次解剖：皮肤→皮下组织→背阔肌腱膜和胸腰筋膜浅层→竖脊肌。浅层布有第 2、第 3 腰神经后支的皮支和伴行的动、静脉。深层有第 2、第 3 腰神经后支的肌支和相应腰动、静脉背侧支的分支或属支。

主治：腰膝酸痛，目昏，耳鸣，耳聋，遗精，阳痿，遗尿，小便频数，月经不调，白带量多，小便不利，水肿，洞泄不化，咳喘少气，癫疾，肾炎，尿路感染，半身不遂。

⑨大椎

定位：俯伏坐位。在后正中线上，第 7 颈椎棘突下凹陷中。

局部层次解剖：皮肤→皮下组织→棘上韧带→棘间韧带。浅层主要分布有第 8 颈神经后支的内侧支和棘突间皮下静脉丛。深层有棘突间的椎外（后）静脉丛和第 8 颈神经后支的分支。

5. 操作技巧

埋线部位按要求用碘伏常规消毒，医者戴口罩、帽子和无菌手套。

穴位针具刃口线与人体纵轴平行，与肌纤维走行平行，术者左手在定点处按压，右手持针，将带有线体的针具抵住皮肤，轻轻加压后快速突破，缓慢进针，经皮下组织刺入外层筋膜，旋转针体，回提针具，将线体留在皮下，出针按压后创可贴贴敷。

6. 治疗原理

背俞穴是脏腑经气输注于背腰部的腧穴，位于足太阳膀胱经的第一侧线上，大体依脏腑位置而上下排列，背俞穴与内脏有特殊的关系，能反映脏腑的虚实盛衰，当背俞穴出现各种异常反应，如结节、条索、压痛、丘疹等，往往能反映相关脏腑的异常，因此可以用来诊断脏腑疾病，同时也能很好地调整脏腑的虚实。刺激肺俞可止咳化痰。天突、膻中是止咳平喘的常用穴位，而且解剖位置上邻近气管、肺脏，埋入穴位的线体在体内液化、分解、吸收的过程中，对穴位有持续的刺激作用，可以缓解气道高压，解痉止咳。

现代研究表明，背俞穴平喘的作用与气道的神经调节密切相关，背俞穴肺俞位于第3胸椎棘突下，旁开1.5寸，解剖位置上接近支配气道和肺的交感神经节（T_5），针刺后使交感神经兴奋，使支气管平滑肌舒张，缓解咳嗽症状。

【其他特色疗法】

1. 针刺疗法

主穴：胸1～7夹脊穴、大椎、肺俞、膻中、列缺、尺泽。

配穴：寒湿阻肺配风池、风门、外关，气阴两虚取经渠、照海、足三里、气海，肺肾阳虚配肾俞、百会、关元。

操作方法：穴位常规消毒后，持30号1寸毫针针刺主穴和配穴，快速进针，强刺激，行补法，得气后马上出针，不留针，依次操作完选定穴位。

2. 艾灸

在背部腧穴上施以悬灸和啄灸法。

注意热度，防止烧烫伤。

3. 穴位贴敷

取穴：天突、膻中、大椎、肺俞。

药物主要成分为白芥子、竹沥、生姜汁等。

注意事项：贴敷以半小时至2小时为宜，避免贴敷时间过长而发生烫伤。

4. 中医药辨证治疗

（1）风寒袭肺证

治法：疏风散寒，宣肺止咳。

方药：三拗汤、止嗽散加减。

（2）风热犯肺证

治法：宜疏风清热，宣肺化痰。

代表方：桑菊饮加减。

（3）风燥伤肺证

治法：疏风清肺，润燥止咳。

代表方：桑杏汤加减。

（4）痰湿蕴肺证

治法：健脾燥湿，化痰止咳。

代表方：二陈汤、三子养亲汤加减。

（5）痰热郁肺证

治法：清热化痰肃肺。

代表方：清金化痰汤加减。

（6）肝火犯肺证

治法：清肺泻肝，顺气降火。

代表方：黛蛤散合加减泻白散加减。

（7）肺阴亏虚证

治法：宜滋阴润肺，止咳化痰。

代表方：沙参麦冬汤加减。

（8）肺气虚寒证

治法：健脾补气，温肺止咳。

代表方：小青龙汤合四君子汤加减。

【注意事项】

1. 咳嗽期间切忌锻炼身体，尤其是跑步等增加肺活量的运动需暂停。情绪安定，生活规律，颈部保暖。避免接触油烟等刺激性气体，避免进食寒凉、辛辣及过甜的食物。

2. 埋线后需注意针孔处有无红肿热痛，有无液体渗出，避免搔抓。

第二节　慢性支气管炎

慢性支气管炎是由于感染或非感染（过敏、氧化应激等）因素导致的气管、支气管黏膜及其周围组织慢性非特异性炎症，吸烟、空气污染、生物化学物质的吸入等均与其发病有一定的关系。主要临床表现为咳、痰、喘等，主要病理特点是支气管腺体增生、黏液分泌增多，气道表面脱水及气道重塑等。慢性支气管炎患者早期临床症状较轻，冬季多发，春暖后缓解，若治疗不当或失治误治，疾病缓慢进行性发展，咳、痰、喘等临床症状反复发作，晚期可并发慢性阻塞性肺疾病、肺动脉高压及肺源性心脏病，对患者的生活质量造成严重影响。

【西医病因病理】

气管是连接喉和肺的通道，由“C”字形的软骨环及连接各软骨环的结缔组织和平滑肌构成。气管分为左右主支气管，左、右主支气管分为肺叶支气管进入肺叶，肺叶支气管在各肺叶内再分为肺段支气管，以后再经数级分支使整个支气管呈树状，故称支气管树。支气管树是空心的，其管腔是人体气流的通道。

慢性支气管炎的病因较为复杂，往往是多种因素长期相互作用的结果。常见的致病因素归纳如下。

1. 感染

本病初常由病毒性呼吸道感染引起，继而发生细菌感染。

2. 大气污染

大气污染如空气污浊。粉尘、刺激性烟雾等污染为引起本病的重要病因。

3. 吸烟

发生慢性支气管炎的主要危险因素是吸烟，香烟烟雾中的成分刺激支气管产生黏液的细胞和纤毛的变化，引起慢性炎症。开始年龄越早，吸烟量越大，发病率越高。

4. 气候变化和致敏因素

内因方面有免疫功能降低及过敏性反应，自主神经失调和遗传等因素。

在病理方面，慢性支气管炎的产生主要与支气管内产生黏液的细胞和纤毛受到致病因素的刺激后发生相应的变化有关。例如，慢性支气管炎早期主要累及管径小于2mm的小气道，表现为不同程度的上皮细胞变性、坏死、增生，鳞状上皮化生，杯状细胞增生，黏膜及黏膜下层炎症细胞浸润，管壁黏膜水肿，分泌物增多，管壁有不同程度的炎性改变。

【中医病因病机】

中医学认为慢性支气管炎属于中医的“咳嗽”“喘证”“痰饮”范畴。本病的发生与发展，常与外邪反复侵袭导致肺、脾，肾等脏腑功能失调密切相关。

本病的病位在肺，与肝、脾有关，久则及肾，其标在肺，本在脾，根在肾。古人有

“肾为生痰之本，肺为贮痰之器，脾为生痰之源”和“肺不伤不咳，脾不伤不久咳，肾不伤不咳不喘”之说，表明肺、脾、肾三脏的功能失调与本病紧密相关。其病理性质分别为外感和内伤，其中外感属于邪实，为六淫外邪犯肺，肺气壅遏不畅；内伤主要与痰、火相关，病理性质多为虚实交杂。急性发作期，大多因为外邪犯肺，肺失清肃而引起咳嗽，久咳伤肺，肺气亏虚，进而损及脾、肾及心脏功能，脾虚不能运化水湿，则积湿生痰，上干于肺，因痰而咳，痰浊阻肺或肾不纳气则咳嗽、咳痰进一步加重而变生他病，故慢性迁延期多属虚证或虚中夹实证。虚和实是互相联系、互相影响的，尤其对老年人来说，体质已虚，受邪后更易引起反复发作，以致虚实互为因果，并形成恶性循环，导致咳嗽、咳痰迁延不愈，使病情逐年加剧恶化。

【证候分类】

中医学理论将慢性支气管炎分为三型。

（1）痰热内蕴证

咳嗽气喘，胸闷，痰黄质黏，面红，口干口苦，舌质红苔黄腻，脉滑数。

（2）表寒内饮证

咳嗽，喘息，痰液清稀，恶寒发热，头面四肢浮肿，脉弦紧，舌质淡红。

（3）肺肾阳虚证

咳痰清稀，腰膝酸软，夜尿频多，畏寒肢冷，持续性咳喘，入夜后咳嗽加重，脉沉细，舌质淡红。

【诊断要点】

1. 临床特征

慢性或反复咳嗽、咳痰或伴有喘息，每年发病至少 3 个月，并连续 2 年或以上者。如每年发病持续不足 3 个月，而有明确的客观检查依据（如 X 线、肺功能等）亦可诊断。排除其他心、肺疾患（如肺结核、肺尘埃沉着病、支气管哮喘、支气管扩张、肺癌、心脏病、心功能不全、慢性鼻炎等）引起的咳嗽、咳痰或伴有喘息等。

2. 临床分期

临床上根据病程的长短将本病分为三期。

急性发作期：只在 1 周内出现脓性或黏性痰，痰量明显增加，可伴有发热等各种炎症表现，或1周内咳、痰、喘任何一项症状显著加剧，或重症患者明显加重者。

慢性迁延期：指有不同程度的咳、痰、喘症状，迁延1个月以上者。

临床缓解期：经治疗或自然缓解，症状基本消失或偶轻微咳嗽和少量痰液，保持2个月以上者。

3. 辅助检查

慢性支气管炎的临床特殊检查包括痰液检查、X线检查、白细胞分离技术及肺功能检查等。

4. 鉴别诊断

慢性支气管炎的临床表现与肺结核、支气管扩张及支气管哮喘等有很多相似之处，应做相应的鉴别。

（1）肺结核

活动性肺结核常伴有低热、乏力、精神萎靡、咯血等症状；咯血和咳痰的程度与肺结核的活动有关。X线检查可发现肺部病灶，痰结核菌检查可为阳性。应特别引起注意的是老人患肺结核常因慢性支气管炎症状的掩盖，长期不易被发现。

（2）支气管哮喘

起病年龄较轻，甚至幼儿期发病。常有过敏性疾病的个人或家族病史等。支气管哮喘在后期常并发慢性支气管炎，鉴别虽有一定的困难，但治疗上有很多共同之处。支气管哮喘呈发作性，在缓解期可毫无症状。

（3）支气管扩张

支气管扩张起病年龄多较轻，痰量较多，并呈脓性，病程中常反复咯血，两肺下部可听到湿啰音。胸部X线检查两肺下部支气管阴影增深，病变严重者可见卷发状阴影。支气管碘油造影示柱状或囊状支气管扩张。

（4）心脏病

肺淤血引起的咳嗽常为干咳，痰量不多。经详细询问及检查，可发现患者有心悸、气急、口唇发绀、双下肢浮肿等心脏病征象。体征、X线和心电图均有助于鉴别。

【龙虎五刺埋线治疗】

1. 治疗原则

治病先辨虚实，以明确刺法顺逆，选择进针深度、进针力度及进针角度，同时根据疾病新久，选择使用不同的线体材料。常用穴位为天突、膻中、肺俞、八华等。根据虚实不同，选择 1 ～ 2 个配穴，如风邪袭肺配风池，痰热袭肺配大椎，痰湿袭肺配丰隆；肝火袭肺配肝俞、膈俞；肺脾虚配脾俞、足三里；肺肾虚配肾俞。

实证为主：外邪伤肺或痰热、肝火伤肺，需逆经刺，宜浅刺，轻插重出，针刺角度小，可选用较快分解的 PGA 线，线体选择 2cm 为宜，针刺效应为局部轻松感。

虚证为主：肺气不足，或脾肺气虚、肺肾亏虚等虚证，需顺经刺，宜深刺，重按轻提，针刺角度大，可选用胶原蛋白线，以 3cm 为宜，针刺效应为局部有酸重感。

2. 体位

仰卧位或俯卧位。

3. 埋线针具选择

针具为 8cm 长 8 号埋线针。线体为 3cm 长 3–0 号 PGA 线或胶原蛋白线。

4. 定穴

①肺俞

定位：正坐或俯卧，在背部，第 3 胸椎棘突下，旁开 1.5 寸。

局部层次解剖：皮肤→皮下组织→斜方肌→菱形肌→上后锯肌→竖脊肌。浅层布有第 3、第 4 胸神经后支的内侧皮支和伴行的肋间后动、静脉背侧支的内侧皮支。深层有第 3、第 4 胸神经后支的肌支和相应的肋间后动、静脉背侧支的分支或属支。

②天突

定位：在颈部，当前正中线上，胸骨上窝中央。

局部层次解剖：皮肤→皮下组织→左、右胸锁乳突肌腱（两胸骨头）之间→胸骨柄颈静脉切迹上方→左、右胸骨甲状肌→气管前间隙。浅层布有锁骨上内侧神经，皮下组织内有颈阔肌和颈静脉弓。深层有头臂干、左颈总动脉、主动脉弓和头臂静脉等重要结构。

③膻中

定位：仰卧。在胸部，当前正中线上，平第 4 肋间，两乳头连线的中点处。

局部层次解剖：皮肤→皮下组织→胸骨体。主要布有第 4 肋间神经前皮支和胸廓内动、静脉的穿支。

④八华

定位：在背部，以不易伸缩的绳子，取两乳间四分之三的长度作一个等边三角形，照样剪成等边三角形的纸片，将其一角置于大椎穴上，使其两下角同等高，两下角处为穴；再将此三角形纸片之一角置于上述两下角的中央，则其下端两角亦是穴。照样依次再量两次，共计在脊柱两侧得八穴，即八华穴。

局部层次解剖：皮肤→皮下组织→竖脊肌。浅层主要布有胸神经内侧皮支和伴行的动、静脉。深层有胸神经后支的肌支和相应的肋间后动、静脉背侧支的分支或属支。

5. 操作技巧

埋线部位按要求用碘伏常规消毒，医者戴口罩、帽子和无菌手套。穴位针具刃口线与人体纵轴平行，与肌纤维走行平行，术者左手在定点处按压，右手持针，将带有线体的针具抵住皮肤，轻轻加压后快速突破，缓慢进针，经皮下组织刺入外层筋膜，旋转针体，回提针具，将线体留在皮下，出针按压后创可贴贴敷。

6. 治疗原理

穴位埋线疗法在对辅助性 T 淋巴细胞 1 活性进行抑制的同时，可对辅助性 T 淋巴细胞 2 分泌进行刺激，继而调节患者辅助性 T 淋巴细胞 1 或辅助性 T 淋巴细胞 2 的失衡现象，继而减少慢性支气管炎发病频次，减少发作症状，从而达到治疗的目的。

【其他特色疗法】

1. 穴位贴敷

冬病夏治源自《素问·四气调神大论》中“圣人春夏养阳，秋冬养阴，以从其根”的冬病夏治思想。冬病夏治穴位贴敷疗法通过将药物敷贴到人体特定穴位，可达到行气血、振奋阳气、通络祛邪的目的，使肺、脾、肾三脏阴阳平衡，扶正固本。对常于冬季加重的疾病或冬季多发病，冬病夏治穴位贴敷疗法能有效减少患者感冒次数和急性发作次数，改善临床症状。春夏顺其生长之气即养阳，秋冬顺其收藏之气即养阴。

穴位敷贴疗法利用穴位对经络及脏腑进行刺激，继而调节脏腑气血与阴阳，且所贴敷的药物具有不同的功效与性能，经穴位处的局部皮肤组织吸收而形成不同的药理作用；经药物与穴位刺激的双重良性影响，能起到化痰定喘、散寒宣肺的效果。穴位敷贴穴疗法具有操作便捷、疗效确切及患者痛苦小等优势，对治疗慢性支气管炎有着良好的治疗效果。

冬病夏治穴位敷贴防治慢性支气管炎的机制主要是在三伏天、夏至或秋分，利用夏季气温高、机体阳气充沛的有利时机，通过敷贴药物的持续刺激机体特定穴位，疏通经络气血，调和脏腑阴阳，达到扶正祛邪、改善和增强机体免疫力的目的。

冬病夏治穴位贴敷疗法治疗慢性支气管炎，初伏取天突、肺俞、定喘，中伏取风门、膻中、厥阴俞，末伏取大杼、华盖、心俞；结合辨证施治，对痰热证型患者另取大椎及丰隆，对虚寒证型，患者另取肾俞及膏肓俞进行治疗。采用的中药有红花、半夏、黄芪、姜汁、麝香、白芥子等，或采用“冬病夏治消喘膏”（延胡索、白芥子、细辛、甘遂、姜汁）外敷。

2. 穴位注射

穴位注射疗法主要是在患者特定穴位中注射中西药物，能获得较为理想的治疗效果，此种治疗方式已在诸多顽固性疾病中得到广泛应用，且获得较为广阔的发展空间。穴位注射时，可用肺俞、曲池、丰隆、尺泽、足三里、止咳穴等，每次选 2 穴，用复方曲安奈德联合利多卡因注射液穴位注射。

3. 耳穴压豆

人体神经系统源自外胚层，与耳郭表皮及皮脂腺属于同源，而骨骼、肌肉、肾脏、血管及心肌等均源自中胚层，与耳郭的软骨与真皮属于同源，因此耳郭与内脏器官及躯体有密切关联。机体内脏在耳郭的反应区又为迷走神经耳支在耳郭分布区，同时是迷走神经在体表唯一的分布区，通常认为在耳甲区的迷走神经耳支与面神经及舌咽神经的混合支相吻合，这便为针刺耳郭相关穴位对治疗迷走神经所分布的内脏器官奠定了良好的解剖学基础。通过对耳部相应穴位实施刺激，能改善机体的内分泌系统与脏腑功能，继而起到防治疾病、调节机体功能及改善微循环的保健效果。

4. 中医药辨证治疗

慢性支气管炎急性期常以邪实为主，治则当清热化痰、宣肺止咳；缓解期往往以本虚为要，治当扶正兼祛邪。

（1）外邪袭肺

代表方：止嗽散加减。

加减：伴恶寒、无汗之风寒袭肺者，加麻黄、桂枝、半夏、桑白皮宣肺散寒；伴恶风、身热、口渴之风热犯肺者，加知母、麦冬、玉竹、栀子、瓜蒌宣散风热：伴口鼻干燥、干咳作痒之风燥犯肺者，加菊花、薄荷、连翘、芦根、鱼腥草清热润燥。

（2）内邪干肺

代表方：沙参麦冬汤加减。

加减：伴咳声嘶哑、午后潮热之肺阴亏耗者，加五味子、墨旱莲、玉竹、杏仁滋肾敛肺；伴口苦咽干、胸胁胀痛之肝火犯肺者，加青黛、海蛤壳、旋覆花清肝化痰；伴咳时引痛、痰多质稠之痰热郁肺者，加半夏、茯苓、陈皮、苍术、厚朴、白芥子、桔梗化痰理气。

用法：每天 1 剂，分早、晚 2 次分服。

【注意事项】

1. 调整情绪，积极应对疾病。

2. 以高蛋白、高纤维素饮食为主，禁食生冷、油腻、辛辣或过咸食物。

3. 避免室内空气过干，保持充足的水分摄入，保证呼吸道黏膜的湿润。

第三节　慢性阻塞性肺疾病

慢性阻塞性肺疾病（COPD），简称慢阻肺，是指气道或肺泡病变，引起气流受限的反应性呼吸系统疾病。有研究显示，在中国大多数地区，COPD 患病率在 8% ～ 10%。至 2030 年，COPD 将可能成为全世界致病死亡原因的第 3 名，所产生的经济负担将成为全球第 5 位。

【西医病因病理】

COPD 发病机制不详，目前认为与炎症反应、氧化或抗氧化失衡、蛋白酶或抗蛋白酶失衡等机制有关，遗传因素也可能参与其中。

1. 炎症

COPD 的特征性改变为气道、肺实质、肺血管的慢性炎症，中性粒细胞、T 淋巴细胞、巨噬细胞参与了炎症的核心环节，这些细胞释放炎性介质，同时与肺结构细胞相互作用，导致炎症反应，破坏肺结构，进而引起 COPD 的产生。

2. 氧化应激

氧化应激主要是活性氧（ROS）和活性氮（RNS）过量或排出不足，从而破坏氧化和抗氧化系统，影响二者之间的动态平衡。在生理情况正常的状态下，氧化物和抗氧化剂在体内维持一个动态平衡的状态。当长期吸入有害颗粒或气体，如吸烟或吸入污染空气，有害成分使氧化作用过强和（或）抗氧化作用衰减时，会造成肺内氧化或抗氧化失衡。氧化应激可通过脂质过氧化、蛋白质修饰、损害 DNA 和信号传输路径等方式的变化，引起 COPD 的产生。

3. 蛋白酶或抗蛋白酶失衡

有研究认为 COPD 组织损伤是蛋白酶与从血浆渗出的抗蛋白酶失衡引起的，这种失衡在 COPD 急性加重期更为严重。中性粒细胞弹性蛋白酶（NE）能降解弹性蛋白，α1- 抗胰蛋白酶（α1-AT）是血浆中含量最高、抑制效力最强的蛋白酶抑制剂，可使弹性蛋白酶失活，因而，NE 和 α1-AT 的异常引起的弹性蛋白酶分解肺间质连接蛋白异常是导致支气管扩张和肺气肿的主要原因。基质金属蛋白酶（MMPs）参与降解肺泡壁细胞外基质和基底膜蛋白，与多种炎性因子释放有关，参与气道重塑。有研究认为 MMP-9 是致使 COPD 气道重构的首要原因。基质金属蛋白酶抑制剂（TIMP）通过对 MMP 的抑制，参与组织重塑等病理生理过程。

此外，2021 年 GOLD 指南中更新了遗传因素对 COPD 发病的影响，α1 抗胰蛋白酶缺乏已被文献证实是 COPD 的遗传危险因素。COPD 的患者在遗传相关性中表现出家族聚集性，在发生和发展过程中，个体遗传因素是最重要的。

【中医病因病机】

慢性阻塞性肺疾病，中医将其归属于“喘证”和“肺胀”的范畴。《灵枢·胀论》就有“肺胀者，虚满而喘咳”的描述，也最早提及肺胀的病机。慢性阻塞性肺疾病病程发展中，不同时期其证候特点也随病程发展呈现不同特征。有学者提出 COPD 急性加重期—危险窗—稳定期的概念。急性加重期证候常见风寒袭肺、外寒内饮、痰热壅肺、痰浊阻肺、痰蒙神窍等证；危险窗期表现为邪实渐去，本虚显露，出现痰浊、痰瘀与气虚、气阴两虚相互兼夹等证候，病理性质为虚实夹杂；而稳定期证候特点主要是肺气虚、肺脾气虚、肺肾气虚、肺肾气阴两虚等虚证。临床常见证候中各证候可单独存在，也可以以复合证候出现，如肺肾气虚兼痰热壅肺证、肺脾气虚兼痰湿阻肺证等。总之，正虚积损为慢性阻塞性肺疾病（肺胀）的主要病机。

【证候分类】

（1）痰浊蕴肺证

胸膺满闷，短气喘息，稍劳即著，咳嗽痰多，色白黏腻或呈泡沫，畏风易汗，脘痞纳少，倦怠乏力，舌暗，苔薄腻或浊腻，脉小滑。

（2）痰热郁肺证

咳逆，喘息气粗，烦躁，目胀睛突，痰黄或白、黏稠难咳，或伴身热，微恶寒，有汗不多，口渴欲饮，溲赤，便干，舌边尖红，苔黄或黄腻，脉数或滑数。

（3）痰蒙神窍证

神志恍惚，表情淡漠，谵妄，烦躁不安，撮空理线，嗜睡，甚则昏迷，或伴肢体抖动，抽搐，咳逆喘促，咳痰不爽，苔白腻或黄腻，舌质暗红或淡紫，脉细滑数。

（4）阳虚水泛证

心悸，喘咳，咳痰清稀，面浮，下肢浮肿，甚则一身悉肿，腹部胀满有水，脘痞，纳差，尿少，怕冷，面唇青紫，舌胖色暗，苔白滑，脉沉细。

（5）肺肾气虚证

呼吸浅短难续，声低气怯，甚则张口抬肩，倚息不能平卧，咳嗽，痰白如沫，咳吐不利，胸闷心慌，形寒汗出，或腰膝酸软，小便清长，或尿有余沥，舌淡或暗紫，脉沉细数无力，或有结代。

【诊断要点】

1. 慢性阻塞性肺疾病（慢阻肺）全球倡议

慢性阻塞性肺疾病（慢阻肺）全球倡议（global initiative for chronic obstructive lung disease，GOLD）2022 年修订版提出诊断关键点如下。

存在呼吸困难、慢性咳嗽和（或）咳痰，有反复下呼吸道感染史和（或）有接触该疾病危险因素史的患者均应考虑慢阻肺。

肺功能检查是确诊慢阻肺的必备条件，如吸入支气管扩张剂后一秒率（forced expiratory volume in one second/forced vitalcapacity，FEV1/FVC）< 0.70，可确定存在持续气流受限。

慢阻肺评估的目标在于确定气流受限程度、疾病对患者健康状况的影响和远期不良预后风险（如 AECOPD、住院或死亡），从而用以指导治疗。

慢阻肺患者常合并心血管疾病、骨骼肌功能障碍、代谢综合征、骨质疏松、抑郁、焦虑、肺癌等疾病。

2. 鉴别诊断

COPD 应与哮喘、支气管扩张症、充血性心力衰竭、肺结核和弥漫性泛细支气管炎等相鉴别，尤其要注意与哮喘进行鉴别。

慢阻肺多于中年后起病，而哮喘则多在儿童或青少年期起病；慢阻肺症状缓慢进展，逐渐加重，而哮喘则症状起伏较大；慢阻肺多有长期吸烟史和（或）有害气体和颗粒接触史，而哮喘常伴有过敏体质、过敏性鼻炎和（或）湿疹等，部分患者有哮喘家族史。然而，应用目前的影像学和生理测定技术对某些慢性哮喘与慢阻肺患者进行明确的鉴别诊断是不可能的，这两种疾病可同时在少数患者中重叠存在，应个体化应用抗炎药物和其他各种治疗方法。其余可能潜在的疾病，通常容易与慢阻肺相鉴别。

【龙虎五刺埋线治疗】

1. 治疗原则

治病先辨虚实，以明确刺法顺逆，控制进针深度、进针力度及进针角度，同时根据疾病新久，选择使用不同的线体材料。常用穴位为肺俞、脾俞、肾俞、八华等。根据虚实不同，选择 1 ～ 2 个配穴，如风邪袭肺配风池，痰热袭肺配大椎，痰湿袭肺配丰隆；肺脾虚配脾俞、足三里；肺肾虚配肾俞。

实证为主：外邪伤肺或痰热、痰湿阻肺，需逆经刺，宜浅刺，轻插重出，针刺角度小，可选用较快分解的 PGA 线，线体选择 2cm 为宜，针刺效应为局部轻松感。

虚证为主：肺气不足，或脾肺气虚、肺肾亏虚等虚证，需顺经刺，宜深刺，重按轻提，针刺角度大，可选用胶原蛋白线，以 3cm 为宜，针刺效应为局部有酸重感。

2. 体位

仰卧位或俯卧位。

3. 埋线针具选择

针具为 8cm 长 8 号埋线针。线体为 3cm 长 3–0 号 PGA 线或胶原蛋白线。

4. 定穴

①肺俞（背俞穴）

定位：正坐或俯卧，在背部，第 3 胸椎棘突下，旁开 1.5 寸。

局部层次解剖：皮肤→皮下组织→斜方肌→菱形肌→上后锯肌→竖脊肌。浅层布有第 3、第 4 胸神经后支的内侧皮支和伴行的肋间后动、静脉背侧支的内侧皮支。深层有第 3、第 4 胸神经后支的肌支和相应的肋间后动、静脉背侧支的分支或属支。

②脾俞（背俞穴）

定位：俯卧，在背部，当第 11 胸椎棘突下，旁开 1.5 寸。

局部层次解剖：皮肤→皮下组织→背阔肌→下后锯肌→竖脊肌。浅层布有第 11、第 12 胸神经后支的皮支和伴行的动、静脉。深层有第 11、第 12 胸神经后支的肌支和相应的肋间及肋下动、静脉的分支或属支。

③肾俞（背俞穴）

定位：俯卧，在腰部，当第 2 腰椎棘突下，旁开 1.5 寸。

局部层次解剖：皮肤→皮下组织→背阔肌腱膜和胸腰筋膜浅层→竖脊肌。浅层布有第 2、第 3 腰神经后支的皮支和伴行的动、静脉。深层有第 2、第 3 腰神经后支的肌支和相应腰动、静脉背侧支的分支或属支。

④八华（特定穴）

定位：在背部，以不易伸缩的绳子，取两乳间四分之三的长度作一个等边三角形，照样剪成等边三角形的纸片，将其一角置于大椎穴上，使其两下角同等高，两下角处为穴；再将此三角形纸片之一角置于上述两下角的中央，则其下端两角亦是穴。照样依次再量两次，共计在脊柱两侧得八穴，即八华穴。

局部层次解剖：皮肤→皮下组织→竖脊肌。浅层主要布有胸神经内侧皮支和伴行的动、静脉。深层有胸神经后支的肌支和相应的肋间后动、静脉背侧支的分支或属支。

5. 操作技巧

埋线部位按要求用碘伏常规消毒，医者戴口罩、帽子和无菌手套。穴位针具刃口线与人体纵轴平行，与肌纤维走行平行，术者左手在定点处按压，右手持针，将带有线体的针具抵住皮肤，轻轻加压后快速突破，缓慢进针，经皮下组织刺入外层筋膜，旋转针体，回提针具，将线体留在皮下，出针按压后创可贴贴敷。

6. 治疗原理

可吸收手术缝线在置入穴位后逐渐液化分解，并被机体吸收，这个过程中产生的异种蛋白抗原会刺激局部组织产生无菌性炎性反应，使局部组织温度升高、血管扩张、血流加快等，增强组织修复能力，同时脏腑与腧穴相关联，穴位组织的修复也激发了相应脏腑功能的恢复。

肺俞补肺益气，清热化痰；脾俞有健脾理气之效，与肺俞联用，培土生金；肾脏精气汇聚于肾俞，肾俞可温阳补肾，益气平喘。八华为经外奇穴，有止咳平喘作用。将可吸收线体埋藏于此穴处，可以较长时间刺激穴位，起到抑制过敏介质释放、抗炎和改善支气管及肺血管的微循环、解除支气管平滑肌痉挛、减少支气管内皮细胞和腺体分泌、镇静副交感神经的作用。

【其他特色疗法】

1. 中医康复技术

（1）简化太极拳

简化太极拳是中国国家体育总局 1956 年组织太极拳专家汲取太极拳精华编排而成，包括左右野马分鬃、白鹤亮翅、左右搂膝拗步等共 24 式，动作柔和，强调意识引导呼吸，配合全身动作，以掤、捋、挤、按等技击特点为主。适用于慢阻肺稳定期患者，能够提高 6 分钟步行距离。每次康复锻炼 60 分钟，每周康复锻炼 5 ～ 7 次。康复疗程 3 个月以上；长期练习康复效果更佳。

（2）八段锦

八段锦包括两手托天理三焦、左右开弓似射雕、调理脾胃须单举、五劳七伤往后瞧、摇头摆尾去心火、两手攀足固肾腰、攒拳怒目增气力、背后七颠百病消 8 种动作。功法特点强调柔和缓慢、圆活连贯，松紧结合、动静相兼，神与形和、气寓其中。练习时注意要松静自然、准确灵活、练养相兼、循序渐进。适用于慢阻肺稳定期患者，能够提高 6 分钟步行距离；降低圣乔治呼吸困难问卷评分，提高生命质量；改善肺功能 FEV1、FEV1% 和 FVC。每次康复锻炼 30 分钟。每周康复锻炼 4 次以上。康复疗程 3 个月以上；长期练习康复效果更佳。

（3）六字诀

六字诀即通过呬、呵、呼、嘘、吹、嘻 6 个字的不同发音口型，调节脏腑经络气血运行的呼吸吐纳法。六字分别与肺、心、脾、肝、肾、三焦等脏腑经络相对应。按预备式—起式—嘘—呵—呼—呬—吹—嘻—收势顺序进行锻炼，共包含 9 个动作。适用于慢阻肺稳定期患者，能够提高 6 分钟步行距离；降低圣乔治呼吸困难问卷评分，改善慢阻肺评估测试（COPD assessment test，CAT）评分，提高生命质量；减少急性加重；降低改良医学研究委员会（modified Medical Research Council，mMRC）呼吸困难评分；改善肺功能 FEV1%。每个字练习 6 遍，每次康复锻炼 30 分钟，每周康复锻炼 5 次以上。康复疗程 3 个月以上；长期练习康复效果更佳。

2. 针刺

针刺疗法适用于慢阻肺稳定期患者，针刺部位根据病情进行选择，常选择膻中、关元、定喘、肺俞、足三里、天枢等。根据证候配穴，肺气虚可选太渊；肺脾气虚可选脾俞；肺肾气阴两虚可选膏肓、太溪等。行针时得气最佳，腧穴部位产生酸、麻、胀、重等感觉。每次留针时间 20 ～ 30 分钟。针刺频率每周 2 ～ 3 次。针刺 2 周为 1 个疗程；可多疗程。

3. 艾灸

（1）传统艾灸

传统艾灸是用艾绒或以艾绒为主要成分制成灸材，点燃后悬置或放置在穴位或病变部位，进行烧灼、温熨，借灸火的热力及药物的作用，进行治疗的外治方法。适用于慢阻肺稳定期患者。艾灸药物根据中医辨证辨病原则进行选择，艾条、艾绒为常用灸材。艾灸穴位依据疾病、症状及证型的不同合理选取，以足三里、大椎、膻中、神阙等为主。根据证候配穴，肺气虚配太渊等；肺脾气虚配太渊、脾俞等；肺肾气虚配太渊、肾俞等。根据症状配穴，胸闷可配膻中；喘甚可配孔最；咳甚可配尺泽；痰多可配中脘。艾灸频次每周 1 次，可根据灸材、穴位不同及患者耐受程度等进行调整。每次艾灸时长 30 分钟或更长。2 次艾灸治疗间隔时间 1 ～ 2 周。艾灸 3 个月为 1 个疗程；可多疗程。施灸后皮肤多有红晕灼热感，无须处理，可自行消失。若出现水疱，直径在 1cm 左右，一般不需任何处理；若水疱较大，发生水肿、溃烂、体液渗出、化脓，轻度可在局部做消毒处理；若出现红肿热痛且范围较大，在局部做消毒处理同时口服或外用抗感染药物，化脓部位较深应请外科进行处理。

（2）益肺灸

益肺灸即在督脉上依次铺以中药粉、桑皮纸、生姜泥、艾绒，进行灸疗的一种集药物外治、艾灸等综合作用的方法，适用于慢阻肺稳定期虚证患者。该法可改善咳嗽、咳痰、气短、喘息、胸闷、乏力等临床症状，改善 mMRC 呼吸困难评分，改善肺功能 FVC、FEV1%。灸粉药物组成包括麝香、白芍、丁香、肉桂、白芥子等，具有温通经络、运行气血、温宣肺络、温督壮阳等功效。施灸部位取督脉大椎至腰俞。施灸程序包括选择体位、取穴、消毒、涂抹姜汁、撒灸粉、敷盖桑皮纸、铺姜泥、点燃艾炷、换艾炷、移去姜泥、轻擦灸处及放疱 12 步。每次更换艾炷 3 壮，每次治疗时间 120 分钟，2 次灸治间隔时间 14 天，疗程为 3 个月。

（3）热敏灸

热敏灸是选择热敏腧穴进行悬灸，通过激发透热、扩热、传热等经气传导，达到气至病所，提高临床疗效的一种灸法，适用于慢阻肺稳定期患者。该法能改善肺功能FEV1/FVC、FEV1%。灸材以艾绒为主，圆柱形居多，根据病情需要和腧穴热敏直径的不同而选择不同直径的艾条。体位选择以被灸者感到舒适为宜，充分暴露施灸部位，首选卧位。穴位选择以灸感定位法进行确定。艾条距离体表约3cm，以传统腧穴定位为中心，在其上下左右施以循经、回旋、雀啄、温和组合手法进行悬灸探查，热感强度适中而无灼痛，被灸者1类或1类以上的部位出现热敏灸感，即为热敏腧穴，不拘是否在传统腧穴的标准位置上。每次施灸时间以热敏灸感消失为度，因病、因人、因穴而不同，平均施灸时间约为40分钟。开始连续8天每天1次，后每月治疗不少于15次，无固定疗程。只要与疾病相关的热敏腧穴存在，就需要进行施灸，直至所有与该病症相关的热敏腧穴消敏。

4. 穴位贴敷

（1）传统穴位贴敷

传统穴位贴敷是在穴位上贴敷某种药物的治疗方法，适用于慢阻肺稳定期虚证患者。贴敷药物以温阳益气、通经活络、开窍活血、宣肺止咳定喘类药物为首选，常用药物有细辛、白芥子、甘遂、延胡索等。贴敷穴位根据病情及辨证分型进行选择，以肺俞、定喘、肾俞、天突、大椎、膻中等为主。根据证候配穴，肺气虚可选太渊、足三里；肺脾气虚配太渊、脾俞；肺肾气虚配太渊、足三里。贴敷时间长短由药物刺激及发疱程度、患者皮肤反应决定。刺激性小的药物，可每隔1～3天换药1次；刺激性大的药物，数分钟至数小时不等。每次贴敷时间4～6小时。2次贴敷间隔时间10天。贴敷1个月、贴敷3次为1个疗程。贴敷后出现色素沉着、潮红、轻微痒痛、轻微红肿、轻度水疱等均为正常反应，无须处理；若出现皮肤致敏反应范围较大、程度较重的皮肤红斑、水疱、痒痛等现象，应立即停药，进行对症处理，必要时应到医院就诊。

（2）冬病夏治穴位敷贴

冬病夏治穴位敷贴即夏季三伏天在人体特定穴位上贴敷药物，用以治疗和预防疾病的一种外治疗法，又称为三伏贴，适用于慢阻肺稳定期虚证患者。药物组成以白芥子、延胡索、甘遂、细辛、生姜等为基本处方，配伍加减常用药物有人工麝香、麻黄、肉桂、小茴香等。贴敷部位以肺俞为基本穴位，主要配伍穴位有膻中、大椎、定喘、膏肓，可辨证选用心俞、膈俞、肾俞、脾俞等穴位。贴敷时先将贴敷部位用75%乙醇或碘伏常规消毒，然后取长度1cm，高度0.5cm左右的药膏，将药物贴于穴位上，用5cm×5cm的脱敏胶布固定。贴敷时间在每年夏季，分别于三伏天的初、中、末伏的第一天进行贴敷治疗（如果中伏为20天，间隔10天可加贴1次）。每次贴敷时间3～6小时，2次贴敷间隔时间7～10天。连续贴敷3年为1个疗程；多疗程贴敷可提高疗效。

（3）舒肺贴

舒肺贴即在传统穴位贴敷治疗技术基础上，结合现代药物制备工艺技术所形成的一种新型外用贴剂，贴敷时取舒肺贴药膏约1.5g注入贴膜凹陷处，敷于穴位上，轻轻按压均匀即可。该法适用于慢阻肺稳定期虚证患者，能够改善圣乔治呼吸困难问卷评分，提高生命质量；改善咳嗽、咳痰、胸闷、气短、乏力等临床症状，降低mMRC呼吸困难评分。药物组成有白芥子、延胡索、芫花、椒目等，具有温振肺气、逐痰活血、止咳平喘功效。贴敷穴位包括肺俞、大椎、膏肓、膻中、定喘、天突等穴位。每次贴敷时间6～8小时，2次贴敷间隔时间10天。贴敷5次为1个疗程，夏季三伏天前的第10天、三伏天内的第1、第10、第20天，三伏天后的第10天各贴敷1次。贴敷后出现轻微红肿、轻度水疱等均为正常的皮肤反应，无须处理；若出现较为严重的皮肤红斑、水疱等现象，应立即停药，进行对症处理，严重时应及时到医院就诊。

5. 中医药辨证治疗

（1）急性加重期中医辨证分治

①风寒袭肺证

代表方：三拗汤（《太平惠民和剂局方》）合止嗽散（《医学心悟》）加减。

②外寒内饮证

代表方：小青龙汤（《伤寒论》）。

③痰热壅肺证

代表方：清气化痰丸加味。

④痰浊阻肺证

代表方：麻杏石甘汤、二陈汤合三子养亲汤加味。

（2）急性加重危险窗期中医治疗

急性加重危险窗期是指在一次COPD急性加重后至稳定期之前的时期内，极有可能再次出现急性加重，导致住院率和病死率增高，主要集中在一次急性加重后 8 周内。其最早由李建生等研究提出，并在大样本研究基础上对本期证候分布做出分类研究，此期病理性质为邪退正虚，余邪尚存，其病机变化与加重期、稳定期也有着很大差异，故中医分期辨证治疗对其转归有着重要意义。

（3）稳定期中医治疗

COPD 稳定期是指咳、痰、喘等症状稳定或轻微，病情基本恢复到急性加重前的状态，而在这个阶段，防治策略是缓解症状、提高患者生命质量、预防进展和降低急性加重发生的风险。

①肺气虚证

代表方：补肺汤。

②肺脾气虚证

代表方：加味六君子汤。

③肺肾气虚证

代表方：扶肺固肾膏。

【注意事项】

1. 室温控制在 18 ～ 28℃，湿度处于 50% ～ 65%。

2. 氧疗患者保证每日氧疗 15 小时以上。

3. 呼吸功能锻炼，如缩唇呼吸、腹式呼吸等。

4. 饮食宜忌同慢性支气管炎。

第四节　支气管哮喘

支气管哮喘（以下简称哮喘）是由多种细胞，包括气道的炎性细胞、结构细胞和细胞组分参与的气道慢性炎症性疾病。这种慢性炎症导致气道高反应性，通常出现广泛多变的可逆性气流受限，并引起反复发作性的喘息、气急、胸闷或咳嗽等症状，常在夜间和（或）清晨发作、加剧，多数患者可自行缓解或经治疗缓解。

【西医病因病理】

（一）病因

目前认为哮喘与多基因遗传有关，并受环境因素影响。环境因素主要是激发因素，包括吸入变应原、非特异性吸入物、病毒感染、药物、气候变化、剧烈运动、妊娠等。

（二）发病机制

1. 变态反应

根据变应原吸入后哮喘发生时间，可将变态反应分为以下三种类型。①速发型哮喘反应：吸入变应原同时发生反应，15 ～ 30 分钟达高峰，两小时后逐渐恢复正常。②迟发型哮喘反应：6 小时左右发病，持续时间长，可达数天。临床症状重，常呈持续性哮喘表现，肺功能损害严重而持久。发病机制与变态反应和气道炎症有关。③双相型哮喘反应。

2. 气道炎症

气道慢性炎症是哮喘本质，表现为多种炎症细胞特别是肥大细胞、嗜酸性粒细胞和 T 淋巴细胞等在气道浸润和聚集，并分泌多种炎性介质和细胞因子。根据介质产生先后可分为①快速释放性介质：组胺；②继发产生性介质：前列腺素、白三烯、血小板活化因子等。白三烯是很强的支气管收缩剂，可使黏液分泌增多，血管通透性增加。

3. 气道高反应

气道高反应表现为气道对各种刺激因子出现过强或过早的收缩反应，是哮喘发展的另一个重要因素。气道炎症是导致气道高反应性的重要机制之一。气道高反应性常有家族聚集倾向，受遗传因素影响，为哮喘患者共同的病理生理特征。

4. 神经机制

支气管受复杂的自主神经支配：支气管平滑肌主要受肾上腺素受体（β2：兴奋时舒张）和胆碱能受体（M3：兴奋时收缩）支配。哮喘与 β 肾上腺素受体低下和迷走神经张力亢进有关，并可能有 α 肾上腺素神经的反应性增加。

【中医病因病机】

支气管哮喘的中医病名是哮病和喘证的合称，哮喘是一种反复发作的疾病。《医学正传·哮喘》曰："大抵哮以声响名，喘以气息言。夫喘促喉中如水鸡声者，谓之哮；气促而连属不能以息者，谓之喘。"哮喘的病位在肺，与脾、肾有关，主要是感受外邪，邪气引动伏痰，致使痰阻气道引发呼吸急促、喉间痰鸣、胸闷、憋喘等症状。《普济本事方》论述了哮喘的发病机制："此症有苦至终身者，亦有母子相传者。"说明了哮喘的发病与先天禀赋有关，也为现代遗传病学的研究提供了理论依据。《丹溪心法》提出："未发宜扶正气为主，已发用攻邪为主。"是从疾病的急性期和缓解期论述了治疗法则，急性期以祛邪为主，缓解期则根据肺、脾、肾脏腑的亏虚辨证论治。

哮喘因先天禀赋异常、痰浊内伏，可分为发作期、慢性持续期和缓解期 3 个疾病阶段，发作期每因外感、饮食、情志、劳倦等因素引发，以致痰阻气道，肺失肃降，风盛挛急而致喘息哮鸣突然发作；慢性持续期则因痰瘀久留，正气受伤，且肝、脾与肺相互影响，气机不畅而致肺气宣降不得复常，表现为喘息哮鸣轻重间作；缓解期则表现为肺、脾、肾等脏气虚弱之候。肺虚不能主气，气不化津，则痰浊内蕴；脾虚不能化水谷为精微，上输养肺，积湿生痰；肾虚精气亏乏，摄纳失常，则阳虚水泛为痰，或阴虚虚火灼津成痰。由于三脏之间的相互影响，可致同病，表现肺脾气虚或肺肾两虚之象。

【证候分类】

1. 发作期

（1）寒哮证

呼吸急促，喉中有哮鸣音，痰白不黏或清稀多泡沫，口不渴或渴喜热饮，形寒怕冷。舌苔白滑，脉滑紧。

（2）热哮证

气粗息涌，痰鸣如吼，胸胁胀闷，咳呛阵作，痰黄稠厚，咳吐不利，汗出，口渴喜饮，不恶寒。舌质红，苔黄腻，脉滑数。

2. 缓解期

肺虚：畏寒自汗，气短声低，极易感冒，每因气候变化而诱发。舌淡，苔薄白，脉细弱。

肾虚：平时气短，动则喘促，腰酸肢软，畏寒肢冷，面色苍白。舌淡，苔白，脉沉细。

【诊断要点】

1. 临床特征

多与先天禀赋有关，家族中可有哮病史。常由气候突变，饮食不当，情志失调，劳累等诱发。呈反复发作性，多突然发作，可见鼻痒、喷嚏、咳嗽、胸闷等先兆。喉中哮鸣有声，呼吸困难，不能平卧，甚至面色苍白，唇甲青紫，约数分钟、数小时后缓解，甚至在大发作时持续难平，出现喘脱。发作时在双肺可闻及散在或弥漫性，以呼气相为主的哮鸣音，呼气相延长。上述症状可经治疗缓解或自行缓解，缓解时可如常人，或稍感疲劳、纳差。但病程日久，反复发作，导致正气亏虚，可出现动则气喘等。

症状不典型者（如无明显喘息或体征）应至少具备以下一项试验阳性。①支气管激发试验或运动试验阳性；②支气管舒张试验阳性［一秒钟用力呼气容积（FEV1）增加 15% 以上，且 FEV1 增加绝对值＞200mL］；③最大呼气流量（PEF）日内变异率或昼夜波动率≥20%。

2. 临床分期

参考《中国支气管哮喘防治指南》（中华医学会呼吸病学分会哮喘学组，2016 年）。

（1）急性发作期

喘息、气急、咳嗽、胸闷等症状突然发生，或原有症状急剧加重，常有呼吸困难，以呼气流量降低为其特征，常因接触变应原等刺激物或治疗不当等。

（2）慢性持续期

每周均不同频度和（或）不同程度地出现症状（喘息、气急、胸闷、咳嗽等）。

（3）临床缓解期

患者无喘息、胸闷、气急、咳嗽等症状，并维持 1 年以上。

3. 鉴别诊断

与左心衰竭引起的呼吸困难相鉴别：左心衰竭引起的呼吸困难过去称为心源性哮喘。心源性哮喘在发作的时候症状与哮喘相似，但发病机制和病变本质与哮喘截然不同。目前为了避免混淆，已不再使用“心源性哮喘”一词。鉴别要点：患者多有高血压、冠状动脉粥样硬化性心脏病和风湿性心脏病等病史和体征。突然发作，出现气急、端坐呼吸、阵发性咳嗽，常咳出粉红色泡沫痰。两肺常闻及广泛的湿啰音和哮鸣音，左心心界扩大，心率增快，心尖部可闻及奔马律。胸部 X 线可见心脏增大有肺淤血的体征。如果一时难以鉴别，可以雾化吸入 β2 受体激动剂，或静脉注射氨茶碱缓解症状后做进一步检查。禁忌用肾上腺素或吗啡。

【龙虎五刺埋线治疗】

1. 治疗原则

治病先辨虚实，以明确刺法顺逆，控制进针深度、进针力度及进针角度，同时根据疾病新久，选择使用不同的线体材料。常用穴位为膻中、八华等。根据虚实不同，选择1～2个配穴，如风邪袭肺配风池，痰热袭肺配大椎，痰湿袭肺配丰隆，肺脾虚配脾俞、足三里，肺肾虚配肾俞。

实证为主：外邪伤肺或痰热、痰湿阻肺，需逆经刺，宜浅刺，轻插重出，针刺角度小，可选用较快分解的 PGA 线，线体选择 2cm 为宜，针刺效应为局部轻松感。

虚证为主：肺气不足，或脾肺气虚、肺肾亏虚等虚证，需顺经刺，宜深刺，重按轻提，针刺角度大，可选用胶原蛋白线，以 3cm 为宜，针刺效应为局部有酸重感。

2. 体位

仰卧位或俯卧位。

3. 埋线针具选择

针具为 8cm 长 8 号埋线针。线体为 3cm 长 3–0 号 PGA 线或胶原蛋白线。

4. 定穴

①肺俞

定位：正坐或俯卧，在背部，第 3 胸椎棘突下，旁开 1.5 寸。

局部层次解剖：皮肤→皮下组织→斜方肌→菱形肌→上后锯肌→竖脊肌。浅层布有第 3、第 4 胸神经后支的内侧皮支和伴行的肋间后动、静脉背侧支的内侧皮支。深层有第 3、第 4 胸神经后支的肌支和相应的肋间后动、静脉背侧支的分支或属支。

②定喘

定位：俯伏或伏卧。在背部，第 7 颈椎棘突下，旁开 0.5 寸。

局部层次解剖：皮肤→皮下组织→斜方肌→菱形肌→上后锯肌→颈夹肌→竖脊肌。浅层主要布有第 8 颈神经后支的内侧皮支。深层有颈横动、静脉的分支或属支、第 8 颈神经、第 1 胸神经后支的肌支。

③膻中

定位：仰卧。在胸部，当前正中线上，平第 4 肋间，两乳头连线的中点处。

局部层次解剖：皮肤→皮下组织→胸骨体。主要布有第 4 肋间神经前皮支和胸廓内动、静脉的穿支。

④八华

定位：在背部，以不易伸缩的绳子，取两乳间四分之三的长度作一个等边三角形，照样剪成等边三角形的纸片，将其一角置于大椎穴上，使其两下角同等高，两下角处为穴；再将此三角形纸片之一角置于上述两下角的中央，则其下端两角亦是穴。照样依次再量 2 次，共计在脊柱两侧得 8 穴，即八华穴。

局部层次解剖：皮肤→皮下组织→竖脊肌。浅层主要布有胸神经内侧皮支和伴行的动、静脉。深层有胸神经后支的肌支和相应的肋间后动、静脉背侧支的分支或属支。

5. 操作技巧

埋线部位按要求用碘伏常规消毒，医者戴口罩、帽子和无菌手套。穴位针具刃口线与人体纵轴平行，与肌纤维走行平行，术者左手在定点处按压，右手持针，将带有线体的针具抵住皮肤，轻轻加压后快速突破，缓慢进针，经皮下组织刺入外层筋膜，旋转针体，回提针具，将线体留在皮下，出针按压后用创可贴贴敷。

6. 治疗原理

哮喘是临床常多见发病之一。全球大约有 2 亿人患有哮喘。在我国哮喘的患病率高达 1% ～ 5%，全国哮喘患者应在 2000 万以上，近年来，哮喘的研究在各个领域都有了许多进展，目前认为哮喘的基本病理是气道的非特异性炎症，这种炎症是引起气道高反应性和哮喘症状的根本因素。目前现代医学治疗哮喘的目的主要是抑制气道炎症，降低气道高反应性。治疗方法主要有抗炎、平喘、抗过敏等。其中抗炎治疗为首选的治疗原则。而国际上统一控制气道炎症的药物都是一些激素类药物，其他还有氨茶碱和抗胆碱药，都存在不同程度的不良反应，限制了其使用范围。

穴位埋线治疗哮喘病的过程，初期为机械刺激，后期为生物学和化学刺激，具有短期的速效和长期的续效两种作用方式，能够增强人体的免疫功能，提高血浆中的皮质醇和增强白细胞的吞噬能力，共同起到治疗和缓解支气管哮喘的临床效果，埋入 PGA 线体有持久柔和的长效针感，既具有双重的良性调节作用，当机体虚损时可起到补益的功效，当机体亢盛时可以起到泻实的效果，而且又能起到疏通经络的作用，PGA 线体长期刺激机体的同时可以使机体的免疫功能得到增强，从而使肺内的相关感受器，产生相应的改变，使肺表面的活性物质得到调整，起到长期持续疗效的作用。

【其他特色疗法】

1. 针刺

实证常用穴位有大椎、身柱、风门、肺俞、丰隆、膻中、曲池、合谷、外关、商阳、鱼际等。虚证常用穴位有肺俞、璇玑、膻中、天突、气海、关元、膏肓、神阙、三阴交、肾俞、复溜、命门等。每次选穴 8 ～ 10 个，或针或灸，每日 1 次，10 天为 1 个疗程，中间休息 1 周。

主穴：肺俞（肺背俞穴）、中府（肺之募穴）、大椎（督脉）、定喘（奇穴）、膻中（气会穴）。根据虚实可辨证配伍相关辅穴。

2. 穴位贴敷

参考《张氏医通》白芥子膏贴敷，炒白芥子、延胡索各 20 g，细辛、甘遂各 10 g，共研细末，用生姜汁调成糊状。将药糊贴敷于穴位上（双侧定喘、双侧肺俞、天突、膻中、双侧中府），胶布固定。贴 4 ～ 6 小时后去药洗净，注意防止出现明显的皮肤损伤。

3. 中医药辨证治疗

以“发作时治标，平时治本”为原则，区分寒热虚实，分别论治。然发作时，虽以邪实为主，亦有正虚；缓解期常以正虚为主，但其痰饮留伏的病理因素仍然存在，故对哮证的治疗，又当标本兼顾。尤其是大发作有喘脱倾向时，更应重视回阳救脱，急固其本，若拘泥于“发时治标”之说，则坐失救治良机。平时当重视治本，区别肺、脾、肾的主次，在补益的同时，适当兼顾舒畅气机。

（1）发作期

①寒哮证

证候：喉中哮鸣如水鸡声，呼吸急促，喘憋气逆，胸膈满闷如塞，咳不甚，痰少咳吐不爽，色白而多泡沫，口不渴或渴喜热饮，形寒怕冷，天冷或受寒易发，面色青晦，舌苔白滑，脉弦紧或浮紧。

病机：寒痰伏肺，遇感触发，痰升气阻，肺失宣畅。

治法：宣肺散寒，化痰平喘。

代表方：射干麻黄汤（《金匮要略》）加减。

加减：表寒里饮，寒象明显者，可用小青龙汤，酌配苦杏仁、白芥子、橘红以温肺化饮，降气祛痰；痰涌气逆，不得平卧，加葶苈子、紫苏子泻肺降逆，并酌加苦杏仁、白前、橘皮等化痰利气；咳逆上气，汗多，加白芍以敛肺。

②热哮证

证候：喉中痰鸣如吼，喘而气粗息涌，胸高胁胀，咳呛阵作，咳痰色黄或白，黏浊稠厚，排吐不利，口苦，口渴喜饮，汗出，面赤，或有身热，甚至有好发于夏季者，舌质红，苔黄腻，脉滑数或弦滑。

病机：痰热蕴肺，壅阻气道，肺失清肃。

治法：清热宣肺，化痰定喘。

代表方：麻杏石甘汤（《伤寒论》）加减。

加减：肺气壅实，痰鸣息涌，不得平卧，加葶苈子、广地龙泻肺平喘；肺热壅盛，痰吐稠黄，加海蛤壳、射干、知母、鱼腥草以清热化痰；兼有大便秘结者，可用大黄、芒硝、瓜蒌、枳实通腑以利肺；久热盛伤阴，气急难续，痰少质黏，口咽干燥，舌红少苔，脉细数者，当滋阴清热化痰，加南沙参、知母、天花粉。

③风哮证

证候：喘憋气促，喉中鸣声如吹哨笛；咳嗽、咳痰黏腻难出，无明显寒热倾向，起病多急，常倏忽来去，发前自觉鼻、咽、眼、耳发痒，喷嚏，鼻塞，流涕，舌苔薄白，脉弦。

病机：宿痰伏肺，风邪引触，气道挛急。

治法：疏风宣肺，解痉止哮。

代表方：黄龙舒喘汤（验方）加减。

加减：若外风引发，鼻塞、喷嚏、流涕重者，加蝉蜕、防风、白芷；若情志不遂，肝郁化风者，用过敏煎（柴胡、防风、蝉蜕、五味子、乌梅、甘草）加郁金、钩藤。

④喘脱危证

证候：哮病反复久发，喘息鼻扇，张口抬肩，气短息促，烦躁，昏蒙，面青，四肢厥冷，汗出如油，舌质青暗，苔腻或滑，脉细数不清，或浮大无根。

病机：痰浊闭阻，阳气欲脱。

治法：化痰开窍，回阳固脱。

代表方：回阳急救汤（《医学衷中参西录》）加减。

加减：如喘急面青，烦躁不安，汗出肢冷，舌淡紫，脉细，另吞黑锡丹镇纳虚阳，温肾平喘固脱，每次服用 3 ～ 4.5g，温水送下，或静脉滴注参附注射液。阳虚甚，气息微弱，汗出肢冷，舌淡，脉沉细，加肉桂、干姜回阳固脱；气息急促，心烦内热，汗出黏手，口干舌红，脉沉细数，加生地黄、玉竹养阴救脱，人参改用西洋参。

（2）慢性持续期

①痰哮证

证候：喉中痰涎壅盛，声如拽锯，喘急胸满，但坐不得卧，痰多易出，面色青暗，舌苔厚浊或黄腻，脉滑实。

病机：肺脾两虚，痰浊壅肺，肺气郁闭，宣肃失职。

治法：健脾化痰，降气平喘。

代表方：麻杏二三汤（验方）加减。

加减：若感受风邪，发作急骤者，加紫苏叶、防风以祛风化痰，僵蚕、蝉蜕祛风解痉；若痰壅喘急，不能平卧，加用葶苈子、猪牙皂泻肺涤痰，必要时可暂予控涎丹泻肺祛痰。

②虚哮证

证候：气短息促，动则喘甚，发作频繁，甚则持续喘哮，口唇、爪甲青紫，咳痰无力，痰涎清稀或质黏起沫，面色苍白或颧红唇紫，口不渴或咽干口渴，形寒肢冷或烦热，舌质淡或偏红，或紫暗，脉沉细或细数。

病机：哮病久发，肺肾两虚，摄纳失常。

治法：补肺纳肾，降气平喘。

代表方：平喘固本汤（验方）加减。

加减：肾阳虚加附子、鹿角片、补骨脂、钟乳石；肺肾阴虚，配南沙参、麦冬、生地黄、当归；痰气瘀阻，口唇青紫，加桃仁、苏木；气逆于上，动则气喘，加紫石英、磁石镇纳肾气。

（3）缓解期

①肺脾气虚证

证候：气短声低，自汗，怕风，易感冒，倦怠无力，食少便溏，舌质淡，苔白，脉细弱。

病机：哮病日久，肺脾两虚，气不化津，痰饮蕴肺，肺气上逆。

治法：健脾益肺，培土生金。

代表方：六君子汤（《妇人良方》）加减。

加减：表虚自汗，加炙黄芪、浮小麦、大枣；怕冷，畏风，易感冒，可加桂枝、白芍、附子；痰多者，加前胡、苦杏仁。

②肺肾两虚证

证候：短气息促，动则为甚，腰膝酸软，脑转耳鸣，不耐劳累；或五心烦热，颧红，口干，舌质红，少苔，脉细数；或畏寒肢冷，面色苍白，舌淡、苔白，质胖，脉沉细。

病机：哮病久发，精气亏乏，摄纳失常。

治法：补肺益肾。

代表方：补肺散（《永类钤方》）合金水六君煎（《景岳全书》）加减。

加减：肺气阴两虚为主者，加黄芪、沙参、百合；肾阳虚为主者，酌加补骨脂、淫羊藿、鹿角片、炮附片、肉桂；肾阴虚为主者，加生地黄、冬虫夏草。另可常服紫河车补益肾精。

【注意事项】

1. 注意居室空气流通，温度、湿度适宜，避免接触刺激性气体、灰尘、花粉、寒冷空气等。饮食宜清淡而富营养，忌生冷肥甘厚味、海鲜发物、辛辣等食物，戒除烟酒。保持心情舒畅，避免不良情绪的影响。注意适时增减衣物，防止寒冷刺激，预防感冒。

2. 劳逸适当，防止过度疲劳，根据身体情况，做适当的体育锻炼，如太极拳、内养功、八段锦、慢跑等，逐步增强体质，以提高抗病能力。

第十五章

消化系统疾病

第一节 胃食管反流病

胃食管反流病（GERD）是指胃内容物反流入食管，引起的反流相关症状和（或）并发症的一种疾病。临床上该病分为反流性食管炎、非糜烂性胃食管反流病及 Barrett 食管。胃食管反流病是世界常见疾病，全球不同地区患病率亦不同。近年来，胃食管反流病发病率有逐年上升趋势，据报道，西方国家胃食管反流病发病率增长了 5 倍左右。我国的胃食管反流病发病率亦呈增加趋势。近期一篇综述中报道北美 GERD 的发病率高达 27.8%，而欧洲高达 25.9%。国内基于人群的流行病学调查显示，每周至少 1 次烧心症状的患病率为 1.9% ～ 7.0%。近期国内的一项大型流行病学调查显示，我国有胃食管反流病症状的患者约为 3.1%。胃食管反流病已成为中国现代社会常见病、多发病，严重危害人民的身心健康和生活质量，给社会及家庭亦造成了较大的负担。

【西医病因病理】

GERD 病因多，发病机制复杂，但基本途径是胃食管交界处的抗反流屏障削弱，产生反流，如伴食管清除力下降，则反流物在食管中的暴露时间延长，加上组织抵抗力下降就会导致反流性食管炎（RE），如果组织抵抗力尚正常，则表现 NERD（非糜烂性胃食管反流病）。GERD 的发病与酸、胆汁等密切相关。

【中医病因病机】

中医认为胃食管反流病病归属于“吐酸”“食管瘅”等范畴。在病因病机方面：饮食不节、情志失调、外邪入侵、起居劳逸不当、素体禀赋不足或久病体虚所致的脾胃虚弱是本病的重要病因。在各种致病因素的作用下，脾气宜升而不升，胃气宜降而不降，肝不随脾升，胆不随胃降，以致胃气上逆，上犯食管而见上腹痛、胸痛、反酸、烧心、嗳气等，形成此病。另外，胃气不降，水湿不化，聚为痰浊，上渍于肺，肺失肃降，出现咳嗽、哮喘、咽痛等症。本病的病位在食管和胃，与肝、胆、脾、肺关系密切。本病正虚为本，以脾胃虚损为主；邪实为标，以气郁、食滞、痰凝为主。胃失和降，胃气上逆，水湿不化，聚为痰浊，上渍于肺，导致肺失肃降，同时肝胆气机不畅，郁而发热，横逆犯胃为其重要病机。中医药治疗的目的是控制反流，缓解症状，并进一步巩固疗效，防止复发。

【证候分类】

（1）肝胃郁热证

烧心，反酸，胸骨后灼痛，胃脘灼痛，脘腹胀满，嗳气反食，心烦易怒，嘈杂易饥，舌红苔黄，脉弦。

（2）胆热犯胃证

口苦咽干，烧心，脘肋胀痛，胸痛背痛，泛酸，嗳气或反食，心烦失眠，嘈杂易饥，舌红苔黄腻，脉弦滑。

（3）中虚气逆证

泛酸或泛吐清水，神疲乏力，胃脘隐痛，胃痞胀满，食欲不振，嗳气或反食，大便溏薄，舌淡苔薄，脉细弱。

（4）气郁痰阻证

喉不适如有痰梗，胸膺不适，嗳气或反食，吞咽困难，声音嘶哑，半夜呛咳，舌苔白腻，脉弦滑。

（5）瘀血阻络证

胸骨后灼痛或刺痛，背痛，呕血或黑便，烧心泛酸，嗳气或反食，胃脘隐痛，舌质紫暗或有瘀斑，脉涩。

（6）寒热错杂证

餐后反酸，饱胀，胃脘灼痛，胸闷不舒，不欲饮食，身倦乏力，大便溏滞，舌淡或红，脉细滑数。

【诊断要点】

1. 临床特征

有典型的烧心和反流症状，且无幽门梗阻或消化道梗阻的证据，临床上可考虑为GERD有食管外症状，如慢性咳嗽、哮喘、咽炎等，应判断症状是否与反流有关。可以根据有无合并典型的反流症状，或依据食管pH监测结果，或采用给予2～3个月的PPI（质子泵抑制剂）治疗并观察其食管外症状控制情况来诊断。

2. 辅助检查

消化内镜检查表现为非糜烂性反流病。

3. 鉴别诊断

虽然反流症状是诊断GERD的基础，但仅从临床症状上与其他病因的食管炎、消化性溃疡、胆道疾病及食管动力疾病等仍然难以区分。如以胸痛为主的情况时应与心源性、非心源性胸痛的各种其他病因进行鉴别，如怀疑心绞痛，应做心电图和运动试验，必要时进行心肌核素灌注显像。排除心源性胸痛后，再进行有关食管源性胸痛的检查。对消化疾病，必要时应做内镜检查、上胃肠道钡餐检查、腹部B超检查和食管测压检查以排除胆道疾病及食管动力障碍等疾病。对内镜显示有食管炎的患者，注意与药物性食管炎、霉菌性食管炎、腐蚀性食管炎、免疫相关的食管病变及食管癌鉴别。反流性食管炎以远端食管为主，感染性食管炎常在食管的中段、近段，病变弥漫，确诊需要病原学证实，包括涂片和培养。患者常有使用广谱抗生素或化疗的病史。如合并霉菌性食管炎，内镜下食管黏膜常有弥散腐乳样的细颗粒，药物性食管炎者常在近段食管尤其在主动脉弓水平有单个溃疡，患者常有服四环素、氯化钾或非甾体抗炎药病史。另外，还应注意有无继发的病因，如硬皮病等风湿免疫性疾病。

NERD应与功能性烧心鉴别。鉴别诊断需注意患者有无重叠症状，如同时有GERD症状和肠易激综合征或功能性消化不良、焦虑、抑郁状态、睡眠障碍等症状，如果有合并上述症状，则须考虑与功能性烧心相鉴别。根据罗马Ⅲ标准，患者有烧心症状至少6个月且近3个月满足以下标准：①内镜检查无食管黏膜损伤；②24小时食管pH监测示食管酸反流阴性；③症状指数阴性；④PPI试验阴性。没有该症状是由反流引起的证据，即可以诊断为功能性烧心。

【龙虎五刺埋线治疗】

1. 治疗原则

辨虚实，以明刺顺逆，控进针深度，控进针力度，控进针角度，辨别使用线体材料。

虚证为主：顺经刺，宜深刺，重按轻提，针刺角度大，选用 PGA 线，针刺效应为局部有酸重感，部分患者有肢体活动。

实证为主：逆经刺，宜浅刺，轻插重出，针刺角度小，选用胶原蛋白线，针刺效应为局部轻松感。

2. 体位

仰卧位或俯卧位。

3. 埋线针具选择

针具为 8cm 长 8 号埋线针。线体为 3cm 长 3-0 号 PGA 线或胶原蛋白线。

4. 定穴

①肝俞（背俞穴）

定位：正坐或俯卧。在背部，当第 9 胸椎棘突下，旁开 1.5 寸。

局部层次解剖：皮肤→皮下组织→斜方肌→背阔肌→下后锯肌→竖脊肌。浅层布有第 9、第 10 胸神经后支的皮支及伴行的动、静脉。深层有第 9、第 10 胸神经后支的肌支和相应的肋间后动、静脉的分支或属支。

②胃俞（背俞穴）

定位：俯卧。在背部，当第 12 胸椎棘突下，旁开 1.5 寸。

局部层次解剖：皮肤→皮下组织→胸腰筋膜浅层和背阔肌腱膜→竖脊肌。浅层布有第 12 胸神经和第 1 腰神经后支的皮支和伴行的动、静脉。深层有第 12 胸神经和第 1 腰神经后支的肌支和相应的动、静脉的分支或属支。

③中脘（胃募穴，腑会穴）

定位：仰卧。在上腹部，前正中线上，当脐中上 4 寸。

局部层次解剖：皮肤→皮下组织→腹白线→腹横筋膜→腹膜外脂肪→壁腹膜。浅层主要布有第 8 胸神经前支的前皮支及腹壁浅静脉的属支。深层有第 8 胸神经前支的分支。

④足三里（合穴）

定位：仰卧，伸下肢，或正坐屈膝。在小腿前外侧，当犊鼻下3寸，距胫骨前缘一横指。

局部层次解剖：皮肤→皮下组织→胫骨前肌→小腿骨间膜→胫骨后肌。浅层布有腓肠外侧皮神经。深层有胫前动、静脉的分支或属支。

⑤内关（络穴，八脉交会穴，通阴维）

定位：正坐或仰卧，仰掌。在前臂掌侧，当曲泽与大陵的连线上，腕横纹上2寸，掌长肌腱与桡侧腕屈肌腱之间。

局部层次解剖：皮肤→皮下组织→桡侧腕屈肌腱与掌长肌腱之间→指浅屈肌→指深屈肌→旋前方肌。浅层布有前臂内侧皮神经、前臂外侧皮神经的分支和前臂正中静脉。深层解剖：在指浅屈肌、拇长屈肌和指深屈肌三者之间有正中神经伴行动、静脉，在前臂骨间膜的前方有骨间前动、静脉和骨间前神经。

5. 操作技巧

埋线部位按要求用碘伏常规消毒，医者戴口罩、帽子和无菌手套。

穴位针具刃口线与人体纵轴平行，与肌纤维走行平行，术者左手在定点处按压，右手持针，将带有线体的针具抵住皮肤，轻轻加压后快速突破，缓慢进针，经皮下组织刺入外层筋膜，旋转针体，回提针具，将线体留在皮下，出针按压后创可贴贴敷。

6. 治疗原理

病变部位是疾病产生的中心，病邪沿着经络传至腧穴，病邪与正气共存于经络中，当邪气过盛排出不能，则堆积在腧穴出口上，因而出现压痛及其他阳性反应，针刺就是顺应了这个规律，因势利导，开通穴孔，以利邪出。

在线体埋入人体相应穴位的过程中，针的机械刺激和肠线经过分解吸收的生物化学反应会对机体产生长期的刺激作用，可以调整或增强胃分泌，控制胃酸的分泌量，调整阴阳失衡及脏腑功能，促进黏膜愈合。

【其他特色疗法】

1. 针灸疗法

针灸治疗或针药联合治疗同样是治疗胃食管反流病的重要手段。现代针灸机制研究表明，针灸可调节幽门括约肌的功能，防止十二指肠内容物反流。

常用穴位：实证用内关、足三里、中脘；虚证用脾俞、胃俞、肾俞、膻中、曲池、合谷、太冲、天枢、关元、三阴交等，以泻法和平补平泻为主。

治疗时间：每日针 1 次，10 天为 1 疗程，持续治疗 3 ～ 5 个疗程。

2. 中医药辨证治疗

（1）肝胃郁热证

治法：疏肝泄热，和胃降逆。

代表方：柴胡疏肝散合左金丸加减。

加减：泛酸多者，加煅瓦楞子、海螵蛸、浙贝母；烧心重者，加珍珠母、玉竹。

水煎服，一日 1 剂，150mL，一日 3 次。

中成药：达立通颗粒。药物组成：柴胡、枳实、木香、陈皮、清半夏、蒲公英、焦山楂、焦槟榔、鸡矢藤、党参、延胡索、六神曲（炒）。

用法用量：开水冲服，一次 1 袋，一日 3 次。

（2）胆热犯胃证

治法：清化胆热，降气和胃。

代表方：小柴胡汤合温胆汤加减。

加减：口苦呕恶重者，加焦栀子、香附、龙胆草；津伤口干甚者，加沙参、麦冬、石斛。

水煎服，一日 1 剂，150mL，一日 3 次。

中成药：胆胃康胶囊。药物组成：青叶胆、黄芩、枳壳、柴胡、白芍、泽泻、茯苓、茵陈、淡竹叶、灯心草。

用法用量：口服，一次 1 ～ 2 粒，一日 3 次。

（3）中虚气逆证

治法：疏肝理气，健脾和胃。

代表方：旋覆代赭汤合六君子汤加减。

加减：嗳气频者，加砂仁、豆蔻；大便溏薄甚者，加赤石脂、山药。

水煎服，一日 1 剂，150mL，一日 3 次。

中成药：枳术宽中胶囊。药物组成：炒白术、枳实、柴胡、山楂。

用法用量：口服，一次 3 粒，一日 3 次。

（4）气郁痰阻证

治法：开郁化痰，降气和胃。

代表方：半夏厚朴汤加减。

加减：咽喉不适明显者，加紫苏梗、玉蝴蝶、连翘、浙贝母；痰气交阻明显，酌加紫苏子、白芥子、莱菔子。

水煎服，一日 1 剂，150mL，一日 3 次。

中成药：木香顺气丸（颗粒）。药物组成：木香、砂仁、醋香附、槟榔、甘草、陈皮、厚朴、枳壳、苍术、青皮、生姜。

用法用量：口服，一次 1 袋，一日 2 ～ 3 次。

（5）瘀血阻络证

治法：活血化瘀，行气止痛。

代表方：血府逐瘀汤加减。

加减：胸痛明显者，加制没药、三七粉、全瓜蒌；瘀热互结甚者，加牡丹皮、郁金。

水煎服，一日 1 剂，150mL，一日 3 次。

中成药：康复新液。药物组成：美洲大蠊干燥虫体提取物。

用法用量：口服，一次 10mL，一日 3 次。

（6）寒热错杂证

治法：清化湿热，健脾和胃。

代表方：黄连汤。

加减：大便溏滞严重者，加皂角刺、晚蚕沙、茯苓；胃脘灼痛甚者，加吴茱萸、煅瓦楞子、海螵蛸。

水煎服，一日 1 剂，150mL，一日 3 次。

中成药：荆花胃康胶囊。药物组成：土荆芥、水团花。

用法用量：口服，一次 2 粒，一日 3 次。

【注意事项】

1. 抬高床头，睡前 3 小时不再进食，餐后避免剧烈运动，避免增加腹压的运动，控制便秘，避免穿紧束腰带等，戒烟、戒酒等。

2. 保持心情舒畅尤为重要，宜疏导患者，树立积极乐观的心态。

3. 避免服用可降低食管下端括约肌张力的药物，如溴丙胺太林、颠茄、阿托品、氨茶碱、烟酸、盐酸维拉帕米片、硝苯地平片、地西泮片等。

第二节　慢性胃炎

慢性胃炎是由多种原因引起的胃黏膜的慢性炎性反应，是消化系统常见病之一。多数慢性胃炎患者可无明显临床症状，有症状者主要表现为非特异性消化不良，如上腹部不适、饱胀、疼痛、食欲不振、嗳气、反酸等，部分还可有健忘、焦虑、抑郁等精神心理症状。消化不良症状的有无及其严重程度与慢性胃炎的组织学所见和内镜分级无明显相关性。该病症状易反复发作，严重影响患者的生活质量，慢性萎缩性胃炎伴肠上皮化生、上皮内瘤变者发生胃癌的危险度增加，在临床上越来越引起重视。

【西医病因病理】

幽门螺杆菌（Hp）感染是慢性胃炎的主要病因，应作为病因诊断的常规检测。萎缩性胃体炎可由 Hp 感染或自身免疫所致。疑似自身免疫所致的萎缩性胃体炎应检测血清胃泌素、维生素 B_{12} 水平和相关自身抗体（抗胃壁细胞抗体和抗内因子抗体）等。在慢性胃炎中，胃体萎缩者血清胃泌素 G17 水平显著升高，胃蛋白酶原Ⅰ或胃蛋白酶原Ⅰ/Ⅱ比值降低；胃窦萎缩者血清胃泌素 G17 水平降低，胃蛋白酶原Ⅰ或胃蛋白酶原Ⅰ/Ⅱ比值正常；全胃萎缩者则两者均降低。检测血清胃泌素 G17 及胃蛋白酶原Ⅰ和Ⅱ有助于判断有无胃黏膜萎缩和萎缩部位。

慢性胃炎有 5 种组织学变化，即 Hp 感染、慢性炎症、活动性、萎缩和肠化，分成无、轻度、中度和重度 4 级。诊断标准采用我国慢性胃炎的病理诊断标准和直观模拟评级法（visual analogue scale）。

【中医病因病机】

慢性胃炎中医诊断以症状诊断为主。以胃痛为主症者，诊为“胃脘痛”；以胃脘部胀满为主症者，诊为“痞满”。若胃痛或胃脘部胀满症状不明显者，可根据主要症状诊断为“反酸”“嘈杂”等病。

1. 病因

胃在生理上以和降为顺，在病理上因滞而病，本病主要与脾胃虚弱、情志失调、饮食不节、药物、外邪（幽门螺杆菌感染）等多种因素有关。上述因素损伤脾胃，致运化失司，升降失常，而发生气滞、湿阻、寒凝、火郁、血瘀等，表现为胃痛、胀满等症状。

2. 病位

慢性胃炎病位在胃，与肝、脾两脏密切相关。

3. 病机

慢性胃炎的病机可分为本虚和标实两个方面。本虚主要表现为脾气（阳）虚和胃阴虚，标实主要表现为气滞、湿热和血瘀。脾虚、气滞是疾病的基本病机。血瘀是久病的重要病机，在胃黏膜萎缩发生发展乃至恶变的过程中起着重要作用。

4. 病机转化

慢性胃炎的辨证应当审证求因，其病机与具体的临床类型有关，总体而言，在临床上常表现为本虚标实、虚实夹杂之证。早期以实证为主，病久则变为虚证或虚实夹杂；早期多在气分，病久则兼涉血分。慢性非萎缩性胃炎以脾胃虚弱、肝胃不和证多见；慢性萎缩性胃炎以脾胃虚弱、气滞血瘀证多见；慢性胃炎伴胆汁反流以肝胃不和证多见；伴幽门螺杆菌感染以脾胃湿热证多见；伴癌前病变者以气阴两虚、气滞血瘀、湿热内阻证多见。常见证候为肝胃不和证（包括肝胃气滞证和肝胃郁热证）、脾胃湿热证、脾胃虚弱证（包括脾胃气虚证和脾胃虚寒证）、胃阴不足证及胃络瘀阻证。

上述证候可单独出现，也可相兼出现，临床应在辨别单一证候的基础上辨别复合证候。常见的复合证候有肝郁脾虚证、脾虚气滞证、寒热错杂证、气阴两虚证、气滞血瘀证、虚寒夹瘀证、湿热夹瘀证等。同时，随着病情的发展变化，证候也呈现动态变化的过程，临床需认真甄别。

【证候分类】

1. 肝胃不和证

（1）肝胃气滞证

主症：①胃脘胀满或胀痛；②胁肋部胀满不适或疼痛。

次症：①症状因情绪因素诱发或加重；②嗳气频作。

舌脉：①舌淡红，苔薄白；②脉弦。

（2）肝胃郁热证

主症：①胃脘灼痛；②两胁胀闷或疼痛。

次症：①心烦易怒；②反酸；③口干；④口苦；⑤大便干燥。

舌脉：①舌质红，苔黄；②脉弦或弦数。

2. 脾胃湿热证

主症：①脘腹痞满或疼痛；②身体困重；③大便黏滞或溏滞。

次症：①食少纳呆；②口苦；③口臭；④精神困倦。

舌脉：①舌质红，苔黄腻；②脉滑或数。

3. 脾胃虚弱证

（1）脾胃气虚证

主症：①胃脘胀满或胃痛隐隐；②餐后加重；③疲倦乏力。

次症：①纳呆；②四肢不温；③大便溏薄。

舌脉：①舌淡或有齿印，苔薄白；②脉虚弱。

（2）脾胃虚寒证

主症：①胃痛隐隐，绵绵不休；②喜温喜按。

次症：①劳累或受凉后发作或加重；②泛吐清水；③精神疲倦；④四肢倦怠；⑤腹泻或伴不消化食物。

舌脉：①舌淡胖，边有齿痕，苔白滑；②脉沉弱。

4. 胃阴不足证

主症：①胃脘灼热疼痛；②胃中嘈杂。

次症：①似饥而不欲食；②口干舌燥；③大便干结。

舌脉：①舌红少津或有裂纹，苔少或无；②脉细或数。

5. 胃络瘀阻证

主症：①胃脘痞满或痛有定处。

次症：①胃痛日久不愈；②痛如针刺。

舌脉：①舌质暗红或有瘀点、瘀斑；②脉弦涩。

证候诊断：具备主症 2 项、次症 2 项，参考舌脉，即可诊断。

【诊断要点】

1. 症状

慢性胃炎缺乏特异性的临床表现，约半数有上腹部不适、饱胀、隐痛、烧灼痛，疼痛无明显节律性，一般进食后加重，亦常见食欲不振、嗳气、反酸、恶心等消化不良症状，部分患者无临床症状。有胃黏膜糜烂者可出现少量上消化道出血，长期少量出血可引起缺铁性贫血。少数患者可伴有乏力及体重减轻等全身症状。萎缩性胃炎伴恶性贫血者常有全身衰弱、疲惫，一般消化道症状较少。

2. 体征

大多无明显体征，有时可有上腹部轻度压痛或按之不适感。少数患者伴有舌炎、消瘦和贫血。

3. 内镜检查

（1）浅表性胃炎

浅表性胃炎可见红斑（点状、片状和条状）、黏膜粗糙不平、出血点（斑）、黏膜水肿、出血等基本表现。

（2）萎缩性胃炎

萎缩性胃炎可见黏膜红白相间，以白为主，皱襞变平甚至消失，黏膜血管显露；黏膜颗粒或结节状等基本表现，后者系伴增生性病变所致。

【龙虎五刺埋线治疗】

穴位埋线对于胃肠运动具有良好的双向调节作用。

1. 治疗原则

辨虚实，以明刺顺逆，控进针深度，控进针力度，控进针角度，辨别使用线体材料。

虚证为主：顺经刺，宜深刺，重按轻提，针刺角度大，选用 PGA 线，针刺效应为局部有酸重感，部分患者有肢体活动。

实证为主：逆经刺，宜浅刺，轻插重出，针刺角度小，选用胶原蛋白线，针刺效应为局部轻松感。

2. 体位

仰卧位或俯卧位。

3. 埋线针具选择

针具为 8cm 长 8 号埋线针。线体为 3cm 长 3-0 号 PGA 线或胶原蛋白线。

4. 定穴

①气海（肓之原穴）

定位：仰卧。在下腹部，前正中线上，当脐下 1.5 寸。

局部层次解剖：皮肤→皮下组织→腹白线→腹横筋膜→腹膜外脂肪→壁腹膜。浅层主要布有第 11 胸神经前支的前皮支和脐周静脉网。深层主要有第 11 胸神经前支的分支。

②天枢（大肠募穴）

定位：仰卧。在腹中部，距脐中 2 寸。

局部层次解剖：皮肤→皮下组织→腹直肌鞘前缘→腹直肌。浅层布有第 9、第 10、第 11 胸神经前支的外侧皮支和前皮支及脐周静脉网。深层有腹壁上、下动、静脉的吻合支，以及第 9、第 10、第 11 胸神经前支的肌支。

③中脘（胃募穴，腑会穴）

定位：仰卧。在上腹部，前正中线上，当脐中上 4 寸。

局部层次解剖：皮肤→皮下组织→腹白线→腹横筋膜→腹膜外脂肪→壁腹膜。浅层主要布有第 8 胸神经前支的前皮支及腹壁浅静脉的属支。深层有第 8 胸神经前支的分支。

④下脘

定位：仰卧。在上腹部，前正中线上，当脐中上 2 寸。

局部层次解剖：皮肤→皮下组织→腹白线→腹横筋膜→腹膜外脂肪→壁腹膜。浅层主要布有第 9 胸神经前支的前皮支及腹壁浅静脉的属支。深层有第 9 胸神经前支的分支。

⑤足三里（合穴）

定位：仰卧，伸下肢，或正坐屈膝。在小腿前外侧，当犊鼻下 3 寸，距胫骨前缘一横指。

局部层次解剖：皮肤→皮下组织→胫骨前肌→小腿骨间膜→胫骨后肌。浅层布有腓肠外侧皮神经。深层有胫前动、静脉的分支或属支。

5. 操作技巧

埋线部位按要求用碘伏常规消毒，医者戴口罩、帽子和无菌手套。穴位针具刃口线与人体纵轴平行，与肌纤维走行平行，术者左手在定点处按压，右手持针，将带有线体的针具抵住皮肤，轻轻加压后快速突破，缓慢进针，经皮下组织刺入外层筋膜，旋转针体，回提针具，将线体留在皮下，出针按压后创可贴贴敷。

6. 治疗原理

动物腹部腧穴的刺激通过 C 类纤维和（或）A δ 传入，在脊髓水平激活交感神经从而抑制胃肠运动，动物后肢所对应穴位的刺激通过脊髓传入纤维的脊髓上中枢的神经整合，反射性地让副交感迷走神经传出纤维发挥促进胃肠运动和分泌的作用。穴位埋线能有效减少胃液总酸排出量，使酸的分泌趋于正常，同时可降低胃蛋白酶活性。胃泌素、胃动素、P 物质、生长抑素等物质分布于脑内和消化道管壁，因此称为脑肠肽，其对胃肠运动、分泌、吸收和消化道血流有重要作用。穴位埋线能提高 SOCS3 的表达，抑制 JAK2/STAT3 异常激活，下调了下游因子 Bcl-2、CyclinD1 的表达水平，从而起到胃黏膜保护作用。穴位埋线能降低胃泌素含量，从而抑制胃酸分泌，促进溃疡的愈合；针刺对胃动素有双向调节作用，可使过高的胃动素含量降低，过低的胃动素恢复正常水平；穴位埋线能减少生长抑素的合成及胃黏膜生长抑素受体基因的表达能力，促进黏膜上皮细胞的增殖，加速受损黏膜修复。穴位埋线能使患者 Hp 阳性明显转阴，血清免疫球蛋白 IgG、IgM 含量升高，损伤面积显著减少。

【其他特色疗法】

1. 火针

火针疗法能迅速消除或改善病变局部组织水肿、渗出、钙化、粘连、挛缩等病理改变，达到迅速止痛和恢复正常功能的效果，是治疗中风的一种有效方法。

取穴：阿是穴（压痛点）1 ～ 2 个，手足阳明经。

操作方法：患者取俯卧位，选定穴位，做好标记常规消毒，医者将细火针在酒精灯火焰上烧至白亮，迅速刺入穴内，立即出针，可反复 2 ～ 3 次。针刺角度都为直刺。针刺压痛点深度以约 0.5 寸为度。7 ～ 10 天 1 次，3 次为 1 个疗程。

注意事项：火针治疗要掌握好火候、深度、速度，操作腕力要均匀，切不可用暴力，以免损伤重要血管和神经。

2. 针灸

针灸治疗对慢性胃炎的症状改善有作用，用温针配合艾灸，可有效地缓解慢性胃炎脾胃虚寒证患者的症状，提高生活质量。针灸治疗常用取穴有足三里、中脘、胃俞、脾俞、内关等。肝胃不和加肝俞、太冲、期门；伴郁热加天枢、丰隆；脾胃虚弱者加脾俞、梁丘、气海；胃阴不足加三阴交、太溪；脾胃虚寒重者，可灸上脘、中脘、下脘、足三里；兼有恶心、呕吐、嗳气者，加上脘、内关、膈俞；痛甚加梁门、内关、公孙；消化不良者加合谷、天枢、关元、三阴交；气滞血瘀证加太冲、血海、合谷；气虚血瘀证加血海、膈俞等；兼有实证者用针刺，虚证明显者用灸法；虚实夹杂，针灸并用。

操作方法：内关，直刺 0.5 ～ 1 寸，采用捻转提插结合泻法，施手法 1 分钟。三阴交，沿胫骨内侧缘与皮肤成 45° 斜刺，进针 1 ～ 1.5 寸，用提插补法，使患侧下肢抽动 3 次为度。

治疗时间：每日针 1 次，10 天为 1 个疗程，持续治疗 3 ～ 5 个疗程。

3. 耳穴压豆

取穴：脾、胃、肝、交感、皮质下、神门。

4. 中医药辨证治疗

（1）肝胃不和证

①肝胃气滞证

治法：疏肝理气和胃。

代表方：柴胡疏肝散（《景岳全书》）。

加减：胃脘疼痛者可加川楝子、延胡索；嗳气明显者，可加沉香、旋覆花。

②肝胃郁热证

治法：清肝和胃。

代表方：化肝煎（《景岳全书》）合左金丸（《丹溪心法》）。

加减：反酸明显者可加海螵蛸、瓦楞子；胸闷胁胀者，可加柴胡、郁金。

③脾胃湿热证

治法：清热化湿。

代表方：黄连温胆汤（《六因条辨》）。

加减：腹胀者可加厚朴、槟榔；嗳食酸腐者可加莱菔子、神曲、山楂。

（2）脾胃虚弱证

①脾胃气虚证

治法：益气健脾。

代表方：香砂六君子汤（《古今名医方论》）。

加减：痞满者可加佛手、香橼；气短、汗出者可加炙黄芪；四肢不温者可加桂枝、当归。

②脾胃虚寒证

治法：温中健脾。

代表方：黄芪建中汤（《金匮要略》）合理中汤（《伤寒论》）。

加减：便溏者可加炮姜炭、炒薏苡仁；畏寒明显者可加炮附子。

③胃阴不足证

治法：养阴益胃。

代表方：一贯煎（《续名医类案》）。

加减：胃痛明显者加芍药、甘草；便秘不畅者可加瓜蒌、火麻仁。

（3）胃络瘀阻证

治法：活血化瘀。

代表方：失笑散（《太平惠民和剂局方》）合丹参饮（《时方歌括》）。

加减：疼痛明显者加延胡索、郁金；气短、乏力者可加黄芪、党参。

【注意事项】

1. 避免服用对胃黏膜有刺激或损伤的食物（如辛辣食物、含亚硝酸盐食物等）及药物（如非甾体抗炎药等）。

2. 避免长期过度劳累；在冬春季节尤需注意生活调摄。

3. 保持心情舒畅，避免不良情绪的刺激，必要时可向心理医师咨询。

第三节　消化性溃疡

消化性溃疡（peptic ulcer，PU）是指消化道黏膜在各种致病因素作用下发生炎症反应和坏死性病变，其病变深度超过黏膜肌层，到达黏膜下层，常发生于食管、胃或十二指肠、胃空肠吻合口附近或含有胃黏膜 Meckel 憩室内等与胃酸分泌有关的消化道黏膜，其中以胃溃疡、十二指肠溃疡最常见。PU 临床上可见的典型的临床症状是持久的、反复的、规律的上腹痛，常伴腹胀、反酸、烧心、恶心、嗳气、呕吐、局部中上腹部压痛，可有失眠或脉搏缓慢、全身或局部多汗等神经功能综合征，是较为常见的消化系统疾患。

国内胃镜检查人群中 PU 的占比在 10.3% ～ 32.6%，PU 的自然复发率较高，1 年的自然复发率为 60% ～ 80%。研究证实，PU 与幽门螺杆菌感染、家族发病情况及不良生活饮食习惯等相关。其中，幽门螺杆菌感染对胃黏膜屏障的损害已被公认为 PU 的主要致病因素，因幽门螺杆菌具有诱发炎症和逐步降解胃上皮的能力，已被公认为胃癌的 I 类致癌物。

【西医病因病理】

导致 PU 的主要原因与 Hp 的感染、使用非甾体抗炎药、胃酸和胃蛋白酶的侵袭、父母遗传影响、胃肠收缩蠕动能力异常、自身压力与精神因素、饮食习惯和居住环境等相关。目前，较为公认的观点是，溃疡的发生源自以上病因的攻击与保护胃黏膜防御物质的失衡，而抵御损伤保护胃黏膜的防御元素，大体包括胃黏液或碳酸氢盐的物质屏障、黏膜自身防御屏障、前列腺素合成、黏液－碳酸氢盐－磷脂防御屏障、黏膜下血供情况、黏膜细胞自我更新和表皮生长因子合成等。在诸多破坏因素中，Hp 感染和使用非甾体抗炎药为主要因素。

发展中国家 Hp 感染率较发达国家高，我国成人感染率在 30% ～ 80%。Hp 感染破坏胃黏膜保护屏障，已被公认是 PU 的主要致病因素，深层次研究对于 Hp 感染的患者应如何采用高效、安全的治疗方法，是目前研究热点之一。研究表明，NSAID（非甾体抗炎药）可抑制 COX-1，减少前列腺素合成，引起黏膜血供减少，削弱黏膜的防御，影响胃黏膜的修复和重建，导致黏膜糜烂、溃疡形成。

【中医病因病机】

在中医的历史文献里并无 PU 一病名，但依据其持久的、反复的、规律的上腹痛，伴嗳腐吐酸等典型临床症状，可参考中医“胃痛”“嘈杂”及“胃疡”等病论治。《灵枢·邪气脏腑病形》云：“……胃病者，腹䐜胀，胃脘当心而痛，上支两胁……”初步阐述胃痛病因病机、临床表现及治疗。胃痛的发病原因有外邪侵犯、饮食内伤、情志不畅、脾胃虚弱等，气机失调，胃气壅塞不通，病痛随来。东汉末年著名医家张仲景云：“伤寒六七日……心下痛，按之石鞕者，大陷胸汤主之……”这里的心下痛即胃脘痛。

《素问·痹论》云："饮食自倍，肠胃乃伤。"说明饮食不节是胃痛原因之一。金元四大家之一的李东垣在《兰室秘藏》卷中首次单列"胃脘痛门"进行章节论述，从理法方药独立阐述胃痛病症。明代中后期开始医家逐步认为"……古方九种心痛……皆在胃脘，而实不在心也"。嘈杂是阵发性胃部不适病证，如《景岳全书》云："……嘈杂一症，或作或止，其为病也，则腹中空空，若无一物，似饥非饥，似辣非辣，似痛非痛，而胸膈懊侬……或食已而复嘈……而渐见胃脘作痛。"胃疡为《GB/T 16751.1–2023 中医临床诊疗术语——疾病部分》标准病名，指胃络受损而致溃疡。症见胃脘疼痛、反复发作，甚则可见便血、呕血等。多因情志郁怒、饮食不节，或因外邪侵扰等，脾胃运化失常，饮食停滞，气滞血瘀，胃络损伤而致。2017 年，中华中医药学会脾胃病分会起草形成的《消化性溃疡中医诊疗专家共识意见》里，增加了"胃疡"作为 PU 的中医病名术语。

古今对 PU 有着丰富的研究，现代学者认为 PU 属于脾胃病证的胃痛。《素问·至真要大论》曰："厥阴司天……民病胃脘当心而痛。"言厥阴肝木疏泄失常，犯胃形成肝胃失和。明代虞抟《医学正传·胃脘痛》曰："……初致病之由，多因纵态口腹，喜好辛酸，恣饮热酒煎爝……故胃脘疼痛。"文中指出饮食不节可致胃痛。明代张介宾《景岳全书·心腹痛》云："胃脘痛证……然因食因寒，亦无不皆关于气……所以治痛之要……皆当以理气为主。"文中着重提出气机郁滞导致胃痛这一病机，治疗时应以理气为要。

胃痛的发病原因以外邪侵犯、饮食内伤、情志不畅、脾胃虚弱等多见，气机失调，胃气壅塞不通，病痛随来。胃痛的发病机制随着疾病的进展而发生动态变化，胃痛初期是实证，如饮食不当引起中焦气机失调的早期就是佐证，病久脾胃功能受损，则出现虚证，因虚受邪，则形成虚实夹杂证，若因虚过用辛热或苦寒，则形成寒热错杂证，若兼夹气滞血瘀、痰瘀阻滞则为实，治疗可予健脾理气和胃、化痰祛湿行瘀。胃痛发病部位在胃，与肝、脾密切相关。脾气虚弱，或脾润不及，或胃燥太过，或脾阳不足，皆可使胃腑失于濡养而痛。李东垣《脾胃论》指出"脾胃虚则九窍不通"。《太平圣惠方》曰："脾胃者……化为气血……润养身形，荣于肌肉也。"胃受纳腐熟，脾则传输水谷精微，以濡养周身四肢百骸。脾胃运化失职，气机不畅，生化乏源，失于濡润而不荣则痛。脾胃虚寒，易兼寒邪、食滞或湿浊等。有学者认为脾阳受损，痰浊内生，中阻于胃，阳郁不达，阴火郁结，水湿不化，阴火伤胃阴，以致胃腑"不荣则痛"，日久则可出现胃阴亏虚证与脾胃虚寒证。也有学者认为"正气存内，邪不可干""百病皆由脾胃衰而生"，消化性溃疡发病由正虚及“邪气”——幽门螺杆菌与精神因素所致。肺主气，肝主疏泄，肺宣发肃降失司，治节失常，金不制木，或肝气郁结，横逆犯胃克脾土，脾胃升降失常而胃痛；亦有饮食积滞，壅塞胃气或寒凝胃阳，气滞血瘀或瘀阻胃络或湿热蕴结证，胃气痞塞等不通则痛。《杂病源流犀烛・胃痛》认为肝气犯胃，不通则痛。《素问・调经论》云：“……血气不和，百病乃变化而生……”。清代叶桂的《临证指南医案・胃脘痛》曰：“夫痛则不通，通字需究气血阴阳……初病在经，久痛入络……则可知其治气治血之当然也。”明确治胃痛治气血的重要性。段海辰亦认为消化溃疡的病理关键是气血失调。《医学正传・胃脘痛》云：“……清痰食积郁于中，七情九气触于内……痰火煎熬……妨碍升降，故胃脘疼痛。”认为痰瘀阻滞，壅塞不通则胃痛。

总之，胃痛的发病，常常以脾胃功能失常为基础，即胃中气机不畅，郁郁不行，升降不能，失和于胃，日久易出现虚证与实证相互夹杂，气滞不通，血困于脉，瘀阻不通，或寒化或热化致阴阳不调错杂于内的复杂病理变化，甚至导致危重病候。

【证候分类】

（1）肝胃不和证

胃脘胀痛，窜及两胁，遇情志不畅加重，嘈杂，嗳气频繁，反酸，舌质淡红，舌苔薄白或薄黄，脉弦。

（2）脾胃虚弱（寒）证

胃脘隐痛，喜暖喜按，空腹痛重，得食痛减，畏寒肢冷，倦怠乏力，泛吐清水，纳呆食少，便溏腹泻，舌淡胖、边有齿痕，舌苔薄白，脉沉细或迟。

（3）脾胃湿热证

胃脘灼热疼痛，身重困倦，口干口黏，恶心呕吐，食少纳呆，舌质红，苔黄厚腻，脉滑。

（4）肝胃郁热证

胃脘灼热疼痛，口干口苦，胸胁胀满，泛酸，烦躁易怒，大便秘结，舌质红，苔黄，脉弦数。

（5）胃阴不足证

胃脘隐痛或灼痛，饥不欲食，纳呆干呕，口干，大便干燥，舌质红，少苔，脉细。

（6）胃络瘀阻证

胃脘胀痛或刺痛，痛处不移，夜间痛甚，口干不欲饮，可见呕血或黑便，舌质紫暗或有瘀点、瘀斑，脉涩。

【诊断要点】

1. 症状

慢性、周期性、节律性上腹痛是消化性溃疡主要的典型症状，腹痛发生与进餐时间的关系是鉴别胃与十二指肠溃疡的重要临床依据。胃溃疡的腹痛多发生于餐后 0.5 ～ 1 小时，而十二指肠溃疡的腹痛则常发于空腹时。

2. 体征

部分患者无明显体征，部分患者可有上腹部轻度压痛或按之不适感。出血患者可有呕血和黑便，少数患者伴有舌炎、消瘦和贫血。

3. 消化道检查

（1）上消化道气钡双重造影

该检查可见胃或十二指肠有龛影或球部变形。

（2）胃镜检查

胃镜检查是诊断消化性溃疡最主要的方法。胃镜检查过程中应注意溃疡的部位、形态、大小、深度、病期，以及溃疡周围黏膜的情况。目前，广泛采用的是畸田隆夫的分期法，将溃疡分为活动期（active stage， A 期）、愈合期（healing stage，H 期）、瘢痕期（scarring stage，S 期）3 期，每期又分 2 个阶段，即 A1、A2，H1、H2，S1、S2 期。A1 期：溃疡呈圆形或椭圆形，中心覆盖厚白苔，可伴有渗血或血痂，周围潮红，充血水肿明显；A2 期：溃疡覆盖黄色或白色苔，无出血，周围充血水肿减轻。一些十二指肠溃疡表现为多个散在、浅表溃疡，斑点状或小片状，内镜下酷似白霜覆盖在充血、水肿黏膜上，称为“霜斑样溃疡”，可能是溃疡处于 A 期进展过程或愈合中的一种表现。H1 期：溃疡处于愈合中，其周围充血、水肿消失，溃疡苔变薄、消退，伴有新生毛细血管；H2 期：溃疡继续变浅、变小，周围黏膜皱襞向溃疡集中。S1 期：溃疡白苔消失，呈现红色新生黏膜，称红色瘢痕期；S2 期：溃疡的新生黏膜由红色转为白色，有时不易与周围黏膜区别，称白色瘢痕期。胃镜检查对鉴别良恶性溃疡具有重要价值。必须指出，胃镜下溃疡的各种形态改变对病变的良恶性鉴别仅有参考价值。因此，对胃溃疡应常规做活组织检查，治疗后应复查胃镜直至溃疡愈合。对不典型或难以愈合的溃疡，必要时应做进一步相关检查，如放大内镜、色素内镜、超声内镜等明确诊断。

（3）其他检查

消化性溃疡应常规做尿素酶试验、^{13}C 或 ^{14}C 呼气试验等，以明确是否存在 Hp 感染。大便隐血试验阳性，提示溃疡活动或者并发上消化道出血。

【龙虎五刺埋线治疗】

1. 治疗原则

辨虚实，以明刺顺逆，控进针深度，控进针力度，控进针角度，辨别使用线体材料。

虚证为主：顺经刺，宜深刺，重按轻提，针刺角度大，选用 PGA 线，针刺效应为局部有酸重感，部分患者有肢体活动。

实证为主：逆经刺，宜浅刺，轻插重出，针刺角度小，选用胶原蛋白线，针刺效应为局部轻松感。

2. 体位

仰卧位或俯卧位。

3. 埋线针具选择

针具为 8cm 长 8 号埋线针。线体为 3cm 长 3-0 号 PGA 线或胶原蛋白线。

4. 定穴

①足三里（合穴）

定位：仰卧，伸下肢，或正坐屈膝。在小腿前外侧，当犊鼻下 3 寸，距胫骨前缘一横指。

局部层次解剖：皮肤→皮下组织→胫骨前肌→小腿骨间膜→胫骨后肌。浅层布有腓肠外侧皮神经。深层有胫前动、静脉的分支或属支。

②三阴交

定位：正坐或仰卧。在小腿内侧，当足内踝尖上 3 寸，胫骨内侧缘后方。

局部层次解剖：皮肤→皮下组织→趾长屈肌→胫骨后肌→长屈肌。浅层布有隐神经的小腿内侧皮支、大隐静脉的属支。深层有胫神经和胫后动、静脉。

③曲池（合穴）

定位：侧腕，在肘横纹外侧端，屈肘，当尺泽与肱骨外上髁连线的中点处。

局部层次解剖：皮肤→皮下组织→桡侧腕长伸肌和桡侧腕短伸肌→肱桡肌。浅层布有头静脉的属支和前臂后皮神经。深层有桡神经，桡侧返动、静脉和桡侧副动、静脉间的吻合支。

5. 操作技巧

埋线部位按要求用碘伏常规消毒，医者戴口罩、帽子和无菌手套。

穴位针具刃口线与人体纵轴平行，与肌纤维走行平行，术者左手在定点处按压，右手持针，将带有线体的针具抵住皮肤，轻轻加压后快速突破，缓慢进针，经皮下组织刺入外层筋膜，旋转针体，回提针具，将线体留在皮下，出针按压后创可贴贴敷。

【其他特色疗法】

1. 针刺

针灸治疗消化性溃疡的相关研究中多选取足三里、脾俞、胃俞、中脘、天枢、内关等为主穴，不仅能有效缓解消化性溃疡的炎性反应，促进溃疡愈合，而且在改善自觉症状、降低溃疡复发率等方面均有一定成效。

取穴：阿是穴（压痛点）1 ～ 2 个，手足阳明经经穴。

2. 穴位贴敷

常用穴位：依次为中脘、足三里、胃俞、神阙、脾俞。中脘、足三里两穴相配属合募配穴、上下配穴，是治疗胃脘痛的常用穴。胃俞、脾俞是背俞穴，脾胃之气输注于此，亦为治疗脾胃病的常用穴。独神阙一穴特别，其位于脐部，上与中焦相连，又为下焦枢纽，与胃肠位置相邻，因此常用于治疗胃肠病症。研究发现，脐部结构特殊更有利于药物吸收，这是穴位贴敷疗法在选穴上的独特之处。诸穴合用，可调气和胃，修复黏膜损伤，促进溃疡愈合。贴敷选取中脘、足三里作为主穴，再结合辨证进行配穴：①脾胃虚寒证主要配伍胃俞、脾俞、神阙、关元等穴；②肝胃不和证多配伍胃俞、神阙、太冲等穴；③脾胃湿热证常配伍神阙、阴陵泉、三阴交等穴；④肝胃郁热证则配伍胃俞、肝俞等穴。

治疗时间：每日针 1 次，10 天为 1 疗程，持续治疗 3 ～ 5 个疗程。

3. 中医药辨证治疗

消化性溃疡病因病机复杂，细胞分子层面的发病机制尚不明确，且复发率高。临床中只有通过病因、病机、病位、病理产物等全方位的辨证，才能立法明确、治法准确。

2017年《消化性溃疡中医诊疗专家共识》将胃脘痛辨证分为6型——肝胃不和证、脾胃虚弱（寒）证、脾胃湿热证、肝胃郁热证、胃阴不足证、胃络瘀阻证。

（1）肝胃不和证

治法：疏肝理气，和胃止痛。

代表方：柴胡疏肝散（《景岳全书》）。

加减：肝火旺者，加栀子、牡丹皮；阴虚者，加石斛、沙参；阳虚者，加高良姜、肉桂；反酸者，加浙贝母、瓦楞子。

（2）脾胃虚弱（寒）证

治法：温中健脾，和胃止痛。

代表方：黄芪建中汤（《金匮要略》）。

加减：阳虚明显、腹痛较剧者，加吴茱萸、椒目或制附片；吐酸者，加海螵蛸；伴肠鸣腹泻者，加防风、猪苓；阴血亏虚明显者，加枸杞子；睡眠不佳者，加生龙骨、生牡蛎。

（3）脾胃湿热证

治法：清利湿热，和胃止痛。

代表方：连朴饮（《霍乱论》）。

加减：偏热者，加蒲公英、黄芩；偏湿者，加白扁豆、苍术、藿香。恶心偏重者，加橘皮、竹茹；反酸者，加瓦楞子、海螵蛸。

（4）肝胃郁热证

治法：清胃泻热，疏肝理气。

代表方：化肝煎（《景岳全书》）合左金丸（《丹溪心法》）。

加减：口干明显者，加北沙参、麦冬；恶心者，加姜半夏、竹茹；舌苔厚腻者，加黄连、苍术；便秘者，加火麻仁、郁李仁。

（5）胃阴不足证

治法：养阴益胃。

代表方：益胃汤（《温病条辨》）。

加减：情志不畅者，加柴胡、佛手；食滞者加炒麦芽、鸡内金；口干口苦者，加黄芩、知母；胃痛明显者，加延胡索、川楝子；恶心呕吐者，加竹茹、姜半夏。

（6）胃络瘀阻证

治法：活血化瘀，行气止痛。

代表方：失笑散（《太平惠民和剂局方》）合丹参饮（《时方歌括》）。

加减：呕血加黑便者，加三七、白及、地榆炭、蒲黄炭；阳虚者，加炮姜、桂枝；气虚者，加黄芪、党参、白术；阴虚者，加沙参、生地黄、麦冬。

【注意事项】

1. 生活方面，按时规律进餐，忌进食过饱及睡前进食，戒烟酒，忌大量饮用浓茶或咖啡，忌辛辣等刺激性食物，避免过度劳累及精神紧张。

2. 药物方面，慎用对胃黏膜有损害的药物，如 NSAIDs、肾上腺皮质激素、利血平等。

3. Hp 为消化性溃疡病重要发病原因和复发因素之一，故对消化性溃疡 Hp 阳性者，无论溃疡是活动期或者静止期都应行 Hp 根除治疗。

第四节　非酒精性脂肪性肝病

非酒精性脂肪性肝病（NAFLD）是一种与胰岛素抵抗和遗传易感密切相关的代谢应激性肝损伤，包括非酒精性单纯性脂肪肝、非酒精性脂肪性肝炎及其相关肝硬化和肝癌。NAFLD 是全球最常见的慢性肝病，成年人患病率为 6.3% ～ 45.0%，我国仅在上海、北京等地区的流行病学调查中显示，近 10 年成年人患病率从 5% 增加到了 31% 以上。

【西医病因病理】

中国 NAFLD 患病率变化与肥胖症、2 型糖尿病（type 2 diabetes mellitus，T2DM）和代谢综合征（metabolic syndrome，MS）流行趋势相平行。①肥胖：多伴随代谢综合征，线粒体功能障碍，游离脂肪酸在肝细胞线粒体内氧化磷酸化和 B 氧化减少，转化为甘油三酯增多，脂质在肝细胞内沉积。② 2 型糖尿病：多伴有胰岛素抵抗，使得肝细胞内脂质过量沉积，导致线粒体功能障碍。炎症介质的产生，肝星状细胞的激活，从而产生肝细胞的炎症坏死和纤维化。③高脂血症：高脂饮食、高脂血症，使游离脂肪酸输送入肝脏增多。低密度脂蛋白和极低密度脂蛋白合成不足或分泌减少，导致胆固醇和甘油三酯运出肝细胞减少，脂质在肝细胞内沉积。

【中医病因病机】

该病属于中医学之“肝癖”“痰证”“肥气”“积证”“胁痛”“黄疸”“湿阻”“臌胀”范畴，病因有饮食内伤、过食厚味、情志所伤、劳逸失调、高龄肾虚、他病所致等。病机则是脾胃虚弱，脾失健运，导致湿浊内停；湿邪日久，郁而化热，而出现湿热内蕴；禀赋不足或久病及肾，肾精亏损，气化失司，痰浊不化，痰浊内结，阻滞气机，气滞血瘀，瘀血内停，阻滞脉络，最终导致痰瘀互结。其病理基础与痰、湿、浊、瘀、热等有关，病位在肝，涉及脾、胃、肾等脏腑，证属本虚标实，脾肾亏虚为本，痰浊血瘀为标。临床主要分为湿浊内停、肝郁脾虚、湿热蕴结、痰瘀互结等证型。治疗原则宜疏肝健脾，化痰祛湿，活血化瘀，祛痰散结，清热化湿。

【证候分类】

（1）湿浊内停证

右胁肋胀满，形体肥胖，周身困重，倦怠，胸脘痞闷，头晕，恶心，舌淡红，苔白腻，脉弦滑。

（2）肝郁脾虚证

右胁肋胀满或走窜作痛，每因烦恼郁怒诱发，腹胀，便溏，腹痛欲泻，乏力，胸闷，善太息，舌淡边有齿痕，苔薄白或腻，脉弦或弦细。

（3）湿热蕴结证

右胁肋胀痛，恶心，呕吐，黄疸，胸脘痞满，周身困重，纳呆，舌质红，苔黄腻，脉濡数或滑数。

（4）痰瘀互结证

右胁下痞块或右胁肋刺痛，纳呆，胸脘痞闷，面色晦暗，舌淡暗有瘀斑，苔腻，脉弦滑或涩。

【诊断要点】

NAFLD 的诊断需要有弥漫性肝细胞脂肪变的影像学或组织学证据，并且要排除乙醇（酒精）滥用等可以导致肝脂肪变的其他病因。因无特异性症状和体征，大部分患者因偶然发现血清 ALT 和 GGT（谷氨酰转移酶）增高或者影像学检查结果显示弥漫性脂肪肝而疑诊为NAFLD。NAFLD的评估包括定量肝脂肪变和纤维化程度，判断有无代谢和心血管危险因素及并发症、有无肝脏炎症损伤，以及是否合并其他原因的肝病。

【龙虎五刺埋线治疗】

1. 治疗原则

辨虚实，以明刺顺逆，控进针深度，控进针力度，控进针角度，辨别使用线体材料。

虚证为主：顺经刺，宜深刺，重按轻提，针刺角度大，选用PGA线，针刺效应为局部有酸重感，部分患者有肢体活动。

实证为主：逆经刺，宜浅刺，轻插重出，针刺角度小，选用胶原蛋白线，针刺效应为局部轻松感。

2. 体位

仰卧位或俯卧位。

3. 埋线针具选择

针具为8cm长8号埋线针。线体为3cm长3-0号PGA线或胶原蛋白线。

4. 定穴

主穴：中脘、天枢（双侧）、足三里（双侧）、肝俞（双侧）、脾俞（双侧）。

配穴：湿浊内停证，丰隆（双侧）、阴陵泉（双侧）、关元；肝郁脾虚证，大横（双侧）、阳陵泉（双侧）、胆俞（双侧）；湿热蕴结证，曲池（双侧）、阴陵泉（双侧）、丰隆（双侧）；痰瘀互结证，血海（双侧）、膈俞（双侧）、丰隆（双侧）。

5. 操作技巧

（1）操作用品

针具：根据操作部位的不同选择不同种类和型号的一次性无菌埋线针。所选针具外包装无破损，针身光滑，无弯曲，针尖锐利、无倒钩。

线体：穴位埋线常用的线体种类包括医用羊肠线、胶原蛋白线、高分子聚合物。可根据线体种类、操作部位及体质差异的不同，选择不同材质及长度的线体。推荐选用0号至3号聚乙丙交酯（PGLA）可吸收外科缝合线，长1.5cm。

体位选择：患者取舒适、便于医生操作的体位。常用体位有卧位和坐位。

环境：环境清洁卫生，避免污染，定期紫外线消毒。

（2）消毒

器械消毒：根据材料选择适当的消毒或灭菌方法，符合 GB 15981-2021 的要求。一次性使用的医疗用品的消毒符合 GB 15979-2002 的要求。

部位消毒：使用 0.5% 碘伏在施术部位由中心向外环形消毒；或使用 2% 碘酒擦拭，再用 75% 乙醇脱碘。

施术者消毒：医生双手使用肥皂水清洗，流水冲净，75% 乙醇或 0.5% 碘伏擦拭，之后戴无菌手套。

（3）操作方法

穿线：用无菌镊子夹起可吸收性外科缝线，使其全部放入一次性无菌埋线针针管前端，后接针芯。

持针：压手拇指定点按压固定皮肤，刺手拇指、食指持穿有线体的埋线针，刺手右中指及无名指指端支于操作点旁。

进针：压手拇指与食指绷紧或捏起进针部位皮肤，刺手持针，将针头迅速刺入皮肤，得气后缓慢进针。进针深度多为 1.5 ～ 3cm，视患者体形及皮肤情况而定。

留线：进针后，针下需得气。针尖到达穴位后若得气尚不明显，可施以适当的提插捻转手法，以得气为度。当出现针感后，边推针芯，边退针管，将线体埋入脂肪层或肌肉层。

退针：按以下步骤进行操作：①当线体完全埋入穴位内时，此时针具已经退至皮肤浅层，一手用消毒干棉球压于穴位旁，一手快速将针拔出；②出针后如发现针孔出血，可用消毒干棉球按压数秒，至不出血后贴敷医用胶贴 2 ～ 3 小时。

6. 治疗原理

肝俞为肝之背俞穴，可用于治疗与其相应的肝脏疾病；脾俞为脾之背俞穴，具调理后天之本脾脏的作用；天枢穴为胃经穴位、大肠经募穴，能调整肠道功能，改善肝功能；中脘为任脉之要穴，有调理肝胃、健脾化痰之功；足三里乃足阳明胃经之合穴，为人体四大要穴之一，善调脾胃功能，而培补后天之本。章门乃足厥阴肝经之穴，为疏肝健脾理气之要穴，故肝郁脾虚型用之；丰隆为足阳明胃经之络穴，为治痰之要穴，有形之痰、无形之痰都治，调理脾胃，促进运化，豁其痰浊，以杜绝生痰之源；膈俞为血会之穴，有活血养血、祛瘀养肝之用，用于血瘀型脂肪肝；阳陵泉穴主筋病，为足少阳胆经要穴，主湿热黄疸，加上此穴以治疗湿热内蕴型脂肪肝。上述诸穴相配，恰合本病病机，共奏疏肝健脾、祛湿化痰、祛瘀清热之功。现代研究表明，穴位埋线可通过改善胰岛素抵抗、调节脂质代谢及调节细胞因子（瘦素、脂联素、肿瘤坏死因子）等多个环节发挥治疗效应。

【其他特色疗法】

1. 火针

火针疗法能迅速消除或改善病变局部组织水肿、渗出、钙化、粘连、挛缩等病理改变，达到迅速止痛和恢复正常功能的效果，是治疗中风的一种有效方法。

取穴：阿是穴（压痛点）1～2个，手足阳明经经穴。

操作方法：患者取俯卧位，选定穴位，做好标记常规消毒，医者将细火针在酒精灯火焰上烧至白亮，迅速刺入穴内，立即出针，可反复2～3次。针刺角度都为直刺。针刺压痛点深度以约0.5寸为度。7～10天1次，3次为1个疗程。

注意事项：火针治疗要掌握好火候、深度、速度，操作腕力要均匀，切不可用暴力，以免损伤重要血管和神经。

2. 针刺

取穴以肝、脾、胃、肾、胆、膀胱等经腧穴为主，以肝俞、足三里、三阴交、丰隆、太冲、脾俞、肾俞、期门、阴陵泉、阳陵泉、天枢等腧穴多用。

3. 中医药辨证治疗

（1）湿浊内停证

治法：以祛湿化浊为主。

代表方：胃苓汤（《丹溪心法》）。

（2）肝郁脾虚证

治法：以疏肝健脾为主。

代表方：逍遥散（《太平惠民和剂局方》）。

（3）湿热蕴结证

治法：以清热化湿为主。

代表方：三仁汤（《温病条辨》）合茵陈五苓散（《金匮要略》）。

（4）痰瘀互结证

治法：以活血化瘀、祛痰散结为主。

代表方：膈下逐瘀汤（《医林改错》）合二陈汤（《太平惠民和剂局方》）。

【注意事项】

1. 通过健康饮食和加强锻炼的生活方式教育纠正不良生活行为。适当控制膳食热量摄入，避免久坐少动。

2. 控制体重。

3. 限制饮酒，可适当多饮咖啡和茶。

第五节　功能性腹泻

功能性腹泻（functional diarrhea，FD）是临床常见的功能性胃肠病之一，表现为持续性或复发性的排松散便或水样便，不伴有腹痛症状，同时结肠镜等检查未发现器质性病变。有相关调查研究表明，本病在我国的发生率约为1.54%，平均年龄为48.83岁，发生率低于西方国家，但高于亚洲其他国家或地区，且男性多于女性，并具有年龄越高发病率越高的特点，在一定程度上影响着患者的健康状况和生活质量。

【西医病因病理】

功能性腹泻是由非器质性因素导致的，其病因较为复杂，主要包括以下五个方面。

1. 肠道敏感性增加

虽然患者的肠道感染状态已经消除，但肠道仍处于致敏状态，就可能会出现肠道动力异常，进而引起功能性腹泻。

2. 肠道菌群失调

如果肠道菌群失调，也可能会引起功能性腹泻。

3. 遗传因素

在人群调查中发现，存在易感基因的人群发生功能性腹泻的概率较高。

4. 精神心理因

焦虑、紧张或抑郁等情绪可能会影响肠道功能，进而引起功能性腹泻。

5. 饮食

如果患者的肠道不耐受某些食物或对某些食物比较敏感，就可能会引起功能性腹泻。

【中医病因病机】

功能性腹泻属中医学“泄泻”“飧泻”“溏泄”范畴，其发生常与饮食不节、感受外邪、情志失调、脾胃虚弱及年老体弱等因素有联系。病位在肠，与脾、胃、肝、肾等密切相关，其中脾失健运是关键，基本病机是脾虚湿盛，肠道分清泌浊，传导功能失司。《景岳全书·泄泻》云：“泄泻……或为饮食所伤，或为时邪所犯……饮食生冷寒滞者。”“若饮食失节，起居不时，以致脾胃受伤，则水反为湿，谷反为滞，精华之气不能输化，乃致合污下降而泻痢作矣。”又云：“泄泻之本，无不由于脾胃，盖胃为水谷之海，而脾主运化，使脾健胃和，则水谷腐熟而化气化血，以行营卫。”均提出脾胃与泄泻关系密切。《素问·阴阳应象大论》中“湿胜则濡泻”,《医宗必读》中“无湿不成泻”均说明湿邪是导致泄泻的主要病理因素。

【证候分类】

略。

【诊断要点】

至少 75% 的排便为不伴腹痛的松软糊状或水样便，诊断前症状出现至少 6 个月，近 3 个月症状符合以上标准。

【龙虎五刺埋线治疗】

1. 治疗原则

辨虚实，以明刺顺逆，控进针深度，控进针力度，控进针角度，辨别使用线体材料。

虚证为主：顺经刺，宜深刺，重按轻提，针刺角度大，选用 PGA 线，针刺效应为局部有酸重感，部分患者有肢体活动。

实证为主：逆经刺，宜浅刺，轻插重出，针刺角度小，选用胶原蛋白线，针刺效应为局部轻松感。

2. 体位

仰卧位或俯卧位。

3. 埋线针具选择

针具为 8cm 长 8 号埋线针。线体为 3cm 长 3-0 号 PGA 线或胶原蛋白线。

4. 定穴

①天枢（大肠募穴）

定位：仰卧。在腹中部，距脐中 2 寸。

局部层次解剖：皮肤→皮下组织→腹直肌鞘前缘→腹直肌。浅层布有第 9、第 10、第 11 胸神经前支的外侧皮支和前皮支及脐周静脉网。深层有腹壁上、下动静脉的吻合支，以及第 9、第 10、第 11 胸神经前支的肌支。

②大肠俞（背俞穴）

定位：在第 4 腰椎棘突下，旁开 1.5 寸处。

局部层次解剖：皮肤→皮下组织→胸腰筋膜浅层→背阔肌腱膜→竖脊肌。

③上巨虚

定位：在小腿前外侧，当犊鼻下 6 寸，距胫骨前缘一横指（中指）。

局部层次解剖：皮肤→皮下组织→胫骨前肌→趾长伸肌→小腿骨间膜→胫骨后肌。

④阴陵泉

定位：在小腿内侧，当胫骨内侧髁后下方凹陷处。

穴位解剖：皮肤→皮下组织→缝匠肌（腱）→半膜肌及半腱肌（腱）。

5. 操作技巧

埋线部位按要求用碘伏常规消毒，医者戴口罩、帽子和无菌手套。穴位针具刃口线与人体纵轴平行，与肌纤维走行平行，术者左手在定点处按压，右手持针，将带有线体的针具抵住皮肤，轻轻加压后快速突破，缓慢进针，经皮下组织刺入外层筋膜，旋转针体，回提针具，将线体留在皮下，出针按压后创可贴贴敷。

6. 治疗机制

背俞穴是相应脏腑之气输注于背腰部的腧穴。《素问·阴阳应象大论》中有“阴病治阳”，说明背俞穴可治疗五脏疾病。天枢为大肠募穴，且是足阳明胃经之穴，《素问·阴阳应象大论》中“阳病治阴”，说明募穴可治疗六腑之患。现代实验研究证明，支配空肠的交感神经与天枢的感觉传入神经属于相同的脊髓节段支配，针刺天枢对正常状态和腹泻状态空肠运动有抑制作用。同时天枢、大肠俞两穴相配，又是俞募相配法，属腹背阴阳配穴法之一，可加强腧穴协同作用，正如《难经本义》中记载：“阴阳经络，气相交贯，脏腑腹背，气相通应。”上巨虚为大肠的下合穴，下合穴乃六腑之气下合于足三阳经的腧穴，《灵枢·邪气脏腑病形》提出“合治内腑”理论，故大肠有疾，可取其下合穴上巨虚。阴陵泉为足太阴脾经合穴，主治腹胀、水肿及泄泻等，《灵枢·四时气》云：“飧泄，补三阴交，上补阴陵泉，皆久留之……”故选该穴达利湿止泻之效。

【其他特色疗法】

1. 艾灸

治疗慢性功能性腹泻时，灸法选择多样，其中以温针灸应用最多，隔物灸次之。艾叶辛、苦，温，归肝、脾、肾经，可散寒止痛。温针灸可使艾绒燃烧的热力通过针身传入体内，发挥针与灸的双重作用，以激发经气，调整人体生理功能紊乱。艾灸温阳散寒，温通经络，隔物灸可发挥艾灸、穴位与药物的三重作用。加用盐、生姜、附子饼等介质，可增强灸法温中之效。盐入肾，可温补下元；生姜归肺、脾经，可温中止呕；附子补火助阳，散寒止痛。隔盐灸、隔姜灸与隔附子饼灸是临床治疗慢性功能性腹泻最常用的隔物灸法。

2. 火针

取穴：阿是穴（压痛点）1 ～ 2 个，手足阳明经经穴。

操作方法：患者取俯卧位，选定穴位，做好标记，常规消毒，医者将细火针在酒精灯火焰上烧至白亮，迅速刺入穴内，立即出针，可反复 2 ～ 3 次。针刺角度都为直刺。针刺压痛点深度以约 0.5 寸为度。7 ～ 10 天 1 次，3 次为 1 个疗程。

注意事项：火针治疗要掌握好火候、深度、速度，操作腕力要均匀，切不可用暴力，以免损伤重要血管和神经。

3. 针刺

针刺疗法可通过刺激相关腧穴，发挥健脾化湿、调理肠腑的作用。天枢为大肠之募穴，为气机上下沟通的枢纽，能疏通肠腑；足三里为胃之下合穴，可燥化脾湿，健脾调肠；上、下巨虚分别为大、小肠之下合穴，可调理肠腑，疏通经络，大肠俞为大肠之背俞穴，可理气降逆，调和肠胃。关元为小肠之募穴，可补肾培元，温阳固脱；中脘穴为胃之募穴、腑会，可化湿滞，调升降；神阙别称“气舍”“气合”，可疏通三焦气机，有培元固本、回阳救脱、和胃理肠之效；曲池为手阳明大肠经之合穴，可清热利湿，调和气血，疏通经络；阴陵泉为足太阴脾经之合穴，可清利湿热，健脾理气，通经活络。以上腧穴在针刺治疗中共奏健脾利湿、调肠和血之功。

治疗时间：每日针 1 次，10 天为 1 个疗程，持续治疗 3 ～ 5 个疗程。

4. 中医药辨证治疗

（1）寒湿型

证候：大便稀如水状，日数行或十数行，常伴脘腹痞闷、纳呆、腹痛肠鸣、肢体倦怠、尿少，舌苔白厚黏腻，脉濡缓。

治法：健脾温中燥湿，淡渗分利。

代表方：胃苓汤合八柱散（人参、白术、肉豆蔻、干姜、诃子、制附子、粟壳、炙甘草）。

（2）湿热型

证候：泄泻腹痛，泻水如热汤，痛一阵，泻一阵，泻后不爽，粪色黄褐而臭，肛门灼热，烦热口渴，小便短少，舌苔黄腻，脉濡数。

治法：清热利湿。

代表方：葛根芩连汤合四苓散。

（3）食积型

证候：腹胀痛，泻下之物不消化，臭如败卵，泻后痛减，伴脘腹痞满，嗳腐酸臭，不思饮食，舌苔垢浊厚腻，脉滑。

治法：消食导滞。

代表方：香砂平胃散合保和丸。

（4）脾泻（气虚）型

证候：大便溏薄，饮食入胃不住，完谷不化，食少，脘腹痞胀不舒，腹不痛，肢倦乏力，舌淡苔白，脉细弱无力。

治法：益气健脾，升清止泻。

代表方：益气健脾汤合参苓白术散。

（5）肾泄型

证候：五更时分，有腹痛肠鸣 – 泄泻 – 泻后安三部曲，伴形寒肢冷、腰膝酸软，舌淡苔白，脉沉细。

治法：温肾健脾，固涩止泻。

代表方：四神丸。

（6）土败木贼型

证候：平时胸胁胀闷，嗳气食少，每因抑郁恼怒或情绪紧张之时发生腹痛泄泻，舌淡红，脉弦。

治法：扶脾抑肝。

代表方：痛泻要方。

【注意事项】

情绪安定，生活要有规律，禁忌烟酒等刺激性物品和含动物脂肪过多的食物。

第六节 功能性便秘

功能性便秘（functional constipation，FC）是一种慢性的顽固性疾病，也是临床上较常见的消化道疾病，其临床主要表现为排便困难，排便不尽异常感，大便干硬，需用手协助排便，每周自发排便不超过3次。便秘是一种（组）症状，表现为排便困难和（或）排便次数减少、粪便干硬。排便困难包括排便费力、排出困难、排便不尽感、肛门直肠堵塞感、排便费时和需辅助排便。排便次数减少指每周排便少于3次。慢性便秘的病程至少为6个月。

国外的一项流行病学调查结果显示，便秘的症状谱以排便费力最为常见（81.0%），其他症状依次为粪便干硬（71.5%）、排便不尽（54.2%）、直肠堵塞感（38.8%）、腹胀（36.7%）、排便次数减少（35.6%）和需辅助排便（28.4%）。我国北京地区的调查也发现，便秘的症状谱以排便费力最为常见（76%），其他症状依次为排便次数减少（65%）、排便不尽感（54%）、硬便（52%）、肛门直肠堵塞感（36%）和需辅助排便（18%）。我国成年人慢性便秘的患病率为4%～10%。慢性便秘患病率随年龄增长而升高，女性患病率高于男性。

【西医病因病理】

慢性便秘根据病因可进一步分为原发性便秘（也称特发性便秘或功能性便秘）和

继发性便秘。功能性疾病所致便秘主要由于结肠、直肠肛门的神经平滑肌功能失调所致，包括功能性便秘、功能性排便障碍和便秘型肠易激综合征（constipation-predominant irritable bowel syndrome，IBS-C）等。继发性便秘与多种因素有关，主要是器质性疾病和药物相关的原因。引起便秘的器质性疾病主要包括代谢性疾病、神经源性疾病、结肠原发疾病（如结肠癌）等。药物性便秘主要由抗胆碱能药物、阿片类药、钙通道阻滞剂、抗抑郁药、抗组胺药、解痉药、抗惊厥药等诱发。在便秘治疗中首先要解决器质性疾病或药物相关因素，因此仔细询问病史，以及行相关实验室检查排除器质性和药物性因素相关的便秘十分重要。

慢性功能性便秘是多种病理生理机制共同作用下发生的，包括肠道动力障碍、盆底肌群功能障碍、黏膜免疫调节异常、肠道菌群失调、脑肠轴（brain-gut axis，BGA）调节异常等。

1. 结直肠动力障碍

结直肠动力与人体排便密切相关，包括将混合内容物推送至直肠的结肠动力，以及粪便排出人体的直肠动力。其中前者产生低振幅传导性收缩波，后者产生高振幅传导性收缩波。因此结直肠动力障碍使得发生 FC 的可能性增加。已有研究证实，STC（结肠慢传输型便秘）患者产生肠道集团运动的高振幅传导性收缩波数量较正常人显著减少，且电镜下 STC 大鼠平滑肌细胞纤维结构破损，引起肠动力下降。当消化道内外病变引起肠道阻塞，间接使结直肠动力减弱，使得肠内容物排出不畅，减少粪便形成量，从而促使便秘发生，临床主要见于 STC 及 FOOC（功能性出口梗阻型便秘）。结直肠动力障碍是 FC 发生的重要机制之一，粪便排出有赖于结直肠协同运动。

2. 盆底肌功能减弱

盆底肌功能减弱分盆底肌松弛和盆底肌失迟缓两类，前者由于盆底肌相关神经损伤致盆底肌松弛，使得兴奋性及传导性变慢，最终引起排便感知下降、无法控制排便等病理结果；后者由于构成盆底肌的肌纤维受中枢神经的影响，产生冲动使得盆底肌持续紧张，排便时直肠肛管间压力梯度改变，导致排便费力及排便时间延长。改善盆底肌功能，盆底肌收缩时间有效延长，显著缓解盆底肌疲劳度，可帮助患者恢复正常排便。

3. 黏膜免疫调节异常

黏膜免疫调节作为人体免疫系统的一部分，发生于胃肠道黏膜中，使肠内炎症因子参与免疫应答。黏膜免疫调节异常，可引起胃肠道黏膜功能障碍，间接发为本病。FC

患者肠道黏膜内炎症介质白介素 -17A mRNA（IL-17A mRNA）的表达水平明显升高，又因炎症因子参与免疫调节，证明 FC 患者存在黏膜免疫调节异常。

4. 肠道菌群失调

人体肠道内有大量微生物，这些微生物的平衡维持人体正常功能。肠道黏膜屏障功能受损，可引起肠道内菌群移位，肠道菌群异常影响肠道中色氨酸羟化酶（tryptophan hydroxylase，TPH）的表达，进而影响其催化肠嗜铬细胞（enterochromaffin cell，EC）合成 5- 羟色胺（5-HT）的过程，5-HT 进一步调节肠道动力。有大量数据表明 FC 患者肠道菌群较常人有显著差异，且通过采用实时荧光定量聚合酶链反应（real-time quantitative PCR）法证实了 FC 患者的双歧杆菌和类杆菌含量较正常人群显著偏低。结合此前描述 FC 患者结肠动力较差，结肠会长期处于缓慢蠕动甚至停滞状态，导致菌群失调。

5. 脑肠轴调节异常

FC 属于功能性肠病，临床称为脑肠互动异常，是 BGA 调节异常的表现。有研究发现，胃肠道组织中的神经细胞数量与大脑相近，大脑与胃的生理病理改变有密切联系，因此胃肠道与大脑关系密切，总是在进行复杂的“互动”。与 FC 相关的胃肠道系统通过脑肠轴网络系统与中枢神经系统（central nervous system，CNS）相关联，当神经系统调节出现异常后，位于结肠中的起搏细胞 Cajal 间质细胞（ICC）将冲动传导至平滑肌细胞，减缓胃肠道蠕动。因此 ICC 兴奋性减弱、生成减少均会间接导致排便不畅。脑源性神经因子（BDNF）可通过影响肠神经系统（enteric nervous system，ENS）来支配相关平滑肌细胞，从而调节胃肠运动。此外，脑肠肽（brain-gut peptide，BGP）的异常亦可引起胃肠动力障碍。胃泌素（GAS）、P 物质（SP）等促使胃肠平滑肌兴奋，生长抑素（SS）、血管活性肠肽（VIP）等起抑制作用，其中 GAS 可作用于胃窦及幽门括约肌以促进肠蠕动；SP 使平滑肌收缩功能增强，加速肠蠕动及胃排空；VIP 具有强烈的舒张平滑肌和舒血管的作用，同时抑制肠的紧张性，从而调节平滑肌张力；SS 通过调节 GAS 的分泌，抑制胃肠激素的分泌和释放，对胃肠道进行直接和间接调节作用。因此 ENS 亦成为 FC 发病机制的又一切入点，通过胃泌素（GAS）等在肠道内的表达，表明 FC 的发生可能与结肠组织中肠神经胶质细胞活化表达相关。

6. 其他

除以上相关机制外，由于 FC 患者和健康受试者体内代谢产物有所差异，FC 的发生与精神心理、基因遗传、药物及饮食习惯等因素亦密切相关。

【中医病因病机】

我国各时期对便秘都有相关论述，历代医家对其病因病机虽有不同的见解，但机制相同，普遍认为便秘是由外感邪气、情志不畅、饮食所伤、体虚倦怠等各种因素引起的大肠传导功能失调，病位虽在大肠，同时与脾、胃、肝、肾、肺等脏腑的功能失职有关，故从相关脏腑论述便秘的发病机制。脾为阴脏，主运化水饮，有利于大肠充分吸收食物残渣中的津液，胃为阳腑，主通降下行，有利于大肠排泄糟粕，《金匮要略·五脏风寒积聚病脉证并治》云：“趺阳脉浮而涩，浮则胃气强，涩则小便数，浮涩相搏，大便则坚，其脾为约，麻子仁丸主之。”胃强则脾弱，胃热过盛、脾阴不足可导致大便干燥而坚，因此便秘与脾胃密切相关。肝主疏泄，可调畅一身气机，以助大肠传导糟粕，也可助脾胃运化，使水谷精微化生有源，亦可助胆汁排泄，促进运化，有助于大肠中糟粕的形成和传导。《症因脉治》云：“诸气怫郁，则气壅大肠，而大便乃结。”由此可知肝郁气滞，大肠气机不通，则导致便秘。《素问·金匮真言论》载：“北方黑色，入通于肾，开窍于二阴。”表明肾和二便密切相关。因肾主水，主脏腑气化，五脏的阳气有赖于肾阳的激发，故肾阳不足，则脏腑失去温煦，肠道蠕动减慢，大便凝结不通；五脏的阴气有赖于肾阴的滋养，故肾阴不足，则肠道失去津液的滋润，亦可影响大肠传导。肺与大肠相表里，肺气宣发肃降功能可推动大肠排泄糟粕，因此肺气虚可导致大肠无力传导，肺气壅塞则大肠气机不通畅，肺主行水，肺为“水之上源”，津液的生成与输布和肺密切相关，如《医方集解》曰：“金为生水之源，寒水生化之源绝，不能灌溉周身，荣养百骸……在下则肠枯便秘。”因此肺脏功能失调可导致便秘。

【证候分类】

便秘病性可分为虚实，虚证当辨气虚、阳虚、血虚及阴虚的不同，实证包括气秘、热秘和冷秘。

（1）热积秘

主症：①大便干结；②大便臭秽和（或）口干口臭和（或）小便短赤。

次症：①腹胀或腹痛；②面红心烦；③或有身热。

舌脉：舌红，苔黄，脉滑数。

（2）寒积秘

主症：①大便艰涩；②腹痛拘急，得温痛减，或腹满拒按。

次症：①手足不温；②畏寒。

舌脉：舌质淡暗，苔薄白腻，脉弦紧。

（3）气滞秘

主症：①大便干结或不甚干结，排便不爽；②腹胀或伴腹痛。

次症：①肠鸣矢气；②情绪不畅时加重；③胸胁痞满，嗳气频作。

舌脉：舌红，苔薄，脉弦。

（4）气虚秘

主症：①大便不硬，虽有便意，但排便费力；②用力努挣则汗出短气。

次症：①便后乏力；②神疲懒言。

舌脉：舌淡，苔白，脉弱。

（5）血虚秘

主症：①大便干结；②面色少华，头晕目眩。

次症：①心悸气短；②口唇色淡。

舌脉：舌质淡，脉细弱。

（6）阴虚秘

主症：①大便干结如羊屎状；②潮热盗汗和（或）手足心热和（或）两颧红赤。

次症：①口干少津；②形体消瘦，头晕耳鸣；③心烦少眠；④腰膝酸软。

舌脉：舌质红，有裂纹，少苔，脉细数。

（7）阳虚秘

主症：①大便干或不干，排出困难；②面色㿠白，小便清长。

次症：①腹中冷痛；②腰膝酸冷；③四肢不温或畏寒怕冷。

舌脉：舌淡，苔白，脉沉迟。

证型确定：主症必备，加次症 1 ～ 2 项即可诊断，参考舌脉象和理化检查。

【龙虎五刺埋线治疗】

1. 治疗原则

辨虚实，以明刺顺逆，控进针深度，控进针力度，控进针角度，辨别使用线体材料。

虚证为主：顺经刺，宜深刺，重按轻提，针刺角度大，选用 PGA 线，针刺效应为局部有酸重感，部分患者有肢体活动。

实证为主：逆经刺，宜浅刺，轻插重出，针刺角度小，选用胶原蛋白线，针刺效应为局部轻松感。

2. 体位

仰卧位或俯卧位。

3. 埋线针具选择

针具为 8cm 长 8 号埋线针。线体为 3cm 长 3-0 号 PGA 线或胶原蛋白线。

4. 定穴

腹结（双）、中脘、天枢（双）、气海、足三里（双）、上巨虚（双）、大肠俞（双）、支沟（双）。

热秘配合谷、曲池，气滞配阳陵泉、行间，阳虚配气海、关元。

5. 操作技巧

埋线部位按要求用碘伏常规消毒，医者戴口罩、帽子和无菌手套。

穴位针具刃口线与人体纵轴平行，与肌纤维走行平行，术者左手在定点处按压，右手持针，将带有线体的针具抵住皮肤，轻轻加压后快速突破，缓慢进针，经皮下组织刺入外层筋膜，旋转针体，回提针具，将线体留在皮下，出针按压后创可贴贴敷。

【其他特色疗法】

1. 推拿

推拿手法是常用有效的治疗便秘手段，通过推拿相关穴位促进消化道蠕动，协调盆底肌功能，进而保持肠道的通畅。

（1）“三穴三法”推拿治疗

“三穴”为天枢、关元、中脘，“三法”为摩腹法、腹部震颤法、推腹法。每日 1 次，每次约 20 分钟，疗程 20 天。

（2）通元推拿疗法

依次按压建里、中脘、天枢、水道、大横、气海、关元等穴，以及进行腹部压痛点推拿，每日 1 次。

取穴：阿是穴（压痛点）1 ～ 2 个，手足阳明经经穴。

操作方法：患者取俯卧位，选定穴位，做好标记常规消毒，医者将细火针在酒精灯火焰上烧至白亮，迅速刺入穴内，立即出针，可反复 2 ～ 3 次。针刺角度都为直刺。针刺压痛点深度以约 0.5 寸为度。7 ～ 10 天 1 次，3 次为 1 个疗程。

注意事项：火针治疗要掌握好火候、深度、速度，操作腕力要均匀，切不可用暴力，以免损伤重要血管和神经。

2. 针刺

针刺通过手法的物理刺激量结合穴位的特异性，起到疏通经络、调和气血、促进胃肠蠕动的作用，从而改善患者的便秘症状。多项研究表明，针刺可有效治疗慢性便秘，增加排便次数，改善伴随症状，缓解焦虑和抑郁状态，提高患者的生命质量。

处方：天枢、支沟、足三里、上巨虚、大肠俞、三焦俞，均取双侧穴位。

治疗时间：每日 1 次，每次 40 分钟，10 天为 1 疗程，持续治疗 3 ～ 5 个疗程。

3. 穴位贴敷

穴位贴敷是指将中药贴敷于一定的穴位上，经皮肤吸收的药物通过刺激经络穴位起到治疗疾病的作用。孟肖蒙等用中药贴敷双侧天枢治疗功能性便秘大鼠，治疗 4 周后可知穴位贴敷能缩短大鼠首粒黑便排出时间，增加结肠肌间神经丛 VIP、SP 的含量，因此证明穴位贴敷可通过调节肠神经递质来增加结肠动力，进而改善功能性便秘大鼠的排便情况。余尔慧等选取功能性便秘患者，治疗组予中药贴于神阙治疗，对照组予乳果酸口服治疗，治疗后对比可知治疗组的总有效率较高，从而证明中药脐贴治疗功能性便秘具有明显优势，且无不良反应，便捷高效，可进一步推广应用。

4. 耳穴埋豆

历代医家均广泛认可耳与全身经脉脏腑密切相关，正如《素问·金匮真言论》云："南方赤色，入通于心，开窍于耳，藏精于心。"且十二经脉中大部分经过耳或者耳周围。耳穴贴压是在中医藏象与经络学说理论指导下治疗疾病的特色中医外治方法，使用中药药籽贴压人体相应穴位，并持续刺激耳郭穴位，传导感应，来调节人体脏腑功能活动，达到治病目的。

取穴：大肠、直肠、脾、腹、胃、三焦。在双侧穴位上贴压王不留行籽，双耳轮流按压穴位，每次 3 分钟，每日 4 次，3 天更换一次，1 周为 1 个疗程，共治疗 4 个疗程。

5. 中医药辨证治疗

（1）热积秘

治法：清热润肠。

代表方：麻子仁丸加减（《伤寒论》），药用火麻仁、芍药、杏仁、大黄、厚朴、枳实等。

（2）寒积秘

治法：温通散积。

代表方：温脾汤加减（《备急千金要方》），药用附子、大黄、芒硝、当归、干姜、人参、甘草等。

（3）气滞秘

治法：顺气导滞。

代表方：六磨汤（《世医得效方》）、四逆散（《伤寒论》）加减，药用柴胡、白芍、炒枳壳、沉香粉、木香、乌药、瓜蒌仁等。

（4）气虚秘

治法：益气润肠。

代表方：黄芪汤（《金匮翼》）加减，药用黄芪、生白术、火麻仁、陈皮、白蜜等。

（5）血虚秘

治法：滋阴养血，润燥通便。

代表方：润肠丸（《沈氏尊生书》）加减，药用当归、生地黄、火麻仁、桃仁、枳壳等。

（6）阴虚秘

治法：滋阴润燥。

代表方：增液汤（《温病条辨》）加减，药用玄参、麦冬、生地黄、火麻仁、当归、沙参、石斛等。

（7）阳虚秘

治法：温润通便。

代表方：济川煎（《景岳全书》）加减，药用当归、牛膝、附子、肉苁蓉、泽泻、升麻、枳壳等。

针对主症可适当加减，兼便后下血者，加槐花、地榆、仙鹤草、白及、白茅根；大便干结，触及粪块，腹痛难下者，加大黄、芒硝、番泻叶、火麻仁、柏子仁；食滞胃肠者加莱菔子、焦槟榔、焦神曲、厚朴等消食导滞；咳喘便秘者，加紫苏子、瓜蒌仁、杏仁；忧郁寡言者，加柴胡、白芍、合欢花；素体肝旺，气郁化火者，加栀子、龙胆草；气虚下陷脱肛者，加升麻、柴胡、黄芪、白术、人参、桔梗。

【注意事项】

1. 功能性便秘患者应保证摄入充足水分及足够的膳食纤维。推荐成年人每天 1.5 ～ 2L 的液体摄入。成年人膳食纤维的推荐量是每天至少 20 ～ 30g，指导患者“小剂量开始和缓慢增加”的策略。适量食用能润肠通便的食物，如芝麻、蜂蜜、甜杏仁等。

2. 适度运动可改善便秘。有规律的有氧运动可以帮助缓解便秘，有利于肠道气体排出，改善腹胀。可适当进行如揉腹、提肛运动、步行、慢跑、太极、八段锦等。尤其对久病卧床、运动量少的老年患者更有益。

3. 建立良好的排便习惯。结肠活动在晨醒和餐后时最为活跃，建议患者在晨起或餐后 2 小时内尝试排便，排便时集中注意力，减少外界因素的干扰。

第十六章

泌尿系统疾病

第一节　神经源性膀胱

神经源性膀胱（neurogenic bladder）又称神经源性膀胱排尿功能障碍，是一类由于神经系统病变导致的膀胱和（或）尿道功能障碍，即储尿和（或）排尿功能障碍，进而产生一系列下尿路症状及并发症的疾病。

【西医病因病机】

神经源性膀胱病因非常复杂，累及储尿和（或）排尿生理调节过程的所有神经系统病变都可能引起该疾病，如脊髓病变、脑血管意外、外周神经病变等，所以神经源性膀胱涵盖因中枢和（或）周围神经系统病变导致的各种类型膀胱和（或）尿道功能障碍。神经源性膀胱根据病理生理分型为脑桥上损伤后神经源性膀胱、脊髓损伤型神经源性膀胱、周围神经病变型神经源性膀胱（如糖尿病周围神经病变、盆底神经损伤、免疫性神经病等）。虽然目前缺乏神经源性膀胱患病率的流行病学证据，但有研究发现，在美国高达 90% 的多发性硬化患者、72% 的帕金森病患者、15% 的中风患者和 84% 的脊髓损伤患者可能患有神经源性膀胱。神经源性膀胱患者平均每年在门诊部就诊的次数是 16 次，在急诊室就诊的次数是 0.5 次，其中近三分之一的患者因疾病需要进行住院治疗。

【中医病因病机】

本病在中医学属“癃闭”范畴。癃闭是以小便量少，排尿困难，甚则小便闭塞不通为主症的一种病证。其中小便不畅，点滴而短少，病势较缓者称为癃；小便闭塞，点滴不通，病势较急者称为闭。《证治准绳·闭癃》说：“闭癃，合而言之一病也，分而言之，有暴久之殊。盖闭者暴病，为溺闭，点滴不出，俗名小便不通是也；癃者久病，溺癃淋沥，点滴而出，一日数十次或百次。”由此可见，癃与闭都是指排尿困难，二者只是在程度上有差别，因此多合称为癃闭。

癃闭之名首见于《内经》，该书称其为“癃闭”或“闭癃”，对其病因、病机、病位都做了较为详细的论述。《素问·五常政大论》说：“其病癃闷，邪伤肾也。”《灵枢·五味论》曰：“酸走筋，多食之，令人癃。”明确指出癃闭的病因在于外邪伤肾和饮食不节。《内经》认为本病的病机为膀胱及三焦气化不利，病位在膀胱。张仲景的《伤寒论》与《金匮要略》有关淋病和小便不利的记载中包含了癃闭的内容，为癃闭的辨证论治奠定了基础。在小便不利的论述中，提出其病因病机主要有膀胱气化不利、水湿互结、瘀血夹热及脾肾两虚等。对其治疗，因气机不利者，用五苓散；因水热互结者，用猪苓汤；因瘀血夹热者，用蒲灰散或滑石白鱼散；因脾肾两虚而夹湿者，用茯苓戎盐汤。隋唐至宋元时期，对癃闭的认识又有了进一步的提高，特别在治疗方法上得到了极大的丰富。巢元方在《诸病源候论》中认为小便不通和小便难因于肾与膀胱有热，因热的程度不同，而导致小便不通与小便难。孙思邈在《备急千金要方》中载有治小便不通方剂十三首，特别值得指出的是，在该书中载有用导尿术治小便不通的方法，这是世界上最早关于导尿术的记载。王焘在《外台秘要》中载有用盐及艾灸等外治法治疗癃闭的论述。朱丹溪在辨证施治的基础上，运用探吐法来治疗小便不通，并将探吐一法譬之滴水之器，闭其上窍，则下窍不通，开其上窍则下窍必利。明代张景岳开始将癃闭与淋证分开论治，并将癃闭的病因病机归为四个方面，即热结膀胱，热闭气化，热居肝肾；败精槁血，阻塞水道；真阳下竭，气虚不化；肝强气逆，气实而闭。其对气虚不化及阴虚不能化阳所致癃闭的治法有独到见解。到清代，对本病的认识渐臻完备，对其治疗更为详尽。李用粹在《证治汇补·癃闭》中指出：“一身之气关于肺，肺清则气行，肺浊则气壅，故小便不通，由肺气不能宣布者居多，宜清金降气为主，并参他症治之。若肺燥不能生水，当滋肾涤热。夫滋肾涤热，名为正治；清金润燥，名为隔二之治；燥脾健胃，名为隔三之治。又有水液只渗大肠，因而燥竭者，分利而已；有气滞不通，水道因而闭塞者，顺气为急。实热者，非咸寒则阳无以化；虚寒者，非温补则阴无以生；痰闭者，吐提可法；瘀血者，疏导兼行；脾虚气陷者，升提中气；下焦阳虚者，温补命门。”理法精当，殊堪效法。

总结病因，不外以下几点。

1. 外邪侵袭

下阴不洁，湿热秽浊之邪上犯膀胱，膀胱气化不利则为癃闭；或湿热毒邪犯肺，热邪壅滞，肺气闭塞，水道通调失司，不能下输膀胱；亦有因燥热犯肺，肺燥津伤，水源枯竭，而成癃闭。诚如《证治汇补·癃闭》中“有热结下焦，壅塞胞内，而气道涩滞者，有肺中伏热，不能生水，而气化不施者”，均可致癃闭。

2. 饮食不节

久嗜醇酒、肥甘、辛辣之品，导致脾胃运化功能失常，内湿自生，酿湿生热，阻滞于中，下注膀胱，气化不利，乃成癃闭；或饮食不足，饥饱失调，脾胃气虚，中气下陷，无以气化，则生癃闭。此即《灵枢·口问》所谓：“中气不足，溲便为之变。”

3. 情志内伤

惊恐、忧思、郁怒、紧张引起肝气郁结，疏泄失司，从而影响三焦水液的运送及气化功能，导致水道通调受阻，形成癃闭。正如《灵枢·经脉》所云：“肝足厥阴之脉……是主肝所生病者……遗溺，闭癃。”

4. 瘀浊内停

瘀血败精阻塞于内，或痰瘀积块，或砂石内生，尿路阻塞，小便难以排出，即成癃闭。如《景岳全书·癃闭》言：“或以败精，或以槁血，阻塞水道而不通也。”

5. 久病体虚

年老体弱或久病体虚，可致肾阳不足，命门火衰，所谓“无阳则阴无以生”，致膀胱气化无权，而溺不得生；或因久病、热病，耗损津液，导致肾阴不足，所谓“无阴则阳无以化”，乃致水府枯竭而无尿。

病机方面，癃闭虽病因多端，但基本病理变化为膀胱气化功能失调，其病位主要在膀胱与肾。《素问·灵兰秘典论》说：“膀胱者，州都之官，津液藏焉，气化则能出矣。”明确指出膀胱的生理功能为贮藏尿液，排尿则依靠其气化功能。故《素问·宣明五气论》又说：“膀胱不利为癃。”阐明了膀胱气化失调是癃闭的基本病机。但人体小便的通畅，有赖于三焦气化的正常，而三焦气化主要依靠肺的通调、脾的转输、肾的气化来维持，又需要肝的疏泄来协调。故肺、脾、肾、肝功能失调，亦可致癃闭。肾主水，与膀胱相表里，共司小便，体内水液的分布与排泄，主要依赖肾的气化。此外，膀胱的气化亦受肾气所主，肾与膀胱气化正常，则膀胱开阖有度，小便藏泻有序。若肾阳不足，命门火衰，气化不及州都，则膀胱气化无权，亦可发生癃闭。此外，肺位上焦，为水之上源；脾居中焦，为水液升降之枢纽；肝主疏泄，协调三焦气机之通畅。如肺热壅盛，气不布津，通调失职，或热伤肺津，肾失滋源；又如湿热壅阻，下注膀胱，或中气不足，升降失度；再若肝气郁结，疏泄不及；以及砂石、痰浊、瘀血阻塞尿路，均可导致膀胱气化失常，而成本病。由此可见，癃闭的病位虽在膀胱，但与肺、脾、肾、肝密切相关。其病理因素有湿热、热毒、气滞及痰瘀。

由于癃闭的病因不同，故其病理性质有虚实之分。膀胱湿热，肺热气壅，肝郁气滞，尿路阻塞，以致膀胱气化不利者为实证。脾气不升，肾阳衰惫，导致膀胱气化无权者为虚证。但各种原因引起的癃闭，常互相关联，或彼此兼夹。如肝郁气滞，可以化火伤阴；若湿热久恋，又易灼伤肾阴；肺热壅盛，损津耗液严重，则水液无以下注膀胱；脾肾虚损日久，可致气虚无力运化而兼夹气滞血瘀，均可表现为虚实夹杂之证。

癃闭的预后及转归，取决于病情的轻重和是否及时有效的治疗。若病情轻浅，病邪不盛，正气尚无大伤，且救治及时者，则可见尿量逐渐增多，此为好转的标志，可能获得痊愈。若病情深重，正气衰惫，邪气壅盛者，则可由“癃”至“闭”，变证迭生。尿闭不通，水气内停，上凌心肺，并发喘证、心悸。水液潴留体内，溢于肌肤则伴发水肿。湿浊上逆犯胃，则成呕吐。脾肾衰败，气化不利，湿浊内壅，则可导致关格，其预后多差。诚如《景岳全书·癃闭》所言：“小水不通，是为癃闭，此最危最急证也，水道不通，则上侵脾胃而为胀，外侵肌肉而为肿，泛及中焦则为呕，再及上焦则为喘。数日不通，则奔迫难堪，必致危殆。”

【证候分类】

癃闭的辨证首先要判别病之虚实。实证当辨湿热、浊瘀、肺热、肝郁之偏胜；虚证当辨脾、肾虚衰之不同，阴阳亏虚之差别。其次要了解病情之缓急，病势之轻重。水蓄膀胱，小便闭塞不通为急病；小便量少，但点滴能出，无水蓄膀胱者为缓证。由“癃”转“闭”为病势加重，由“闭”转“癃”为病势减轻。

（1）湿热下注证

小便量少难出，点滴而下，严重时点滴不出，小腹胀满，口苦口黏，口渴不欲饮，大便不畅，舌红、苔黄腻，脉沉数。

（2）肝郁气滞证

小便不通或通而不畅，小腹胀急，胁痛，口苦，苔薄白，脉弦。

（3）瘀浊闭阻证

小便滴沥不畅，或时而通畅，时而阻塞，小腹胀满疼痛，舌紫暗或有瘀点，脉涩。

（4）肾气亏虚证

小便不通，或滴沥不畅，排出无力，腰膝酸软，精神不振，舌淡，脉沉细弱。

【诊断要点】

本病以排尿困难为主症，常伴小腹胀满。病情严重时，可见头晕、心悸、喘促、浮肿、恶心呕吐、视物模糊，甚至昏迷抽搐等尿毒内攻症状。尿常规、X 线、B 超、CT 等检查有助于本病的诊断。

1. 临床特征

本病起病急骤或逐渐加重，主症为小便不利，点滴不畅，甚或小便闭塞；点滴全无，每日尿量明显减少。触叩小腹部可发现有膀胱明显膨隆等水蓄膀胱证候，或查膀胱内无尿液，甚或伴有水肿、头晕、喘促等肾元衰竭证候。本病多见于老年男性或产后女性及腹部手术后患者，或患有水肿、淋证、消渴等病，迁延日久不愈之患者。

2. 辅助检查

癃闭病证首先应通过体格检查与膀胱 B 超判断有否尿潴留，有尿潴留者，再做尿流动力学检查，以明确有否机械性尿路阻塞。有尿路阻塞者，再通过肛指检查、前列腺 B 超、尿道及膀胱造影 X 线摄片、前列腺癌特异性抗原等检查以明确尿路阻塞的病因，如前列腺肥大、前列腺癌、尿道结石、尿道外伤性狭窄等。无尿路阻塞的尿潴留者考虑脊髓炎、神经性膀胱，可相应做神经系统检查。对无尿潴留的癃闭者应考虑肾衰竭，可进一步查血肌酐、尿素氮、血常规、血钙、磷，B 超、X 线摄片等，帮助鉴别急性或慢性肾衰竭。如属前者，还需查尿比重、尿渗透压、尿钠浓度、尿钠排泄分数、静脉肾盂造影等以鉴别肾前、肾性或肾后性急性肾衰。慢性肾衰者还应进一步检查以明确慢性肾衰的病因。

3. 鉴别诊断

（1）癃闭与淋证

癃闭与淋证均属膀胱气化不利，故皆有排尿困难、点滴不畅的证候。癃闭无尿道刺痛，每日尿量少于正常，甚或无尿排出；而淋证则小便频数短涩，滴沥刺痛，欲出未尽，而每日排尿量正常。正如《医学心悟・小便不通》所言：“癃闭与淋证不同，淋则便数而茎痛，癃闭则小便点滴而难通。”淋证日久不愈，可发展成癃闭，而癃闭感受外邪，常可并发淋证。

（2）癃闭与水肿

癃闭与水肿临床都表现为小便不利、小便量少，但水肿是体内水液潴留，泛溢于肌肤，引起头面、眼睑、四肢浮肿，甚者伴有胸、腹水，并无水蓄膀胱之证候，而癃闭多不伴有浮肿，部分患者还兼有小腹胀满膨隆，小便欲解不能，或点滴而出的水蓄膀胱之证，可资鉴别。

（3）癃闭与关格

二者主症都有小便量少或闭塞不通，但关格常由水肿、淋证、癃闭等经久不愈发展而来，是小便不通与呕吐并见的病证，常伴有皮肤瘙痒、口中尿味、四肢搐搦，甚或昏迷等症状。而癃闭不伴有呕吐，部分患者有水蓄膀胱之证候，以此可资鉴别。但癃闭进一步恶化，可转变为关格。

【龙虎五刺埋线治疗】

1. 治疗原则

辨虚实，以明刺顺逆，控进针深度，控进针力度，控进针角度，辨别使用线体材料。

虚证为主：顺经刺，宜深刺，重按轻提，针刺角度大，选用 PGA 线，针刺效应为局部有酸重感，部分患者有肢体活动。

实证为主：逆经刺，宜浅刺，轻插重出，针刺角度小，选用胶原蛋白线，针刺效应为局部轻松感。

2. 体位

仰卧位或俯卧位。

3. 埋线针具选择

针具为 8cm 长 8 号埋线针。线体为 3cm 长 3-0 号 PGA 线或胶原蛋白线。

4. 定穴

①关元（小肠募穴，任脉、足三阴经交会穴）

定位：仰卧位。在下腹部，前正中线上，当脐下 3 寸。

局部层次解剖：皮肤→皮下组织→腹白线→腹横筋膜→腹膜外脂肪→壁腹膜。

②中极（膀胱募穴）

定位：仰卧位。在下腹部，前正中线上，当脐下 4 寸。

穴位解剖：皮肤→皮下组织→腹白线→腹横筋膜→腹膜外脂肪→壁腹膜。

③太溪（输穴，原穴）

定位：在足内侧，内踝后方，当内踝尖与跟腱之间的凹陷处。

穴位解剖：皮肤→皮下组织→胫骨后肌腱→趾长屈肌腱与跟腱→跖肌腱之间。

④膀胱俞（背俞穴）

定位：在骶正中嵴旁 1.5 寸，平第 2 骶后孔处。

穴位解剖：皮肤→皮下组织→臀大肌→竖脊肌。

5. 操作技巧

埋线部位按要求用碘伏常规消毒，医者戴口罩、帽子和无菌手套。穴位针具刃口线与人体纵轴平行，与肌纤维走行平行，术者左手在定点处按压，右手持针，将带有线体的针具抵住皮肤，轻轻加压后快速突破，缓慢进针，经皮下组织刺入外层筋膜，旋转针体，回提针具，将线体留在皮下，出针按压后创可贴贴敷。

6. 治疗机制

背俞穴是相应脏腑之气输注于背腰部的腧穴。《素问·阴阳应象大论》中有“阴病治阳”，说明背俞穴可治疗五脏疾病。中极为膀胱募穴，且是任脉之穴，《素问·阴阳应象大论》中“阳病治阴”，说明募穴可治疗六腑之患。中极、膀胱俞两穴相配，又是俞募相配法，属腹背阴阳配穴法之一，可加强腧穴协同作用，正如《难经本义》中记载：“阴阳经络，气相交贯，脏腑腹背，气相通应。”配合关元、太溪共同起到增强膀胱气化、通利小便的目的。

【其他特色疗法】

1. 针刺

治则：调理膀胱，行气通闭。以“腑以通为用”为原则，实证者清邪热、利气机、散瘀结；虚证者补脾肾、助气化。

处方：关元、三阴交、阴陵泉、膀胱俞。

方义：关元、三阴交均为足三阴经交会穴，可调理肝、脾、肾，助膀胱气化；阴陵泉清利下焦湿热，通利小便；膀胱俞疏调膀胱气化功能。

加减：湿热下注加中极清利湿热；肝郁气滞加太冲、支沟疏理气机；瘀浊阻塞加血海、膈俞化瘀散结；肾气亏虚加肾俞、太溪补肾利尿。

操作：针刺中极时针尖向下，不可过深，以免伤及膀胱；其他穴位均常规龙虎五刺埋线。

2. 脐疗

取神阙，将食盐炒黄待冷放于神阙填平，再用 2 根葱白压成 0.3cm 厚的饼置于盐上，艾炷置葱饼上施灸，至温热入腹内有尿意为止；还可以用大田螺 1 只、葱白 1 根，捣烂如泥，加麝香、冰片各少许，敷于肚脐之上。一般 5 ～ 10 分钟即可见效。

3. 电针

取双侧维道穴，针尖向曲骨沿皮刺 2 ～ 3 寸，得气后接通电针仪，以疏密波刺激 15 ～ 30 分钟。

4. 耳针

取膀胱、肾、三焦、尿道。每次选 1 ～ 3 穴，毫针中度刺激，留针 40 ～ 60 分钟；或用王不留行籽贴压。

5. 岐黄针

取腰俞、会阳穴，选用 1.5 寸岐黄针治疗。每次根据患者实际情况选择 1 ～ 2 穴，每周 2 次，共计 2 次为 1 个疗程。

6. 中医药辨证治疗

（1）湿热下注证

治法：清利湿热，通利小便。

代表方：八正散加减。

（2）肝郁气滞证

治法：疏利气机，通利小便。

代表方：沉香散加减。

（3）瘀浊闭阻证

治法：行瘀散结，通利水道。

代表方：代抵当丸加减。

（4）肾气亏虚证

治法：温补肾阳，化气利水。

代表方：济生肾气丸加减。

【注意事项】

1. 针刺埋线治疗癃闭效果满意。若膀胱充盈过度，经埋线治疗 1 ～ 2 小时后仍不能排尿者，应及时采取导尿措施。

2. 癃闭患者往往伴有精神紧张，在针刺埋线治疗的同时，应消除精神紧张，反复做腹肌收缩、松弛的交替锻炼。

3. 癃闭兼见哮喘、神昏时应采取综合治疗措施。

第二节　泌尿系感染

泌尿系感染（urinary tract infection）指病原体直接侵入尿路，在尿液中生长繁殖，并侵犯尿路黏膜或组织而引起损伤，是临床上最常见的感染性疾病之一，分为上尿路感染和下尿路感染。上尿路感染和下尿路感染临床症状并不完全一样，一般以下尿路感染比较多见。下尿路感染最典型的疾病是急性膀胱尿道炎，主要症状是尿频、尿急、尿痛的膀胱刺激症状。上尿路感染最常见的疾病是急性肾盂肾炎，患者通常会表现为全身发热、腰部酸胀等症状，而尿频、尿急、尿痛的症状相对表现并不明显。据估计，全球每年大约有 1.5 亿人发生泌尿系感染。在美国，每年泌尿系感染的门诊就诊量超过八百万人次，其中肾盂肾炎患者约 25 万人，约 10 万人因泌尿系感染住院治疗。在我国，普通人群泌尿系感染的发病率约为 0.91%，女性人群的发病率约为 2.05%，男性与女性之比约为 1 ： 10，约有 50% 的女性在其一生中至少经历过一次膀胱炎症状，且即使经过规范治疗后，仍然有 1/4 的患者会在 6 个月之内复发，严重影响了女性的生活及健康质量。泌尿系感染不仅严重影响人们的生活质量，甚至可造成死亡，其庞大的数量也带来巨大的医疗花费，增加了医疗系统的负担。

【中医病因病机】

本病在中医学属“淋证”范畴。淋之名称，始见于《内经》，《素问・六元正纪大论》称本病为“淋”“淋闷”。淋者，淋沥不尽，如雨淋而下；闷，通秘，不通之意也。指出了淋证为小便淋沥不畅，甚或闭阻不通之病证。东汉张仲景在《金匮要略·五脏风寒积聚病脉证并治第十一》中称其为“淋秘”，将其病机归为“热在下焦”，并在《金匮要略·消渴小便不利淋病脉证并治第十三》中对本病的症状做了描述：“淋之为病，小便如粟状，小腹弦急，痛引脐中。”说明淋证是以小便淋沥不爽、尿道刺痛为主症。《中藏经》根据淋证临床表现不同，提出了淋有冷、热、气、劳、膏、砂、虚、实八种，乃为淋证临床分类的雏形。隋唐时期，许多医家对淋证的分类及病机又有了进一步的认识。巢元方在《诸病源候论·诸淋候》中对淋证的病机进行了高度概括，他指出：“诸淋者，由肾虚而膀胱热故也。”这种以肾虚为本、膀胱热为标的淋证病机分析，成为多数医家临床诊治淋证的主要依据。巢氏在归纳了淋证病机共性的同时，还对诸淋各自不同的病机特性进行了探讨，如“热淋者，三焦有热，气搏于肾，流入于胞而成淋也”“石淋者，淋而出石也，肾主水，水结则化为石，故肾客砂石，肾虚为热所乘”“膏淋者……此肾虚不能制于肥液”。唐宋时期，淋证的分类更趋完善。唐代《备急千金要方》《外台秘要》将淋证归纳为石、气、膏、劳、热五淋，宋代《济生方》又分为气、石、血、膏、劳淋五种。上述两种五淋所指的内容，其差异在于血淋与热淋的有无，但六种淋证均为临床常见者。明清时期，对淋证辨证论治的认识，又有很大的提高。张景岳在《景岳全书·淋浊》中提出，淋证初起，虽多因于热，但由于治疗及病情变化各异，又可转为寒、热、虚等不同证型，从而倡导“凡热者宜清，涩者宜利，下陷者宜升提，虚者宜补，阳气不固者宜温补命门”的治疗原则。清代尤在泾在《金匮翼·诸淋》中说：“初则热淋、血淋，久则煎熬水液，稠浊如膏、如砂、如石也。”说明各种淋证可相互转化，或同时存在。并且强调治疗石淋、膏淋要“开郁行气，破血滋阴”，对临床确有指导意义。至此，对淋证的认识日趋全面。

1. 外感湿热

因下阴不洁，秽浊之邪从下侵入机体，上犯膀胱，或由小肠邪热、心经火热、下肢丹毒等他脏外感之热邪传入膀胱，发为淋证。

2. 饮食不节

多食辛热肥甘之品，或嗜酒太过，脾胃运化失常，积湿生热，下注膀胱，乃成淋证。正如严用和《济生方·淋利论治》云：“此由饮酒房劳，或动役冒热，或饮冷逐热，或散石发动，热结下焦，遂成淋闭；亦有温病后，余热不散，霍乱后，当风取凉，亦令人淋闭。”正是说明了淋证的发病多由湿热而致。其湿热可来源于外感，亦可由饮食不当而自生。

3. 情志失调

情志不遂，肝气郁结，膀胱气滞，或气郁化火，气火郁于膀胱，导致淋证。《医宗必读·淋证》言：“妇女多郁，常可发为气淋和石淋。”清代《冯氏锦囊秘录杂症大小合参·淋症大小总论合参》说：“《内经》言，淋无非湿与热而已，然有因忿怒……气动生火者。”说明情志不节亦是淋证的病因之一。

4. 禀赋不足或劳伤久病

禀赋不足，肾与膀胱先天畸形，或久病缠身，劳伤过度，房事不节，多产多育，或久淋不愈，耗伤正气，或妊娠、产后脾肾气虚，膀胱容易感受外邪，而致本病。

淋证的成因虽有内、外因之分，但其基本病理变化为湿热蕴结下焦，肾与膀胱气化不利。其病位在膀胱与肾。肾者主水，维持机体水液代谢。膀胱者，州都之官，有贮尿与排尿功能。两者脏腑表里相关，经脉相互络属，共主水道，司决渎。当湿热等邪蕴结膀胱，或久病脏腑功能失调，均可引起肾与膀胱气化不利，而致淋证。由于湿热导致病理变化的不同，以及脏腑器官之差异，临床上乃有六淋之分。若湿热客于下焦，膀胱气化不利，小便灼热刺痛，则为热淋；若膀胱湿热，灼伤血络，迫血妄行，血随尿出，以致小便涩痛有血，乃成血淋；若湿热久蕴，熬尿成石，遂致石淋；若湿热蕴久，阻滞经脉，脂液不循常道，小便浑浊不清，而为膏淋；若肝气失于疏泄，气火郁于膀胱，则为气淋；若久淋不愈，湿热留恋膀胱，由腑及脏，继则由肾及脾，脾肾受损，正虚邪弱，遂成劳淋；若肾阴不足，虚火扰动阴血，亦为血淋；若肾虚下元不固，不能摄纳精微脂液，亦为膏淋；若中气不足，气虚下陷，膀胱气化无权，亦成气淋。可见淋证的发生除膀胱与肾外，还与肝脾相关联。其病理因素主要为湿热之邪。

淋证的病理性质有实、有虚，且多见虚实夹杂之证。初起多因湿热为患，正气尚未虚损，故多属实证。但淋久湿热伤正，由肾及脾，每致脾肾两虚，而由实转虚。如邪气未尽，正气渐伤，或虚体受邪，则成虚实夹杂之证，常见阴虚夹湿热、气虚夹水湿等。因此淋证多以肾虚为本，膀胱湿热为标。淋证虽有六淋之分，但各种淋证间存在着一定的联系。其表现在转归上，首先是虚实之间的转化，如实证的热淋、血淋、气淋可转化为虚证的劳淋。反之，虚证的劳淋亦可能兼夹实证的热淋、血淋、气淋。而当湿热未尽，正气已伤，处于实证向虚证的移行阶段，则表现为虚实夹杂的证候。此外，在气淋、血淋、膏淋等淋证本身，这种虚实互相转化的情况也同样存在。而石淋由实转虚时，由于砂石未去，则表现为正虚邪实之证。其次是某些淋证间的相互转换或同时并见。前者如热淋转为血淋，热淋也可诱发石淋。后者如在石淋的基础上，再发生热淋、血淋，或膏淋并发热淋、血淋等。在虚证淋证的各种证型之间，则可表现为彼此参差互见、损及多脏的现象。

淋证的预后往往与其类型及病情轻重有关。初起者，病情尚轻，治疗得当，多易治愈。但热淋、血淋有时可发生热毒入血，出现高热神昏等重度证候。若病久不愈，或反复发作，不仅可转为劳淋，甚则转变成水肿、癃闭、关格等证，或肾虚肝旺，成为头痛、眩晕。石淋因结石过大，阻塞水道亦可成水肿、癃闭、关格。膏淋日久，精微外泄，可致消瘦乏力，气血大亏，终成虚劳病证。

【证候分类】

淋证有六淋之分，证情有虚有实，且多虚实夹杂，各种淋证又常易转化。临床辨证首先应别六淋之类别；其次须辨证候之虚实，虚实夹杂者，须分清标本虚实之主次、证情之缓急；最后须辨明各淋证的转化与兼夹。

（1）热淋

小便频急，灼热刺痛，尿色黄赤，小腹拘急胀痛，或有恶寒发热，口苦呕恶，苔黄腻，脉滑数。

（2）石淋

小便艰涩，尿中夹有砂石，或排尿时突然中断，尿道窘迫疼痛，少腹拘急，或腰腹绞痛难忍，尿中带血，舌红、少苔，脉弦细。

（3）血淋

小便热涩刺痛，尿色深红或夹有血块，伴发热、心烦口渴、大便秘结，舌红苔黄，脉弦或涩。

（4）气淋

小便涩滞，淋沥不畅，少腹胀痛，苔薄黄，脉沉弦。

（5）膏淋

小便浑浊如米泔水，置之沉淀如絮状，上有浮油如脂，或夹有凝块，或混有血液，尿道热涩疼痛，舌红苔黄腻，脉濡数。

（6）劳淋

小便赤涩不甚，但淋沥不已，时作时止，遇劳即发，腰膝酸软，神疲乏力，舌淡，脉虚弱。

【诊断要点】

本病以尿频、尿急、尿痛为主症，常伴有排尿不畅、小腹拘急或痛引腰腹等症状。

尿常规检查可见有白细胞。X 线检查可见结石、梗阻、输尿管压迫等病变。

1. 临床特征

小便频数，淋沥涩痛。小腹拘急引痛为各种淋证的主症，是诊断淋证的主要依据。但还需根据各种淋证的不同临床特征，确定不同的淋证类型。病久或反复发作后，常伴有低热、腰痛、小腹坠胀、疲劳等。本病多见于已婚女性，每因疲劳、情志变化、不洁房事而诱发。

2. 辅助检查

淋证患者一般可先查尿常规。如以尿中白细胞增多为主，多考虑泌尿系感染及炎症，可做中段尿细菌培养、尿亚硝酸盐试验等。此外，疑及泌尿道结核，应查尿沉渣找结核杆菌，做结核菌素试验等。考虑为前列腺炎可能者，可做肛门指检前列腺及前列腺液常规检查。疑为非感染性膀胱炎者，可查膀胱镜。以尿中红细胞增多为主者，多见于泌尿道结石、膀胱癌，应查泌尿道 B 超、静脉肾盂造影、腹部平片，尿中找脱落细胞，做膀胱镜等。尿浑浊怀疑乳糜尿者应查尿乙醚试验，必要时淋巴管造影摄片检查。各项检查无异常者，多为尿道综合征。

3. 鉴别诊断

（1）淋证与癃闭

二者都有小便量少，排尿困难之症状，但淋证尿频而尿痛，且每日排尿总量多为正常，癃闭则无尿痛，每日排尿量少于正常，严重时甚至无尿。诚如《医学心悟·小便不通》说："癃闭与淋证不同，淋则便数而茎痛，癃闭则小便点滴而难出。"但癃闭复感湿热，可并发淋证，而淋证日久不愈，亦可发展成癃闭。

（2）血淋与尿血

血淋与尿血都有小便出血、尿色红赤，甚至溺出纯血等症状。其鉴别的要点是有无尿痛。尿血多无疼痛之感，虽亦间有轻微的胀痛或热痛，但终不若血淋的小便滴沥而疼痛难忍，故一般以痛者为血淋，不痛者为尿血。

（3）膏淋与尿浊

膏淋与尿浊在小便浑浊症状上相似，但后者在排尿时无疼痛滞涩感，可资鉴别。即如《临证指南医案·淋浊》所言：“大凡痛则为淋，不痛为浊。”

（4）六种淋证

六种淋证均有小便频涩、滴沥刺痛、小腹拘急引痛。此外，各种淋证又有不同的特殊表现。热淋起病多急骤，小便赤热，溲时灼痛，或伴有发热，腰痛拒按。石淋以小便排出砂石为主症，或排尿时突然中断，尿道窘迫疼痛，或腰腹绞痛难忍。气淋小腹胀满较明显，小便艰涩疼痛，尿后余沥不尽。血淋为溺血而痛。膏淋见小便浑浊如米泔水或滑腻如膏脂。劳淋小便不甚赤涩，溺痛不甚，但淋沥不已，时作时止，遇劳即发。

【龙虎五刺埋线治疗】

1. 治疗原则

辨虚实，以明刺顺逆，控进针深度，控进针力度，控进针角度，辨别使用线体材料。

虚证为主：顺经刺，宜深刺，重按轻提，针刺角度大，选用 PGA 线，针刺效应为局部有酸重感，部分患者有肢体活动。

实证为主：逆经刺，宜浅刺，轻插重出，针刺角度小，选用胶原蛋白线，针刺效应为局部轻松感。

2. 体位

仰卧位或俯卧位。

3. 埋线针具选择

针具为 8cm 长 8 号埋线针。线体为 3cm 长 3–0 号 PGA 线或胶原蛋白线。

4. 定穴

以足太阴脾经腧穴和膀胱的俞、募穴为主。中极、膀胱俞、三阴交、阴陵泉。

加减：热淋加行间刺络放血，委中泄热通淋；石淋加秩边透水道，委阳通淋排石；气淋加肝俞、太冲疏肝理气；血淋加血海、膈俞凉血止血；膏淋加气海、足三里分清泌浊；劳淋加脾俞、肾俞、关元、足三里补益脾肾，益气通淋。

①中极（膀胱募穴）

定位：仰卧位。在下腹部，前正中线上，当脐下 4 寸。

穴位解剖：皮肤→皮下组织→腹白线→腹横筋膜→腹膜外脂肪→壁腹膜。

②膀胱俞（背俞穴）

定位：在骶正中嵴旁 1.5 寸，平第 2 骶后孔处。

穴位解剖：皮肤→皮下组织→臀大肌→竖脊肌。

③三阴交

定位：正坐或仰卧。在小腿内侧，当足内踝尖上 3 寸，胫骨内侧缘后方。

局部层次解剖：皮肤→皮下组织→趾长屈肌→胫骨后肌→长屈肌。浅层布有隐神经的小腿内侧皮支、大隐静脉的属支。深层有胫神经和胫后动、静脉。

④阴陵泉（合穴）

定位：在小腿内侧，当胫骨内侧髁后下方凹陷处。

穴位解剖：皮肤→皮下组织→缝匠肌（腱）→半膜肌及半腱肌（腱）。

5. 操作技巧

针刺中极前应排空小便，不可进针过深，以免刺伤膀胱；其他穴位均常规龙虎五刺埋线。

6. 治疗机制

淋证以膀胱气机不利为主，故取膀胱之募穴中极、背俞穴膀胱俞。此为俞募配穴法，以疏利膀胱气机。阴陵泉为脾经之合穴，三阴交为脾、肝、肾三经交会穴，可通利小便，疏调气机。

【其他特色疗法】

1. 皮肤针

取三阴交、曲泉、关元、曲骨、归来、水道、腹股沟部、L_3 ～ S_4 夹脊穴。用皮肤针叩刺，至皮肤红润为度。

2. 耳针

取膀胱、肾、交感、肾上腺。每次选 2 ～ 4 穴，毫针强刺激。

3. 艾灸

取肾俞、关元、气海、中极、三阴交。常规灸法，多用于膏淋、劳淋。

4. 电针

取肾俞、三阴交。针刺得气后接通电针仪，予以高频脉冲电流刺激 5 ～ 10 分钟。

5. 中医药辨证治疗

（1）热淋

治法：清热利湿通淋。

代表方：八正散加减。

（2）石淋

治法：清热利湿，排石通淋。

代表方：石韦散加减。

伴有湿热见症时，参照热淋治疗。绞痛缓解，多无明显自觉症状，可常用金钱草煎汤代茶。若结石过大，阻塞尿路，肾盂严重积水者，宜手术治疗。

（3）血淋

治法：清热通淋，凉血止血。

代表方：小蓟饮子加减。

（4）气淋

治法：理气疏导，通淋利尿。

代表方：沉香散加减。

（5）膏淋

治法：清热利湿，分清泄浊。

代表方：程氏萆薢分清饮加减。

（6）劳淋

治法：补脾益肾。

代表方：无比山药丸加减。

【注意事项】

1. 针刺埋线治疗本病急性期可迅速缓解症状。

2. 石淋患者应多饮水，多做跑跳运动，以促进排石。若并发严重感染，肾功能受损，或结石体积较大，埋线难以奏效，则采用其他疗法。

3. 膏淋、劳淋气血虚衰者应适当配合中药以补气养血。

第三节 泌尿系结石

泌尿系结石（urethral calculus）是泌尿系的常见病，分为原发性和继发性两种，前者少见，多在尿道已有病变的基础上发生，如尿道狭窄、尿道憩室和尿道异物，而继发性泌尿系结石绝大多数是膀胱结石或上尿路结石排出过程中经过尿道时受阻。结石可见于肾、输尿管、膀胱和尿道的任何部位，前两者与后两者分别有上尿路结石和下尿路结石之称，其中以上尿路结石为常见。本病好发于青壮年男性，男女之比约为 3 ：1。发病原因尚不十分明确。

【西医病因病理】

泌尿系结石的产生原因主要有以下 4 种情况。

1. 环境因素

泌尿系结石多发于热带与亚热带地区。这些地区气温高、湿度大，人体丢失水分过多，使尿液高度浓缩而发生尿盐沉淀，最终导致结石的发生。

2. 内在因素

（1）遗传因素与代谢异常

有些遗传病如胱氨酸尿症和原发性高草酸尿症的尿石症发病率则明显增加。草酸、钙、磷代谢异常在尿石症形成中占有重要地位，尤其是钙代谢异常。尿石症实际上是人体异常矿化的一种表现。

（2）引起尿石症的后天性疾病

甲状旁腺功能亢进、制动综合征、皮质醇症、骨髓病、溶骨性多发性骨癌等疾病均可使骨质脱钙引起高血钙及高尿钙；类肉瘤病引起钙吸收过多，肠大部切除、肠吻合短路及慢性消化道疾病引起草酸吸收过多，导致高草酸尿；痛风患者的嘌呤代谢异常形成痛风性结石；恶性肿瘤、白血病患者由于细胞无限增殖和破坏，使嘌呤代谢增强，尤其在放疗、化疗时大量细胞被破坏、吸收，使尿中尿酸显著增高，易形成结石。

3. 饮食、维生素、矿物质与药物

高动物蛋白摄入过多而蔬菜和膳食纤维摄入过少是肾结石发病率高的一个重要原

因。动物内脏含有较多的嘌呤，增加了尿酸的排泄量，碳水化合物摄入过多，促进肠道钙的吸收，相应地增加了草酸的吸收，使尿中致石物含量增加；饮酒使尿酸排泄增加并使尿量减少，茶叶中草酸含量高，常饮酒、喝浓茶使肾结石发病率增加。钙、钠摄入过多可导致高钙尿，并使尿中尿酸含量增加及枸橼酸盐含量减少，从而增加尿结石形成的可能。在饮用牛奶同时服用小苏打等碱性药物时，由于尿钙增多，尿 pH 增高，易产生磷酸钙结石。长期服用皮质类固醇药物可发生类似皮质醇样高尿钙和尿石症，服用磺胺类药物易在尿中形成结晶，乙酰唑胺可抑制肾小管碳酸酐酶，增加尿中碳酸盐水平并减少枸橼酸盐的排出，提高尿 pH 值，增加尿钙饱和度，并减弱抑制物的活性。

4. 尿路感染与异物梗阻

泌尿系感染时能产生尿素酶的细菌将尿素分解为氨和二氧化碳，氨水合成氢氧化铵，增加尿 pH 值，此时尿中的镁和磷酸根结合形成磷酸镁铵，呈饱和而析出，尿中钙与磷酸根结合形成磷灰石，析出并与尿素产生的二氧化碳结合形成磷酸磷灰石。各种异物滞留于尿路内亦可发生结石。异物还易继发感染而诱发结石。一般情况下，尿中不断有晶体、细胞甚至微结石形成，如果没有尿路梗阻，这些物质即可顺利从尿中排出，否则可滞留于尿路中形成尿石。另外，梗阻可继发感染。

各种原因最终导致其病理改变为肾小管病变、基质产生、肾钙斑形成。结晶体通过膜溶解过程引起溶酶体酶的释放，造成细胞和组织破坏。肾小管腔内排泄的脱落细胞碎片、膜性小囊、电子致密体均可成为结晶体，也是成核的物质基础。肾小管上皮细胞排出基础小体可作为结石形成的促进物或晶体聚集的固体桥。肾脏病变后期乳头部可形成钙化灶，一旦暴露于尿液，可继续增大而形成结石。

【中医病因病机】

泌尿系结石属于中医学“淋证”中的“石淋”“ 血淋”及“腰痛”范畴。中医学认为，饮食不当，恣食膏粱厚味，辛辣炙煿肥甘酒热之品，损伤脾胃之气，脾失健运，湿热火毒内生。因湿性趋下，“伤于湿者下先受之”，湿热下注于下焦，尿液受其煎熬，日积月累，尿中杂质结为砂石，称为石淋。石淋不愈，湿热耗伤正气，或年老久病体衰及房事不节、房劳过度，均可导致脾肾两虚，中气下陷，肾元不固，因而小便淋沥不已而结石不能排出；肝气郁结，恼怒伤肝，气滞不畅，气郁化火或火郁下焦，影响膀胱气化，则少腹作胀，小便艰涩而痛，余沥不尽。其病在膀胱和肾，且与肝、脾两脏有关。

其病机主要是湿热蕴结下焦，导致膀胱气化不利；若病延日久，热郁伤阴，湿遏阳气或阴伤及气，可导致脾肾两虚，则病症由实转虚或见虚实夹杂。

【证候分类】

（1）下焦湿热证

小便短数，灼热刺痛，尿色黄赤，小腹拘急胀痛，或有寒热，口苦呕恶、腰痛似刀割样，面色苍白，汗出淋漓，舌苔黄腻，脉数。

（2）气滞血瘀证

腰酸胀痛，小腹胀满隐痛，小便涩滞不爽，尿色深红，舌质紫暗或有淤点，脉涩弦。

（3）肝肾阴虚证

腰膝酸软，头晕耳鸣，或有潮热盗汗，颧红唇赤，口干咽痛，小便淋沥不爽，时有细砂石排出，舌红苔少，脉沉细数。

（4）脾肾两虚证

畏寒肢冷，气短懒言，肢体倦怠，恶心，便溏，小便频数而排出无力或余沥不尽，舌质淡胖，舌边有齿印，脉沉迟。

【诊断要点】

1. 疼痛

原发性泌尿系结石常逐渐长大，或位于尿道憩室内，早期可无疼痛症状。继发性泌尿系结石多系上尿路排石排入尿道时，突然嵌入尿道内，常常突然感到局部剧烈疼痛及排尿痛，男性常放射至阴茎头部。阴茎部结石在疼痛部位可触及结石，位于后尿道内的结石，则会出现会阴部和阴囊部疼痛，可呈刀割样剧烈疼痛。

2. 排尿困难

尿道结石阻塞尿道发生不同程度的排尿困难，表现为排尿费力，可呈滴沥状，尿线变细或分叉，射出无力，有时骤然出现尿流中断，并有强烈尿意，阻塞严重时出现残余尿和尿潴留，出现充盈性尿失禁。有时可出现急迫性尿失禁。

3. 血尿及尿道分泌物

急症病例常有终末血尿或初始血尿，或排尿终末有少许鲜血滴出，伴有剧烈疼痛。

慢性病例或伴有尿道憩室者，尿道口可有分泌物溢出，结石对尿道的刺激及尿道壁炎症溃疡，亦可出现脓尿。

4. 尿道硬结与压痛

前尿道结石可在结石部位扪及硬结，并有压痛，后尿道结石可通过直肠指诊扪及后尿道部位的硬结。

5. 疼痛

原发性泌尿系结石常逐渐长大，或位于尿道憩室内，早期可无疼痛症状。继发性泌尿系结石多系上尿路排石排入尿道时，突然嵌入尿道内，常常突然感到局部剧烈疼痛及排尿痛，常放射至阴茎头部。阴茎部结石在疼痛部位可触及结石，位于后尿道内的结石，则会出现会阴部和阴囊部疼痛，可呈刀割样剧烈疼痛。

6. 排尿困难

尿道结石阻塞尿道发生不同程度的排尿困难，表现为排尿费力，可呈滴沥状，尿线变细或分叉，射出无力，有时骤然出现尿流中断，并有强烈尿意，阻塞严重时出现残余尿和尿潴留，出现充盈性尿失禁。有时可出现急迫性尿失禁。

7. 血尿及尿道分泌物

急症病例常有终末血尿或初始血尿，或排尿终末有少许鲜血滴出，伴有剧烈疼痛。慢性病例或伴有尿道憩室者，尿道口可有分泌物溢出，结石对尿道的刺激及尿道壁炎症溃疡，亦可出现脓尿。

8. 尿道硬结与压痛

前尿道结石可在结石部位扪及硬结，并有压痛，后尿道结石可通过直肠指诊扪及后尿道部位的硬结。

【龙虎五刺埋线治疗】

1. 治疗原则

通淋排石，凉血止血。辨虚实，以明刺顺逆，控进针深度，控进针力度，控进针角度，辨别使用线体材料。

2. 体位

仰卧位或俯卧位。

3. 埋线针具选择

针具为 8cm 长 8 号埋线针。线体为 3cm 长 3–0 号 PGA 线或胶原蛋白线。

4. 定穴

以足太阴脾经腧穴和膀胱的俞、募穴为主。中极、膀胱俞、三阴交、阴陵泉。

①中极（膀胱募穴）

定位：仰卧位。在下腹部，前正中线上，当脐下 4 寸。

穴位解剖：皮肤→皮下组织→腹白线→腹横筋膜→腹膜外脂肪→壁腹膜。

②膀胱俞（背俞穴）

定位：在骶正中嵴旁 1.5 寸，平第 2 骶后孔处。

穴位解剖：皮肤→皮下组织→臀大肌→竖脊肌。

③三阴交

定位：正坐或仰卧。在小腿内侧，当足内踝尖上 3 寸，胫骨内侧缘后方。

局部层次解剖：皮肤→皮下组织→趾长屈肌→胫骨后肌→长屈肌。浅层布有隐神经的小腿内侧皮支、大隐静脉的属支。深层有胫神经和胫后动、静脉。

④阴陵泉（合穴）

定位：在小腿内侧，当胫骨内侧髁后下方凹陷处。

穴位解剖：皮肤→皮下组织→缝匠肌（腱）→半膜肌及半腱肌（腱）。

5. 操作技巧

针刺中极前应排空小便，不可进针过深，以免刺伤膀胱；其他穴位均常规龙虎五刺埋线。

6. 治疗机制

淋证以膀胱气机不利为主，故取膀胱之募穴中极、背俞穴膀胱俞。此为俞募配穴法，以疏利膀胱气机。阴陵泉为脾经之合穴，三阴交为脾、肝、肾三经交会穴，可通利小便，疏调气机。

【其他特色疗法】

1. 针刺

实证：取中极、阴陵泉，京门、肾俞、膀胱俞，泻法，留针 20 分钟。

虚证：取中脘、天枢、足三里、脾俞、肾俞、关元，补法，留针 30 分钟。

2. 艾灸

对于虚证，可艾灸气海、关元，每次 20 分钟，每天 1 次。

3. 脐疗

对于伴有腹胀的患者可予吴茱萸热敷脐周。

4. 耳穴压豆

取肾、输尿管、膀胱、尿道等穴。每穴埋王不留行籽，用胶布固定，隔日 1 次，两耳交替进行，每日按压 3 次，每次 5 ～ 10 分钟，以酸胀感为效。

5. 中医药辨证治疗

（1）下焦湿热证

治法：清理下焦湿热，化石通利。

代表方：八正散加味。

（2）气滞血瘀证

治法：化瘀排石。

代表方：代抵当汤加味。

（3）肝肾阴虚证

治疗：补益肝肾，排石利尿。

代表方：知柏地黄丸加味。

（4）脾肾两虚证

治疗：温补脾肾，排石利尿。

代表方：桂附地黄丸加味。

临床上常用的中成药有排石颗粒、肾石通颗粒、石淋通、复方金钱草冲剂等。

【注意事项】

1. 埋线治疗急性期可迅速缓解症状，患者应多饮水，多做跑跳运动，以促进排石。

2. 若并发严重感染，肾功能受损，或结石体积较大，埋线难以奏效，则采用外科治疗。

第十七章

运动系统疾病

第一节　颈椎病

颈椎病又称颈椎综合征，是增生性颈椎炎、颈椎间盘脱出、颈部外伤劳损或先天骨发育异常及颈椎间关节、韧带等组织的退行性改变，刺激和压迫颈神经根、脊髓、椎动脉和颈部交感神经等而出现的一系列综合症候群。颈椎病的临床症状较为复杂，主要有颈肩背部疼痛、僵硬拘紧、上肢无力、手指发麻、下肢乏力、行走困难、头晕、恶心、呕吐，甚至视物模糊等。1992 年全国第二届颈椎病专题座谈会将颈椎病分为颈型、神经根型、椎动脉型、交感型、脊髓型、混合型及其他型（主要为食管压迫型），临床上常见为前 5 种类型。其临床症状与病变部位、组织受累程度及个体差异有一定关系。近年来，随着工作、生活压力的增大，颈椎病的发病有年轻化趋势，从青年到 70 岁以上人群，每 10 年为 1 个年龄组，50 ～ 60 岁年龄组为发病高峰，70 岁左右几乎达 100%。专家预测，21 世纪初至中期，该病将成为现代社会相伴随的一种现代病，发病率上升至以体力劳动为主要诱因的腰腿痛之上。

颈椎病的临床症状较为复杂，主要表现为颈肩背部疼痛、僵硬拘紧、活动不适、上肢无力、手指发麻等，而中医学中并无颈椎病这一专有名册，根据其临床表现，当属中医学“项痹”“痹证”“项强”“颈筋急”“项肩痛”等范畴。早在《黄帝内经》时期，就已对痹证的致病因素和临床表现有了深刻的认识，如《素问・缪刺论》曰：“邪客于足太阳之络，令人头项肩痛。”《素问・长刺节论》曰：“病在骨，骨重不可举，骨髓酸痛，寒气至，名曰骨痹。”《诸病源候论》亦载：“邪客于足太阳之络，令人肩背拘急也。”

【西医病因病理】

颈椎共有 7 个，椎间盘 6 个，椎管和椎间孔由椎体和椎弓组成。第 1 颈椎又称寰椎，没有椎体、棘突和关节突，形似环形，由前弓、后弓及两个侧块构成。前弓的后面与第 2 颈椎的齿突相关节。侧块上面有一对关节凹，与枕髁相关节，下面有一对下关节面与第 2 颈椎的上关节面相关节。第 2 颈椎又称枢椎，其特点为自椎体向上伸出一指状突起称齿突，与寰椎前弓后面关节面相关节。八对颈神经和第 1 胸神经分别从椎间孔穿出。

椎体关节互相连接，这些关节包括 2 个关节突间关节、1 个椎间盘和 2 个钩椎关节。颈椎的关节突间关节的位置接近水平，稳定性较差，一旦椎间盘发生萎缩性退变，椎间隙变窄，关节突间关节囊松弛，就容易发生椎体滑脱，从而使椎间孔变窄而产生神经根刺激症状。

颈椎的椎弓根较短而细，因此椎骨的上、下切迹较为狭窄，两者深浅也近似。相邻椎骨的上下切迹组合形成椎间孔，颈椎的椎间孔为斜位的骨性管，呈卵圆形，其纵径大于横径。经过椎间孔内的神经根仅占椎间孔的一半，故椎间盘萎缩的病例如不并发椎体滑脱而仅有椎间孔纵径变小时，神经根并不受任何压迫。如果患者并发椎体滑脱，椎间孔横径变小或椎间孔内骨赘增生，韧带肥厚，关节囊肿胀，神经根鞘袖肿胀时则可出现神经根压迫症状。

发病原因包括以下几点。

1. 急性颈椎外伤

颈椎的外伤性轻度骨折、轻度移位或颈部的严重挫伤、颈部的鞭索伤害及伸展伤害等，造成椎间盘、韧带、后关节囊等组织不同程度的损伤，促使颈椎发生代偿性增生，如果直间接压迫神经、血管，就会产生症状。

2. 慢性劳损

本病与长期从事的职业工作有关，例如刺绣、缝纫、誊写等长期低头工作者，可引起颈部关节囊、韧带等松弛乏力，从而加速颈椎的退行变而逐步产生症状。

3. 风寒湿邪

素禀体虚，或年老气衰，腠理不密，气血亏损，筋骨失于濡养，风寒湿邪易于侵袭，痹阻经络，酸痛不仁。

4. 邻近部位的疮肿

咽部的乳蛾、喉痈，颈后部的对口、偏对口等急性疮肿，热毒壅滞，红肿作脓，可波及邻近颈椎，引起小关节的潮红、渗出、韧带松弛等变化，又由于疼痛使部分肌肉痉挛收缩，引起颈部疼痛、强直、斜颈，甚至颈椎半脱位等。

西医学认为，颈椎椎间盘一般从30岁后开始退变，椎间盘的退变从软骨板开始，软骨板逐渐骨化，其通透性逐渐降低，这样造成髓核逐渐脱水，以致纤维化，椎间盘厚度变小，椎间隙变窄，脊柱稳定性下降，因而使后关节囊松弛，关节腔减小，关节面易发生磨损而增生；同时钩椎关节面也因间隙变小而易发生磨损，造成关节突增生；由于前纵韧带、后纵韧带的松弛，使椎体稳定性下降，从而促使椎体发生代偿性增生；因椎间盘厚度下降，使椎间孔上、下径变窄，使各增生部位更易压迫神经、血管而产生症状。

颈椎增生可发生在后关节、钩椎关节和椎体。由于增生部位的不同，可发生各种不同的症状。椎体前缘增生，一般无特殊症状，少数病例可出现对食道、气管的颈前刺激症状；椎体后缘增生，使椎管前后径变窄，可出现脊髓压迫症状，称颈椎病脊髓型；钩椎关节侧方增生，使椎动脉受到压迫，称颈椎病椎动脉型；椎体侧后方、后关节前缘或钩椎关节后增生，使椎间孔变小，可出现颈丛或臂丛的神经根症状，称颈椎病神经根型；后关节增生伴半脱位或对椎动脉的刺激，可出现交感神经症状，称颈椎病交感神经型。

颈椎增生而产生症状，有两种情况，一是增生物直接压迫神经、血管；二是增生物间接压迫神经、血管。后一类占颈椎病的绝大部分。增生物对神经、血管的间接压迫，是因为颈部过度或不协调的活动，使增生物对其周围软组织过度刺激而发生局部的损伤性炎症，因炎症水肿而发生间接压迫；颈部受寒，使局部肌肉痉挛，血供减少，造成增生物对其周围软组织过度刺激而发生局部损伤性炎症，而出现症状。

【中医病因病机】

中医学认为，正气亏虚是本病发病的根本原因。《素问·评热病论》曰："邪之所凑，其气必虚。"《灵枢·百病始生》曰："风雨寒热不得虚，邪不能独伤人……此必因虚邪之风，与其身形，两虚相得，乃客其形。"又如《医述·肩背臂痛》中提道："邪在肾，则病肩、背、颈项痛"，强调肾虚是造成项痹的根本原因。另外，《证治准绳》亦云：“颈痛非是风邪，即是气挫……皆由肾虚不能生肝，肝虚无以养筋，故机关不利。”

风、寒、湿等邪气侵袭人体，以及外伤、慢性劳损等为本病发病的外部原因。《素问·痹论》：“风寒湿三气杂至，合而为痹也。”以上古籍的记载都指明了本病的病因病机，并指出风寒湿邪侵袭是本病的致病因素。中医学认为，风为百病之长，风邪伤人可致太阳经输不利，营卫失和，从而出现颈项强硬等症状。寒为阴邪，易伤阳气，阳气受伤，气脉不通，不通则痛，表现为疼痛，恶寒喜温；寒主收引，寒凝气滞，筋失温养，则见肌肉挛缩拘急，强直不适；湿邪重着，其性黏腻，侵袭入络则病情缠绵难愈。

由此可见，颈椎病的病机特点是本虚标实，以肝肾不足、正气亏虚为本，以风寒湿邪侵袭、痹阻经络、气血瘀滞为标。

【证候分类】

本病发病缓慢，以头枕、颈项、肩背、上肢等部疼痛及进行性肢体感觉和运动功能障碍为主症。轻者头晕，头痛，恶心，颈肩疼痛，上肢疼痛、麻木无力；重者可导致瘫痪，甚至危及生命。其病变主要好发于 $C_{5\sim6}$ 之间的椎间盘，其次是 $C_{6\sim7}$、$C_{4\sim5}$ 之间的椎间盘。颈椎病按其受压部位的不同，一般可分为神经根型、脊髓型、交感型、椎动脉型、混合型等。开始常以神经根压迫和刺激症状为主要表现，以后逐渐出现椎动脉、交感神经及脊髓功能或结构上的损害，并引起相应的临床症状。

X 线颈椎摄片可见颈椎体有唇状骨刺突出，小关节及椎间孔周围骨质密度增加，颈椎前突生理曲度消失。

（1）风寒痹阻证

夜寐露肩或久卧湿地而致颈强脊痛，肩臂酸楚，颈部活动受限，甚则手臂麻木发冷，遇寒加重，或伴形寒怕冷、全身酸楚，舌苔薄白或白腻，脉弦紧。

（2）劳伤血瘀证

有外伤史或久坐低头职业者，颈项、肩臂疼痛，甚则放射至前臂，手指麻木，劳累后加重，项部僵直或肿胀，活动不利，肩胛冈上下窝及肩峰有压痛，舌质紫暗有瘀点，脉涩。

（3）肝肾亏虚证

颈项、肩臂疼痛，四肢麻木乏力，伴头晕眼花、耳鸣、腰膝酸软、遗精、月经不调，舌红少苔，脉细弱。

【龙虎五刺埋线治疗】

1. 治疗原则

祛风散寒，舒筋活络。

2. 体位

仰卧位或俯卧位。

3. 埋线针具选择

针具为 8cm 长 8 号埋线针。线体为 3cm 长 3-0 号 PGA 线或胶原蛋白线。

4. 定穴

以颈项局部取穴为主。大椎、天柱、颈椎夹脊穴。

风寒痹阻者加风门、风府祛风通络；劳损血瘀者加膈俞、合谷、太冲活血化瘀，通络止痛；肝肾亏虚加肝俞、肾俞、足三里补益肝肾，生血养筋；上肢及手指麻痛甚者加曲池、合谷、外关疏通经络，调理气血；头晕、头痛、目眩者加风池、太阳祛风醒脑，明目止痛；恶心、呕吐加天突、内关调理胃肠。

5. 操作技巧

大椎穴水平透刺，使针感向肩臂部传导；夹脊穴向颈椎斜刺或向对侧透刺，使针感向肩背、上肢传导；其他穴位按常规龙虎五刺埋线。

6. 治疗机制

大椎是督脉穴，为诸阳之会，针灸能激发诸阳经经气，通经活络；天柱属足太阳经，为局部取穴，可疏调太阳、督脉经气，通络止痛；颈椎夹脊穴具有疏理局部气血而止痛的作用。诸穴远近相配，共奏祛风散寒、舒筋活络、理气止痛之功。

【其他特色疗法】

1. 皮肤针

叩刺大椎、大杼、肩中俞、肩外俞，使皮肤发红并有少量出血，然后加拔火罐。

2. 耳针

取颈椎、肩、颈、神门、交感、肾上腺、皮质下、肝、肾。每次选 3 ～ 4 穴，毫针强刺激，留针 20 ～ 30 分钟；亦可用王不留行籽贴压。

3. 穴位注射

取大杼、肩中俞、肩外俞、天宗。用1%普鲁卡因注射液2mL或维生素B_1注射液、维生素B_{12}注射液各2mL，每穴注射0.5mL。

4. 电针

取颈部夹脊穴、大椎、风池、肩中俞、大杼、天宗。每次选用2～4穴，针刺得气后接通电针仪，以连续波或疏密波中强度刺激20分钟。

5. 岐黄针

主穴取C_2夹脊穴、C_4夹脊穴、C_6夹脊穴、百会、天牖、肩井；伴有上肢症状者，可根据患者循经症状选择加用肩髃、肩髎、手三里、阳溪、阳池及腕骨。采用1.5寸岐黄针针刺治疗，每次根据患者实际情况选择2～4穴，一般不超过4个穴位，每周2次，2周共计4次为1个疗程。

6. 中医药辨证治疗

（1）风寒痹阻证

治法：祛风散寒，祛湿通络。

代表方：桂枝加葛根汤。

（2）劳伤血瘀证

治法：活血行气，通络止痛。

代表方：桃红四物汤加减。

（3）肝肾亏虚证

治法：补肝益肾，通络止痛。

代表方：壮骨益髓汤或补阳还五汤加减。

【注意事项】

1. 针刺埋线治疗颈椎病有一定疗效，对于缓解颈项痛、肩背痛、上肢痛、头晕头痛等，效果尤为明显。可单用埋线，若配合按摩、外敷则疗效更佳。

2. 长期伏案或低头工作者，要注意颈部保健。工作1～2小时后要活动颈部，或自我按摩局部，放松颈部肌肉。

3. 落枕会加重颈椎病病情，故平时应注意正确睡眠姿势，枕头高低要适中，枕于颈项部。并注意颈部保暖，避免风寒之邪侵袭。

第二节　腰椎病

腰椎病是由脊柱及脊柱周围软组织急慢性损伤或腰椎间盘退变、腰椎骨质增生等引起，在临床上表现为以腰痛、腰部活动受限和腰腿痛为主要症状的疾病。西医学所讲的腰椎病，涵盖了腰部软组织劳损、腰部肌筋膜炎、腰椎退行性骨关节病、第三腰椎横突综合征、腰椎间盘突出症、急性腰扭伤、梨状肌综合征、腰椎结核等疾患。中医学将腰椎病归为“腰痛”范畴。

腰痛又称腰脊痛，是指因外感、内伤或挫闪导致腰部气血运行不畅，或失于濡养，引起以腰脊或脊旁部位疼痛为主要症状的一种病证。腰痛一证在古代文献中早有论述。《素问·脉要精微论》载：“腰者，肾之府，转摇不能，肾将惫矣。”首先提出了肾与腰部疾病的密切关系。《素问·刺腰痛论》根据经络循行，阐述了足三阴、足三阳以及奇经八脉为病所出现的腰痛病证，并介绍了相应的针灸治疗。《金匮要略·五脏风寒积聚病脉证并治》言：“肾着之病，其人身体重，腰中冷，如坐水中……腰以下冷痛，腹重如带五千钱，甘姜苓术汤主之。”论述了寒湿腰痛的发病、症状与治法。《诸病源候论·腰背病诸候》认为，腰痛是由于“肾经虚损，风冷乘之”，“劳损于肾，动伤经络，又为风冷所侵，血气击搏，故腰痛也。”在发病方面，他强调肾虚、风寒留着、劳役伤肾、坠堕伤腰及寝卧湿地等因素。《丹溪心法·腰痛》谓：“腰痛主湿热、肾虚、瘀血、挫闪、有痰积。”《七松岩集·腰痛》指出：“然痛有虚实之分，所谓虚者，是两肾之精神气血虚也，凡言虚证，皆两肾自病耳。所谓实者，非肾家自实，是两腰经络血脉之中，为风寒湿之所侵，闪肭挫气之所碍，腰内空腔之中为湿痰瘀血凝滞，不通而为痛，当依据脉证辨悉而分治之。”对腰痛常见的病因和虚实做了概括。《张氏医通》《杂病源流犀烛》总结历代医家对腰痛的论述，归纳为风腰痛、寒腰痛、肾虚腰痛、气滞腰痛、瘀血腰痛等，使腰痛的辨治更为系统。对于腰痛治疗，清代李用粹《证治汇补·腰痛》指出：“治唯补肾为先，而后随邪之所见者以施治，标急则治标，本急则治本，初痛宜疏邪滞，理经隧，久痛宜补真元，养血气。”这种分清标本先后缓急的治疗原则，在临床具有重要指导意义。

【西医病因病理】

疼痛实际上是一组复杂的病理、生理现象，是各种损伤性刺激在大脑形成的一种综合反应。腰痛实际上就是脊髓腰段、腰骶部神经根、神经干或神经末梢受到损伤性刺激后，将相应的神经冲动传入中枢神经并在大脑整合后形成的感觉。不同疾病时所发生的腰痛在病因及发病机制上有本质的不同。

临床上腰痛是多种疾病的常见症状，其中最常见的有以下几种情况。

1. 急性腰扭伤

急性腰扭伤多发生于劳动或运动时，腰部的肌肉，筋膜和韧带承受超过生理负荷的作用力或用力不当时，引起不同程度的纤维组织撕裂。损伤后发生组织出血、炎性渗出，形成水肿，还可有肌肉痉挛。损伤后肿胀的组织刺激、挤压周围神经神经末梢、神经干或神经根，从而产生疼痛和活动障碍。

2. 慢性腰肌劳损

本病可因急性腰扭伤后治疗不当或不彻底而遗留。大多数则由于异常体位如连续弯腰或过度疲劳，使腰骶或骶髂关节的韧带或骨质产生一种慢性累积性劳损，造成韧带慢性破裂、磨损或水肿，严重者腰椎关节突发疲劳骨折，均可引起腰痛。腰背部肌肉因持续性收缩时间过久，局部产生和积聚的乳酸过多，抑制了肌肉的正常代谢，亦可导致腰背部疲劳和肌肉酸痛。

3. 肌筋膜综合征

肌筋膜综合征包括梨状肌综合征、臀中肌综合征，以及臀上皮神经损伤。这是一种慢性疼痛性病症，主要由肌肉和筋膜因无菌性炎症而产生粘连所致。最常见病因是损伤，其次是风寒湿和肌肉痉挛。风寒湿邪在人体疲劳时侵袭机体，温度突降使体表血管收缩，深部血管反射性扩张，组织液渗出，日久处理不当，渗出液可积聚而形成粘连，产生腰痛。此外，肌肉痉挛时，因极度缺血，肌肉产生大量有害代谢物，刺激神经感受器也可引起疼痛。

4. 椎间盘突出症

椎间盘缺乏血液供应，修复能力弱，但所受挤压和劳损的机会却很大，尤其是下腰椎椎间盘，该处负担体重压力最大，活动最多，容易发生退行性变，表现为髓核脱水，张力下降，椎间盘变薄，纤维环失去韧性，椎体间韧带松弛，在外伤或慢性劳损的作用下，可使椎间盘向后或后外侧突出，甚至纤维环破裂，髓核突出。突出的椎间盘或脱出的髓核后的纤维板刺激脊髓或脊神经根，产生腰痛。

【中医病因病机】

腰痛病因为内伤、外感与跌仆挫伤。内伤多责之禀赋不足，肾亏腰府失养；外感为风、寒、湿、热诸邪痹阻经脉，或劳力扭伤，气滞血瘀，经脉不通而致腰痛。

1. 外邪侵袭

居处潮湿，或劳作汗出当风，衣着单薄，或冒雨着凉，或暑夏贪凉，腰府失护，风、寒、湿、热之邪乘虚侵入，阻滞经脉，气血运行不畅而发腰痛。湿性黏滞，所以感受外邪多离不开湿邪为患。

2. 体虚年衰

先天禀赋不足，加之劳役负重，或久病体虚，或年老体衰，或房事不节，以致肾之精气虚亏，腰府失养。诚如《景岳全书·杂证谟·腰痛》言："腰痛之虚证十居八九，但察其既无表邪，又无湿热，而或以年衰，或以劳苦，或以酒色斫丧，或七情忧郁所致者，则悉属真阴虚证。"

3. 跌仆闪挫

举重抬舁，暴力扭转，坠堕跌打，或体位不正，用力不当，屏气闪挫，导致腰部经络气血运行不畅，气血阻滞不通，瘀血留着而发生疼痛。

腰为肾之府，由肾之精气所溉，肾与膀胱相表里，足太阳经过之，此外，任、督、冲、带诸脉，亦布其间，所以腰痛病变与肾脏及诸经脉相关。

外感腰痛的主要发病机制是外邪痹阻经脉，气血运行不畅。寒为阴邪，其性收敛凝闭，侵袭肌肤经络，郁遏卫阳，凝滞营阴，以致腰府气血不通；湿邪侵袭，其性重着、黏滞，留着筋骨肌肉，闭阻气血，可使腰府经气不运；热邪常与湿合，或湿蕴生热而滞于腰府，造成经脉不畅而生腰痛。

内伤腰痛多由肾精气亏虚，腰府失其濡养、温煦。精气亏虚则肾气不充，偏于阴虚则腰府不得濡养，偏于阳虚则腰府不得温煦，故发生腰痛。内伤不外乎肾虚，而风、寒、湿、热诸邪，常因肾虚而乘客，内外二因，相互影响，痹阻经脉，发生腰痛。诸如《杂病源流犀烛·腰脐病源流》说："腰痛，精气虚而邪客病也。"

经脉以通为常，跌仆挫扭，影响腰部气血运行，以致气滞血瘀，壅滞经络，凝涩血脉，不通而痛。诚如《景岳全书·杂证谟·腰痛》说："跌扑伤而腰痛者，此伤在筋骨而血脉凝滞也。"

【证候分类】

腰痛病因主要为外感、内伤与跌仆闪挫。外感者，多起病较急，腰痛明显，常伴有外感症状；内伤者，多起病隐袭，腰部酸痛，病程缠绵，常伴有脏腑症状，多见于肾虚；跌仆闪挫者，起病急，疼痛部位固定，瘀血症状明显，常有外伤史可鉴。腰椎 X 射线片及 CT、妇科相关检查有助于本病的诊断。

本病以腰部疼痛为主要表现。疼痛在腰脊正中部，为督脉病症；疼痛部位在腰脊两侧，为足太阳经病症。

（1）寒湿腰痛证

腰部有受寒史，天气变化或阴雨风冷时加重，腰部冷痛重着、酸麻，或拘挛不可俯仰，或疼痛连及下肢。

（2）瘀血腰痛证

腰部有劳损或陈伤史，晨起、劳累、久坐时加重，腰部两侧肌肉触之有僵硬感，痛处固定不移。

（3）肾虚腰痛证

起病缓慢，腰部隐隐作痛（以酸痛为主），乏力易倦，脉细。

【诊断要点】

1. 临床特征

本病常有居处潮湿阴冷、涉水冒雨、跌仆挫闪或劳损等相关病史。急性腰痛，病程较短，轻微活动即可引起一侧或两侧腰部疼痛加重，脊柱两旁常有明显的按压痛。慢性腰痛，病程较长，缠绵难愈，腰部多隐痛或酸痛。常因体位不当，劳累过度，天气变化等因素而加重。

2. 辅助检查

腰痛是一种多病因疾病，进行血常规、抗溶血性链球菌"O"、红细胞沉降率、类风湿因子等检查，有助于风湿和类风湿等疾病的诊断；拍摄腰椎、骶髂关节 X 射线或 CT 片有助于腰椎病变的诊断；部分内脏疾病也可引起腰痛，血、尿常规检查和泌尿系统影像学检查，有助于泌尿系统疾病的诊断；妇科检查可排除妇科疾病引起的腰痛。

3. 病证鉴别

（1）腰痛与背痛、尻痛、胯痛

腰痛是指腰背及其两侧部位的疼痛，背痛为背膂以上部位疼痛，尻痛是尻骶部位的疼痛，胯痛是指尻尾以下及两侧胯部的疼痛。三者疼痛的部位不同，应予区别。

（2）腰痛与肾痹

腰痛是以腰部疼痛为主；肾痹是指腰背强直弯曲，不能屈伸，行动困难而言，多由骨痹日久发展而成。

【龙虎五刺埋线治疗】

1. 治疗原则

寒湿腰痛需温经散寒，瘀血腰痛需活血化瘀，肾虚腰痛需益肾壮腰。

2. 体位

仰卧位或俯卧位。

3. 埋线针具选择

针具为 8cm 长 8 号埋线针。线体为 3cm 长 3-0 号 PGA 线或胶原蛋白线。

4. 定穴

以督脉和足太阳膀胱经腧穴为主。

主穴：委中、腰阳关、肾俞、大肠俞、阿是穴。

加减：寒湿腰痛加灸腰俞，温阳散寒；瘀血腰痛加膈俞，活血化瘀；肾虚腰痛加灸命门，益肾壮腰。

5. 操作技巧

诸穴均按龙虎五刺埋线法常规操作；寒湿腰痛和瘀血腰痛可于局部拔罐或刺络拔罐；肾虚腰痛者，以隔附子灸法灸命门为佳。

6. 治疗原理

委中是腰背足太阳经两分支在腘窝的汇合点，“腰背委中求”，可疏调腰背部经脉之气血；腰为肾之府，肾俞可壮腰益肾；大肠俞、脊中、腰阳关、阿是穴可疏通局部经脉、络脉及经筋之气血，通经止痛。

【其他特色疗法】

1. 皮肤针

在腰痛局部用皮肤针叩刺出血，并加拔火罐。此法适用于寒湿腰痛和瘀血腰痛。

2. 耳针

取患侧腰骶椎、肾、神门。毫针刺并嘱患者活动腰部；或用揿针埋藏；或用王不留行籽贴压。

3. 电针

取疼痛部位局部膀胱经穴，针刺得气后接通电针治疗仪，以连续波中度刺激 20 ～ 30 分钟。

4. 穴位注射

取地塞米松注射液 5mL 和普鲁卡因注射液 2mL 混合液于痛点注射，每穴 0.5 ～ 1mL。每日 1 次；取肾俞、大肠俞、阿是穴。选用复方当归注射液或丹参注射液，每次取 2 ～ 3 穴，常规穴位注射。

5. 岐黄针

主穴取脾俞、气海俞、次髎。棘突上疼痛加阿是穴；臀区外 2/3 疼痛加臀痛点；臀区内 1/3 疼痛加秩边；骶部疼痛加次髎；大腿后部麻木或疼痛加承扶或殷门；小腿后部麻木加委中、飞扬；小腿后外侧麻木取后阳陵泉；小腿前外侧麻木加阳陵泉。根据局部软组织厚度选用 1.5 ～ 2 寸岐黄针，每次根据患者的实际情况选择 1 ～ 2 穴，一般不超过 3 个穴位，每周 2 次，2 周共计 4 次为 1 个疗程。

6. 中医药辨证治疗

①寒湿腰痛

治法：温经散寒，祛湿通络。

代表方：独活寄生汤加减。

中成药：小活络丸，用黄酒或温开水送服，每次 6 丸，一日 1 ～ 2 次。

②血瘀腰痛

治法：行气活血，祛瘀止痛。

代表方：身痛逐瘀汤加减。

中成药：腰痹通胶囊，口服，每次 3 粒，一日 3 次，宜饭后服用。

③肾虚腰痛

治法：补益肝肾，通络止痛。

代表方：虎潜丸加减 (偏阴虚者)、右归丸加减 (偏阳虚者)。

【注意事项】

1. 埋线治疗腰痛因病因不同，疗效常有差异。风湿性腰痛和腰肌劳损疗效最好；腰椎病变和椎间盘突出引起的腰痛，可明显缓解症状；腰部小关节周围的韧带撕裂疗效较差；内脏疾患引起的腰痛要以治疗原发病为主；因脊柱结核、肿瘤等引起的腰痛，则不属针灸治疗范围。

2. 平时常用两手掌根部揉按腰部，早、晚各 1 次，可减轻和防止腰痛。

3. 对于椎间盘突出引起的腰痛可配合推拿、牵引等疗法。

第三节　膝关节病

膝关节病（knee osteoarthritis）也称膝骨关节病，是一种对患者身体和活动能力都造成较大影响的退行性骨关节病，也是骨科临床中最常见的一种慢性骨关节疾病，其发病率明显高于全身其他大关节的退行性骨关节病，已成为降低中老年人生活质量的重要疾病，由于其慢性、反复发作性，会给患者的家庭和社会造成比较重的经济负担。女性的发病年龄在 40 ～ 50 岁，男性在 50 ～ 60 岁，随着我国老龄化的进程，在老年人群当中有着大量的膝关节骨性关节炎的患者群。流行病学调查显示，50% 的 65 岁以上人群、85% 的 75 岁以上人群患有膝关节病。一般认为，由于关节软骨损伤多由于创伤或疾病导致无法自身修复，不完整的关节软骨逐渐退化改变最终形成关节病。有关膝骨关节病的发病原因的认识尚不一致，但多数学者倾向于患者体内生化平衡的改变，或外伤造成的关节软骨的生物力学失衡等多种因素。作为单一病因，关节软骨严重磨损，继发关节肌原纤维形成，或关节内骨质增生、肥大，可形成膝关节病，缺乏特异性治疗方法。本病在中医学属“痹证”范畴。

【西医病因病理】

膝关节是人体内最大、最复杂且又最易损伤的屈曲性关节，关节所承受的重力应力非常大，其结构既有很好的稳定性，又具有非常灵活活动性。膝关节骨性结构主要由 4 个部分组成：位于关节上方的股骨、位于关节下方的胫骨、位于关节前方的髌骨和位于股骨和胫骨之前的半月板软骨。股骨与胫骨之间以矢状面关节相连接，为膝关节屈伸活动提供了解剖结构基础。膝关节周围被丰富的韧带包裹着，有内侧副韧带、外侧副韧带、前交叉韧带、后交叉韧带和股四头肌腱向下延伸的髌韧带。这些韧带牢牢地包裹在膝关节周围，并固定在膝关节内部骨结构上，起到稳定和保护膝关节作用；上方的股骨和下方的胫骨间隙中有内外侧半月板，内侧半月板为“C”形软骨，外侧半月板为“O”形软骨，半月板在膝关节受到外力损伤时容易发生破损和撕裂；膝关节关节腔含有丰富的滑膜和适量的滑液，是人体内最大的滑膜滑液腔，对减少膝关节摩擦、维护关节活动有着非常重要的意义；关节前下方有三角形髌下脂肪垫，位于髌韧带和胫骨之间，有填充和润滑关节的作用，当髌下脂肪垫肥厚或与其周围组织发生粘连时可引起膝关节功能紊乱；关节的屈伸功能由腘绳肌和股四头肌完成，临床上长期固定膝关节极易导致股四头肌粘连及废用性萎缩，因此在治疗膝关节病时进行功能锻炼对膝关节周围韧带和肌肉的恢复是非常重要的。

【中医病因病机】

痹证是由于风、寒、湿、热等邪气闭阻经络，影响气血运行，导致肢体筋骨、关节、肌肉等处发生疼痛、重着、酸楚、麻木，或关节屈伸不利、僵硬、肿大、变形等症状的一种疾病。轻者病在四肢关节肌肉，重者可内舍于脏。

中医文献中有关痹证的论述相当丰富。《黄帝内经》不仅提出了痹之病名，而且对其病因病机、证候分类及转归、预后等均做了较详细的论述。如《素问・痹论》指出：“风、寒、湿三气杂至，合而为痹。其风气胜者为行痹，寒气胜者为痛痹，湿气胜者为着痹也。”《素问・四时刺逆从论》云：“厥阴有余病阴痹，不足病生热痹。”因感邪季节、患病部位及临床症状的不同，《内经》又有五痹之分。《素问・痹论》曰：“以冬遇此者为骨痹，以春遇此者为筋痹，以夏遇此者为脉痹，以至阴遇此者为肌痹，以秋遇此者为皮痹。”《素问・痹论》还以整体观阐述了痹与五脏的关系：“五脏皆有合，病久而不去者，内舍于其合也。故骨痹不已，复感于邪，内舍于肾。筋痹不已，复感于邪，内舍于肝。脉痹不已，复感于邪，内舍于心。肌痹不已，复感于邪，内舍于脾。皮痹不已，复感于邪，内舍于肺。”并在预后方面指出：“其入脏者死，其留连筋骨间者疼久，其留皮肤间者易已。”

历代医家根据疾病的不同症状特点，赋予不同的病名，在治法上亦渐趋丰富。张仲景《金匮要略》有湿痹、血痹、历节之名，其中历节病的特点是遍历关节疼痛，所创桂枝芍药知母汤、乌头汤等方，至今仍为临床常用。巢元方《诸病源候论》又称为“历节风”；王焘《外台秘要》述其症状痛如虎咬，昼轻夜重，而称“白虎病”；严用和《济生方》则称“白虎历节”；朱丹溪《格致余论》又称“痛风”；王肯堂《证治准绳》对膝关节肿大者称为“鹤膝风”，手指关节肿大者称为“鼓槌风”；李中梓《医宗必读・痹》阐明“治风先治血，血行风自灭”的治则；叶天士对痹久不愈，邪入于络，用活血化瘀法治疗，并重用虫类药剔络搜风，对临床均有较大指导意义。

痹证的发生与体质因素、气候条件、生活环境及饮食等有密切关系。正虚卫外不固是痹证发生的内在基础，感受外邪是痹证发生的外在条件。病变多累及肢体筋骨、肌肉、关节，甚则影响脏腑。

1. 外因

（1）感受风寒湿邪

久居潮湿之地、严寒冻伤、贪凉露宿、睡卧当风、暴雨浇淋、水中作业或汗出入水等，外邪注于肌腠经络，滞留于关节筋骨，导致气血痹阻而发为风寒湿痹。由于感受风寒湿邪各有所偏盛，而有行痹、痛痹、着痹之别。若素体阳气偏盛，内有蓄热，复感风寒湿邪，可从阳化热；或风寒湿痹经久不愈，亦可蕴而化热。

（2）感受风湿热邪

久居炎热潮湿之地，外感风湿热邪，袭于肌腠，壅于经络，痹阻气血经脉，滞留于关节筋骨，发为风湿热痹。

2. 内因

（1）劳逸不当

劳欲过度，将息失宜，精气亏损，卫外不固；或激烈活动后体力下降，防御功能降低，汗出肌腠，外邪乘袭。

（2）久病体虚

老年体虚，肝肾不足，肢体筋脉失养；或病后、产后气血不足，腠理空疏，外邪乘虚而入。如《济生方・痹》所云：“皆因体虚，腠理空疏，受风寒湿气而成痹也。”

此外，恣食甘肥厚腻或酒热海腥发物，导致脾运失健，湿热痰浊内生；或跌仆外伤，损及肢体筋脉，气血经脉痹阻，亦与痹证发生有关。

风、寒、湿、热、痰、瘀等邪气滞留肢体筋脉、关节、肌肉，经络闭阻，不通则痛，是痹证的基本病机。患者平素体虚，阳气不足，卫外不固，腠理空虚，易为风、寒、湿、热之邪乘虚侵袭，痹阻筋脉、肌肉、骨节，而致营卫行涩，经络不通，发生疼痛、肿胀、酸楚、麻木，或肢体活动欠利。外邪侵袭机体，可因人的禀赋素质不同而有寒热转化。素体阳气偏盛，内有蓄热者，感受风寒湿邪，易从阳化热，而成为风湿热痹。阳气虚衰者，寒自内生，复感风寒湿邪，从阴化寒，而成为风寒湿痹。

病初以邪实为主，邪在经脉，累及筋骨、肌肉、关节。邪痹经脉，络道阻滞，影响气血津液运行输布，血滞为瘀，津停为痰，痰浊瘀血在疾病的发展过程中起着重要作用。痹病日久，耗伤气血，损及肝肾，病理性质虚实相兼；部分患者肝肾气血大伤，而筋骨肌肉疼痛酸楚症状较轻，呈现以正虚为主的虚痹。此外，风寒湿热之邪也可由经络内舍脏腑，出现相应的脏腑病变。因此，痹证日久，容易出现下述三种病理变化：一是风寒湿痹或热痹日久不愈，气血运行不畅日甚，瘀血痰浊阻痹经络，出现皮肤瘀斑、关节周围结节、关节肿大畸形、屈伸不利等症；二是病久使正气耗伤，呈现不同程度的气血亏损或肝肾不足证候；三是痹证日久不愈，病邪由经络而累及脏腑，出现脏腑痹的证候。其中以心痹较为多见，《素问·痹论》有云：“心痹者，脉不通，烦则心下鼓，暴上气而喘。”临床常见心烦、惊悸，动则喘促，甚则下肢水肿、不能平卧等症状。

【证候分类】

本病以关节肌肉疼痛、屈伸不利等为主症。

风湿性关节炎急性期常有发热及游走性、不对称性关节红、肿、疼痛，一般 1 ～ 4 周症状消失，不留后遗症，但常反复发作。实验室检查可有血沉加快、抗链球菌溶血素“O”阳性。

类风湿性关节炎以关节肿痛、活动受限、晨僵为特点。大多数呈对称性、游走性多关节炎，伴关节腔内渗液，近端指关节常呈菱形肿胀，最终导致关节僵硬、畸形，症状缓解与反复呈多次交替发作，本病可破坏骨质。实验室检查类风湿因子（RF）阳性占 80%。

骨性关节炎以关节软骨退行性变及关节韧带附着处骨质增生为特点。X 线检查可见关节边缘尖锐，有唇样骨刺或骨桥形成，关节间隙不匀称、狭窄等。

痹证的辨证，一是要辨邪气的偏盛，二是要辨别虚实。临床痹痛游走不定者为行痹，属风邪盛；痛势较甚，痛有定处，遇寒加重者为痛痹，属寒邪盛；关节酸痛、重着、漫肿者为着痹，属湿邪盛；关节肿胀，肌肤嫩红，灼热疼痛为热痹，属热邪盛。关节疼痛日久，肿胀局限，或见皮下结节者为痰；关节肿胀，僵硬，疼痛不移，肌肤紫暗或瘀斑等为瘀。一般说来，痹证新发，风、寒、湿、热之邪明显者为实；痹证日久，耗伤气血，损及脏腑，肝肾不足为虚；病程缠绵，日久不愈，常为痰瘀互结、肝肾亏虚之虚实夹杂证。

（1）行痹（风痹）

疼痛游走，痛无定处，时见恶风发热，舌淡苔薄白，脉浮。

（2）痛痹（寒痹）

疼痛较剧，痛有定处，遇寒痛增，得热痛减，局部皮色不红，触之不热，苔薄白，脉弦紧。

（3）着痹（湿痹）

肢体关节酸痛，重着不移，或有肿胀，肌肤麻木不仁，阴雨天加重或发作，苔白腻，脉濡缓。

（4）热痹

关节疼痛，局部灼热红肿，痛不可触，关节活动不利，可累及多个关节。伴有发热、恶风、口渴烦闷，苔黄燥，脉滑数。

【诊断要点】

1. 临床特征

临床表现为膝关节、肌肉疼痛，屈伸不利，或疼痛游走不定，甚则关节剧痛、肿大、强硬、变形。发病及病情的轻重常与劳累及季节、气候的寒冷、潮湿等天气变化有关，某些痹证的发生和加重可与饮食不当有关。本病可发生于任何年龄，但不同年龄的发病与疾病的类型有一定的关系。

2. 辅助检查

病变相关部位的骨关节 X 线、CT 及 MRI 等影像学检查常有助于本病的诊断和了解骨关节疾病的病变部位与损伤程度。实验室检查如抗溶血性链球菌“O”、红细胞沉降率、C 反应蛋白、黏蛋白、血清免疫球蛋白、类风湿因子、血清抗核抗体、血清蛋白电泳、血尿酸盐及关节镜等检查，有助于西医相关疾病的诊断与鉴别诊断。心电图、血清酶及心脏彩色超声多普勒等检查可帮助判别痹证是否内舍入心。

3. 鉴别诊断

痹证与痿证

痹证是由风、寒、湿、热之邪流注肌腠经络，痹阻筋脉关节而致。鉴别要点首先在于痛与不痛，痹证以关节疼痛为主，而痿证则为肢体力弱，无疼痛症状；其次要观察肢体的活动障碍，痿证是无力运动，痹证是因痛而影响活动；再者部分痿证病初即有肌肉萎缩，而痹证则是由于疼痛甚或关节僵直不能活动，日久废而不用导致肌肉萎缩。

【龙虎五刺埋线治疗】

1. 治疗原则

以通经活络止痛为基本原则，根据邪气的偏盛，分别予以祛风、散寒、除湿、清热、化痰、行瘀，兼顾宣痹通络。痹证的治疗，治风宜重视养血活血；治寒宜结合温阳补火；治湿宜结合健脾益气；久痹正虚者，应重视扶正。

2. 体位

仰卧位。

3. 埋线针具选择

针具为 8cm 长 8 号埋线针。线体为 3cm 长 3–0 号 PGA 线或胶原蛋白线。

4. 定穴

局部取穴并根据部位循经选穴。主穴：梁丘、阳陵泉、膝阳关、大杼、阿是穴。

加减：行痹加膈俞、血海活血调血，遵“治风先治血，血行风自灭”之义；痛痹加肾俞、关元温补阳气、祛寒外出；着痹加阴陵泉、足三里健脾除湿；热痹加大椎、曲池清泄热毒；各部位均可加阿是穴。

5. 操作技巧

阳陵泉向阴陵泉透刺后埋线，其余腧穴常规龙虎五刺埋线。

6. 治疗原理

膝关节痛局部取穴及循经选穴可疏通经络气血，使营卫调和而风、寒、湿、热等邪无所依附，“通则不痛”，痹痛遂解；且阳陵泉乃筋会，可舒筋通络止痛；骨会大杼，可壮骨止痛，以治其本。

【其他特色疗法】

1. 皮肤针

用皮肤针重叩脊背两侧和关节病痛部位，使出血少许并加拔火罐。

2. 穴位注射

选用当归、防风、威灵仙等注射液，在病痛部位选穴，每穴注入 0.5 ～ 1mL。注意勿注入关节腔内。每隔 1 ～ 3 日注射 1 次。

3. 耳针

取肝、肾、神门、交感、皮质下、内分泌、膝。每次选用 2 ～ 3 穴，毫针刺法，或压丸法。

4. 电针

取穴同埋线疗法，每次取 2 ～ 4 穴，针刺得气后接通电针治疗仪，以连续波中度刺激 10 ～ 20 分钟。

5. 岐黄针

取膝阳关、委中、曲泉。以 1.5 寸岐黄针，每次根据患者的实际情况选择 1 ～ 2 穴，一般不超过 3 个穴位，每周 2 次，2 周共计 4 次为 1 个疗程。

6. 中医药辨证治疗

（1）行痹

治法：祛风通络，散寒除湿。

代表方：防风汤加减

（2）痛痹

治法：散寒通络，祛风除湿。

代表方：乌头汤加减。

（3）着痹

治法：除湿通络，祛风散寒。

代表方：薏苡仁汤加减。

（4）热痹

治法：清热通络，祛风除湿。

代表方：白虎加桂枝汤合宣痹汤加减。

【注意事项】

1. 穴位埋线治疗痹证有较好的效果，尤其是对风湿性关节炎。由于类风湿关节炎病情缠绵反复，属于顽痹范畴，非一时能获效。

2. 本病应注意排除骨结核、肿瘤，以免延误病情。

3. 患者平时应注意关节的保暖，避免风寒湿邪的侵袭。

第四节　软组织损伤

软组织遍布全身，是指皮肤、皮下浅深筋膜、肌肉、肌腱、腱鞘、韧带、关节囊、滑膜囊、椎间盘、周围神经血管等组织。软组织具有能够产生或者协助运动、维持脊柱和关节的稳定性、保护神经和血管等多种功能，若其发生改变则会引起相应的功能障碍。软组织损伤指因各种急性外伤、慢性劳损或者其他疾病等造成各软组织出现功能或者结构的异常，临床上常表现为疼痛、肿胀、畸形或者功能障碍，症状多与损伤的程度和部位有关。本病在中医学中属“伤筋”的范畴。

在早期甲骨文就有对手病、臂病、关节病、足病、趾病等的记载，并有使用按摩、外敷药物治病的记录。《黄帝内经》作为中医经典，对软组织损伤从解剖、生理、病理、诊疗等都有所论述，为后世医家对软组织损伤的研究奠定了基础。在《黄帝内经》中，除有“筋”的概念名称外，还有“筋膜”“宗筋”“经筋”等名词，《素问・五脏生成》中记有“诸筋者皆属于节”，说明筋联系于骨节之间，统属关节；《素问・痿论》“宗筋主束骨而利机关也”，描述了筋能够连接关节，络缀形体，主司关节运动；《素问・阴阳应象大论》曰：“地之湿气，感则害皮肉筋脉。”指出软组织损伤或受外邪后的病理变化，外有所伤，内有所损。《灵枢・经脉》谓：“人始生，先成精，精成而脑髓生，骨为干，脉为营，筋为刚，肉为墙，皮肤坚而毛发长，谷入于胃，脉道以通，血气乃行。”《黄帝内经》阐述人体皮脉肉筋骨与五脏六腑有着密切关系，其中肺主皮毛、心主血脉、肝主筋、脾主肌肉、肾主骨等理论，一直指导着后世的临床实践。

历代医家将软组织损伤归于中医学中的“伤筋”范畴，将其命名为“筋伤”，并根据软组织损伤不同程度分为筋断、筋走、筋结、筋歪、筋弛、筋挛、筋翻、筋错位等各种类别。凡是肢体运动功能障碍或丧失的病变，都可责之于筋。

【西医病因病理】

西医学认为伤科痛症的主要病因是软组织损伤，是由于挤压、扭挫、撞击等外力致肌肉、肌腱、韧带、关节囊、结缔组织等受到拉扯、撕裂受伤，致局部出血、肿胀、疼痛。根据受伤的不同外力类型可将软组织损伤分为穿刺伤、挫伤、撕裂伤、脱套伤、爆震伤、咬伤、碾挫伤及烧伤等。

软组织损伤后发生的病理改变，是基于其病理解剖及病理生理上的。损伤较轻时，以局部炎症反应、微循环紊乱及损伤组织修复为主要病理变化；损伤严重时，则出现较明显的全身性反应，病理变化相对复杂。直接或间接的外力作用于机体局部，造成软组织损伤，急性损伤以局部红、肿、热、痛、生理功能障碍为表现；损伤日久则引起相应的组织变性、硬化、萎缩，形成慢性疼痛和功能消退甚或丧失。其病理过程复杂，常包括以下几种：充血、水肿、出血、局部缺血、渗出、组织变性坏死、增生。组织修复是体内多种因子和细胞参与的复杂过程，包括局部炎症反应阶段、细胞增殖分化和肉芽组织生成阶段及组织塑形形成瘢痕 3 个阶段。急性损伤后，若炎症未能在一个月内得到及时有效的处理，则转为亚急性炎症，若任其发展转变成慢性，大量组织发生粘连，一旦形成瘢痕组织，就会严重影响机体的功能。

【中医病因病机】

中医学对“伤筋”的病因论述颇多，认为伤科痛症是由于跌打损伤、劳动生产而损伤筋骨、肌肉、关节，致气血不和、瘀血内停、脏腑失调、经络闭塞，再因气候环境等原因而感受风寒湿邪或邪毒，而引起筋、肌、骨骼、关节的损伤。《金匮要略·脏腑经络先后脉证》中提出：“千般疢难，不越三条：一者，经络受邪入脏腑，为内所因也；二者，四肢九窍，血脉相传，壅塞不通，为外皮肤所中也；三者，房室、金刃、虫兽所伤。”虽然历代医家对“伤筋”病因的分类有所不同，但不外乎内因和外因两类。外因主要指外力伤害及外感六淫邪气，其中外力伤害包括跌打损伤和慢性劳损，外感邪气主要以风寒湿邪为主。内因常与年龄、体质、局部解剖等有关。

《灵枢·贼风》谓：“若有所堕坠，恶血在内而不去……则血气凝结。”《灵枢·邪气脏腑病形》曰："脾脉……大甚为击仆。"《灵枢·邪气脏腑病形》指出："有所用力举重，若入房过度，汗出浴水，则伤肾。"《素问·宣明五气》认为："久视伤血，久卧伤气，久坐伤肉，久立伤骨，久行伤筋，是谓五劳所伤。"《素问·生气通天论》曰："因而强力，肾气乃伤，高骨乃坏。"《素问·脉要精微论》指出："腰者肾之府，转摇不能，肾将惫矣。膝者筋之府，屈伸不能，行则偻附，筋将惫矣。骨者，髓之府，不能久立，行则振掉，骨将惫矣。得强者生，失强者死。"《素问·痹论》认为："风寒湿三气杂至，合而为痹也。"《素问·生气通天论》谓："因于湿，首如裹，湿热不攘，大筋软短，小筋弛长，软短为拘，弛长为痿。"《素问·阴阳应象大论》曰："寒伤形，热伤气。气伤痛，形伤肿。故先痛而后肿者，气伤形也，先肿而后痛者，形伤气也。"《灵枢·痈疽》曰："热胜则腐肉，肉腐则为脓。"《内经》从"堕坠""击仆""举重用力""五劳所伤""六淫"等病因出发，提出了外伤、内损、恶血内留、劳伤损及气血筋骨及内脏、外邪致痹、气滞血瘀等病机；其中风、寒、湿三气杂至合成痹的病因病机至今仍指导着现代临床。

中医认为急性损伤系外来暴力作用于机体，致血液不循常道，溢于脉外，致局部气血运行不畅形成局部血肿，溢于皮下，则为瘀点、瘀斑；血流瘀滞，气机壅塞，津液外渗，引起疼痛、肿胀和功能障碍。慢性损伤是因为过度劳累，局部活动频繁，致使筋脉劳损，气血运行不畅，失于荣养，亦可因局部劳累受损后风寒湿邪乘虚侵入，影响气血运行而致疼痛。《素问·举痛论》曰："经脉流行不止，环周不休，寒气入经而稽迟，泣而不行，客于脉外而血少，客于脉中则气不通，故猝然而痛……寒气客于背俞之脉，则脉泣，脉泣则血虚，血虚则痛……热气留于小肠，肠中痛，瘅热焦渴则坚干不得出，故痛而闭不通矣。"后世医家在此基础上阐述了疼痛的病机主要在于气血运行障碍，或气血瘀滞不通，或气血不足，组织失于濡养，将痛症原因归结为"不通则痛，不荣则痛"。

【证候分类】

1. 根据不同的暴力形式分类

（1）扭伤

扭伤指间接暴力使肢体和关节突然发生超出正常生理范围的活动，外力远离损伤部位，发病却在关节周围，其关节及关节周围的筋膜、肌肉、肌腱、韧带、软骨盘等扭曲、牵拉，引起损伤、撕裂、断裂或错位。

（2）挫伤

挫伤指直接暴力打击或跌仆撞击、重物挤压等作用于人体，引起该处皮下、筋膜、肌肉、肌腱等组织损伤。挫伤症状以直接受损部位皮下或深部组织损伤为主，轻则局部血肿、瘀血，重则肌肉、肌腱断裂，关节错位或神经、血管严重损伤。

（3）碾压伤

碾压伤指由于钝性物体的推移或旋转挤压肢体，造成以皮下及深部组织为主的严重损伤，往往形成皮下组织、筋膜、肌腱、肌肉组织与神经、血管俱伤，且易造成局部的感染和坏死。

2. 根据筋伤的病理变化分类

（1）瘀血凝滞

外力作用于肢体，造成筋膜、肌肉、韧带的络脉受伤，血离脉道，瘀血凝结、停滞，但无筋膜、肌肉、韧带的断裂，或虽有微小的撕裂，但不至于引起严重的功能障碍。

（2）筋位异常

外力作用于肢体，造成筋歪、筋翻、错缝等，局部可有瘀肿，仔细地触摸可发现肌腱、韧带等位置有改变。

（3）筋断裂

外力作用于肢体，造成肌肉、肌腱、韧带的断裂，伤后导致肢体严重的功能障碍和明显的局部疼痛、肿胀、瘀斑、畸形等临床表现。

3. 根据筋伤的病程分类

（1）急性筋伤

急性筋伤亦称新伤，系由突然暴力所引起的、不超过 2 周的新鲜的筋损伤。急性筋伤的特点，一般有明显的外伤史，局部疼痛、肿胀、血肿及瘀斑、功能障碍等症状较明显。若患者体质素健，治疗及时，可不致进入慢性阶段。

（2）慢性筋伤

慢性筋伤亦称陈伤，系由于急性筋伤失治或治疗不当、不彻底，超过 2 周的筋的损伤。若筋伤断裂系老弱患者，或劳损性筋伤，日久可出现肌肉僵凝、肌力柔弱、局部苍白浮肿等慢性筋伤症状。

【诊断要点】

1. 临床特征

损伤部位肿胀疼痛，皮肤呈现红、青、紫等色。新伤局部微肿、肌肉压痛，表示伤势较轻；如红肿、疼痛较甚，关节屈伸不利，表示伤势较重。陈伤一般肿胀不明显，常因风寒湿邪侵袭而反复发作。损伤部位常发生于颈、肩、肘、腕、腰、髀、膝、踝等处。

2. 分型要点

（1）急性软组织损伤

①有明显的外伤史，疼痛剧烈，局部迅速肿胀，肢体活动功能障碍。

②伤处压痛明显，可出现局部青紫瘀血斑，严重者可出现皮下血肿，波动征阳性。

③损伤后两周左右，瘀肿大部分消退或转为黄褐色，疼痛逐渐消失，功能恢复或轻度障碍。

④少数损伤较重的患者，恢复期较长，局部仍有肿胀或有硬结，隐隐作痛，肢体活动有不同程度的受限。

⑤ X 线检查，主要是排除骨折、脱位及骨病等。

（2）慢性软组织损伤

①有慢性损伤史和好发年龄。

②劳损部位的肿胀、压痛、疼痛。

③关节部位或邻近关节部位活动受限。

④相关试验检查呈阳性体征。

【龙虎五刺埋线治疗】

1. 基本治则

通经活络，消肿止痛。

2. 体位

仰卧位或俯卧位。

3. 埋线针具选择

针具为 8cm 长 8 号埋线针。线体为 3cm 长 3–0 PGA 线或胶原蛋白线。

4. 定穴

以局部和邻近取穴为主。

颈部：大椎、天柱、风池。

肩部：肩髃、肩髎、臑俞、肩贞。

肘部：曲池、天井、少海。

腕部：阳溪、外关、合谷。

腰部：肾俞、腰阳关、腰眼、委中。

髋部：环跳、秩边、居髎、承扶。

膝部：膝眼、梁丘、血海、阳陵泉、膝阳关。

踝部：昆仑、丘墟、悬钟。

加减：各部损伤均可加阿是穴；颈部和腰脊扭伤可加相应夹脊穴。

5. 操作技巧

各部腧穴按常规龙虎五刺埋线操作；在远端部位埋线时，应配合做扭伤部位的活动；陈旧性损伤可在埋线的基础上加灸。

6. 治疗原理

以损伤部位局部及邻近取穴为主，可有效地发挥疏通经络、行气活血、消肿止痛的作用，使患处损伤组织功能恢复正常。

【其他特色疗法】

1. 刺络拔罐

取损伤部位相关腧穴或阿是穴。先用三棱针点刺，或用皮肤针重叩出血，然后再加拔火罐。此法适用于新伤局部血肿明显、陈伤瘀血久留、寒邪袭络等。

2. 耳针

取相应部位敏感点、神门、皮质下。毫针中度刺激，捻针时让患者同时活动受伤部位的关节，留针 30 分钟。

3. 穴位注射

选用当归注射液、川芎注射液、红花注射液或 5% ～ 10% 葡萄糖注射液、氢化可的松注射液加入 0.5% ～ 1% 普鲁卡因注射液适量做穴位注射。隔日 1 次。

4. 腕踝针

取踝上6区、5区。常规操作，留针期间嘱患者活动腰部。此法适用于腰部软组织损伤。

5. 岐黄针

外踝关节取丘墟、昆仑，内踝关节取商丘、太溪。1.5寸岐黄针常规操作，每周1次，2周为1个疗程。

6. 中医药辨证治疗

软组织损伤主要以中药外洗或外擦为主，常用中药有栀子、大黄、红花、冰片、乳香、没药、威灵仙等，可口服身痛逐瘀胶囊。

【注意事项】

1. 埋线治疗软组织扭挫伤效果良好。受伤后适当限制扭伤局部的活动，避免加重损伤。

2. 损伤早期应配合冷敷止血，然后予以热敷，以助消散。

3. 病程长者要注意局部护理。运动宜适度，避免再度损伤。局部要注意保暖，避免风寒湿邪的侵袭。

第五节　骨折

骨折是指由于外伤或病理等原因致使骨质部分地或完全地断裂的一种疾病。其主要临床表现为骨折部有局限性疼痛和压痛，局部肿胀和出现瘀斑，肢体功能部分或完全丧失，完全性骨折尚可出现肢体畸形及异常活动。骨折是临床中一种常见的多发病，由于交通意外、建筑意外及不可抗拒的自然灾害发生，使本病发病率逐渐上升。骨折后导致的肌体局部瘀肿、疼痛、畸形，活动障碍等，严重影响了人们的健康生活，且在施行手术或手法复位治疗后，又不同程度地增加组织损伤，使患肢瘀肿加重，疼痛加剧。如何加速骨折愈合是目前医学界共同关注的重大课题之一。

骨折愈合过程就是“瘀去、新生、骨合”的过程，整个过程是持续的和渐进的。骨折一般分为血肿机化期、原始骨痂期和骨痂改造期。影响骨折愈合的因素：年龄、全身健康情况、引起骨折的原因、骨折的类型、骨折部的血运情况、软组织损伤的程度、感染、神经供应的影响、软组织的嵌入等。骨折的治疗方法主要有复位固定、手术、药物及功能锻炼等。据统计 5% ～ 10% 骨折可因各种原因发生骨折迟缓愈合和不愈合。因此，提高骨折愈合率，恢复其功能是治疗的关键。

【西医病因病理】

（一）主因

（1）直接暴力

骨折发生在暴力直接作用的部位。如打伤、撞伤及火器伤等，多为开放性骨折，软组织损伤常较重。

（2）间接暴力

骨折距暴力接触点较远。大多为闭合骨折，软组织损伤较轻。例如走路不慎滑倒时，以手掌撑地，根据跌倒时上肢与地面所成不同角度，可发生桡骨远端骨折、肱骨髁上骨折或锁骨骨折等。

（二）诱因

全身及局部的疾病可使骨结构变脆弱，较小的外力即可诱发骨折，称之为病理性骨折。

（1）全身性疾病

全身性疾病包括软骨病、维生素 C 缺乏（坏血病）、脆骨症、骨软化症等。

（2）局部骨质病变

局部骨质病变包括骨髓炎、骨囊肿、骨肿瘤等。

（3）积劳性劳损

长期、反复的直接或间接暴力（如长途行走），可集中在骨骼的某一点上发生骨折，如第 2 跖骨及胫骨或腓骨干下 1/3 的疲劳骨折，骨折无移位，但愈合慢。

（4）年龄

骨折与年龄也有一定关系，儿童骨质韧性大而强度不足，易发生青枝骨折。老年人骨质疏松，骨骼脆性大，加上年龄大行走协调性差，易发生桡骨远端骨折及股骨颈骨折，且骨折后不易愈合。

（三）分类

临床上将骨折分类的目的在于明确骨折的部位和性质，从而在临床上正确、完善地诊断和选择合适的治疗方法。

1. 依据骨折是否和外界相通

（1）开放性骨折

骨折附近的皮肤和黏膜破裂，骨折处与外界相通，此类骨折处受到污染。

（2）闭合性骨折

骨折处皮肤或黏膜完整，不与外界相通。此类骨折没有污染。

2. 依据骨折的程度

（1）完全性骨折

骨的完整性或连续性全部中断，管状骨骨折后形成远、近两个或两个以上的骨折段。横形、斜形、螺旋形及粉碎性骨折均属完全性骨折。

（2）不完全性骨折

骨的完整性或连续性仅有部分中断，如颅骨、肩胛骨及长骨的裂缝骨折，儿童的青枝骨折等均属不完全性骨折。

3. 依据骨折前骨组织是否正常

（1）外伤性骨折

骨结构正常，因暴力引起的骨折。

（2）病理性骨折

其特点是在发生骨折以前，骨本身即已存在着影响其结构坚固性的内在因素。这些内在因素使骨结构变得薄弱，在不足以引起正常骨骼发生骨折的轻微外力作用下，即可造成骨折。

4. 依据骨折稳定程度

（1）稳定性骨折

骨折复位后经适当的外固定不易发生再移位者称稳定性骨折，如裂缝骨折、青枝骨折、嵌插骨折、长骨横形骨折等。

（2）不稳定性骨折

骨折复位后易于发生再移位者称不稳定骨性骨折，如斜形骨折，螺旋骨折，粉碎性骨折。股骨干既是横骨折，因受肌肉强大的牵拉力，不能保持良好对应，也属不稳定骨折。

5. 依据骨折后的时间

（1）新鲜骨折

新发生的骨折和尚未充分发生纤维连接还可能进行复位者。

（2）陈旧性骨折

伤后3周以上的骨折。3周的时限并非恒定，例如儿童肘部骨折，超过10天就很难整复。

【中医病因病机】

中医在对骨折的病因病理及治疗上积累了丰富的经验，历代医家对骨折有较深刻的认识。《神农本草经》收集的“主金创续绝筋骨伤”药物达数十种之多。唐代蔺道人著《仙授理伤续断秘方》，是我国第一部伤科专著，阐述了骨折的治疗原则为正确复位、夹板固定、功能锻炼、药物治疗，直至骨折愈合。元代危亦林著《世医得效方》“凡挫脊骨，不可用手整顿，须用软绳以脚吊起，坠下身直，其骨使自归窠……然后用大桑皮一片，放在背皮上，杉树皮两三片，安在桑皮上，用软物缠，夹定，莫令屈，用药治之。”危亦林是世界上第一次采用悬吊复位法治疗脊柱骨折的人。明代大医院十三科，其中就有接骨科。明代薛己著《正体类要》指出：“肢体损于外，则气血伤于内，荣卫有所不贯，脏腑由之不和。”阐明了伤科疾病局部与整体的辨证关系。清代吴谦《医宗金鉴·正骨心法要旨》系统地总结了清代以前的骨伤科经验，对人体各部位的骨度、手法、夹缚器具及内外治法方药，记述最详，既有理论，又重实践，图文并茂，是一部较完整的正骨书籍。清代陈士铎指出“血不活则骨不能接”“瘀不去则骨不能接”。

后世医家在古人研究的基础上认为，骨折指的是骨的连续性和完整性受到破坏，均由外力损伤所致，故损伤早期必然伴有局部筋脉损伤。血离经脉，瘀积不散，导致气血凝滞，经络受阻，故见疼痛、肿胀、功能障碍等，创伤后气血两伤，形成气滞血瘀的病理机制。《黄帝内经》认为，人体外表组织受伤不仅损伤气血，也必然影响到内脏功能，导致内脏的病变，皮、肉、筋、骨受伤，都分别引起所属的内脏致病。治之宜活血化瘀、消肿止痛为主。随着瘀肿的消退，气血凝滞的病理特点逐渐减轻。故治宜接骨续筋为主、活血化瘀为辅。到骨折后期，由于长期卧床，病理表现以肝肾亏虚、脾胃虚弱、气血不足、筋骨虚弱为主，故治宜补益肝肾、益气生血、强壮筋骨为主。骨折从表现上看当属外伤，但是也可导致脏腑、经络、气血的功能紊乱，出现一系列症状。骨折以及骨折术后，均因血离经脉、瘀积不散导致经络受阻，气血不通，才有肢体瘀、肿、痛，因此治疗上宜予活血祛瘀，行气通络，使瘀祛新生，气行络通，则瘀、肿、痛可除，骨折可续。肝主筋，肾主骨，筋骨受损，必然影响肝肾功能。

【证候分类】

对于开放性骨折或骨折移位明显的需手术治疗，闭合性骨折则需手法复位后制动，埋线治疗主要针对骨折治疗后恢复期或后遗症期关节僵硬或活动障碍的患者。此时患者的证候主要以瘀阻经络为主，症见局部肿胀或有青紫，疼痛，关节僵硬，舌质红，有瘀斑，苔白，脉弦涩。

【诊断要点】

1. 临床特征

剧烈的疼痛，骨折部位关节活动受限是主要症状，明确诊断需体征和影像学检查。

2. 查体

创伤性骨折具有明显的创伤病史，受力方式及疼痛部位是判断骨折部位的主要线索。典型的骨折局部可出现特有体征及相应表现。骨折特有体征：①畸形。骨折端移位可使患肢外形发生改变，主要表现为缩短、成角、延长。②异常活动。正常情况下肢体不能活动的部位，骨折后出现不正常活动。③骨擦音或骨擦感。骨折后两骨折端相互摩擦撞击，可产生骨擦音或骨擦感。以上三种体征只要发现其中之一即可确诊，但未见此三种体征者也不能排除骨折的可能，如嵌插骨折、裂缝骨折。一般情况下，不要为了诊断而检查上述体征，因为这会加重局部损伤。严重创伤可伴有全身表现，①休克：多发性骨折、骨盆骨折、股骨骨折、脊柱骨折及严重的开放性骨折，患者常因广泛的软组织损伤、大量出血、剧烈疼痛或并发内脏损伤等而引起休克；②发热：骨折处有大量内出血，血肿吸收时体温略有升高，但一般不超过 38℃，开放性骨折体温升高时应考虑感染的可能。

疲劳骨折多有近期较大强度运动史，疼痛表现为白天加重，夜晚休息后减轻，并有与特定活动相关的特定好发部位。

病理性骨折与单纯外伤性骨折不同，产生病理性骨折的骨骼先期已存在异常。如果导致骨折的外力十分轻微，骨折前该部位已存在疼痛或在同一部位或其他部位过去曾发生非暴力骨折时，则应警惕有病理性骨折的可能。

3. 影像学检查

（1）X 线检查

凡疑为骨折者应常规行 X 线片检查，可显示临床上难以发现的不完全性骨折、深在部位的骨折。即使临床已表现为明显骨折者，X 线片检查也是必需的，可以了解骨折的类型和移位情况，对指导治疗具有重要意义。

X 线片应包括正、侧位片，必须包括邻近关节，有时需加摄斜位、切线位或健侧相应部位的 X 线片进行对比判断。尤其是在不具备 CT 检查条件的基层或急症处理室要在必要时尽量选择补充性投照体位，以弥补常规体位的不足。

（2）CT 检查

通常我们认为骨折的诊断较为简单、直观，但在临床诊断工作中我们发现，因解剖部位复杂、重叠，骨折移位不明显，骨折块小等因素，常常造成骨折的误诊漏诊。常规 X 线片检查骨折的误漏诊率在不同部位差别比较大，有学者报道脊柱骨折 X 线片诊断的误漏诊率可高达 30% ～ 60%。因此为减少或避免误漏诊，对于骨折不明确但又不能排除者、脊柱及骨盆的骨折，以及其他复杂解剖部位及复杂骨折类型骨折均应该常规行 CT 检查。四肢骨位于干骺端，涉及关节面的骨折也应当常规选择 CT 检查。多螺旋 CT 扫描机多平面重建对骨折诊断具有重要意义；有些部位，尤其是解剖复杂部位的骨折应当常规进行三维重建。三维 CT 重建可以更直观便捷地进行骨折分型，有利于指导治疗方案的选择。

（3）MRI 检查

MRI 显示骨折线虽然不如 CT 检查，但对于脊柱创伤，在判断合并的脊髓、椎间盘及韧带等软组织损伤方面具有其他检查无可替代的优势，可以显示脊髓损伤节段水平、范围，判断是单纯挫伤水肿还是合并脊髓出血，对预测患者的预后及指导治疗均具有重要作用。关节韧带损伤及关节软骨损伤也应首选 MRI 检查。

【龙虎五刺埋线治疗】

1. 治疗原则

通经止痛，活血化瘀。

2. 体位

仰卧位或俯卧位。

3. 埋线针具选择

针具为 8cm 长 8 号埋线针。线体为 3cm 长 3-0 号 PGA 线或胶原蛋白线。

4. 定穴

以辨证和断端局部取穴为主。

主穴：大杼、膈俞、肾俞、血海、悬钟、三阴交。

上肢：肩髃、曲池、手三里、合谷。

脊柱：损伤脊柱上、下 2 ～ 3 个棘突的督脉穴及其夹脊穴，环跳，委中。

下肢：风市、伏兔、足三里、阳陵泉、阴陵泉。

加减：各部骨折均可加阿是穴及断端邻近处腧穴。

5. 操作技巧

各部腧穴按常规龙虎五刺埋线操作；督脉穴及其夹脊穴由一侧夹脊穴向对侧透刺埋线。

6. 治疗原理

大杼、悬钟分别为八会穴之骨会、髓会，可强筋健骨生髓；膈俞、血海通经和络止痛；肾俞为肾的背俞穴，可补肾壮骨；三阴交为足三阴经交汇处，可健脾养肝、补肾填精；断端局部取穴，可有效地发挥疏通经络、行气活血、消肿止痛的作用，加快骨折断端愈合。

【其他特色疗法】

1. 穴位注射

取骨折断端邻近腧穴 2 ～ 3 个，在常规消毒后，每穴分别注射当归注射液或川芎注射液 1 ～ 2mL，有酸胀感后徐徐推药，隔 2 日 1 次，5 次为 1 个疗程。

2. 耳针

取神门、皮质下、肝、肾，毫针中度刺激，得气后留针 8 ～ 24 小时；或压丸法。

3. 电针

在骨折上、下部取穴，针刺得气后接通电针治疗仪，以断续波中度刺激，以肌肉轻轻收缩为度，留针 20 ～ 30 分钟。

4. 中医药辨证治疗

瘀阻经络，以补肾壮骨、通经活络为主，以续筋接骨方合桃红四物汤为主。

【注意事项】

1. 穴位埋线治疗骨折有较好的效果，尤其在促进骨折断端血液循环及活血止痛方面。

2. 主动或被动康复训练是配合埋线治疗、早日康复的重要环节。骨折后一旦病情稳定，即可介入康复训练。

3. 避免受凉，保持骨折患处良好的血液循环。

第六节　肩关节周围炎

肩关节周围炎（scapulohumeral periarthritis）简称肩周炎，系因肩关节周围肌腱、腱鞘、滑囊和关节囊等软组织慢性炎症粘连限制肩关节活动，引起肩部疼痛、活动障碍的病症。因其主要特征为肩活动障碍，临床中又有粘连性肩周炎之称。国内外目前尚缺乏大规模普通人群肩周炎流行病学的研究报道。据国外初步研究报道，肩周炎好发于40～70岁的中老年人，在此年龄段的发病率为2%～5%，女性多于男性。大约10%的肩周炎患者在第一次发病的5年内，对侧肩关节也会再次罹患肩周炎。国内文献资料显示，肩周炎在城市的发病率约占人口总数的8%，占肩部疾患的42%。据统计，约2%的成年人曾发生过肩周炎，40～60岁为多发期，多发生于左肩，双肩同时发生者为5%～8%，女性患者多于男性。

肩关节周围炎属于中医学“肩痹”的范畴，因多发生在50岁左右，故称“五十肩”。因体虚、劳损而风寒侵袭肩部，使经气不利，以肩部长期固定疼痛、活动受限为主要表现的肢体痹病类疾病，称为肩痹。中医学根据其发病原因、临床表现和发病年龄等特点而有“冻结肩”“肩凝症”之称。根据病因学的记载，本病的发生与外感风寒湿邪有关，故而又称为“漏肩风”，可查见于清代高秉均的《疡科心得集·辨历节风漏肩风论》，书中曰：“《金匮》云，风寒湿三气杂至，合而为痹也。其风气胜者，为行痹；寒气胜者，为痛痹；湿气胜者，为着痹……漏肩风，肩骱酸楚，或疼痛漫肿。”

至于“肩背痛”和“肩前臑痛”，《内经》中早已有详细的记载。《内经》中还根据临床表现侧重点的不同分别进行命名。其中以肩部疼痛为主，而肩部功能活动正常或基本正常的称为“肩痛”，反之，以肩部活动障碍，上肢不能上举为主要表现的就是“肩不举”。同时，由于肩痛一般属于中医学“痹证”的范围，故“肩痛”一名又称“肩痹”。关于“肩痛”及“肩不举”一词，晋代皇甫谧在《针灸甲乙经》中曰：“肩痛不可举，天容及秉风主之。肩背髀痛，臂不举，寒热凄索，肩井主之。”“肩背髀不举，血瘀肩中，不能动摇，巨骨主之。”“肩重肘臂痛，不可举，天宗主之。”“肩痛不可举，引缺盆痛，云门主之。”明代张景岳《类经图翼》云：“凡人肩冷臂痛者，每是风寒，肩上多冷，或日须热手抚摩，夜须多被拥盖。”《古今医鉴・卷之十》述：“臂为风寒湿所搏，或睡后，手在被外，为寒邪所袭，遂令臂痛，及乳妇以臂枕儿，伤于风寒，而致臂痛者，悉根据后三方内选用。”文中所述“臂痛”也可考虑为肩周炎症状所致。

《素问・痹论》中较为全面地描述了痹证的临床表现：“痹在于骨则重，在于脉则血凝而不流，在于筋则屈不伸，在于肉则不仁，在于皮则寒。故具此五者则不痛也。凡痹之类，逢寒则虫（急），逢热则纵。”元代朱丹溪在《脉因证治・肩背痛》中有“病则颊颔肿，颈、肩、臑、肘、臂外后廉痛。汗出小便数而欠者，皆风热乘肺也；小便遗溺者，皆肺金虚也”的记载，描述了肩周炎疼痛的经典表现。

【西医病因病理】

肩关节周围炎（肩周炎）是肩周肌、肌腱、滑囊及关节囊的慢性损伤性炎症。因关节内外粘连而以活动时疼痛、功能受限为其临床特点。

病因至今尚未清楚，可与下列因素有关：①软组织退行性变；②长期过度活动、姿势不良等所产生的慢性致伤力；③上肢外伤后肩部固定过久，肩周组织继发萎缩、粘连；④肩部急性挫伤、牵拉伤后治疗不当。肩周炎的病变主要发生在盂肱关节周围，其中包括滑囊、关节囊、肌和肌腱等，主要表现为增生，粗糙及关节内、外粘连。

临床表现呈慢性发病，多见于中、老年，女性多于男性，左侧多于右侧，亦可两侧先后发病。主要症状是逐渐加重的肩部疼痛及肩关节活动障碍。疼痛一般位于肩前外侧，有时可放射至肘、手及肩胛区，但无感觉障碍。夜间疼痛加重。检查肩前、后方，肩峰下，三角肌止点处可有压痛，以肱二头肌长头腱部压痛最为明显。当上臂外展、外旋、后伸时疼痛加剧。年龄较大或病程较长者，X 线平片可见肩部骨质疏松，或冈上肌腱、肩峰下滑囊钙化征。

【中医病因病机】

《素问・痹论》曰：“风、寒、湿三气杂至，合而为痹也。其风气胜者为行痹；寒气胜者为痛痹；湿气胜者为着痹也。”可见本病外因主要是感受风寒湿热之邪而致经脉不通。且《素问・痹论》还详细分析曰：“痛者，寒气多也，有寒，故痛也。其不痛、不仁者，病久入深，荣卫之行涩，经络时疏，故不通，皮肤不营，故为不仁。其寒者，阳气少，阴气多，与病相益，故寒也；其热者，阳气多，阴气少，病气胜，阳遭阴，故为痹热。其多汗而濡者，此其逢湿甚也，阳气少，阴气盛，两气相感，故汗出而濡也。”而《脉因证治·肩背痛》中也记载：“脉促上击者，肩背痛。脉沉而滑者，背膂痛。风湿乘肺手太阴经，脉气郁甚不行也。”

本病好发于50岁上下的中老年人，年过五旬，肝肾开始虚弱，肝之阴血不足、肾之阴阳又越发亏虚，肝主筋，肾主骨，肝肾不足则筋骨不得濡养，四肢百骸开始出现衰退的症状。如果素体虚弱，恰好风寒湿邪又乘虚而入，直接侵犯肩部，导致局部经络气血不通，筋脉凝滞收引，不通则痛。《素问·上古天真论》言：“七八，肝气衰，筋不能动。八八，天癸竭，精少，肾脏衰，形体皆极。”而《素问·痿论》也记载：“肝主身之筋膜……筋膜干则筋急而挛，发为筋痿。”从局部而论，肝主筋，筋必须依靠肝血的滋养才可转输得利，如果肝血亏虚，阴液不足，则筋失所养，容易出现肌肉筋骨弛痿无力、肩臂运动困难等问题，或者出现筋痉挛而致肩臂被牵拉而伸展不利。此外，《灵枢·本神》还有“脾气虚则四肢不用”的记载，而《素问·脏气法时论》也曾说：“肺病者……肩背痛。”《灵枢·五邪》又谓：“邪在肾……肩背颈项痛。”由此可见，随着年龄增长，五脏六腑的功能也逐渐衰退，各器官组织及形体百骸也在逐渐衰退，此时，一旦五脏功能发生异常，筋脉得不到正常的濡养，则均可发生多种筋病，如筋痪、筋软、筋挛及四肢不用等。另外，宋《济生方》已经明确指出，痹证的内因主要是体虚，外因不外乎是外感，所以言“皆因体虚，腠理空疏，受风寒湿气而成痹也。”

此外，《素问·宣明五气》中云：“久视伤血，久卧伤气，久坐伤肉，久立伤骨，久行伤筋，是谓五劳所伤。”指出过度劳累或者完全不运动都可以导致痹证。《仙授理伤续断秘方》也认为“劳损筋骨，肩背疼痛”，明确指出肩背痛的原因是筋骨的劳损。另外，《张氏医通》也补充道：“或因提挈重物，皆致臂痛”，进一步解释了导致本病的原因，除了上述的劳损、过逸，还有外伤也是最直接的原因之一。

《素问·痹论》曰：“痹在于骨则重，在于脉则凝而不流，在于筋则屈不伸，在于肉则不仁，在于皮则寒。故具此五者则不痛也。凡痹之类，逢寒则虫，逢热则纵。”本病病变部位在于肩部，但发病机制离不开肝、脾、肾三脏。发病原因也不外乎内因、外因及不内外因，内因当然是由于年老体弱，脏腑功能不足，气血亏虚；外因则无疑是风寒湿热之邪的侵袭；同时也可因劳逸不当、筋骨劳损、肩部外伤或睡卧时裸肩受凉而引起发生。因此，体虚外感是本病的主要病机。

【证候分类】

1. 病因辨证

（1）风寒湿证

肩部窜痛，遇风寒痛增，得温痛减，畏风恶寒，或肩部有沉重感，舌质淡，苔薄白或腻，脉弦滑或弦紧。

（2）瘀滞证

肩部肿胀，疼痛拒按，以夜间为甚，舌质暗或有瘀斑，苔白或薄黄，脉弦或细涩。

（3）气血虚证

肩部酸痛，劳累后疼痛加重，伴头晕目眩、气短懒言、心悸失眠、四肢乏力，舌质淡，苔少或白，脉细弱或沉。

2. 经络辨证

（1）手太阴经证

本证以肩前内侧痛为主，后伸疼痛加重。

（2）手阳明经证

本证以肩前痛为主，外展疼痛加剧。

（3）手少阳经证

本证以肩外侧痛为主，外展疼痛加剧。

（4）手太阳经证

本证以肩后侧痛为主，内收疼痛加剧。

【诊断要点】

1. 症状

慢性起病者开始症状轻微，仅有肩部不适及钝痛，活动增多时疼痛，患者常未特别注意。少数患者可急性发病，疼痛严重，夜间更甚影响睡眠，甚至惧怕睡眠，不敢患侧卧位。发病 1 年左右最重，1 年半后疼痛减轻，影响日常生活，如穿衣、洗脸、取物、驾车、睡眠等。

肩周炎患者常诉患侧肩部疼痛，以夜间明显，严重者影响睡眠；除肩痛外，患者还诉患肩活动受限，如手不能上举、不能摸后背、不能梳头、不能摸裤后袋、大小便后不能用患侧手处理个人卫生等。肩周炎的严重程度及各期持续时间，个体间有很大的差异，平均整个病程 2 ～ 3 年，有的较短，有的持续数年。

2. 体征

患者自述痛点在臂上部，可感应到手，但无感觉障碍。疼痛严重者，盂肱关节几乎完全不能活动。压痛点广泛，显性压痛点集中在肩胛冈三角肌附着处，潜性压痛点也分布于头颈背部，亦可在肩峰下大结节及结节间沟处、前方的喙突、肩峰下肩袖间隙触及痛点。有时因并发上肢血液循环障碍或血管痉挛而出现手部肿胀、发凉，或手指疼痛不适等。急性期因疼痛而不敢活动，慢性期（冻结期）关节粘连，肩关节主动或被动活动皆受限；肩部外展至一定程度有阻挡感，可见肩胛肌、冈上肌、冈下肌及三角肌萎缩。

3. 分期根据肩周炎的临床表现，一般可分为三期。

（1）急性期（冻结进行期）

起病急骤，疼痛剧烈，肌肉痉挛，关节活动受限，夜间疼痛加重难以入眠。压痛范围广泛，喙突、喙肱韧带、肩峰下、冈上肌、肱二头肌长头腱、四边孔等部位均可出现压痛。X 线检查无异常，病程持续 2 ～ 9 个月。

（2）慢性期（冻结期）

疼痛症状相对减轻，但压痛范围仍较为广泛，由于急性期肌肉保护性痉挛造成关节功能受限，可发展到关节挛缩性功能障碍。X 线检查偶见肩峰、大结节骨质疏松及囊样变，持续 4 ～ 12 个月。功能恢复期：疼痛及僵硬逐渐消失，关节功能逐渐恢复至正常，持续 5 ～ 12 个月。

4. 辅助检查

（1）肩关节功能检查

该检查主要检查患者的活动受限程度，可用摸背及摸口两个常用动作判断。

①摸背或摸肩胛试验（hand-to shoulder blade test）：为肩内收内旋动作。正常情况下，中指尖可经背后触及对侧肩胛下角。轻度受限时，肘关节仅可屈，中指能过背中线；中度受限时，中指达不到背中线；重度受限时，中指仅能过同侧腋后线。

②摸口试验（month-wrap-around test）：正常情况下，在肩外展上举时，中指尖可触及对侧口角。轻度受限时，仅触及对侧耳翼；中度受限时，仅触到顶枕部；重度受限

时，达不到顶枕部。

（2）X 线检查

影像学检查一般无明显异常。早期阴性，日久可显示肩峰、大结节骨质疏松及囊样变，偶有肩袖钙化。

（3）肩关节造影

检查结果可见关节囊挛缩，关节囊下部皱褶消失。关节腔容量减少至 5 ～ 15mL（正常为 20 ～ 30mL）。

（4）关节镜检查

急性期滑膜充血，绒毛肥厚增殖，充填于盂肱下滑膜皱襞间隙，肱二头肌腱被血管翳覆盖。慢性期盂肱关节容积缩小，囊壁增厚，盂肱下滑膜皱襞闭锁，关节腔内粘连，有纤维条索浮游。

5. 鉴别诊断

（1）肩碰撞综合征

肩碰撞综合征导致的肩痛与本病类似，应注意鉴别。肩碰撞综合征导致肩痛时，患侧肩关节的活动度也有一定程度的降低，而被动活动度常大于主动活动度，且外旋活动多正常。因而，当肩痛病例出现被动外旋活动度明显下降时，应考虑原发性或继发性肩周炎的诊断。

（2）胸廓出口综合征

胸廓出口综合征是指臂丛神经，锁骨下动、静脉在胸廓出口处受到颈肋或痉挛肥厚的前、中斜角肌等的压迫而产生的血管或神经受压引起的症候群，多表现为臂丛神经受压症状：颈、肩臂麻木、疼痛、乏力，尤以尺神经受累为主，常可因肩上肢抬高而使症状加剧，但麻木、疼痛并不按根性痛分布。有的可表现为锁骨下动脉受压而出现肢体苍白、发冷；有的则表现为锁骨下静脉受压而出现肢体间歇性肿胀，静脉瘀血青紫。艾德森氏试验阳性，肋锁压迫试验阳性，过度外展试验阳性。X 线检查可排除是否有颈肋、第 7 颈椎横突肥大，是否有锁骨及第 1、第 2 肋骨畸形。

（3）肩黏液囊炎

肩峰下滑囊炎属于肩黏液囊炎，多为继发于相邻组织的病变，特别是冈上肌腱炎或冈上肌膜断裂后。原发性肩峰下滑囊炎多因急性外伤引起，也可起于积累性劳损。患者多为青年人，肩部疼痛，疼痛部位多在肩峰下，有局限性隆起，有囊性波动感。在三角肌前后缘处向外突出，在前边加压力，则三角肌后缘膨大突出，反之则三角肌前缘膨出。压痛点多在肱骨大结节处，肩关节外展及旋转受限明显。肩周炎多无直接外伤，50岁前后的老年人患病居多，疼痛多在肩肱关节及其周围的软组织，三角肌前后无局限性隆起包块，三角肌前后缘加压，局部无前后膨大突出表现，压痛多在肩肱关节及周围的软组织，肩关节各个方向活动均受限制。

（4）肱二头肌长头肌腱炎

肱二头肌长头肌腱炎也存在肩部的疼痛，以肩关节外展后伸时痛重为特征，关节外展外旋运动受限，其他方向运动并不受限。肩周炎以肩部局限隐痛为主，肩部上举、外展及旋转活动时疼痛明显加重，以肩关节各方向活动功能障碍为主。肩周炎检查时，局部压痛点在肩峰下滑囊、喙突、肱二头肌长头腱、冈上肌附着点等处，常见肩部广泛压痛而无局限性压痛点；肱二头肌长头肌腱炎检查时，肩前相当于肱骨结节间沟内的肱二头肌腱长头部位局限性深压痛，无其他部位压痛点。肱二头肌长头肌腱炎有特殊的阳性体征，即肱二头肌抗阻力试验阳性，而肩周炎患者一般无此体征。肩周炎有自愈倾向，部分患者可自愈，而肱二头肌长头肌腱炎无此特点。

【龙虎五刺埋线治疗】

1. 治疗原则

舒筋通络，行气活血。

2. 体位

卧位或坐位。

3. 埋线针具选择

针具为8cm长8号埋线针。线体为3cm长3-0 PGA线或胶原蛋白线。

4. 定穴

以肩关节局部取穴为主。

主穴：肩髃、肩前、肩贞、阿是穴、阳陵泉、中平穴（足三里下1寸）。

加减：太阴经证加尺泽、阴陵泉；阳明、少阳经证加手三里、外关；太阳经证加大杼、昆仑；痛在阳明、太阳经加条口透承山。

5. 操作技巧

肩前、肩贞要把握好进针角度和方向，切忌向内斜刺、深刺；阳陵泉深刺或透向阴陵泉；条口透承山可在得气后强刺激；局部畏寒发凉可加灸；肩部针后还可加拔火罐并走罐；余穴均按常规龙虎五刺埋线。凡在远端穴位埋线时，均令患者活动肩部。

6. 治疗原理

局部近取肩髃、肩前、肩贞，是谓“肩三针”，配局部阿是穴，可祛风散寒、疏经通络；循经远取阳陵泉能舒筋活络、通经止痛；中平穴系现代新发现的治疗肩周炎的经验效穴。诸穴远近相配，使病邪得祛，筋脉舒通，气血调和，疼痛自止。

【其他特色疗法】

1. 芒针

取肩髃透极泉、肩贞透极泉、条口透承山等。肩不能抬举者可局部多向透刺，使肩能抬举。条口透承山时边行针边令患者活动患肢，动作由慢到快，用力不宜过猛以免引起疼痛。

2. 刺络拔罐

对肩部肿胀疼痛明显而瘀阻浅表者可用皮肤针中强度叩刺患部，使局部皮肤微微渗血，再加拔火罐；如瘀阻较深者可用三棱针点刺 2 ～ 3 针致少量出血，再加拔火罐，使瘀血外出，邪去络通。每周 2 次。

3. 耳针

取肩、肩关节、锁骨、神门、对应点等。每次选 3 ～ 4 穴，毫针强刺激，留针 30 分钟；也可用王不留行籽贴压。

4. 电针

取肩髃、肩髎、肩前、天宗、曲池、外关等。每次选 2 ～ 4 穴，接通电针仪，早期用连续波，后期用断续波，强刺激 10 ～ 15 分钟。

5. 穴位注射

在肩部穴位注射当归注射液、川芎注射液、延胡索注射液、红花注射液等或 10% 葡萄糖注射液、维生素 B_1 注射液，每穴 0.5mL。如压痛点广泛，可选择 2 ～ 3 个压痛最明显处进行注射。

6. 针刀

肩关节出现粘连时，局麻下将针刀刺入痛点，可触及硬结和条索，顺肌纤维走行方向分离松解粘连。

7. 中医药辨证治疗

（1）风寒湿痹证

治法：温经散寒，活络止痛。

代表方：蠲痹汤加减。

（2）瘀滞证

治法：活血通经止痛。

代表方：桃红四物汤加减。

（3）气血虚证

治法：补益气血，通经活络。

代表方：黄芪桂枝五物汤加减。

【注意事项】

1. 埋线治疗肩周炎有较好的疗效。但必须明确诊断，排除肩关节结核、肿瘤、骨折、脱臼等其他疾病，并与颈椎病、内脏病等引起的牵涉痛相区别。

2. 把握埋线治疗时机，病程越短，效果越好。对组织产生粘连、肌肉萎缩者，应结合推拿治疗，以提高疗效。

3. 自主锻炼和被动锻炼是配合埋线治疗、早日恢复肩关节功能不可缺少的环节。必须强调适当进行肩部功能练习，每日做 2 ～ 3 次“爬墙”活动。

4. 注意肩部保暖，避免风寒侵袭。

第十八章

妇科疾病

第一节 慢性盆腔炎

慢性盆腔炎又称盆腔炎性疾病后遗症（sequelae of pelvic inflammatory disease），是盆腔炎性疾病（pelvic inflammatory disease，PID）的遗留病变，多是由于 PID 未能得到及时正确的治疗，迁延日久而来，缠绵难愈，临床上以不孕、输卵管妊娠、慢性盆腔痛、炎症反复发作为主要表现。根据发病部位及病理不同，可分为慢性输卵管炎与输卵管积水、输卵管卵巢炎及输卵管卵巢囊肿、慢性盆腔结缔组织炎。

中医古籍无此病名记载，根据其临床表现，归属于“癥瘕”“妇人腹痛”“带下病”“月经不调”“不孕症”等范畴。

【西医病因病理】

本病常为急性盆腔炎性疾病未得到及时、正确、彻底的治疗，或患者体质较差，病程迁所致。导致盆腔炎性疾病发生的常见病原体有链球菌、淋球菌、支原体、衣原体、葡萄球菌、大肠杆菌、厌氧菌及性传播等。

慢性盆腔炎发病时可局限于一个部位，也可几个部位同时发病。但亦可无急性盆腔炎性疾病史，如沙眼衣原体感染所致输卵管炎也可导致本病的发生。

本病主要病理改变为组织破坏、广泛粘连、增生及瘢痕形成，可有以下表现。

①慢性输卵管炎：输卵管黏膜肿胀、间质水肿及充血，大量中性粒细胞浸润，输卵管上皮退行性变或成片脱落，输卵管黏膜结构和功能破坏，输卵管充血、肿胀、增粗、弯曲，纤维素性脓性渗出物增多，与周围组织粘连，导致输卵管管腔及伞端闭锁。

②输卵管卵巢肿块：由于输卵管卵巢粘连可形成输卵管卵巢肿块。

③输卵管积水或输卵管卵巢囊肿：若输卵管伞部闭塞，浆液性渗出物可聚集形成输卵管积水，或输卵管积脓，或输卵管卵巢囊肿被浆液性渗出物代替形成输卵管积水或输卵管卵巢囊肿。

④盆腔结缔组织炎：结缔组织充血、水肿及中性粒细胞浸润，以宫旁结缔组织炎最常见，局部增生、增厚，质地较软，边界不清，向两侧盆壁呈扇形浸润，若病变广泛，可使子宫固定。

【中医病因病机】

本病病因较为复杂，但可概括为湿、热、瘀、寒、虚5个方面。湿热是本病主要的致病因素，瘀血阻遏为本病的根本病机。经行产后，胞门未闭，风寒湿热之邪或虫毒乘虚内侵，与冲任气血相搏结，蕴结于胞宫，反复进退，耗伤气血，虚实错杂，缠绵难愈。

【证候分类】

（1）湿热瘀结证

湿热内蕴，余邪未尽，正气已伤，气血阻滞，湿热与瘀血交结，阻滞冲任、胞宫、胞脉。

（2）气滞血瘀证

素性抑郁，肝失条达，气机不利，气滞而血瘀，阻滞冲任、胞宫、胞脉。

（3）寒湿瘀滞证

经行产后，余血未尽，冒雨涉水，感寒饮冷；或久居寒湿之地，寒湿伤及冲任、胞宫、胞脉，血为寒湿所凝，血行不畅，凝结瘀滞而发病。

（4）气虚血瘀证

素体虚弱，或大病久病，正气不足，余邪留恋或复感外邪，留着于冲任、胞宫、胞脉，血行不畅，瘀血停聚而发病。

（5）肾虚血瘀证

素禀肾气不足，或房劳多产，损伤肾气，冲任气血失调，血行瘀滞，或久病不愈，肾气受损，瘀血内结而发病。

【诊断要点】

1. 病史

大多有 PID 发作史，或宫腔、盆腔手术史，或不洁性生活史。

2. 临床特征

下腹部疼痛或坠胀痛，痛连腰骶，常在劳累、性交后及月经前后加重。可伴有低热起伏，易疲劳，劳则复发，带下增多，月经不调，不孕。

3. 妇科检查

子宫常后倾后屈，压痛，活动受限或粘连固定；宫体一侧或两侧附件增厚，或触及呈条索状增粗的输卵管，或触及囊性肿块，压痛；宫骶韧带增粗、变硬、触痛。

4. 辅助检查

①实验室检查，白带常规、BV、宫颈分泌物检测及血沉、血常规检查等可有异常发现。

② B 超检查，可有一侧或两侧附件液性包块。

③子宫输卵管造影检查，输卵管迂曲、阻塞或通而不畅。

④腹腔镜检查，盆腔粘连，输卵管积水、伞端闭锁。

5. 鉴别诊断

本病需与子宫内膜异位症、盆腔淤血综合征、卵巢囊肿、卵巢癌等疾病相鉴别。

【龙虎五刺埋线治疗】

1. 治疗原则

治疗以活血化瘀、行气止痛为主，配合清热利湿、疏肝行气、散寒除湿、补肾健脾益气等。

2. 体位

根据穴位所在部位不同，选择仰卧位或俯卧位。

3. 埋线针具选择

针具为 8cm 长 8 号埋线针。线体为 3–0 号 PGA 线或胶原蛋白线。

4. 定穴

（1）主穴

①关元

定位：仰卧。在下腹部，前正中线上，当脐中下 3 寸。

局部层次解剖：皮肤→皮下组织→腹白线→腹横筋膜→腹壁外脂肪→壁腹膜。浅层主要有第 12 胸神经前支的前皮支和腹壁浅动、静脉的分支或属支。深层主要有第 12 胸神经前支的分支。

②中极（膀胱募穴）

定位：仰卧。在下腹部，前正中线上，当脐中下 4 寸。

局部层次解剖：皮肤→皮下组织→腹白线→腹横筋膜→腹膜外脂肪→壁腹膜。浅层主要布有髂腹下神经的前皮支和腹壁浅动、静脉的分支或属支。深层有髂腹下神经的分支。

③归来

定位：仰卧。在下腹部，当脐中下 4 寸，距前正中线 2 寸。

局部层次解剖：皮肤→皮下组织→腹直肌鞘前壁外侧缘→腹直肌外侧缘。浅层布有第 11、第 12 胸神经前支和第 1 腰神经前支的外侧皮支及前皮支，以及腹壁浅动、静脉的分支或属支。深层有腹壁下动、静脉的分支或属支，以及第 11、第 12 胸神经前支的肌支。

④子宫

定位：仰卧。在下腹部，当脐中下 4 寸，中极旁开 3 寸。

局部层次解剖：皮肤→皮下组织→腹外斜肌腱膜→腹内斜肌→腹横肌→腹横筋膜。浅层主要布有髂腹下神经的外侧皮支和腹壁浅静脉。深层主要有髂腹下神经的分支和腹壁下动、静脉的分支或属支。

⑤腹结

定位：仰卧。在下腹部，大横穴下 1.3 寸，前正中线旁开 4 寸。

局部层次解剖：皮肤→皮下组织→腹外斜肌腱膜→腹内斜肌→腹横肌→腹横筋膜。有第 11 肋间动、静脉，分布有第 11 肋间神经。

（2）配穴

脾虚加脾俞、血海、足三里，肝肾不足加三阴交，肝气郁滞加肝俞。

5. 操作技巧

埋线部位按要求用碘伏常规消毒，医者戴口罩、帽子和无菌手套。

穴位针具刃口线与人体纵轴平行，与肌纤维走行平行，术者左手在定点处按压，右手持针，将带有线体的针具抵住皮肤，轻轻加压后快速突破，缓慢进针，经皮下组织斜刺入外层筋膜，旋转针体，回提针具，将线体留在皮下，出针按压后创可贴贴敷。

6. 治疗机制

关元、中极均属任脉穴，为调理冲任的要穴；归来为足阳明胃经穴，善治妇人血脏疾患；子宫穴为经外奇穴，是治疗女性生殖系统疾患经验效穴；三阴交健脾祛湿，补益肝肾，为妇科诸症要穴；足三里为强壮要穴，调理冲任，补益气血；肾俞振奋脾肾阳气，温宫祛寒；肝俞疏肝理气，活血化瘀；脾俞、胃俞调理脾胃，补益气血。诸穴相配，共奏温经散寒、理气活血止痛之功。

【其他特色疗法】

1. 针刺

取关元、中极、归来、子宫、腹结等穴，随证加减。

2. 艾灸

取穴关元、气海、神阙、中极。每日或隔日 1 次。

3. 中医药辨证治疗

（1）湿热瘀结证

治法：清热除湿，化瘀止痛。

代表方：银甲丸。

（2）气滞血瘀证

治法：疏肝行气，化瘀止痛。

代表方：膈下逐瘀汤。

（3）寒湿瘀滞证

治法：祛寒除湿，化瘀止痛。

代表方：少腹逐瘀汤合桂枝茯苓丸。

（4）气虚血瘀证

治法：益气健脾，化瘀止痛。

代表方：理冲汤去天花粉、知母合失笑散。

（5）肾虚血瘀证

治法：温肾益气，化瘀止痛。

代表方：温胞饮合失笑散。

4. 中药直肠导入

取红藤、败酱草、丹参、延胡索、三棱等随证加减。上药适用于各个证型者。

5. 中药外敷

（1）中药药包热敷

辨证选用中药，热敷于下腹部或腰骶部。

（2）中药穴位敷贴

辨证选用中药，研末或制成丸剂，贴敷于三阴交、气海、神阙、关元等穴位。

6. 中药离子导入

辨证选用中药浓煎后通过中药离子光电导入仪导入，使药物通过局部皮肤直接渗透和吸收。

7. 物理治疗

选择应用盆腔炎治疗仪及微波、超声电、激光治疗仪等。

【注意事项】

1. 本病病情缠绵难愈，应充分发挥中医药的治疗优势，在辨证论治的原则指导下内外同治、多途径给药，配合中药直肠导入、中药外敷、中药离子导入等综合疗法，以提高临床疗效。

2. 若输卵管积水、输卵管阻塞、盆腔炎性粘连，严重影响生育，经药物治疗疗效不理想者，考虑手术治疗。

第二节　月经不调

月经不调是以月经的周期及经量、经色、经质的异常为主症的月经病。临床上包括月经先期、月经后期、月经先后无定期等情况。

月经周期提前 7 天以上，甚至 10 余天一行，连续 3 个周期以上者，称为“月经先期”，亦称“经期超前”“经行先期”“经早”“经水不及期”等。

月经周期延长 7 天以上，甚至 3 ～ 5 个月一行，连续出现 3 个周期以上，称为“月经后期”，亦称“经行后期”“月经延后”“经迟”等。

月经周期时或提前、时或延后7天以上，交替不定且连续3个周期以上者，称为“月经先后无定期”，又称“经水先后无定期”“月经愆期”“经乱”等。

【西医病因病理】

妇科学中常见的月经病包括异常子宫出血、闭经、多囊卵巢综合征、痛经、子宫内膜异位症和子宫腺肌病、经前期综合征及围绝经期综合征等。导致月经病的主要因素是下丘脑–垂体–卵巢轴的神经内分泌调节功能紊乱或异常，以及靶器官子宫或下生殖道等生殖系统异常或其他内分泌系统腺体功能紊乱。

【中医病因病机】

中医学认为，本病的主要病因病机是外感六淫、内伤七情、饮食劳倦或房劳所伤，或禀赋不足，可使脏腑功能失常，气血失调，导致冲任二脉损伤，从而发生月经病。病位在胞宫，与冲、任二脉及肾、脾、肝三脏关系密切，基本病机是冲任失调，脏腑功能失常，气血不和。

1. 月经先期

《妇人大全良方·调经门》指出本病病机是由于“过于阳则前期而来”，《普济本事方·妇人诸疾》进一步提出：“阳气乘阴则血流散溢……故令乍多而在月前。”后世医家多宗“先期属热”之说，如朱丹溪有“经水不及期而来者，血热也”的见解。《景岳全书·妇人规》对本病的病因、辨证、论治做了较全面的阐述，提出气虚不摄也是导致月经先期的重要发病机制，指出“若脉证无火而经早不及期者，乃其心脾气虚，不能固摄而然”。

本病的病因病机主要是气虚和血热。气虚则统摄无权，冲任不固；血热则热扰冲任，伤及胞宫，血海不宁，均可使月经先期而至。

2. 月经后期

本病首见于《金匮要略·妇人杂病脉证并治》温经汤条下谓“至期不来”。《妇人大全良方·调经门》引王子亨所言：“过于阴则后时而至。”认为月经后期为阴盛血寒所致。《丹溪心法·妇人》中提出“血虚”“血热”“痰多”均可导致月经后期的发生。薛己、万全、张景岳等更提出了“脾经血虚”“肝经血少”“气血虚弱”“气血虚少”“气逆血少”“脾胃虚损”“痰湿壅滞”及“水亏血少，燥涩而然”“阳虚内寒，生化失期”等月经后期的发病机制。

本病的主要发病机制是精血不足，或邪气阻滞，致冲任不充，血海不能按时满溢，遂致月经后期。

3. 月经先后无定期

本病首见于《备急千金要方·月经不调》："妇人月经一月再来或隔月不来。"《圣济总录·杂疗门》则称为"经水不定"。《万氏妇人科·调经章》始提出"经水或前或后"的病名，并指出应"悉从虚治，加减八物汤主之"。《景岳全书·妇人规》则将本病称为"经乱"，分为"血虚经乱"和"肾虚经乱"，较详细地论述了病因病机、治法、方药、预后和调养方法，为后世医家所推崇。《医宗金鉴·妇科心法要诀》称本病为"愆期"，认为提前为热，延后为滞，淡少不胀者为虚，紫多胀痛者为实。《傅青主女科·调经》依据"经水出诸肾"及肝肾"子母相关"等理论，认为经水先后无定期为肝肾之郁所致，重在肝郁，由肝郁而致肾郁。

本病的发病机制主要是肝肾功能失常，冲任失调，血海蓄溢无常。

【证候分类】

1. 月经先期

（1）气虚证

气虚证可分为脾气虚证和肾气虚证。

①脾气虚证：体质素弱，或饮食失节，或劳倦思虑过度，损伤脾气，脾伤则中气虚弱，冲任不固，经血失统，以致月经先期来潮。脾为心之子，脾气既虚，则赖心气以自救，久则心气亦伤，致使心脾气虚，统摄无权，月经提前。

②肾气虚证：年少肾气未充，或绝经前肾气渐虚，或多产房劳，或久病伤肾，肾气虚弱，冲任不固，不能约制经血，遂致月经提前而至。

（2）血热证

血热证常分为阳盛血热证、阴虚血热证、肝郁血热证。

①阳盛血热证：素体阳盛，或过食辛燥助阳之品，或感受热邪，热扰冲任、胞宫，迫血下行，以致月经提前。

②阴虚血热证：素体阴虚，或失血伤阴，或久病阴亏，或多产房劳耗伤精血，以致阴液亏损，虚热内生，热伏冲任，血海不宁，则月经先期而下。

③肝郁血热证：素性抑郁，或情志内伤，肝气郁结，郁久化热，热扰冲任，迫血下行，遂致月经提前。

2. 月经后期

（1）肾虚证

先天肾气不足，或房劳多产，损伤肾气，肾虚精亏血少，冲任不充，血海不能按时满溢，遂致月经后期而至。

（2）血虚证

体质素弱，营血不足，或久病失血，或产育过多，耗伤阴血，或脾气虚弱，化源不足，均可致营血亏虚，冲任不充，血海不能按时满溢，遂使月经周期延后。

（3）血寒证

①虚寒证：素体阳虚，或久病伤阳，阳虚内寒，脏腑失于温养，气血化生不足，血海充盈延迟，遂致经行后期。

②实寒证：经期产后，外感寒邪，或过食寒凉，寒搏于血，血为寒凝，冲任阻滞，血海不能如期满溢，遂使月经后期而来。

（4）气滞证

素多忧郁，气机不宣，血为气滞，运行不畅，冲任阻滞，血海不能如期满溢，因而月经延后。

（5）痰湿证

素体肥胖，痰湿内盛，或劳逸过度，饮食不节，损伤脾气，脾失健运，痰湿内生，痰湿下注冲任，壅滞胞脉，气血运行缓慢，血海不能按时满溢，遂致经行错后。

3. 月经前后无定期

（1）肝郁证

肝藏血，司血海，主疏泄。肝气条达，疏泄正常，血海按时满盈，则月经周期正常。若情志抑郁，或忿怒伤肝，则致肝气逆乱，疏泄失司，冲任失调，血海蓄溢失常。若疏泄太过，则月经先期而至；若疏泄不及，则月经后期而来。

（2）肾虚证

肾为先天之本，主封藏，若素体肾气不足或多产房劳、大病久病，损伤肾气，肾气不充，开阖不利，冲任失调，血海蓄溢失常，遂致月经先后无定期。

【诊断要点】

1. 月经先期

（1）病史

有血热病史或平素嗜食辛辣，或有情志内伤等病史。

（2）临床特征

月经提前来潮，周期不足 21 天，且连续出现 3 个月经周期及以上，经期基本正常，可伴有月经过多。

（3）妇科检查

一般无明显盆腔器质性病变。

（4）辅助检查

基础体温（BBT）监测呈双相型，但黄体期少于 11 天，或排卵后体温上升缓慢，上升幅度＜ 0.3℃；月经来潮 12 小时内诊断性刮宫，子宫内膜呈分泌反应不良。

（5）鉴别诊断

月经先期表现为月经周期提前，经期基本正常，并连续出现 3 个周期以上，诊断时须与经间期出血及其他全身性疾病和盆腔器质性疾患所引起的异常出血相鉴别。

2. 月经后期

（1）病史

禀赋不足，或有感寒饮冷、情志不遂史。

（2）临床特征

月经周期延后 7 天以上，甚至 3 ～ 5 个月一行，可伴有经量及经期的异常，连续出现 3 个月经周期以上。

（3）妇科检查

子宫大小正常或略小。

（4）辅助检查

尿妊娠试验阴性；B 超检查了解子宫及卵巢的情况；BBT 低温相超过 21 天；生殖激素测定提示卵泡发育不良或高催乳素、高雄激素、FSH/LH 比值异常等。

（5）鉴别诊断

本病应与早孕、胎漏、异位妊娠等相鉴别。

3. 月经先后无定期

（1）病史

有七情内伤或慢性疾病等病史。

（2）临床特征

月经不按周期来潮，提前或延后 7 天以上，并连续出现 3 个周期以上。

（3）妇科检查

子宫大小正常或偏小。

（4）辅助检查

生殖激素测定有助于诊断，常可表现为黄体不健或伴催乳素升高。

（5）鉴别诊断

诊断时需与月经周期、经期、经量皆出现异常之崩漏相鉴别。

【龙虎五刺埋线治疗】

1. 治疗原则

治疗以温经散寒、活血化瘀、行气止痛为主，配合清热利湿、疏肝行气、散寒除湿、补肾健脾益气等。

2. 体位

根据穴位所在部位不同，选择仰卧位或俯卧位。

3. 埋线针具选择

针具为 8cm 长 8 号埋线针。线体为 3–0 号 PGA 线或胶原蛋白线。

4. 定穴

（1）主穴

①中脘（胃募穴，腑会穴）

定位：仰卧。在上腹部，前正中线上，当脐中上 4 寸。

局部层次解剖：皮肤→皮下组织→腹白线→腹横筋膜→腹膜外脂肪→壁腹膜。浅层主要布有第 8 胸神经前支的前皮支及腹壁浅静脉的属支。深层有第 8 胸神经前支的分支。

②关元

定位：仰卧。在下腹部，前正中线上，当脐中下 3 寸。

局部层次解剖：皮肤→皮下组织→腹白线→腹横筋膜→腹壁外脂肪→壁腹膜。浅层主要有第 12 胸神经前支的前皮支和腹壁浅动、静脉的分支或属支。深层主要有第 12 胸神经前支的分支。

③天枢（大肠募穴）

定位：仰卧。在腹中部，距脐中 2 寸。

局部层次解剖：皮肤→皮下组织→腹直肌鞘前缘→腹直肌。浅层布有第 9、第 10、第 11 胸神经前支的外侧皮支和前皮支及脐周静脉网。深层有腹壁上、下动、静脉的吻合支，以及第 9、第 10、第 11 胸神经前支的肌支。

④子宫

定位：仰卧。在下腹部，当脐中下 4 寸，中极旁开 3 寸。

局部层次解剖：皮肤→皮下组织→腹外斜肌腱膜→腹内斜肌→腹横肌→腹横筋膜。浅层主要布有髂腹下神经的外侧皮支和腹壁浅静脉。深层主要有髂腹下神经的分支和腹壁下动、静脉的分支或属支。

⑤腹结

定位：仰卧。在下腹部，大横穴下 1.3 寸，前正中线旁开 4 寸。

局部层次解剖：皮肤→皮下组织→腹外斜肌腱膜→腹内斜肌→腹横肌→腹横筋膜。有第 11 肋间动、静脉；分布有第 11 肋间神经。

⑥地机

定位：正坐或仰卧位，在阴陵泉直下 3 寸，当阴陵泉与三阴交的连线上，胫骨内侧面后缘处。

局部层次解剖：皮肤→皮下组织→趾长屈肌→胫骨后肌。前方有大隐静脉及膝最上动脉的分支，深层有胫后动、静脉。皮层由隐神经分布，深层分布有小腿内侧皮神经，深层后方有胫神经。

（2）配穴

脾胃虚弱加血海、足三里，肝肾不足加太溪、三阴交，血瘀加肝俞，太冲。

5. 操作技巧

埋线部位按要求用碘伏常规消毒，医者戴口罩、帽子和无菌手套。

穴位针具刃口线与人体纵轴平行，与肌纤维走行平行，术者左手在定点处按压，右手持针，将带有线体的针具抵住皮肤，轻轻加压后快速突破，缓慢进针，经皮下组织斜刺入外层筋膜，旋转针体，回提针具，将线体留在皮下，出针按压后创可贴贴敷。

【其他特色疗法】

1. 针刺

（1）月经先期

主穴为关元、三阴交、血海。实热配行间；虚热配太溪；气虚配足三里、脾俞。毫针常规刺。

（2）月经后期

主穴为气海、归来、三阴交。血寒配关元、命门；血虚配足三里、血海；肾虚配肾俞、太溪；气滞配太冲。

（3）月经先后无定期

主穴为关元、三阴交。肝郁配肝俞、太冲；肾虚配肾俞、太溪。

2. 耳针

取内生殖器、皮质下、内分泌、肝、脾、肾。毫针刺法、埋针法或压丸法。

3. 中医药辨证治疗

（1）月经先期

①脾气虚证

治法：补脾益气，摄血调经。

代表方：补中益气汤。

②肾气虚证

治法：补益肾气，固冲调经。

代表方：固阴煎。

③阳盛血热证

治法：清热凉血调经。

代表方：清经散。

④阴虚血热证

治法：养阴清热调经。

代表方：两地汤。

⑤肝郁血热证

治法：疏肝清热，凉血调经。

代表方：丹栀逍遥散。

（2）月经后期

①脾气虚证

治法：补脾益气，摄血调经。

代表方：补中益气汤。

②肾气虚证

治法：补益肾气，固冲调经。

代表方：固阴煎。

③阳盛血热证

治法：清热凉血调经。

代表方：清经散。

④阴虚血热证

治法：养阴清热调经。

代表方：两地汤。

⑤肝郁血热证

治法：疏肝清热，凉血调经。

代表方：丹栀逍遥散。

（3）月经先后无定期

①肝郁证

治法：疏肝解郁，和血调经。

代表方：逍遥散。

②肾虚证

治法：补肾益气，养血调经。

代表方：固阴煎。

4. 穴位注射

取脾俞、肾俞、肝俞、三阴交、血海、足三里、关元。每次选用 2 ～ 3 穴，选当归注射液或丹参注射液，常规穴位注射。

5. 中药外敷

（1）中药药包热敷

辨证选用中药，热敷于下腹部或腰骶部。

（2）中药穴位敷贴

辨证选用中药，研末或制成丸剂，贴敷于三阴交、气海、神阙、关元等穴位。

6. 中药离子导入

辨证选用中药浓煎后通过中药离子光电导入仪导入，使药物通过局部皮肤直接渗透和吸收。

7. 物理治疗

物理治疗包括微波、超声电、激光治疗仪等。

【注意事项】

1. 针灸对月经不调有较好的治疗效果，特别是对功能性月经不调有显著疗效。若是生殖系统器质性病变引起的月经不调，要针对病因处理。

2. 月经先期属于以周期异常为主的月经病，常与月经过多并见，严重者可发展为崩漏，使病情反复难愈，应积极治疗。

3. 月经后期常与月经量少兼见，治疗及时得当，预后较好，否则可发展为闭经。

4. 月经先后无定期如及时治疗，再加调护，预后较好。如治不及时，可向崩漏或闭经转化，病程日久则成不孕症，或孕后发生胎漏、胎动不安、堕胎、小产等。

第三节 痛经

痛经（dysmenorrhea）是指女性正值经期或经行前后出现周期性下腹部疼痛，或伴腰骶酸痛，影响正常工作及生活。痛经可分为原发性痛经和继发性痛经两大类。前者是指无盆腔器质性病变的痛经，多发生于青春期少女初潮后 1 ～ 2 年，也称为功能性痛经；后者指因盆腔炎、子宫内膜异位症、子宫腺肌病等器质性疾病引起的痛经，也称为器质性痛经，多见于育龄期女性。

本病属于中医学“月水来腹痛”“经行腹痛”“经期腹痛”范畴。

【西医病因病理】

1. 原发性痛经

（1）前列腺素释放增多

原发性痛经的产生与行经时子宫内膜释放前列腺素（PG）水平较高有关。研究表明，痛经患者子宫内膜和月经血中 PGF2α 和 PGE2 含量较正常女性明显升高，可引起子宫平滑肌过度收缩，血管痉挛，子宫肌层缺血、乏氧而导致痛经。

（2）精神、神经因素

内在或外来的精神刺激可使痛阈降低。焦虑、恐惧可通过中枢神经系统刺激盆腔神经纤维而引起疼痛。

2. 继发性痛经

（1）盆腔炎

见本章第一节。

（2）子宫内膜异位症

异位子宫内膜来源至今尚未阐明。基本病理变化为异位子宫内膜随卵巢激素变化而发生周期性出血，导致周围纤维组织增生和囊肿、粘连形成，在病区出现紫褐色斑点或小泡，最终发展为大小不等的紫褐色实质性结节或包块。

（3）子宫腺肌病

子宫腺肌病常认为是由基底层子宫内膜侵入肌层生长所致。此外，多次妊娠及分娩、人工流产、慢性子宫内膜炎等造成子宫内膜基底层损伤，与腺肌病发病密切相关。病理表现为异位内膜在子宫肌层弥漫性生长，累及后壁居多，子宫呈均匀性增大，前后径增大明显，呈球形，剖面见子宫肌壁显著增厚且硬，无旋涡状结构，于肌壁中见粗厚肌纤维带和微囊腔，腔内偶有陈旧血液。少数病灶呈局限性生长，形成结节或团块，似肌壁间肌瘤，称为子宫腺肌瘤。

【中医病因病机】

有关痛经的记载，最早见于《金匮要略·妇人杂病脉证并治》："带下，经水不利，少腹满痛，经一月再见者，土瓜根散主之。"指出瘀血内阻而致经行不畅，少腹胀痛，1 个月后周期性再出现的痛经特点，并用活血化瘀的土瓜根散治疗。《诸病源候论·妇人杂病诸候》首立“月水来腹痛候”，认为“妇人月水来腹痛者，由劳伤血气，以致体虚，受风冷之气，客于胞络，损冲任之脉……其经血虚，受风冷，故月水将来之际，血气动于风冷，风冷与血气相击，故令痛也。”为研究本病的病因病机奠定了理论基础。

痛经病因有生活所伤、情志不和、六淫为害，痛经的病位在冲任与胞宫，其发生与冲任、胞宫的周期性生理变化密切相关。病因病机可概括为“不荣则痛”或“不通则痛”，其证重在明辨虚实寒热。若素体肝肾亏损，气血虚弱，经期前后，血海满而溢泄，气血骤虚，冲任、胞宫失养，故“不荣则痛”；若由于肝郁气滞、寒邪凝滞、湿热郁结等因素导致的瘀血阻络，客于胞宫，损伤冲任，气血运行不畅，故“不通则痛”。

【证候分类】

（1）寒凝血瘀证

经期产后，感受寒邪，或过食生冷，或迁居寒冷之地，寒邪客于胞宫，血得寒则凝，以致瘀阻冲任，血行失畅。经前、经期气血下注冲任，加重胞脉气血壅滞，“不通则痛”，发为痛经。

（2）气滞血瘀证

素性抑郁，忧思郁怒，肝郁气滞，气滞血瘀，滞于冲任、胞宫而作痛；若血不循经，滞于胞宫，日久成瘀，阻碍气机流畅。气滞与血瘀相互为病，最终导致“经水不利”而腹痛发作。《张氏医通·妇人门》云：“经行之际……若郁怒则气逆，气逆则血滞于腰腿心腹背肋之间，遇经行时则痛而加重。”

（3）湿热蕴结证

素体湿热内蕴，或经期、产后调养不慎，感受湿热邪气，与血相搏，流注下焦，蕴结胞中，气血凝滞，“不通则痛”，发为痛经。

（4）气血虚弱证

脾胃素虚，化源匮乏，或大病久病或失血过多，气血不足，胞脉空虚，经期或行经后气血亏虚益甚，故冲任、胞宫失于濡养而发病；兼气虚推动无力，血行迟缓，冲任经脉不利，亦可发病。正如《景岳全书·妇人规》云：“凡人之气血犹源泉也，盛则流畅，少则壅滞，故气血不虚则不滞。”

（5）肝肾亏损证

素禀虚弱，或房劳多产，或久病耗损，导致肝肾亏虚，精亏血少，水不涵木；经后血海空虚，冲任、胞宫失去濡养，“不荣则痛”，发为痛经。如《傅青主女科》中所述：“妇人有少腹疼于行经之后者，人以为气血之虚也，谁知是肾气之涸乎。”

【诊断要点】

1. 病史

既往有经行腹痛史；精神过度紧张，经期产后冒雨涉水、过食寒凉，或有不洁房事等情况；有子宫内膜异位症、子宫腺肌病、盆腔炎性疾病、宫颈狭窄等病史或妇科手术史。

2. 临床特征

腹痛多发生在经行前 1 ～ 2 天，行经第 1 天达高峰，疼痛多呈阵发性、痉挛性，或呈胀痛或伴下坠感。疼痛常可放射至腰骶部、肛门、阴道及大腿内侧。痛甚者可伴面色苍白，出冷汗，手足发凉，恶心呕吐，甚至昏厥等。也有少数于经血将净或经净后 1 ～ 2 天始觉腹痛或腰腹痛者。

3. 妇科检查

功能性痛经者，检查多无明显异常。部分患者可见子宫体极度屈曲，或宫颈口狭窄。子宫内膜异位症者多有痛性结节，或伴有卵巢囊肿；子宫腺肌病者子宫多呈均匀性增大，或伴有压痛；盆腔炎性疾病可有子宫或附件压痛等征象；有妇科手术史者，多有子宫粘连、活动受限等。

4. 辅助检查

①血液检查，如血常规白细胞计数是否增高，有助于诊断盆腔炎性疾病。

②盆腔 B 超检查有助于诊断子宫内膜异位症、子宫腺肌病、盆腔炎性疾病，排除妊娠、生殖器肿瘤等。

③另外，盆腔 MRI 检查、腹腔镜、子宫输卵管碘油造影、宫腔镜等检查有助于明确痛经的病因。

5. 鉴别诊断

本病需与异位妊娠、宫内妊娠流产、黄体破裂、急性阑尾炎等相鉴别。

【龙虎五刺埋线治疗】

1. 治疗原则

痛经的治疗，应根据证候在气、在血，寒热、虚实的不同，以止痛为核心，以调理胞宫、冲任气血为主，或补气，或活血，或散寒，或清热，或补虚，或泻实。具体治法分两步：经期重在调血止痛以治标，及时缓解，控制疼痛；平素辨证求因以治本。标本缓急，主次有序，分阶段治疗。

2. 体位

根据穴位所在部位不同，选择仰卧位或俯卧位。

3. 埋线针具选择

针具为 8cm 长 8 号埋线针。线体为 3–0 号 PGA 线或胶原蛋白线。

4. 定穴

（1）主穴

①关元

定位：仰卧。在下腹部，前正中线上，当脐中下 3 寸。

局部层次解剖：皮肤→皮下组织→腹白线→腹横筋膜→腹壁外脂肪→壁腹膜。浅层主要有第 12 胸神经前支的前皮支和腹壁浅动、静脉的分支或属支。深层主要有第 12 胸神经前支的分支。

②天枢（大肠募穴）

定位：仰卧。在腹中部，距脐中 2 寸。

局部层次解剖：皮肤→皮下组织→腹直肌鞘前缘→腹直肌。浅层布有第 9、第 10、第 11 胸神经前支的外侧皮支和前皮支及脐周静脉网。深层有腹壁上、下动、静脉的吻合支，以及第 9、第 10、第 11 胸神经前支的肌支。

③子宫

定位：仰卧。在下腹部，当脐中下 4 寸，中极旁开 3 寸。

局部层次解剖：皮肤→皮下组织→腹外斜肌腱膜→腹内斜肌→腹横肌→腹横筋膜。浅层主要布有髂腹下神经的外侧皮支和腹壁浅静脉。深层主要有髂腹下神经的分支和腹壁下动、静脉的分支或属支。

④腹结

定位：仰卧。在下腹部，大横穴下 1.3 寸，前正中线旁开 4 寸。

局部层次解剖：皮肤→皮下组织→腹外斜肌腱膜→腹内斜肌→腹横肌→腹横筋膜。有第 11 肋间动、静脉；分布有第 11 肋间神经。

⑤地机

定位：正坐或仰卧位，在阴陵泉直下 3 寸，当阴陵泉与三阴交的连线上，胫骨内侧面后缘处。

局部层次解剖：皮肤→皮下组织→趾长屈肌→胫骨后肌。前方有大隐静脉及膝最上动脉的分支，深层有胫后动、静脉。皮层由隐神经分布，深层分布有小腿内侧皮神经，深层后方有胫神经。

（2）配穴

气虚加气海，足三里，痰湿内盛加丰隆、阴陵泉，寒重加血海、足三里；瘀血阻滞明显加次髎、膈俞、肝俞。

5. 操作技巧

埋线部位按要求用碘伏常规消毒，医者戴口罩、帽子和无菌手套。

穴位针具刃口线与人体纵轴平行，与肌纤维走行平行，术者左手在定点处按压，右手持针，将带有线体的针具抵住皮肤，轻轻加压后快速突破，缓慢进针，经皮下组织斜刺入外层筋膜，旋转针体，回提针具，将线体留在皮下，出针按压后创可贴贴敷。

【其他特色疗法】

1. 针刺

（1）实证

主穴取中极、三阴交、地机、次髎、十七椎。寒凝者加关元、归来；气滞者加太冲、血海；腹胀者加天枢、气海穴；胁痛者加阳陵泉、光明；胸闷者加内关。毫针泻法。

（2）虚证

主穴取关元、足三里、三阴交、次髎、十七椎。气血亏虚加脾俞、胃俞；肝肾不足加太溪、肝俞、肾俞；头晕耳鸣加悬钟。毫针补法。

2. 耳针

取内分泌、内生殖器、肝、肾、皮质下、神门。每次选用 3 ～ 5 穴，毫针刺法，埋针法或压丸法。

3. 中医药辨证治疗

（1）寒凝血瘀证

治法：温经散寒，化瘀止痛。

代表方：少腹逐瘀汤。

（2）气滞血瘀证

治法：行气活血，化瘀止痛。

代表方：膈下逐瘀汤。

（3）湿热蕴结证

治法：清热除湿，化瘀止痛。

代表方：清热调血汤加车前子、败酱草、薏苡仁。

（4）气血虚弱证

治法：益气养血，调经止痛。

代表方：圣愈汤。

（5）肝肾亏损证

治法：补养肝肾，调经止痛。

代表方：益肾调经汤。

4. 穴位注射

取归来、地机、足三里、三阴交，每次选用 1 ～ 2 穴，用黄芪注射液或当归注射液、丹参注射液，常规穴位注射。

5. 拔罐

取十七椎、次髎、肾俞、中极、关元。常规拔罐治疗。

【注意事项】

痛经表现为周期性小腹部疼痛，诊断时必须排除与妊娠和内科、外科、其他妇科疾病有关的腹痛疾患。

第四节　多囊卵巢综合征

多囊卵巢综合征（polycystic ovarian syndrome，PCOS）是一种最常见的妇科内分泌疾病之一，在临床上以雄激素过高的临床或生化表现、持续无排卵、卵巢多囊改变为特征，常伴有胰岛素抵抗和肥胖。本病好发于青春期及育龄期女性。临床表现有月经紊乱、肥胖、多毛、痤疮、黑棘皮、不孕及孕后流产等。

中医学无此病名，根据其临床特征及表现，归属于中医学“闭经”“崩漏”“不孕”“癥瘕”等范畴。

【西医病因病理】

1. 病因

本病病因至今尚不明确，可能由于遗传与环境因素等多种因素综合影响，使内分泌代谢功能紊乱，出现雄激素及雌激素过多，黄体生成素 / 卵泡刺激素（LH/FSH）比值增大、胰岛素过多的内分泌特征。其可能机制如下。

（1）下丘脑－垂体－卵巢轴调节功能紊乱

雄激素过多，其中雄烯二酮在外周脂肪组织转化为雌酮，加之卵巢内多个小卵泡而无主导卵泡形成，持续分泌较低水平的雌二醇，因而体内雌酮多于雌二醇。外周循环这种失调的雌激素水平使下丘脑 GnRH 脉冲分泌亢进，垂体分泌过量的 LH，而雌激素对 FSH 的负反馈相对不足，升高的 LH 刺激卵泡膜细胞和间质细胞产生过量的雄激素，可进一步升高雄激素水平，形成恶性循环。低水平 FSH 持续刺激，使卵泡发育至一定时期即停滞，无优势卵泡形成，导致卵巢多囊样改变。

（2）胰岛素抵抗和高胰岛素血症

外周组织对胰岛素的敏感性降低，胰岛素的生物学效能低于正常，称为胰岛素抵抗。过量胰岛素作用于垂体的胰岛素受体，可增强 LH 释放并促进卵巢和肾上腺分泌雄激素，又通过抑制肝脏性激素结合球蛋白（SHBG）合成，使游离睾酮增加。

（3）肾上腺内分泌功能异常

50% 患者存在脱氢表雄酮（DHEA）及脱氢表雄酮硫酸盐（DHEAS）升高，可能与肾上腺皮质网状带 P450c17α 酶活性增加、肾上腺细胞对促肾上腺皮质激素（ACTH）敏感性增加和功能亢进有关。

2. 病理

（1）卵巢变化

双侧卵巢均匀性增大，为正常女性的 2 ～ 5 倍，呈灰白色，包膜增厚、坚韧。切面见卵巢白膜均匀性增厚，较正常厚 2 ～ 4 倍，白膜下可见大小不等、≥ 12 个囊性卵泡，直径 2 ～ 9mm，镜下见白膜增厚、硬化，皮质表层纤维化，细胞少，血管显著减少。白膜下见多个不成熟阶段呈囊性扩张的卵泡及闭锁卵泡，无成熟卵泡生成及排卵迹象。

（2）子宫内膜变化

因无排卵，子宫内膜长期受雌激素刺激，呈现不同程度增生性改变，甚至呈不典型增生。

【中医病因病机】

本病主要是以脏腑功能失调为本，痰浊、瘀血阻滞为标，故临床表现多为虚实夹杂、本虚标实之证。其发病多与肾、脾、肝关系密切，但以肾虚、脾虚为主，加之痰湿、瘀血等病理产物作用于机体，导致“肾－天癸－冲任－胞宫”生殖轴功能紊乱而致病。

【证候分类】

（1）肾虚证

禀赋不足，素体孱弱，或早婚房劳，肾气受损，天癸乏源，血海空虚，而致月经稀少，甚至经闭不行而难以受孕。

（2）脾虚痰湿证

素体肥胖，痰湿内盛，或饮食劳倦，或忧思过度，损伤脾气，脾失健运，痰湿内生，阻滞冲任胞脉，而致月经稀少或经闭不来，不能摄精成孕。

（3）气滞血瘀证

精神抑郁，或暴怒伤肝，情志不畅，肝气郁结，气滞则血瘀；或经期、产后调摄不慎，余血未尽复感邪气，寒凝热灼而致血瘀，瘀阻冲任，闭阻胞脉，经血不能下达，而致闭经或不孕。

（4）肝郁化火证

素性抑郁，或七情内伤，情志不遂，郁久化火，热扰冲任，冲任不调，气血失和，而致面部多毛、痤疮、月经紊乱、不孕。

【诊断要点】

1. 病史

本病多起病于青春期，初潮后渐现月经稀发或稀少，甚则闭经，或月经频发、淋漓不尽等，渐可转为继发性闭经、不孕、肥胖、多毛等症状。

2. 临床特征

（1）月经失调

主要表现为月经稀发与闭经；也有表现为月经频发或淋漓不净等崩漏征象。

（2）不孕

不孕主要与月经失调和无排卵有关，且妊娠也易出现不良妊娠结局。

3. 妇科检查

外阴阴毛较长而浓密，可布及肛周、腹股沟及腹中线；阴道通畅；子宫体大小正常或略小；双侧或单侧卵巢增大，较正常卵巢大 1 ～ 3 倍，呈圆形或椭圆形，但质坚韧。也有少数患者卵巢并不增大。

4. 辅助检查

（1）激素测定

血清 FSH 偏低，LH 升高，LH/FSH ≥ 2 ～ 3；血清睾酮、雄烯二酮水平增高，少数患者 DHEA 及 DHEAS 升高，尿 17- 酮类固醇正常或轻度增高；血雌二醇 E_2 正常或稍增高，雌酮 E_1 水平升高，$E_1/E_2 > 1$；部分患者血清催乳素 PRL 轻度升高；空腹胰岛素增高。

（2）B 超检查

一侧或双侧卵巢体积增大，每侧卵巢内每个切面可见≥ 12 个直径为 2 ～ 9mm 小卵泡，呈车轮状排列；连续监测无主导卵泡发育及排卵迹象。

（3）腹腔镜检查

卵巢增大，包膜增厚呈珍珠白色，表面光滑，有新生血管，包膜下有多个卵泡散在，无排卵征象。

（4）活检病理检查

该检查可确诊。

5. 鉴别诊断

本病需与卵泡膜细胞增殖综合征、肾上腺皮质增生或肿瘤、卵巢雄激素肿瘤、甲状腺功能异常等疾病鉴别。

【龙虎五刺埋线治疗】

1. 治疗原则

本病为肾、脾、肝三脏功能失调为本，痰湿、血瘀为标，且二者互为因果作用于机体而致病，故临床以虚实夹杂证多见。辨证主要根据临床症状、体征与舌脉；辨治分青春期和育龄期两个阶段，青春期重在调经，以调畅月经为先，恢复周期为根本；育龄期以助孕为要。根据体胖、多毛、卵巢增大、包膜增厚的特点，临床常配以祛痰软坚、化瘀消癥之品治疗。

2. 体位

根据穴位所在部位不同，选择仰卧位或俯卧位。

3. 埋线针具选择

针具为 8cm 长 8 号埋线针。线体为 3–0 号 PGA 线或胶原蛋白线。

4. 定穴

①关元

定位：仰卧。在下腹部，前正中线上，当脐中下 3 寸。

局部层次解剖：皮肤→皮下组织→腹白线→腹横筋膜→腹壁外脂肪→壁腹膜。浅层主要有第 12 胸神经前支的前皮支和腹壁浅动、静脉的分支或属支。深层主要有第 12 胸神经前支的分支。

②天枢（大肠募穴）

定位：仰卧。在腹中部，距脐中 2 寸。

局部层次解剖：皮肤→皮下组织→腹直肌鞘前缘→腹直肌。浅层布有第 9、第 10、第 11 胸神经前支的外侧皮支和前皮支及脐周静脉网。深层有腹壁上、下动、静脉的吻合支，以及第 9、第 10、第 11 胸神经前支的肌支。

③腹结

定位：仰卧。在下腹部，大横穴下 1.3 寸，前正中线旁开 4 寸。

局部层次解剖：皮肤→皮下组织→腹外斜肌腱膜→腹内斜肌→腹横肌→腹横筋膜。有第 11 肋间动、静脉；分布有第 11 肋间神经。

④血海

定位：仰卧或正坐屈膝。在大腿内侧，髌底内侧端上 2 寸，股四头肌内侧头的隆起处。

局部层次解剖：皮肤→皮下组织→股内侧肌。浅层布有股神经前皮支、大隐静脉的属支。深层有股动、静脉的肌支和股神经的肌支。

⑤足三里（合穴）

定位：仰卧，伸下肢，或正坐屈膝。在小腿前外侧，当犊鼻下 3 寸，距胫骨前缘一横指。

局部层次解剖：皮肤→皮下组织→胫骨前肌→小腿骨间膜→胫骨后肌。浅层布有腓肠外侧皮神经。深层有胫前动、静脉的分支或属支。

5. 操作技巧

埋线部位按要求用碘伏常规消毒，医者戴口罩、帽子和无菌手套。

穴位针具刃口线与人体纵轴平行，与肌纤维走行平行，术者左手在定点处按压，右手持针，将带有线体的针具抵住皮肤，轻轻加压后快速突破，缓慢进针，经皮下组织斜刺入外层筋膜，旋转针体，回提针具，将线体留在皮下，出针按压后创可贴贴敷。

【其他特色疗法】

1. 针刺

取关元、中极、子宫、三阴交等穴。

2. 艾灸

取关元、子宫、三阴交、足三里、脾俞、丰隆等穴。

3. 耳针

取肾、肾上腺、内分泌、卵巢、神门等穴。

4. 中医药辨证治疗

（1）肾阴虚证

治法：滋肾填精，调经助孕。

代表方：左归丸去川牛膝汤。

（2）肾阳虚证

治法：温肾助阳，调经助孕。

代表方：右归丸去肉桂，加补骨脂、淫羊藿。

（3）脾虚痰湿证

治法：化痰除湿，通络调经。

代表方：苍附导痰丸。

（4）气滞血瘀证

治法：理气活血，祛瘀通经。

代表方：膈下逐瘀汤。

（5）肝郁化火证

治法：疏肝理气，泻火调经。

代表方：丹栀逍遥散。

【注意事项】

1. 针药结合治疗在改善症状、调整月经周期和控制体重方面具有较好的疗效。

2. 对于迫切要求生育而中医药促排卵未有明显的疗效者，应配合西医促排卵治疗，必要时行腹腔镜探查术。

第五节　不孕症

不孕症（infertility）是指女子未避孕、性生活正常，与配偶同居1年而未孕，分为原发性和继发性两类。其中既往从未有过妊娠史，无避孕且从未妊娠者称为原发性不孕；既往有过妊娠史，而后无避孕连续1年未妊娠者称为继发性不孕。

中医学将原发性不孕称为“全不产”“绝产”“绝嗣”“绝子”等，继发性不孕称为“断绪”。历代医家对本病较为重视，在很多医著中设有求嗣、求子专篇。

【西医病因病理】

女性不孕因素主要包括盆腔因素、排卵障碍和不明原因，其中前者约占 35%，后者占 25% ～ 35%。

1. 盆腔因素

输卵管异常、慢性输卵管炎症可引起伞端闭锁，或输卵管黏膜受损可使之完全闭塞或积水，造成不孕。

盆腔粘连、盆腔炎性疾病后遗症、子宫内膜异位症、各种输卵管手术等均可引起盆腔组织局部或广泛的疏松或致密粘连，造成盆腔和输卵管结构和功能的破坏。

子宫内膜异位症还可能因盆腔和子宫腔免疫机制紊乱导致排卵、输卵管功能、受精、黄体生产和子宫内膜容受性等多个环节对妊娠产生影响。

子宫内膜病变，如子宫内膜炎症、结核、息肉、宫腔粘连、子宫黏膜下肌瘤或子宫内膜分泌反应不良等可影响受精卵着床。

生殖道发育畸形，包括子宫畸形、先天输卵管发育异常等可引起不孕或流产。

宫颈黏液量和性状与精子能否进入宫腔关系密切，雌激素不足或宫颈管感染、宫颈息肉、宫颈口过小，均可影响精子通过而致不孕。

2. 排卵障碍

排卵障碍主要包括持续性无排卵、多囊卵巢综合征、卵巢早衰和卵巢功能减退、先天性性腺发育不全、低促性腺激素性性腺功能不良、高催乳素血症、黄素化卵泡不破裂综合征等。有些排卵障碍的病因是持久存在的，有的则是动态变化的，临床上不能以唯一的、绝对的和持久的病因进行界定。对月经周期紊乱、年龄 ≥ 35 岁、卵巢窦卵泡计数持续减少、长期不明原因不孕的女性，需要首先考虑排卵障碍的病因。

3. 不明原因

可能的病因包括免疫因素、潜在的卵母细胞（又称卵子）质量异常、受精障碍、隐性输卵管因素、植入失败、遗传缺陷等因素，但应用目前的检测手段无法确诊。

【中医病因病机】

不孕之名首载于《周易》，其曰：“妇三岁不孕。”《素问・骨空论》指出：“督脉者……此生病……其女子不孕”阐述其发病机制。

本病主要病机为肾气不足，冲任气血失调。女子肾气盛，天癸至，任通冲盛，月事以时下。若男子精气溢泻，两神相合，便可媾成胎孕。由此可见，不孕主要以肾虚为主，致脏腑功能失常，冲任气血失调，胞宫不能摄精成孕。

【证候分类】

（1）肾虚证

先天不足，或房劳多产，或久病大病，或年逾五七，肾气亏虚，精不化血，则冲任虚衰，难以受孕；素体阳虚或寒湿伤肾，肾阳不足，胞宫失煦，则冲任虚寒，不能成孕；肾阴素虚，或久病耗损真阴，天癸乏源，胞宫失养，冲任血海空虚，或阴虚内热，热扰冲任，乃致不孕。如《女科经纶·嗣育门》引朱丹溪语："妇人久无子者，冲任脉中伏热也……其原必起于真阴不足。真阴不足，则阳胜而内热，内热则荣血枯。"

（2）肝气郁结证

情志不畅，或盼子心切，肝郁气滞，疏泄失常，气血失调，冲任失和，胎孕不受。《景岳全书·妇人规》曰："产育由于血气，血气由于情怀，情怀不畅则冲任不充，冲任不充则胎孕不受。"

（3）痰湿内阻证

思虑劳倦，或肝木犯脾，伤及脾阳，健运失司，水湿内停，湿聚成痰，冲任壅滞，而致不孕；或素体肥胖，嗜食肥甘，躯脂满溢，痰湿内盛，胞脉受阻，致令不孕。《傅青主女科·种子》言："妇人有身体肥胖，痰涎甚多，不能受孕者。人以为气虚之故，谁知是湿盛之故乎……而肥胖之湿，实非外邪，乃脾土之内病也。"

（4）瘀滞胞宫证

经行产后，摄生不慎，邪入胞宫致瘀；或寒凝血瘀，或热灼血瘀，或气虚运血无力致瘀，瘀滞冲任、胞宫，以致不孕。《诸病源候论·妇人杂病诸候》"结积无子候"引养生方说："月水未绝，以合阴阳，精气入内，令月水不节，内生积聚，令绝子。"

【诊断要点】

1. 病史

询问患者年龄、婚史、同居时间、配偶健康状况、性生活情况、月经史及产育史，还需了解既往史及家族史，尤需注意有无结核、甲状腺疾病、糖尿病及盆腹腔手术史。

2. 临床特征

未避孕，性生活正常，同居 1 年或曾孕育后未避孕 1 年而未孕。

3. 妇科检查

注意内外生殖器，有无发育畸形、炎症及包块等。

4. 辅助检查

（1）卵巢功能检查

了解排卵及黄体功能状态，包括基础体温测定、B 超监测排卵、子宫颈黏液结晶检查、子宫内膜活检、血清生殖内分泌激素测定等。

（2）输卵管通畅试验

输卵管通畅试验常用子宫输卵管碘液造影术、子宫输卵管超声造影术及核磁共振子宫输卵管影像术。

（3）免疫因素检查

免疫因素检查包括生殖相关抗体，如抗精子抗体、抗子宫内膜抗体等。

（4）宫腔镜检查

了解宫腔情况，诊断宫腔粘连、黏膜下肌瘤、内膜息肉、子宫畸形等。

（5）腹腔镜检查

腹腔镜用于盆腔情况的诊断，直接观察子宫、输卵管、卵巢有无病变或粘连，直视下可行输卵管亚甲蓝通液，了解输卵管通畅度，且检查与治疗可同时进行。

【龙虎五刺埋线治疗】

1. 治疗原则

治疗以温养肾气、调理气血为主。调畅情志，择“的候”而合阴阳，以利于受孕。

2. 体位

根据穴位所在部位不同，选择仰卧位或俯卧位。

3. 埋线针具选择

针具为 8cm 长 8 号埋线针。线体为 3–0 号 PGA 线或胶原蛋白线。

4. 定穴

①中脘（胃募穴，腑会穴）

定位：仰卧。在上腹部，前正中线上，当脐中上 4 寸。

局部层次解剖：皮肤→皮下组织→腹白线→腹横筋膜→腹膜外脂肪→壁腹膜。浅层主要布有第 8 胸神经前支的前皮支及腹壁浅静脉的属支。深层有第 8 胸神经前支的分支。

②关元

定位：仰卧。在下腹部，前正中线上，当脐中下 3 寸。

局部层次解剖：皮肤→皮下组织→腹白线→腹横筋膜→腹壁外脂肪→壁腹膜。浅层主要有第 12 胸神经前支的前皮支和腹壁浅动、静脉的分支或属支。深层主要有第 12 胸神经前支的分支。

③天枢（大肠募穴）

定位：仰卧。在腹中部，距脐中 2 寸。

局部层次解剖：皮肤→皮下组织→腹直肌鞘前缘→腹直肌。浅层布有第 9、第 10、第 11 胸神经前支的外侧皮支和前皮支及脐周静脉网。深层有腹壁上、下动、静脉的吻合支，以及第 9、第 10、第 11 胸神经前支的肌支。

④血海

定位：仰卧或正坐屈膝。在大腿内侧，髌底内侧端上 2 寸，股四头肌内侧头的隆起处。

局部层次解剖：皮肤→皮下组织→股内侧肌。浅层布有股神经前皮支、大隐静脉的属支。深层有股动、静脉的肌支和股神经的肌支。

⑤三阴交

定位：正坐或仰卧。在小腿内侧，当足内踝尖上 3 寸，胫骨内侧缘后方。

局部层次解剖：皮肤→皮下组织→趾长屈肌→胫骨后肌→长屈肌。浅层布有隐神经的小腿内侧皮支、大隐静脉的属支。深层有胫神经和胫后动、静脉。

5. 操作技巧

埋线部位按要求用碘伏常规消毒，医者戴口罩、帽子和无菌手套。

穴位针具刃口线与人体纵轴平行，与肌纤维走行平行，术者左手在定点处按压，右手持针，将带有线体的针具抵住皮肤，轻轻加压后快速突破，缓慢进针，经皮下组织斜刺入外层筋膜，旋转针体，回提针具，将线体留在皮下，出针按压后创可贴贴敷。

【其他特色疗法】

1. 针刺

取关元、中极、三阴交、子宫、气海、足三里等穴，随证加减。

2. 艾灸

以艾灸为主，取神阙、关元等为主穴。

3. 中医药辨证治疗

（1）肾气虚证

治法：补益肾气，调补冲任。

代表方：毓麟珠。

（2）肾阳虚证

治法：温肾助阳，调补冲任。

代表方：温胞饮。

（3）肾阴虚证

治法：滋肾养血，调补冲任。

代表方：养精种玉汤。

（4）肝气郁结证

治法：疏肝解郁，理血调经。

代表方：开郁种玉汤。

（5）痰湿内阻证

治法：燥湿化痰，理气调经。

代表方：苍附导痰丸。

（6）瘀滞胞宫证

治法：活血化瘀，止痛调经。

代表方：少腹逐瘀汤。

4. 保留灌肠法

丹参 30g，三棱、莪术、枳实、皂角刺、当归、透骨草各 15g，乳香、没药、赤芍各 10g，加水浓煎至 100mL，药液以 37 ～ 39℃保留灌肠，每 10 日为 1 个疗程。

【注意事项】

1. 患结核、阑尾炎或急性淋菌性生殖道感染时应积极治疗，以免造成输卵管或子宫内膜感染。

2. 戒烟酒，性生活要适度。

第六节 围绝经期综合征

【概述】

围绝经期综合征（perimenopausal syndrome，MPS）是指女性绝经前后出现性激素波动或减少所致的一系列躯体及精神心理症状。绝经分为自然绝经和人工绝经。自然绝经指卵巢内卵泡生理性耗竭所致的绝经；人工绝经指两侧卵巢经手术切除或放射线照射等所致的绝经。人工绝经者更易发生围绝经期综合征。绝经期是女性由中年向老年过渡的一个自然生理过程，它标志着卵巢生殖功能的停止。本病患者大多症状轻微，不能视为病态；少数女性症状较严重，甚至影响工作、生活。临床以出现月经改变、血管舒缩症状、精神神经症状、泌尿生殖道症状、心血管疾病、骨质疏松为特征，其发病率为 82.73%。

围绝经期综合征属于中医学“经断前后诸证”“绝经前后诸证”范畴。

【西医病因病理】

绝经前后最明显的变化是卵巢功能衰退，随后表现为下丘脑 – 垂体功能退化。

1. 雌激素

卵巢功能衰退的最早征象是卵泡对 FSH 敏感性降低；卵泡对促性腺激素刺激的抵抗性逐渐增加。绝经过渡早期的雌激素水平波动很大，甚至高于正常卵泡期，是因为 FSH 升高对卵泡过度刺激引起雌二醇（E_2）过多分泌。整个绝经过渡期，雌激素不呈逐渐下降趋势，而是在卵泡发育停止时，雌激素水平才下降。绝经后体内低水平雌激素主要来自肾上腺皮质和卵巢的雄烯二酮和睾酮转化为雌酮（E_1）。绝经期女性血 $E_1 > E_2$。

2. 孕激素

绝经过渡期卵巢仍有排卵功能，因而有孕酮分泌，但由于卵泡期发育时间长，黄体功能不全，孕酮量减少。绝经后卵巢不再分泌孕酮，极少量孕酮可能来自肾上腺。

3. 雄激素

绝经后产生的雄激素是睾酮和雄烯二酮。绝经前，血液中 50% 的雄烯二酮和 25% 的睾酮来自卵巢；绝经后卵巢主要产生睾酮，而且量较绝经前增多，是因卵巢间质细胞受到大量的促性腺激素刺激。由于绝经后雌激素显著降低，循环中雄激素与雌激素的比例显著上升，性激素结合球蛋白降低，游离雄激素增高，因而绝经后有些女性出现轻度多毛。

4. 促性腺激素

绝经过渡期仍有排卵的女性，其 FSH 在多数周期中升高，而黄体生成素（LH）还在正常范围，但 FSH/LH 仍＜ 1。绝经后 FSH、LH 明显升高，FSH 升高更为显著，FSH/LH ＞ 1。自然绝经 1 年内，FSH 能上升 13 倍，而 LH 仅上升 3 倍，绝经 2 ～ 3 年内，FSH/LH 达最高水平，以后随年龄增长逐渐下降，但仍在较高水平。

5. 促性腺激素释放激素

绝经后促性腺激素释放激素（GnRH）分泌增加，并与 LH 相平衡。

6. 抑制素

绝经后女性血抑制素浓度下降，较 E_2 下降早且明显，可能成为反映卵巢功能衰退更敏感的指标。

【中医病因病机】

本病的发生与女性绝经前后的生理特点密切相关。七七之年，肾气渐衰，天癸渐竭，冲任二脉逐渐亏虚，月经将断而至绝经，在此生理转折时期，受身体内外环境的影响，如素体阴阳有所偏衰，素性抑郁，素有痼疾，或家庭、社会等环境变化，易导致肾阴阳平衡失调而发病。“肾为先天之本”，又“五脏相移，穷必及肾”，故肾之阴阳失调，每易波及其他脏腑。而其他脏腑病变，久则必然累及于肾。故本病之本在肾，常累及心、肝、脾等脏，致使本病证候复杂。

【证候分类】

（1）肾阴虚证

肾阴素虚，精亏血少，绝经前后，天癸渐竭，精血衰少；或忧思不解，积念在心，营阴暗耗；或房事多产，精血耗伤，肾阴更虚；真阴亏损，冲任衰少，脏腑失养，遂致绝经前后诸证。

（2）肾阳虚证

素体肾阳虚衰，绝经前后，肾气更虚；或房事不节，损伤肾气；命门火衰，冲任失调，脏腑失于温煦，遂致绝经前后诸证。

（3）肾阴阳两虚证

肾藏元阴而寓元阳，若阴损及阳，或阳损及阴，真阴真阳不足，不能濡养、温煦脏腑，冲任失调，遂致绝经前后诸证。

（4）心肾不交证

绝经前后，肾水不足，不能上济于心，心火独亢，热扰心神，出现心肾不交，遂致绝经前后诸证。

【诊断要点】

1. 病史

发病年龄多在 45 ～ 55 岁，若在 40 岁以前发病者，应考虑为卵巢早衰。发病前有无工作、生活的特殊改变。有无精神创伤史及双侧卵巢切除手术或放射治疗史。

2. 临床特征

月经紊乱或停闭，随之出现烘热汗出、潮热面红、烦躁易怒、头晕耳鸣、心悸失眠、腰背酸楚、面浮肢肿、皮肤蚁行样感、情志不宁等症状。

3. 妇科检查

子宫大小正常或偏小，可见阴道分泌物减少。

4. 辅助检查

测定血清 FSH 和 E_2 值以了解卵巢功能；或行血清 AMH 检查了解卵巢功能。

【龙虎五刺埋线治疗】

1. 治疗原则

本病发生以肾虚为本，临证应主要根据临床表现、月经紊乱的情况及舌脉辨其属阴、属阳，或阴阳两虚，或心肾不交。本病治疗应注重固护肾气，清热不宜过于苦寒，祛寒不宜过于温燥，更不可妄用克伐，以免犯虚虚之戒。若涉及他脏者，则兼而治之。

2. 体位

根据穴位所在部位不同，选择仰卧位或俯卧位。

3. 埋线针具选择

针具为 8cm 长 8 号埋线针。线体为 3–0 号 PGA 线或胶原蛋白线。

4. 定穴

①心俞（背俞穴）

定位：正坐或俯卧，在背部，当第 5 胸椎棘突下，旁开 1.5 寸。

局部层次解剖：皮肤→皮下组织→斜方肌→菱形肌下缘→竖脊肌。浅层布有第 5、第 6 胸神经后支的内侧皮支及伴行的动、静脉。深层有第 5、第 6 胸神经后支的肌支和相应肋间后动、静脉背侧支的分支或属支。

②脾俞（背俞穴）

定位：俯卧，在背部，当第 11 胸椎棘突下，旁开 1.5 寸。

局部层次解剖：皮肤→皮下组织→背阔肌→下后锯肌→竖脊肌。浅层布有第 11、第 12 胸神经后支的皮支和伴行的动、静脉。深层有第 11、第 12 胸神经后支的肌支和相应的肋间及肋下动、静脉的分支或属支。

③肾俞（背俞穴）

定位：俯卧，在腰部，当第 2 腰椎棘突下，旁开 1.5 寸。

局部层次解剖：皮肤→皮下组织→背阔肌腱膜和胸腰筋膜浅层→竖脊肌。浅层布有第 2、第 3 腰神经后支的皮支和伴行的动、静脉。深层有第 2、第 3 腰神经后支的肌支和相应腰动、静脉背侧支的分支或属支。

④血海

定位：仰卧或正坐屈膝。在大腿内侧，髌底内侧端上 2 寸，股四头肌内侧头的隆起处。

局部层次解剖：皮肤→皮下组织→股内侧肌。浅层布有股神经前皮支、大隐静脉的属支。深层有股动、静脉的肌支和股神经的肌支。

⑤三阴交

定位：正坐或仰卧。在小腿内侧，当足内踝尖上 3 寸，胫骨内侧缘后方。

局部层次解剖：皮肤→皮下组织→趾长屈肌→胫骨后肌→长屈肌。浅层布有隐神经的小腿内侧皮支、大隐静脉的属支。深层有胫神经和胫后动、静脉。

5. 操作技巧

埋线部位按要求用碘伏常规消毒，医者戴口罩、帽子和无菌手套。

穴位针具刃口线与人体纵轴平行，与肌纤维走行平行，术者左手在定点处按压，右手持针，将带有线体的针具抵住皮肤，轻轻加压后快速突破，缓慢进针，经皮下组织斜刺入外层筋膜，旋转针体，回提针具，将线体留在皮下，出针按压后创可贴贴敷。

【其他特色疗法】

1. 针刺

（1）肾阴虚证

取肾俞、心俞、太溪、三阴交、太冲，毫针补法。

（2）肾阳虚证

取关元、肾俞、脾俞、章门、足三里，毫针补法。

2. 艾灸

艾灸以三阴交穴为主，阳虚者配神阙，阴虚者配涌泉。

3. 耳针

取内分泌、卵巢、神门、交感、皮质下、心、肝、脾等穴，可用耳穴埋针、埋豆，每次选用 4 ～ 5 穴，每周 2 ～ 3 次。

4. 中医药辨证治疗

（1）肾阴虚证

治法：滋肾益阴，育阴潜阳。

代表方：六味地黄丸加生龟甲、生牡蛎、石决明。

（2）肾阳虚证

治法：温肾壮阳，填精养血。

代表方：右归丸。

（3）肾阴阳俱虚证

治法：阴阳双补。

代表方：二仙汤合二至丸加何首乌、龙骨、牡蛎。

（4）心肾不交证

治法：滋阴补血，养心安神。

代表方：天王补心丹。

【注意事项】

1. 本病证候复杂，常寒热错杂，虚实并存，涉及多个脏腑，故在治疗时要注意同时兼顾。

2. 本病持续时间长短不一，短则数月，长者数年，严重者甚至可持续 5 ～ 10 年，如未及时施治或因误治易发生情志异常、心悸、胸痛、贫血、骨质疏松症等疾患。

第十九章
男科疾病

第一节 不育症

不育症是指育龄夫妇同居 1 年以上，性生活正常，未采取任何避孕措施，女方有受孕能力，由于男方原因使女方不能受孕的病症，多见于精子减少症、无精子症、精液不化症、不射精症、逆行射精症等。本病属中医学“男子绝子”“无子”“无嗣”范畴。

【西医病因病理】

在精子的发生、成熟和排出，以及在女性生殖道内获能、受精的过程中某个或某些环节异常，即可能发生男性不育。因此，男性不育症并非单一疾病，是一组复杂的临床综合征。

1. 先天发育异常疾病

常见的疾病有隐睾、尿道下裂、输精管及精囊发育不良或缺如，可致生精障碍及精子输出障碍而引起不育。

2. 染色体异常疾病

克氏综合征（原发性小睾丸症）和 XYY 综合征等，可造成生精障碍而致不育。

3. 内分泌异常

内分泌异常主要包括促性腺激素合成或分泌功能障碍，如 Kallmann 综合征，又称选择性促性腺功能低下型性腺功能减退症；选择性 LH 缺陷症，又称“生育型”无睾综合征；以及垂体瘤、肾上腺皮质增生症等。

4. 免疫因素

免疫因素分为两类，由男性产生的抗精子自身免疫和由女性产生的抗精子同种免疫。精子与免疫系统由于血睾屏障（血生精小管屏障）的作用而隔离，故无论对男性还是女性，精子抗原为外来抗原，具有很强的抗原性。血睾屏障及精浆内免疫抑制因子等因素共同建立了一套完整的免疫耐受机制，当发生睾丸炎、附睾炎、前列腺炎、精囊炎，或行输精管结扎等手术后，上述免疫耐受机制被破坏，即可能发生抗精子免疫反应。

5. 感染因素

腮腺炎病毒可引起睾丸炎，严重者可引起永久性曲细精管破坏和萎缩而发生睾丸功能衰竭；梅毒螺旋体也可以引起睾丸炎和附睾炎；淋病、结核、丝虫病可引起输精管梗阻；精液慢性细菌感染，或支原体、衣原体感染可使精液中白细胞增多，精液质量降低，未成熟精子增加。

6. 输精管梗阻

①输精管、精囊先天性缺如，特征是精液量少，常不足 1mL，精浆无果糖；②炎症性梗阻，如双侧附睾结核；③手术损伤或输精管结扎等。

7. 精索静脉曲张

精索静脉曲张可导致睾丸血液淤积，有效血流量减少，生精的正常微环境遭到破坏，最终使精原细胞退化、萎缩，精子生成减少，活力减弱，畸形精子增多，严重者可无精子。

8. 性功能障碍

性功能障碍包括性欲减退、勃起功能障碍、早泄、不射精和逆行射精等，精液不能正常射入阴道。

9. 理化因素与环境污染

生精上皮内具有快速分裂细胞，故易受理化因素损害。热、放射线和有毒物质均可使生精上皮脱落，或影响间质细胞和支持细胞功能，妨害生精过程。环磷酰胺、氮芥等化疗药物可直接损害生精上皮和间质细胞功能。某些环境毒素与天然激素有类似的作用或结构，例如多氯联苯（PCB）、四氯联苯（PCB4）、二氯二苯双氯乙烷（DDT）、己烯雌酚（DES）等。可通过污染空气、水和食物链而影响人类健康。男性精子的数量和质量持续下降是一个全球性的普遍现象。有资料表明，平均精子计数已从 1940 年的 113×10^6/mL 降至 1990 年的 66×10^6/mL，相当于每年降低 0.94×10^6/mL。精子数量和质量不仅是男性生育能力的直接指标，生育能力减低的背后还隐藏着人口质量的问题，遗传物质的突变将传递给下一代，并一代代积累。

（10）不明原因的不育

约 35% 的男性不育症患者经过目前采用的检查方法仍不能查出确切病因。根据 WHO 的报告，性功能正常、精液分析也正常的男性不育症患者占 48%，其他为精液异常但无法找到病因者，有待于进一步研究。

【中医病因病机】

本病的发生常与禀赋不足、恣情纵欲、劳伤久病等因素有关，大多由于精少、精弱、死精、无精、精稠、阳痿及不射精等所引起。基本病位在精宫，与任脉、督脉、冲脉及肾、心、肝、脾等脏腑有关，尤与肾脏关系最为密切。基本病机是肾精亏损，或气滞、血瘀、湿热闭阻精宫。

【证候分类】

（1）肾精亏虚证

若禀赋不足，肾气虚弱，命门火衰，可致阳痿不举，甚至阳气内虚，无力射出精液；或元阴不足，精血亏虚，阴虚火旺，相火偏亢，精热黏稠不化；或房劳过度，精血耗散，则精少精弱。上述因素均可导致不育。

（2）肝郁气滞证

情志不舒，郁怒伤肝，肝气郁结，疏泄无权，可致宗筋痿不举；或气郁化火，肝火亢盛，灼伤肾水，肝木失养，宗筋拘急，精窍之道被阻，亦可影响生育。

（3）湿热下注证

素嗜肥甘滋腻、辛辣炙煿之品，损伤脾胃，脾失健运，痰湿内生，郁久化热，阻遏命门之火，可致阳痿、死精、精浊等造成不育。

（4）气血两虚证

思虑过度、劳倦伤心而致心气不足，心血亏耗；或大病久病之后，元气大伤，气血两虚，血虚不能化生精液而精少精弱，甚或无精，可引起不育。

【诊断要点】

1. 病史

详细了解患者的职业、既往史、个人生活史、婚姻史、性生活情况，以及过去精液检查结果和配偶健康状况等。还应了解有无与放射线、有毒物品接触史及高温作业史，有无腮腺炎并发睾丸炎病史，有无其他慢性病及长期服药情况，是否经常食用棉籽油，有无酗酒、抽烟习惯等。

2. 体格检查

检查的重点是全身情况和外生殖器。如体形，发育营养状况，胡须、腋毛、阴毛分布，乳房发育等情况；阴茎的发育，睾丸位置及其大小、质地、有无肿物或压痛，附睾、输精管有无结节、压痛或缺如，精索静脉有无曲张等。

3. 辅助检查

检查内容主要包括精液常规分析、精液生化测定、精子穿透宫颈黏液试验、精子凝集试验、睾丸活组织检查、输精管道的 X 线检查、生殖内分泌测定、遗传学检查等。

4. WHO《人类精液实验室检验手册》（第五版）中的参考值

精液量≥ 1.5mL，精子密度≥ 15 × 10^6/mL，总活力（快速前向运动 + 非快速前向运动）≥ 40%，快速前向运动≥ 32%，存活率（活精子）≥ 58%，正常形态精子≥ 4%，pH 值≥ 7.2，白细胞＜ 1.0 × 106/mL。

【龙虎五刺埋线治疗】

1. 治疗原则

补肾填精，通利精宫。

2. 体位

根据穴位所在部位不同，选择仰卧位或俯卧位。

3. 埋线针具选择

针具为 8cm 长 8 号埋线针。线体为 3–0 号 PGA 线或胶原蛋白线。

4. 定穴

①气海（肓之原穴）

定位：仰卧。在下腹部，前正中线上，当脐下 1.5 寸。

局部层次解剖：皮肤→皮下组织→腹白线→腹横筋膜→腹膜外脂肪→壁腹膜。浅层主要布有第 11 胸神经前支的前皮支和脐周静脉网。深层主要有第 11 胸神经前支的分支。

②关元（小肠募穴）

定位：仰卧。在下腹部，前正中线上，当脐中下 3 寸。

局部层次解剖：皮肤→皮下组织→腹白线→腹横筋膜→腹壁外脂肪→壁腹膜。浅层主要有第 12 胸神经前支的前皮支和腹壁浅动、静脉的分支或属支。深层主要有第 12 胸神经前支的分支。

③肾俞（背俞穴）

定位：俯卧。在腰部，当第 2 腰椎棘突下，旁开 1.5 寸。

局部层次解剖：皮肤→皮下组织→背阔肌腱膜和胸腰筋膜浅层→竖脊肌。浅层布有第 2、第 3 腰神经后支的皮支和伴行的动、静脉。深层有第 2、第 3 腰神经后支的肌支和相应腰动、静脉背侧支的分支或属支。

④太溪（输穴，原穴）

定位：坐位，平放足底，或仰卧。在足内侧，内踝后方，当内踝尖与跟腱之间的凹陷处。

局部层次解剖：皮肤→皮下组织→胫骨后肌腱、趾长屈肌腱与跟腱、跖肌腱之间→长屈肌。浅层布有隐神经的小腿内侧皮支、大隐静脉的属支。深层有胫神经和胫后动、静脉。

⑤足三里（合穴）

定位：仰卧，伸下肢，或正坐屈膝。在小腿前外侧，当犊鼻下 3 寸，距胫骨前缘一横指。

局部层次解剖：皮肤→皮下组织→胫骨前肌→小腿骨间膜→胫骨后肌。浅层布有腓肠外侧皮神经。深层有胫前动、静脉的分支或属支。

5. 操作技巧

埋线部位按要求用碘伏常规消毒，医者戴口罩、帽子和无菌手套。

穴位针具刃口线与人体纵轴平行，与肌纤维走行平行，术者左手在定点处按压，右手持针，将带有线体的针具抵住皮肤，轻轻加压后快速突破，缓慢进针，经皮下组织斜刺入外层筋膜，旋转针体，回提针具，将线体留在皮下，出针按压后创可贴贴敷。

【其他特色疗法】

1. 针刺

主穴：气海、关元、肾俞、太溪、三阴交、足三里。配穴：肾精亏损配命门、大赫；气血虚弱配脾俞、胃俞；气滞血瘀配太冲、膈俞；湿热下注配秩边、中极。毫针常规刺。

2. 耳针

取肾、外生殖器、内生殖器、内分泌。毫针刺法，或埋针法、压丸法。

3. 中医药辨证治疗

（1）肾阳虚衰证

治法：温补肾阳，益肾填精。

代表方：金匮肾气丸合五子衍宗丸加减。

（2）肾阴不足证

治法：滋补肾阴，益精养血。

代表方：左归丸合五子衍宗丸加减。

（3）肝郁气滞证

治法：疏肝解郁。

代表方：柴胡疏肝散加减。

（4）湿热下注证

治法：清热利湿。

代表方：程氏萆薢分清饮加减。

（5）气血两虚证

治法：补益气血。

代表方：十全大补汤加减。

4. 穴位注射

取足三里、关元、肾俞、三阴交。每次选用2个穴位，用人绒毛膜促性腺激素500IU注入穴位浅层。

【注意事项】

1. 提倡进行婚前教育，宣传生殖生理方面的有关知识，科学指导青年男女正确认识两性关系，夫妻和睦，性生活和谐。

2. 勿过量饮酒及大量吸烟，不食用棉籽油。

3. 消除有害因素的影响，对接触放射线、有毒物品或高温环境而致不育者，可适当调动工作。

4. 性生活适度，性交次数不要过频，也不宜相隔时间太长，否则影响精子质量。如果能利用女方排卵时间进行性交，可提高受孕概率。

第二节 阳痿

阳痿又称“阴痿”，即西医学的“勃起功能障碍”（erectile dysfunction，ED），指男性除未发育成熟或已到性欲衰退时期，性交时阴茎不能勃起，或虽勃起但勃起不坚，或勃起不能维持，以致不能进行或完成性交全过程的一种疾病。一般认为，病程至少应在3个月以上方能诊断为ED。

【西医病因病理】

本病原因复杂，由多方面因素造成。其病因可以大致分成三类，即心理性、器质性和混合性勃起功能障碍。过去认为勃起功能障碍以心理性因素为主，但现在认为有器质性因素的患者约占50%以上。

1. 心理性因素

导致心理性勃起功能障碍的因素有不良性经历、缺乏性知识、生活压力、人格缺陷等。配偶关系不协调、性刺激不充分、压抑、焦虑等是心理性勃起功能障碍的促成因素。

2. 器质性因素

从功能解剖的角度上看，与勃起有关的神经、血管的损害可导致勃起功能障碍；从病理生理的角度上看，凡可损害阴茎海绵体平滑肌舒张、动脉血流入及静脉关闭机制的因素都可能成为勃起功能障碍的病因。

（1）血管性原因

血管性原因包括任何可能导致阴茎海绵体动脉血流减少的疾病，如动脉粥样硬化、动脉损伤、动脉狭窄、阴部动脉及心功能异常等。

（2）神经性原因

勃起是一种神经－血管功能活动，大脑、脊髓、海绵体神经、阴部神经及神经末梢、小动脉及海绵体上的感受器的病变等可引起 ED。

（3）手术与外伤

大血管手术、大脑和脊髓手术、经腹会阴直肠癌根治术及骨盆骨折、腰椎压缩性骨折或尿道骑跨伤等。

（4）内分泌疾患

原发性或继发性性腺功能减退症、甲状腺疾患、雄激素合成减少和长期服用某些药物等。

（5）阴茎本身疾病

阴茎本身疾病包括阴茎硬结症、阴茎弯曲畸形、严重包茎和包皮过长、龟头炎等。

（6）年龄增长、心血管疾病、糖尿病、肝肾功能不全、高脂血症、不良生活方式是诱发 ED 的危险因素。

3. 混合性 ED

混合性 ED 指精神心理因素和器质性病因共同导致的阴茎勃起功能障碍。

阴茎勃起是一个复杂的心理 – 生理过程，本质是一系列神经血管活动。目前机制尚不十分清楚。勃起有三种类型。

（1）反射性勃起

直接刺激阴茎及其周围组织引起的勃起，是通过背神经 – 骶髓中枢 – 副交感神经反射弧完成的，脊髓胸段以上的损伤对其影响不大。

（2）心因性勃起

大脑收到刺激或源于大脑的刺激，如视觉、触觉、嗅觉及幻觉等引起阴茎勃起，与反射性勃起相协同。

（3）夜间勃起

正常情况下，男性在睡眠中的快速眼球运动期出现平均每晚 3 次以上的夜间阴茎勃起，其机制不清楚。

【中医病因病机】

《内经》中将本病称为“阴痿”“筋痿”，直至明代周之干首次以“阳痿”命名该病，在《慎斋遗书·阳痿》中有“阳痿多属于寒”的记载。本病多因劳累、忧虑、惊恐、损伤或湿热等因素导致宗筋失养而弛纵、痿弱不用，以致临房不举、举而不坚、坚而不久，不能完成正常的房事。

【证候分类】

（1）肝气郁结证

多愁善感，情志不畅，或郁怒伤肝，肝气郁结，终致肝木不能疏泄条达，宗筋失养而痿软不用。

（2）肝胆湿热证

过食肥甘厚味，酿湿生热，或外感湿热之邪，内阻中焦，郁蒸肝胆，伤及宗筋，致使宗筋弛纵不收而发生阳痿。

（3）脾胃不足证

大病久病失却调养，或饥饱失调损伤脾胃，致脾胃虚弱、运化无力，气血生化不足，不能输布精微以养宗筋，则宗筋不举而痿软。《临证指南医案·阳痿》说："阳明虚则宗筋纵。盖胃为水谷之海，纳食不旺，精气必虚。况男子外肾，其名为势，若谷气不充，欲求其势之雄壮坚举，不亦难乎？"

（4）气血瘀阻证

病久多瘀，或体弱气虚，或阴部有外伤、手术史，引起气血瘀阻，脉络不通，导致玉茎痿软不用。

（5）心脾两虚证

思虑过度，劳倦伤心，致心气不足，心血亏耗，或大病久病之后元气大伤，气血两虚，形体衰弱，宗筋痿软，阳事不兴。

（6）惊恐伤肾证

房之中突发事意外，猝受惊恐，恐则气下；或初次性交时惧怕不能成功，顾虑重重；或未婚行房，担心女方怀孕等，均可导致阳痿不举。

（7）肾阴亏虚证

少年累犯手淫，戕害太早，或婚后恣情纵欲，不节房事，以致肾阴损伤太过，相火偏亢，火热内生，灼伤宗筋，也可导致阴茎痿软不用。

（8）肾阳不足证

房事不节，恣情纵欲，肾精亏虚，阴损及阳；或元阳不足，素体阳虚，致命门火衰，精气虚冷，阳事不兴而渐成阳痿。

【诊断要点】

1. 临床特征

有性刺激和性欲情况下，阴茎不能勃起或勃起不坚，勃起时间短促，很快疲软，以致不能进行或完成性交，并持续 3 个月以上。须排除阴茎发育不良引起的性交不能。

2. 辅助检查

西医学认为，阳痿有功能性与器质性之别。除常规检查尿液、性激素外，还可做夜间阴茎勃起试验；或进行多普勒超声、阴茎动脉测压、阴茎海绵体造影等检查，确定有无阴茎血流障碍。

3. 鉴别诊断

本病需与早泄、假性阳痿相鉴别。

【龙虎五刺埋线治疗】

1. 治疗原则

温肾助阳。

2. 体位

根据穴位所在部位不同，选择仰卧位或俯卧位。

3. 埋线针具选择

针具为 8cm 长 8 号埋线针。线体 3–0 号 PGA 线或胶原蛋白线。

4. 定穴

①关元（小肠募穴）

定位：仰卧。在下腹部，前正中线上，当脐中下 3 寸。

局部层次解剖：皮肤→皮下组织→腹白线→腹横筋膜→腹壁外脂肪→壁腹膜。浅层主要有第 12 胸神经前支的前皮支和腹壁浅动、静脉的分支或属支。深层主要有第 12 胸神经前支的分支。

②肾俞（背俞穴）

定位：俯卧。在腰部，当第 2 腰椎棘突下，旁开 1.5 寸。

局部层次解剖：皮肤→皮下组织→背阔肌腱膜和胸腰筋膜浅层→竖脊肌。浅层布有第 2、第 3 腰神经后支的皮支和伴行的动、静脉。深层有第 2、第 3 腰神经后支的肌支和相应腰动、静脉背侧支的分支或属支。

③三阴交（脾经、肾经、肝经交会穴）

定位：正坐或仰卧。在小腿内侧，当足内踝尖上 3 寸，胫骨内侧缘后方。

局部层次解剖：皮肤→皮下组织→趾长屈肌→胫骨后肌→长屈肌。浅层布有隐神经的小腿内侧皮支、大隐静脉的属支。深层有胫神经和胫后动、静脉。

④太溪（输穴，原穴）

定位：坐位，平放足底，或仰卧。在足内侧，内踝后方，当内踝尖与跟腱之间的凹陷处。

局部层次解剖：皮肤→皮下组织→胫骨后肌腱、趾长屈肌腱与跟腱、跖肌腱之间→长屈肌。浅层布有隐神经的小腿内侧皮支、大隐静脉的属支。深层有胫神经和胫后动、静脉。

5. 操作技巧

埋线部位按要求用碘伏常规消毒，医者戴口罩、帽子和无菌手套。

穴位针具刃口线与人体纵轴平行，与肌纤维走行平行，术者左手在定点处按压，右手持针，将带有线体的针具抵住皮肤，轻轻加压后快速突破，缓慢进针，经皮下组织斜刺入外层筋膜，旋转针体，回提针具，将线体留在皮下，出针按压后创可贴贴敷。

【其他特色疗法】

1. 针刺

主穴：关元、肾俞、太溪、三阴交。配穴：命门火衰配命门；心脾两虚配心俞、脾俞；惊恐伤肾配百会、神门；湿热下注配中极、阴陵泉；肝郁气滞配太冲、蠡沟。关元针尖向下斜刺，力求针感传向前阴。其他腧穴均常规针刺。

2. 耳针

取内生殖器、外生殖器、内分泌、肾、神门、皮质下。每次选用 2 ～ 4 穴，毫针刺法，或埋针法、压丸法。

3. 中医药辨证治疗

（1）肝气郁结证

治法：疏肝解郁。

代表方：逍遥散加减。

（2）湿热下注证

治法：清利湿热。

代表方：萆薢渗湿汤加减。

（3）脾虚胃弱证

治法：补脾益胃。

代表方：参苓白术散加减。

（4）气血瘀阻证

治法：行气活血，通脉振阳。

代表方：桃红四物汤加减。

（5）心脾两虚证

治法：补益心脾。

代表方：归脾汤加减。

（6）惊恐伤肾证

治法：益肾宁神。

代表方：启阳娱心丹加减。

（7）肾阴亏虚证

治法：滋阴补肾。

代表方：左归丸或二地鳖甲煎加减。

（8）肾阳不足证

治法：温肾助阳。

代表方：右归丸加减。

4. 穴位注射

取关元、中极、肾俞。选用胎盘注射液或黄芪注射液、当归注射液、维生素 B_1 或维生素 B_{12} 注射液。每次取 2 穴，常规穴位注射。要求针感向前阴传导。

【注意事项】

1. 注意饮食搭配，少食醇酒肥甘，避免湿热内生。

2. 寻找病因，积极防治原发疾病，如糖尿病、动脉硬化等。

3. 同时配合心理治疗，给予精神疏导。在性生活时男方要消除紧张心理，克服悲观情绪，树立信心。

第二十章 五官科疾病

第一节 慢性鼻炎

慢性鼻炎是由多种原因引起的鼻黏膜及黏膜下组织的慢性炎症性疾病，为临床常见病，各种年龄均可发生，无季节及地域差别，包括慢性单纯性鼻炎和慢性肥厚性鼻炎，以经常性鼻塞、鼻甲肿胀为主要临床表现。本病属于中医学“鼻窒”范畴。

【西医病因病理】

1. 病因

本病可能主要由急性鼻炎反复发作或治疗不彻底所致，邻近器官的感染病灶，鼻腔用药不当或过多过久，职业或环境因素，如有害气体或粉尘刺激等，也可导致本病。全身因素如慢性疾病、营养不良、内分泌失调、嗜好烟酒及免疫功能下降和变态反应等，亦与本病发生有关。

2. 病理

（1）慢性单纯性鼻炎

鼻黏膜深层小动脉呈慢性扩张状态，收缩能力降低，下鼻甲海绵状组织中的血窦也呈慢性扩张而血液充盈；血管及淋巴回流受阻，管腔显著扩张，通透性增强，黏膜固有层水肿，继而发生纤维组织增生，黏膜肥厚，骨膜增殖，甚则鼻甲骨增生肥厚。

（2）慢性肥厚性鼻炎

慢性肥厚性鼻炎可能由慢性单纯性鼻炎发展而来。黏膜固有层中小动、静脉扩张，静脉及淋巴管周围有淋巴细胞及浆细胞浸润。静脉及淋巴回流受阻，管腔显著扩张，通透性增强，黏膜固有层水肿，继而发生纤维组织增生，黏膜肥厚，骨膜增殖，甚则鼻甲骨增生肥厚。

【中医病因病机】

鼻窒一名首见于《素问·五常政大论》："大暑以行，咳嚏鼽衄鼻窒。"《素问玄机原病式·六气为病》曰："鼻窒，窒，塞也。"又曰："但见侧卧则上窍通利，下窍窒塞。"指出了鼻窒的主要症状特点。

本病多因伤风鼻塞反复发作，余邪未清而致。不洁空气、过用血管收缩剂滴鼻等亦可致本病。其病机与肺、脾二脏功能失调及气滞血瘀有关。

【证候分类】

（1）肺经蕴热证

伤风鼻塞反复发作，邪热伏肺，久蕴不去，致邪热壅结鼻窍，鼻失宣通，气息出入受阻而为病。

（2）肺脾气虚证

久病体弱，耗伤肺卫之气，致使肺气虚弱，邪毒留滞鼻窍而为病，或饮食不节，劳倦过度，病后失养，损伤脾胃，致脾胃虚弱，运化失健，湿浊滞留鼻窍而为病。

（3）气滞血瘀证

伤风鼻塞失治，或外邪屡犯鼻窍，邪毒久留不去，壅阻鼻窍脉络，气血运行不畅而为病。

【诊断要点】

1. 症状

（1）慢性单纯性鼻炎

间歇性、交替性鼻塞，静息、卧床或受凉后加重，活动后减轻；时有鼻涕，常有黏液性或黏脓性；鼻塞时嗅觉减退明显，通畅时嗅觉好转；鼻塞重时，讲话呈闭塞性鼻音，或有头部昏沉胀痛。

（2）慢性肥厚性鼻炎

鼻塞呈持续性，并渐进性加重，可引起头昏、头痛等症。鼻涕黏稠，嗅觉减退，有较重的闭塞性鼻音，或伴有耳鸣、听力下降。

2. 体征

（1）慢性单纯性鼻炎

鼻黏膜肿胀，以下鼻甲为明显，表面光滑，湿润，色泽多呈暗红色，探针触之柔软有弹性，对 1% 麻黄碱收缩反应良好。

（2）慢性肥厚性鼻炎

鼻黏膜肥厚，鼻甲表面不平，下鼻甲前、后端及下缘，甚或中鼻甲前端呈结节状、桑椹状肥厚或息肉样变，其色或暗红，或见灰色，触之多硬实，用探针轻压不出现凹陷，或凹陷后难以立即平复，对 1% 麻黄碱收缩反应不敏感。

【龙虎五刺埋线治疗】

1. 治疗原则

以散邪通窍、恢复鼻腔通气功能为基本原则。

2. 体位

根据穴位所在部位不同，选择仰卧位或俯卧位。

3. 埋线针具选择

针具为 8cm 长 7 号埋线针。线体为 3–0 号 PGA 线或胶原蛋白线。

4. 定穴

①肺俞（背俞穴）

定位：正坐或俯卧，在背部，第 3 胸椎棘突下，旁开 1.5 寸。

局部层次解剖：皮肤→皮下组织→斜方肌→菱形肌→上后锯肌→竖脊肌。浅层布有第 3、第 4 胸神经后支的内侧皮支和伴行的肋间后动、静脉背侧支的内侧皮支。深层有第 3、第 4 胸神经后支的肌支和相应的肋间后动、静脉背侧支的分支或属支。

②定喘

定位：俯伏或伏卧。在背部，第 7 颈椎棘突下，旁开 0.5 寸。

局部层次解剖：皮肤→皮下组织→斜方肌→菱形肌→上后锯肌→颈夹肌→竖脊肌。浅层主要布有第 8 颈神经后支的内侧皮支。深层有颈横动、静脉的分支或属支、第 8 颈神经、第 1 胸神经后支的肌支。

③第 4 颈夹脊（奇穴）

定位：俯伏或伏卧。在后颈部，当第 4 颈椎棘突下两侧，后正中线旁开 0.5 寸。

局部层次解剖：皮肤→皮下组织→浅肌层（斜方肌）→深层肌（横突棘肌）。布有第 4 ～ 6 颈神经和伴行的动、静脉。

④迎香

定位：正坐或仰卧。在鼻翼外缘中点旁，当鼻唇沟中。

局部层次解剖：皮肤→皮下组织→提上唇肌。浅层布有上颌神经的眶下神经分支。深层布有面神经颊支，面动、静脉的分支或属支。

⑤蝶腭穴

定位：仰卧位或侧卧位或端坐位。颧弓下缘与下颌骨冠突后缘交界处的体表投影点。拇指按在下颌骨乙状切迹内，指尖处即为进针点。

局部层次解剖：蝶腭穴深部即为蝶腭神经节。刺激蝶腭神经节可减轻慢性鼻炎症状，尤其对变应性鼻炎效果显著。蝶腭神经节左右各一，位于颜面两侧深部的翼腭裂内。翼腭裂是由下列结构构成的镰刀形狭窄间隙，其前、后、上为骨性结构（前侧壁为下颌骨颊突的后外侧缘，后侧壁为蝶骨翼状突外侧板的前缘，上壁为蝶骨大翼的颞下面），下壁为翼外肌上缘，内侧面为腭骨垂直部，翼腭神经节位于腭骨垂直部外侧。翼腭裂的中央偏上最宽处为 3cm 左右，称翼腭窝，翼腭窝位于颅底下面、眼眶之后、颞下窝的内侧，内有上颌神经，蝶腭神经节，上颌内动、静脉及填充的脂肪组织。此窝是一个宽 0.3 ～ 0.4cm、深约 1cm 的裂隙，呈漏斗状，尖端朝下。翼腭窝的下端缩窄成翼腭管，向下经腭大孔和腭小孔通口腔，上神经位于翼腭窝的上部深处，蝶腭神经节在神经干下方约 2mm。

5. 操作技巧

埋线部位按要求用碘伏常规消毒，医者戴口罩、帽子和无菌手套。

穴位针具刃口线与人体纵轴平行，与肌纤维走行平行，术者左手在定点处按压，右手持针，将带有线体的针具抵住皮肤，轻轻加压后快速突破，缓慢进针，经皮下组织斜刺入外层筋膜，旋转针体，回提针具，将线体留在皮下，出针按压后创可贴贴敷。

【其他特色疗法】

1. 针刺

主穴：迎香、鼻通、印堂。配穴：肺经蕴热证，配二间、内庭、太阳、尺泽，用泻法；气虚邪滞证，配太渊、公孙、足三里，用补法；血瘀鼻窍证，配风池、合谷，用泻法。

2. 艾灸

虚寒证取人中、迎香、风府、百会；肺虚证加肺俞、太渊；脾虚证加脾俞、胃俞、足三里。艾条灸，每次 15 ～ 20 分钟，1 ～ 2 日 1 次。

3. 耳针

取鼻、内鼻、肺、脾、内分泌、皮质下等穴，留针 15 ～ 20 分钟，每日 1 次；或用王不留籽贴压，每日自行加压按摩 2 ～ 3 次，5 天 1 个疗程，疗程间歇 2 ～ 3 天。

4. 中医药辨证治疗

（1）肺经蕴热证

治法：清热散邪，宣肺通窍。

代表方：黄芩汤加减。

（2）肺脾气虚证

治法：补益肺脾，散邪通窍。

代表方：温肺止流丹加味。

（3）气滞血瘀证

治法：行气活血，化瘀通窍。

代表方：通窍活血汤加减。

5. 局部治疗

①吹鼻：鹅不食草（95%）、樟脑（3%）、冰片（2%）研细末和匀，装瓶密封，每用少许吹鼻，每日 3 次。亦可用碧云散吹鼻。

②塞鼻：冰片、白芷、赤芍、牡丹皮各适量，研细粉，和入适量凡士林，制成 20% 药膏，再将剪成合适大小的纱条搅入凡士林药膏中，取纱条塞入鼻腔，每次保持 1 小时以上，每日 1 次。

6. 中药下鼻甲注射

以复方丹参注射液、川芎嗪注射液、当归注射液或冬青注射液之类的活血化瘀药物，每次每侧注入药液 0.5 ～ 1mL，每周 1 ～ 2 次。

【注意事项】

1. 养成良好的饮食起居习惯，戒除烟酒，增强体质。

2. 避免受凉及粉尘长期刺激，积极防治伤风鼻塞。

3. 避免长期局部使用血管收缩剂滴鼻。

4. 鼻塞重时，不可强行擤鼻，以免邪毒入耳。

第二节　慢性咽炎

慢性咽炎为咽部黏膜、黏膜下及淋巴组织的弥漫性炎症，常为呼吸道慢性炎症的一部分，多发生于成年人，病程较长，症状顽固，常反复发作，不易治愈。

本病相当于中医学“慢喉痹”“虚火喉痹”“阳虚喉痹”。

【西医病因病理】

1. 病因

（1）急性炎症

急性咽炎反复发作转为慢性，为主要原因。

（2）慢性炎症

慢性鼻炎、鼻窦炎等由于长期鼻阻塞，张口呼吸及鼻涕后流，刺激咽部；或患慢性扁桃体炎、牙周炎，均可引起慢性咽炎。

（3）生活因素

长期烟酒过度，粉尘、有害气体刺激，嗜食刺激性食物等，均可引起本病。

（4）职业因素

教师、播音员、歌唱家等，说话及用嗓过多，也易患慢性咽炎。

（5）全身因素

贫血、心血管病、慢性支气管炎、支气管哮喘、便秘、内分泌紊乱、免疫功能低下及维生素缺乏等，都可继发本病。

2. 病理

（1）慢性单纯性咽炎

咽黏膜充血，黏膜下结缔组织及淋巴组织增生，血管周围淋巴细胞浸润，腺体肥大，黏液分泌增多。

（2）慢性肥厚性咽炎

咽黏膜充血肥厚，黏膜下有广泛的结缔组织及淋巴组织增生，形成咽后壁颗粒状隆起的淋巴滤泡。如咽侧索淋巴组织增生肥厚，则呈条索状隆起。

（3）干燥性咽炎与萎缩性咽炎

主要病理变化为腺体分泌减少，初见黏膜干且粗糙，继而萎缩变薄。初起黏液腺分泌减少，分泌物黏稠，黏膜干燥；继而黏膜下层慢性炎症，逐渐发生机化和萎缩，压迫黏液腺与血管，使腺体分泌减少，黏膜营养障碍，致黏膜萎缩变薄，咽喉壁上可有干痂附着，或有臭味。

【中医病因病机】

喉痹一词首见于长沙马王堆帛书《阴阳十一脉灸经》，《内经》多次论述了喉痹，如《素问·阴阳别论》："一阴一阳结，谓之喉痹。"历代医家对喉痹的认识不尽一致，其包括范围甚广。

咽喉是十二经脉循行交汇之要冲，宜空宜通。本病主要由脏腑虚损，咽喉失养，以及痰凝血瘀，结聚咽喉所致。体质病理基础为虚弱质，可兼夹失调体质偏热型、偏寒型及偏瘀型。

【证候分类】

（1）肺肾阴虚证

温热病后，或劳伤过度，耗伤肺肾阴液，咽喉失于滋养；加之阴虚水不制火，虚火上灼咽喉，发为喉痹。

（2）脾胃虚弱证

饮食不节，思虑过度，劳伤脾胃，或久病伤脾、过用寒凉，致脾胃虚弱，中焦升降失调，气血津液化生不足，咽喉失养，发为喉痹。

（3）痰凝血瘀证

情志不遂，气机不畅，气滞痰凝，或脾虚生痰，久病生瘀，或喉痹反复，余邪留滞，经脉瘀阻，使痰凝血瘀，结聚咽喉而为病。

【诊断要点】

1. 病史

本病的病程一般较长，多有咽痛反复发作史。

2. 临床特征

临床表现以局部症状为主，全身症状多不明显。咽部可出现异物感、干燥、灼热、发痒、微痛等多种不适症状。

3. 辅助检查

检查可见咽黏膜充血、肥厚，咽后壁淋巴滤泡增生，或咽黏膜干燥萎缩，慢性单纯性咽炎与慢性肥厚性咽炎的区别在于黏膜肥厚与淋巴滤泡增生的程度不同。

【龙虎五刺埋线治疗】

1. 治疗原则

宣降肺气，补虚泻实。

2. 体位

根据穴位所在部位不同，选择仰卧位或俯卧位。

3. 埋线针具选择

针具为 8cm 长 7 号埋线针。线体为 3–0 号 PGA 线或胶原蛋白线。

4. 定穴

①肺俞（背俞穴）

定位：正坐或俯卧。在背部，第 3 胸椎棘突下，旁开 1.5 寸。

局部层次解剖：皮肤→皮下组织→斜方肌→菱形肌→上后锯肌→竖脊肌。浅层布有第 3、第 4 胸神经后支的内侧皮支和伴行的肋间后动、静脉背侧支的内侧皮支。深层有第 3、第 4 胸神经后支的肌支和相应的肋间后动、静脉背侧支的分支或属支。

②天突

定位：仰靠坐位。在颈部，当前正中线上，胸骨上窝中央。

局部层次解剖：皮肤→皮下组织→左、右胸锁乳突肌腱（两胸骨头）之间→胸骨柄颈静脉切迹上方→左、右胸骨甲状肌→气管前间隙。浅层布有锁骨上内侧神经，皮下组织内有颈阔肌和颈静脉弓。深层有头臂干、左颈总动脉、主动脉弓和头臂静脉等重要结构。

③膻中（心包募穴，气会穴）

定位：仰卧。在胸部，当前正中线上，平第4肋间，两乳头连线的中点处。

局部层次解剖：皮肤→皮下组织→胸骨体。主要布有第4肋间神经前皮支和胸廓内动、静脉的穿支。

5. 操作技巧

埋线部位按要求用碘伏常规消毒，医者戴口罩、帽子和无菌手套。

穴位针具刃口线与人体纵轴平行，与肌纤维走行平行，术者左手在定点处按压，右手持针，将带有线体的针具抵住皮肤，轻轻加压后快速突破，缓慢进针，经皮下组织斜刺入外层筋膜，旋转针体，回提针具，将线体留在皮下，出针按压后创可贴贴敷。

【其他特色疗法】

1. 针刺

主穴：合谷、内庭、曲池、足三里、肺俞、太溪、照海。配穴：尺泽、内关、复溜、列缺。每次主穴、配穴可各选2～3穴，根据病情可用补法或泻法，每日1次。

2. 艾灸

体质虚寒者，可选合谷、足三里、肺俞等穴，悬灸或隔姜灸，每次2～3穴，每穴20分钟。

3. 耳针

可选咽喉、肺、心、肾上腺、神门等穴埋针，亦可用王不留行籽贴压以上耳穴，两耳交替。

4. 中医药辨证治疗

（1）肺肾阴虚证

治法：滋养阴液，降火利咽。

代表方：肺阴虚为主者选用养阴清肺汤加减；肾阴虚为主者选用知柏地黄汤加减。

（2）脾胃虚弱证

治法：益气健脾，升清降浊。

代表方：补中益气汤加减。

（3）痰凝血瘀证

治法：祛痰化瘀，散结利咽。

代表方：贝母瓜蒌散加减。

5. 穴位注射

可选人迎、扶突、水突等穴，每次 1 穴（双侧），药物可用丹参注射液、川芎注射液，或维生素 B_1 注射液等，每穴 0.5 ～ 1mL。

6. 外治法

（1）吹喉法

将中药制成粉剂，直接吹喷于咽喉患部，以清热止痛利咽，如冰硼散等。

（2）含漱法

中药煎水含漱，如金银花、连翘、薄荷、甘草煎汤；桔梗、甘草、菊花煎汤。

（3）含噙法

将中药制成丸或片剂含服，使药物直接作用于咽喉，以达到治疗目的。

【注意事项】

1. 饮食有节，忌过食肥甘厚腻及生冷寒凉，戒除烟酒；咽部红肿疼痛者，忌辛燥食物。

2. 起居有常，避免熬夜，早睡早起，增强体质。注意保暖防寒，改善环境，减少空气污染。

3. 射频、激光等疗法对局部黏膜上皮有明显损伤作用，治疗后常引起咽部干燥感，务必慎用。

第三节　突发性耳聋

突发性耳聋又称特发性耳聋（idiopathic sudden deafness，ISD），是指短时间内迅速发生的原因不明的感音神经性聋，属于耳科急症。发病率为（5 ～ 20）/10 万，且有逐渐上升趋势。本病多发生于单耳，两耳发病率无明显差别，双耳同时发病少见，以 40 ～ 60 岁成年人发病率为高；春秋季易发病。

本病属于中医学“暴聋”“猝聋”“厥聋”范畴。

【西医病因病理】

1. 病因

本病的病因尚不明确，一般认为与以下因素有关。

（1）内耳供血障碍

内耳血液供应来源于迷路动脉，为单一的终末动脉，无侧支循环，且常有解剖变异。所以耳蜗极易发生微循环障碍。此外，血液流变学的异常（如全血黏度、血细胞比容、红细胞电泳时间、血小板聚集率增高）、血栓或栓塞等，都可能成为引起内耳血流障碍的原因。糖尿病、高血压、动脉硬化及心血管疾病患者，更易因劳累、情绪剧烈波动等诱发本病。

（2）病毒感染

约 1/3 患者发病期有上呼吸道感染病史，故推测与相关病毒感染有联系。腮腺炎病毒、流感病毒、带状疱疹病毒、麻疹病毒、风疹病毒等均可能导致本病。

（3）其他

约 10% 的听神经瘤患者以 ISD 为首发症状；有些自身免疫性疾病如 Cogan 综合征患者伴有感音神经性聋，提示自身免疫反应可能参与 ISD 发生。

2. 病理

（1）氧自由基反应

突发性耳聋的病理机制可能与氧自由基的作用密切相关。内耳的缺血、缺氧及微循环障碍，使得氧自由基产生过多或清除酶活性降低，由此导致氧自由基堆积，一方面可直接损害毛细胞，另一方面可诱发内耳微循环障碍，加剧内耳损害。

（2）病毒感染与微循环障碍

病毒可通过血循环，由蛛网膜下腔经蜗小管，或经圆窗膜弥散入内耳。在此，病毒增殖并与红细胞黏附，使血液处于高凝状态，血管内膜水肿，血流滞缓，形成血管栓塞，导致内耳血运障碍，细胞坏死。同时也发现，本病患者常有循环血补体 C_3 的激活产物水平显著升高。显然，单纯内耳这一微小器官的病理反应，应该是难以引起循环血中这类物质的含量变化的。更有可能的，是一种全身反应参与的内耳靶器官病变的表现。

【中医病因病机】

本病主要由外邪、肝火、痰饮、瘀血等实邪蒙蔽清窍所致，瘀滞之变可能贯穿整个病程当中。

【证候分类】

（1）外邪侵袭证

病之初期，寒暖失调，外感风寒或风热，肺失宣降，以致外邪蒙蔽清窍而导致耳聋。

（2）肝火上炎证

外邪由表而里，侵犯少阳，或情志不遂，致肝失条达，气郁化火，胆火热循经上扰清窍，耳窍功能失司，发为耳聋。

（3）痰火郁结证

饮食不节，过食肥甘厚腻，使脾胃受伤，或思虑过度，伤及脾胃，致水湿不运，聚而生痰，久则痰郁化火，痰火郁于耳中，壅闭清窍，从而导致耳聋。

（4）气滞血瘀证

情志抑郁不遂，致肝气郁结，气机不畅，气滞则血瘀，或因跌仆爆震、陡闻巨响等伤及气血，致瘀血内停，或久病入络，均可造成耳窍经脉不畅，清窍闭塞，发生耳聋。

【诊断要点】

1. 中华医学会耳鼻咽喉头颈外科分会，《中华耳鼻咽喉头颈外科杂志》编委会（2015）最新修订的诊断依据

①在 72 小时内突然发生的，至少在相邻的 2 个频率听力下降 20dB HL 以上，多为单侧，少数可双侧同时或先后发生。

②未发现明确病因（包括全身或局部因素）。

③可伴耳鸣、耳闷胀感、耳周皮肤感觉异常等。

④可伴眩晕、恶心、呕吐。

2. 症状

①耳聋：为本病主要症状，听力可在数分钟或数小时内急骤下降到最低点。

②耳鸣：为常见的伴发症状，以一侧为多见，常在耳聋发病之前数分钟到数小时发生，可能一开始即出现明显的耳鸣，多为高调性，亦可呈低频耳鸣。

③眩晕：约 1/3 患者表现为旋转性眩晕，伴恶心、呕吐及耳内堵塞、耳周围沉重与麻木感。眩晕一般在 1 ～ 2 周逐渐消失，少数患者则需数周之久。

④其他症状：部分患者还可伴有头痛、低热，或上呼吸道感染症状。

3. 体征

外耳道、鼓膜检查一般正常。眩晕发作期，可有自发性眼震及平衡失调征。

4. 听力学检查

纯音听阈测试，患者多呈中度以上感音神经性聋，听力曲线以高频下降型及平坦型居多。声导抗测试时，鼓室导抗图正常，镫骨肌反射阈升高，无病理性衰减，但可有重振现象。

【龙虎五刺埋线治疗】

1. 治疗原则

补虚泻实，调理肝肾。

2. 体位

根据穴位所在部位不同，选择仰卧位或俯卧位。

3. 埋线针具选择

针具为 8cm 长 7 号埋线针。线体为 3–0 号 PGA 线或胶原蛋白线。

4. 定穴

①翳风

定位：正坐，侧伏或侧卧。在耳垂后方，当乳突与下颌角之间的凹陷处。

局部层次解剖：皮肤→皮下组织→腮腺。浅层布有耳大神经和颈外静脉的属支。深层有颈外动脉的分支耳后动脉、面神经。

②耳三针

穴组：听宫、听会、完骨。

定位：听宫，在面部，耳屏的前方，下颌骨髁突的后方，张口时呈凹陷处。听会，在面部，当耳屏间切迹的前方，下颌骨髁的后缘，张口有凹陷处。完骨，在后头部，当耳后乳突的后下方凹陷处。

5. 操作技巧

埋线部位按要求用碘伏常规消毒，医者戴口罩、帽子和无菌手套。

穴位针具刃口线与人体纵轴平行，与肌纤维走行平行，术者左手在定点处按压，右手持针，将带有线体的针具抵住皮肤，轻轻加压后快速突破，缓慢进针，经皮下组织斜刺入外层筋膜，旋转针体，回提针具，将线体留在皮下，出针按压后创可贴贴敷。

【其他特色疗法】

1. 针刺

主穴：听会、听宫、耳门、翳风。配穴：外邪犯耳证，配外关、合谷、曲池、列缺、迎香；肝火燔耳证，配行间、太冲、阳陵泉、中渚；痰火闭耳证，配百会、内关、丰隆、三阴交；气滞血瘀证，配气海、血海、足三里。每次取 3 ～ 5 穴，每日 1 次，平补平泻法针之。

2. 耳穴贴压

取内耳、脾、肾、肝、神门、皮质下、内分泌等耳穴，用王不留行籽贴压以上穴位，不时按压以保持穴位刺激。

3. 中医药辨证治疗

（1）外邪侵袭证

治法：疏风散邪，宣肺通窍。

代表方：银翘散或三拗汤加减。

（2）肝火上炎证

治法：清肝泄热，开郁通窍。

代表方：龙胆泻肝汤加减。

（3）痰火郁结证

治法：化痰清热，散结通窍。

代表方：清气化痰丸或加味二陈汤加减。

（4）气滞血瘀证

治法：活血化瘀，行气通窍。

代表方：通窍活血汤或桃红四物汤加减。

4. 穴位注射

可选用听宫、翳风、完骨、耳门等穴，药物可选用当归注射液、丹参注射液、维生素 B_{12} 注射液等，针刺得气后注入药液，每次每穴注入 0.5 ～ 1mL。

【注意事项】

1. 避免使用耳毒性药物，如氨基糖苷类抗生素、袢利尿剂（如呋塞米、依他尼酸等）等，若因病情需要必须使用，应严密监测听力变化。

2. 起居有常，避免熬夜，饮食有节，避免噪声刺激，有助于减少耳聋的发生。

3. 暴聋若能及时治疗，预后较好，若延误治疗，或渐聋时间已久者，通常恢复听力较为困难。

第二十一章

皮肤科疾病

第一节　痤疮

痤疮是一种毛囊皮脂腺单位的慢性炎症性皮肤病，其临床特点是丘疹、脓疱等皮疹多发于颜面、前胸、后背等处，常伴有皮脂溢出。各年龄均可患病，以青少年多见。中医文献中又称其为“肺风粉刺”“面疮”“酒刺”，俗称“青春疙瘩”“青春痘”。

【西医病因病理】

痤疮的发病机制仍未完全明确。遗传、雄激素诱导的皮脂大量分泌、毛囊皮脂腺导管角化、痤疮丙酸杆菌繁殖、免疫反应等因素可能与之相关。部分患者的发病还受遗传、免疫、内分泌、情绪及饮食等因素影响。

毛囊皮脂腺作为皮肤独立的内分泌组织，受性激素调控。青春期后体内雄激素水平增高或雄、雌激素水平失衡，可使皮脂腺增大及皮脂分泌增加。皮脂为毛囊内痤疮丙酸杆菌等微生物的生长提供油脂及厌氧环境，痤疮丙酸杆菌可水解皮脂中的甘油三酯为游离脂肪酸，刺激毛囊导管处角质形成细胞增殖与角化过度，后者使皮脂排泌受阻，当皮脂、角质栓等堆积在毛囊口时即形成粉刺。此外，痤疮丙酸杆菌产生的一些低分子多肽不仅可趋化中性粒细胞产生水解酶，还可通过激活角质形成细胞和皮脂腺细胞 Toll 样受体，使 TLR2、TLR4 表达增加，调节 IL-1α 及 TNFα 等促炎症因子产生，引起下游系列级联反应。炎症反应使毛囊壁损伤破裂，各种毛囊内容物溢入真皮引起毛囊皮脂腺单位周围炎症，出现从炎性丘疹到囊肿性损害的系列临床表现。

【中医病因病机】

《医宗金鉴·外科心法要诀》对肺风粉刺记载曰："此证由肺经血热而成。每发于面鼻，起碎疙瘩，形如黍屑，色赤肿痛，破出白粉汁。"

本病的发生常与过食辛辣厚味、冲任不调、先天禀赋等因素有关。病位在肌肤腠理，与肺、脾、胃、肠关系密切。基本病机是热度郁蒸肌肤。早期以肺热及肠胃湿热为主，晚期有痰瘀。

【证候分类】

（1）肺经风热证

素体阳热偏盛，肺经蕴热，复受风邪，熏蒸面部而发。

（2）肠胃湿热证

过食辛辣肥甘厚味，肠胃湿热互结，上蒸颜面而致。

（3）痰湿瘀滞证

脾气不足，运化失常，湿浊内停，郁久化热，热灼津液，煎炼成痰，湿热瘀痰凝滞肌肤而发。

【诊断要点】

1. 临床特征

好发于颜面、颈、胸背等处。皮损初起为针头大小的毛囊性丘疹，或为白头粉刺、黑头粉刺，可挤出白色或淡黄色脂栓，因感染而成红色小丘疹，顶端可出现小脓疱。愈后可留暂时性色素沉着或轻度凹陷性瘢痕。严重者称聚合性痤疮，感染部位较深，出现紫红色结节、脓肿、囊肿，甚至破溃形成窦道和瘢痕，或呈橘皮样改变，常伴皮脂溢出。

2. 辅助检查

部分女性患者有性激素异常。

3. 鉴别诊断

本病需与职业性痤疮、颜面散播性粟粒性狼疮相鉴别。

【龙虎五刺埋线治疗】

1. 治疗原则

本病以清热祛湿为基本治疗原则，或配合化痰散结、活血化瘀等法，内、外治相结合。

2. 体位

根据穴位所在部位不同，选择仰卧位或俯卧位。

3. 埋线针具选择

针具为 8cm 长 8 号埋线针。线体为 3-0 号 PGA 线或胶原蛋白线。

4. 定穴

①曲池（合穴）

定位：侧腕，在肘横纹外侧端。屈肘，当尺泽与肱骨外上髁连线的中点处。

局部层次解剖：皮肤→皮下组织→桡侧腕长伸肌和桡侧腕短伸肌→肱桡肌。浅层布有头静脉的属支和前臂后皮神经。深层有桡神经，桡侧返动、静脉和桡侧副动、静脉间的吻合支。

②大椎

定位：俯伏坐位。在后正中线上，第 7 颈椎棘突下凹陷中。

局部层次解剖：皮肤→皮下组织→棘上韧带→棘间韧带。浅层主要布有第 8 颈神经后支的内侧支和棘突间皮下静脉丛。深层有棘突间的椎外（后）静脉丛和第 8 颈神经后支的分支。

③丰隆（络穴）

定位：仰卧，伸下肢，或正坐屈膝。在小腿前外侧，当外踝尖上 8 寸，条口外，距胫骨前缘二横指（中指）。

局部层次解剖：皮肤→皮下组织→趾长伸肌→小腿骨间膜→胫骨后肌。浅层布有腓肠外侧皮神经。深层有胫前动、静脉的分支或属支及腓深神经的分支。

5. 操作技巧

埋线部位按要求用碘伏常规消毒，医者戴口罩、帽子和无菌手套。

穴位针具刃口线与人体纵轴平行，与肌纤维走行平行，术者左手在定点处按压，右手持针，将带有线体的针具抵住皮肤，轻轻加压后快速突破，缓慢进针，经皮下组织斜刺入外层筋膜，旋转针体，回提针具，将线体留在皮下，出针按压后创可贴贴敷。

【其他特色疗法】

1. 针刺

主穴：大椎、合谷、四白、太阳、下关、颊车。配穴：肺经风热证，加曲池、肺俞；肠胃湿热证，加大肠俞、足三里、丰隆；月经不调，加膈俞、三阴交。中等刺激，留针 30 分钟，每日 1 次，10 次为 1 个疗程。

2. 刺络拔罐

选取大椎、肺俞、委中与膈俞、风门、尺泽两组穴位。用三棱针点刺其中一组出血后加拔火罐，两组穴位交替使用；或取双侧耳尖，用三棱针点刺，挤压出血 5 ～ 8 滴，再于大椎穴用三棱针点刺 3 ～ 4 下，用闪火法拔罐，出血 3 ～ 5mL。

3. 三棱针

取身柱穴或周围丘疹样阳性反应点。常规消毒，用三棱针挑断皮下部分纤维组织，使之出血或流出黏液。7 天 1 次。

4. 耳针

取穴：肺、内分泌、交感、缘中、面颊、额区。皮脂溢出加脾；便秘加大肠；月经不调，加子宫、肝。耳穴压豆，每次取穴 4 ～ 5 个，2 ～ 3 天换豆 1 次，5 次为 1 个疗程。

5. 中医药辨证治疗

（1）肺经风热证

治法：疏风清肺。

代表方：枇杷清肺饮加减。

（2）肠胃湿热证

治法：热除湿解毒。

代表方：茵陈蒿汤加减。

（3）痰湿瘀滞证

治法：除湿化痰，活血散结。

代表方：二陈汤合桃红四物汤加减。

6. 外治法

①皮疹较多者可用颠倒散茶水调涂患处，每日 2 次，或每晚涂 1 次，次晨洗去。

②脓肿、囊肿、结节较甚者，可外敷金黄膏，每日2次。

【注意事项】

1. 忌食辛辣刺激性食物，如辣椒、酒类；少食油腻、甜食；多食新鲜蔬菜、水果；保持大便通畅。

2. 不可随意用手挤压，以免炎症扩散，遗留瘢痕。

3. 注意面部清洁，不要滥用化妆品，有些粉质化妆品会堵塞毛孔，造成皮脂腺淤积而成痤疮。

第二节　慢性荨麻疹

荨麻疹（urticaria）是皮肤黏膜由于暂时性血管通透性增加而发生的局限性水肿，即风团。其临床特点为皮肤上出现风团，色红或白，发无定处，骤起骤退，退后不留痕迹，自觉瘙痒。本病相当于中医学“瘾疹”“风疹”“风疹块”范畴。

【西医病因病理】

多数患者不能找到确切原因，常见病因包括食物（动物蛋白、植物、食物添加剂等）、感染（肝炎病毒、柯萨奇病毒、链球菌、真菌、寄生虫等）、药物（青霉素类抗生素、血清制剂、各种疫苗等）、呼吸道吸入物及皮肤接触物（花粉、动物皮屑和毛发、尘螨）等。物理因素（冷、热、日光、摩擦及压力）、精神及内分泌因素和遗传因素等原因也可以导致荨麻疹发生。另外，一些系统性疾病（系统性红斑狼疮、恶性肿瘤、代谢障碍、内分泌紊乱、自身免疫性甲状腺炎、溃疡性结肠炎等）亦可伴发本病。

各种原因导致的肥大细胞等多种炎症细胞活化和脱颗粒，释放具有炎症活性的化学介质，包括组胺、5- 羟色胺、细胞因子、趋化因子、花生四烯酸代谢产物（如前列腺素和白三烯），引起血管扩张和血管通透性增加、平滑肌收缩及腺体分泌增加是荨麻疹发病的核心环节。

【中医病因病机】

《诸病源候论·风瘙身体瘾疹候》中曰："邪气客于皮肤，复逢风寒相折，则起风瘙瘾疹。"

本病发生常与禀赋不耐、风邪侵袭、食用鱼虾荤腥食物等因素有关。本病病位在肌肤腠理。基本病机是营卫失和，邪郁腠理。先天禀赋不足，表虚不固，风寒、风热外袭，客于肌表，致使营卫失调而发；或饮食不节，过食辛辣肥厚，或有肠道寄生虫，使肠胃积热，复感风邪，内不得疏泄，外不得透达，郁于皮毛腠理之间而发。此外，情志内伤，冲任不调，肝肾不足，血虚生风生燥，阻于肌肤也可发生。

【证候分类】

略。

【诊断要点】

1. 病史

慢性荨麻疹病程超过 6 周，反复发作，常难以找到病因。

2. 临床特征

全身症状一般较轻，风团时多时少，反复发生。

3. 辅助检查

血液中嗜酸性粒细胞比例升高。若伴感染时，白细胞总数及中性粒细胞比例可增高。

4. 鉴别诊断

本病需与丘疹性荨麻疹相鉴别。

【龙虎五刺埋线治疗】

1. 治疗原则

祛风养血。

2. 体位

根据穴位所在部位不同，选择仰卧位或俯卧位。

3. 埋线针具选择

针具为 8cm 长 8 号埋线针。线体为 3-0 号 PGA 线或胶原蛋白线。

4. 主穴

①曲池（合穴）

定位：侧腕，在肘横纹外侧端，屈肘，当尺泽与肱骨外上髁连线的中点处。

局部层次解剖：皮肤→皮下组织→桡侧腕长伸肌和桡侧腕短伸肌→肱桡肌。浅层布有头静脉的属支和前臂后皮神经。深层有桡神经，桡侧返动、静脉和桡侧副动、静脉间的吻合支。

②大椎

定位：俯伏坐位。在后正中线上，第 7 颈椎棘突下凹陷中。

局部层次解剖：皮肤→皮下组织→棘上韧带→棘间韧带。浅层主要布有第 8 颈神经后支的内侧支和棘突间皮下静脉丛。深层有棘突间的椎外（后）静脉丛和第 8 颈神经后支的分支。

③丰隆（络穴）

定位：仰卧，伸下肢，或正坐屈膝。在小腿前外侧，当外踝尖上 8 寸，条口外，距胫骨前缘二横指（中指）。

局部层次解剖：皮肤→皮下组织→趾长伸肌→小腿骨间膜→胫骨后肌。浅层布有腓肠外侧皮神经。深层有胫前动、静脉的分支或属支及腓深神经的分支。

5. 操作技巧

埋线部位按要求用碘伏常规消毒，医者戴口罩、帽子和无菌手套。

穴位针具刃口线与人体纵轴平行，与肌纤维走行平行，术者左手在定点处按压，右手持针，将带有线体的针具抵住皮肤，轻轻加压后快速突破，缓慢进针，经皮下组织斜刺入外层筋膜，旋转针体，回提针具，将线体留在皮下，出针按压后创可贴贴敷。

【其他特色疗法】

1. 针刺

主穴：曲池、合谷、血海、委中、膈俞。配穴：风邪侵袭配风池、外关；胃肠湿热配天枢、足三里；血虚风燥配足三里、三阴交。

2. 皮肤针

取风池、血海、曲池、风市、夹脊穴（第 2 ～ 5 胸椎、第 1 ～ 4 骶椎）。用重叩法至皮肤隐隐出血为度。

3. 耳针

取风溪、耳中、神门、肾上腺、肺、胃、大肠。每次选 3 ～ 4 穴，毫针刺法，或埋针法、压丸法。

4. **拔罐**

虚证神阙穴拔罐，每日 1 次，3 天为 1 个疗程；实证者足太阳膀胱经穴位拔罐，每日 1 次，5 次为 1 个疗程。

5. **中医药辨证治疗**

（1）风寒束表证

治法：疏风散寒，解表止痒。

代表方：桂枝麻黄各半汤加减。

（2）风热犯表证

治法：疏风清热，解表止痒。

代表方：消风散加减。

（3）胃肠湿热证

治法：疏风解表，通腑泄热。

代表方：防风通圣散加减。

（4）血虚风燥证

治法：养血祛风，润燥止痒。

代表方：当归饮子加减。

6. **外治法**

（1）中药熏洗

瘙痒明显，无胸闷气憋者适用。风团红，瘙痒明显者，选用马齿苋、白鲜皮等解毒止痒中药熏洗；风团色淡白，皮肤干燥者，选用当归、茯苓、白术等健脾养血中药熏洗，每日 1 次。

（2）中药保留灌肠

对于因饮食不慎而诱发者，采取苦参、黄柏等中药保留灌肠以泻浊解毒，每日 1 次。

【注意事项】

1. 禁用或禁食某些对机体致敏的药物或食物，避免接触致敏物品，积极防治某些肠道寄生虫病。

2. 忌食鱼腥虾蟹、辛辣、葱、酒等。

第三节　带状疱疹后遗症

带状疱疹后遗症又称为“带状疱疹后遗神经痛”。带状疱疹（herpes zoster）是由一种水痘－带状疱疹病毒（varucella-zoster virus，VZV）引起的急性感染性皮肤病。初次感染病毒可发生水痘，或隐性感染，病毒长期潜伏在脊髓后根神经节。免疫功能减弱可诱发水痘－带状疱疹病毒再度活动，生长繁殖，沿周围神经波及皮肤，发生带状疱疹。临床特点是皮肤上出现红斑、水疱或丘疱疹，累累如串珠，排列成带状，沿一侧周围神经分布区出现，伴有剧烈的神经痛。本病好发于成人，老年人病情尤重。多数患者愈后很少复发，极少数患者可多次发病。

本病相当于中医学“蛇串疮”“缠腰火丹”“火带疮”“蛇丹”“蜘蛛疮”范畴。

【西医病因病理】

VZV为人疱疹病毒Ⅲ型（HHV-3），病毒呈砖形，有立体对称的衣壳，内含双链DNA分子，只有一种血清型。VZV对体外环境的抵抗力较弱，在干燥的痂内很快失去活性。

人是VZV的唯一宿主。病毒首先进入上呼吸道黏膜，在局部增殖并进入血液形成初次病毒血症，然后VZV在网状内皮系统中复制并形成第二次病毒血症，播散到表皮的角质形成细胞和黏膜上皮细胞，引起细胞空泡变性形成水疱，这是病毒引起水痘的过程。水痘痊愈后，仍有病毒潜伏于脊髓后根神经节或脑神经感觉神经节内，当某些因素（如创伤、疲劳、恶性肿瘤、病后虚弱、使用免疫抑制剂等）导致患者机体抵抗力下降时，潜伏病毒被激活，沿感觉神经轴索下行，到达该核神经所支配区域的皮肤内复制，产生水疱，同时受累神经发生炎症、坏死，产生神经痛，表现为带状疱疹。带状疱疹痊愈后可获得较持久的免疫，一般不会再发。

【中医病因病机】

本病首见于《诸病源候论·疮病诸候》，曰：“甑带疮者，绕腰生。此亦风湿搏血气所生，状如甑带，因以为名。”

本病的发生常与情志不畅、过食辛辣厚味、感受火热时毒等因素有关。本病病位在肝、脾两经。基本病机是火毒湿热蕴蒸于肌肤、经络。发病初期以湿热火毒为主，后期是正虚血瘀兼夹湿邪为患。由于情志内伤，肝气郁结，久而化火，肝经火毒蕴积，夹风邪上窜头面而发；或夹湿邪下注，发于阴部及下肢；火毒炽盛者多发于躯干。年老体弱者常因血虚肝旺，湿热毒蕴，导致气血凝滞，经络阻塞不通，以致疼痛剧烈，病程迁延。

【证候分类】

略。

【诊断要点】

1. 临床特征

发病初期，其皮损为带状的红色斑丘疹，继而出现粟米至黄豆大小簇集成群的水疱，累累如串珠，聚集一处或数处，排列成带状，疱群之间间隔正常皮肤，疱液初澄明，数日后疱液混浊化脓，或部分破裂，重者有出血点、血疱或坏死。轻者无皮损，仅有刺痛感，或稍潮红，无典型的水疱。皮损好发于腰胁部、胸部或头面部，多发于身体一侧，常单侧性沿皮神经分布，一般不超过正中线。发于头面部者，尤以发于眼部和耳部者病情较重，疼痛剧烈，伴有附近臖核肿痛，甚至影响视力和听觉。

2. 辅助检查

血常规、疱疹基底部刮取物、活检组织标本固定后染色镜检等有助于诊断，染色镜检见到多核巨细胞和核内嗜酸性包涵体。

3. 鉴别诊断

本病需与热疮、漆疮相鉴别。

【龙虎五刺埋线治疗】

1. 治疗原则

本病治疗以清热利湿、行气止痛为主要治法。初期以清热利湿为主，后期以活血通络止痛为主，体虚者以扶正祛邪与通络止痛并用。

2. 体位

根据穴位所在部位不同，选择仰卧位或俯卧位。

3. 埋线针具选择

针具为 8cm 长 8 号埋线针。线体为 3-0 号 PGA 线或胶原蛋白线。

4. 主穴

①曲池（合穴）

定位：侧腕，在肘横纹外侧端。屈肘，当尺泽与肱骨外上髁连线的中点处。

局部层次解剖：皮肤→皮下组织→桡侧腕长伸肌和桡侧腕短伸肌→肱桡肌。浅层布有头静脉的属支和前臂后皮神经。深层有桡神经，桡侧返动、静脉和桡侧副动、静脉间的吻合支。

②大椎

定位：俯伏坐位。在后正中线上，第 7 颈椎棘突下凹陷中。

局部层次解剖：皮肤→皮下组织→棘上韧带→棘间韧带。浅层主要布有第 8 颈神经后支的内侧支和棘突间皮下静脉丛。深层有棘突间的椎外（后）静脉丛和第 8 颈神经后支的分支。

③丰隆（络穴）

定位：仰卧，伸下肢，或正坐屈膝。在小腿前外侧，当外踝尖上 8 寸，条口外，距胫骨前缘二横指（中指）。

局部层次解剖：皮肤→皮下组织→趾长伸肌→小腿骨间膜→胫骨后肌。浅层布有腓肠外侧皮神经。深层有胫前动、静脉的分支或属支及腓深神经的分支。

5. 操作技巧

埋线部位按要求用碘伏常规消毒，医者戴口罩、帽子和无菌手套。

穴位针具刃口线与人体纵轴平行，与肌纤维走行平行，术者左手在定点处按压，右手持针，将带有线体的针具抵住皮肤，轻轻加压后快速突破，缓慢进针，经皮下组织斜刺入外层筋膜，旋转针体，回提针具，将线体留在皮下，出针按压后创可贴贴敷。

【其他特色疗法】

1. 针刺

（1）围针

沿疱疹或疼痛分布带边缘每隔 3cm 取一针刺点，捻转得气后，留针 30 分钟，取针，每日 1 次，连刺 7 天。

（2）体针

主穴取阿是穴，夹脊穴。肝经郁热配行间、大敦；脾虚湿蕴配隐白、内庭；气滞血瘀配血海、三阴交。毫针刺，泻法。

2. 皮肤针

取局部阿是穴，用皮肤针叩刺出血后，加艾灸。

3. 火针

取局部阿是穴、夹脊穴为主。以毫针针尖经酒精灯火焰烧红后，迅速对疱疹进行快速点刺，再用棉签清理疱液，针刺不宜过深，过皮即起，5 ～ 7 日 1 次。

4. 耳针

取肝、脾、神门、肾上腺、皮疹所在部位相应耳穴。毫针刺法，或埋针法、压丸法。

5. 中医药辨证治疗

（1）肝经郁热证

治法：清泻肝火，解毒止痛。

代表方：龙胆泻肝汤加减。

（2）脾虚湿蕴证

治法：健脾利湿，解毒止痛。

代表方：除湿胃苓汤加减。

（3）气滞血瘀证

治法：理气活血，通络止痛。

代表方：桃红四物汤加减。

6. 外治法

①初起用二味拔毒散调浓茶水外涂；或外敷玉露膏；或外搽双柏散、三黄洗剂、清凉乳剂（麻油加饱和石灰水上清液充分搅拌成乳状），每天 3 次；或鲜马齿苋、野菊花叶、玉簪花叶捣烂外敷。

②水疱破后用黄连膏、四黄膏或青黛膏外涂，有坏死者用九一丹或海浮散换药。

③若水疱不破或水疱较大者，可用三棱针或消毒空针刺破，吸尽疱液或使疱液流出，以减轻胀痛不适感。

7. 物理治疗

紫外线、频谱治疗仪、红外线等局部照射，可促进水疱干涸结痂，缓解疼痛。

【注意事项】

1. 生病期间忌食肥甘厚味和鱼腥海味之物，饮食宜清淡，多吃蔬菜、水果。

2. 忌用热水烫洗患处，内衣宜柔软宽松，以减少摩擦。

3. 皮损局部保持干燥、清洁，忌用刺激性强的软膏涂敷，以防皮损范围扩大或加重病情。

4. 若发生化脓感染须尽快转外科治疗。

第四节　黄褐斑

黄褐斑（chloasma）是指由于皮肤色素沉着而在面部呈现局限性黄褐色斑的皮肤病。其临床特点是色斑对称分布，大小不定，形状不规则，边界清楚，无自觉症状，日晒后加重。本病好发于青中年女性，尤以孕妇或经血不调的女性为多，男性亦可发病，部分患者可伴有其他慢性病史。一般夏季加重，冬季减轻。

本病相当于中医学“黧黑斑”“面尘”等范畴，其中因肝病引起者称为“肝斑”，因妊娠而发病者称为“妊娠斑”。

【西医病因病理】

多种原因可导致黄褐斑，如紫外线照射、化妆品、妊娠、内分泌紊乱、种族及遗传等。妊娠期雌、孕激素作用使色素生成增加，又称妊娠斑。黑色素代谢障碍、表皮通透屏障功能受损、炎症反应、血流淤积是本病的主要机制。长期紫外线照射后表皮屏障受损，Toll 样受体 -2（Toll-like receptor 2，TLR-2）、Toll 样受体 -4（Toll-like receptor 4，TLR-4）等表达上调，炎症细胞因子释放增多，使酪氨酸酶活性增加，促进黑色素合成及转运。同时，黄褐斑皮损区真皮血管数量增多，局部血管内皮生长因子（VEGF）表达升高，血流淤积也参与了本病的发生。

组织病理学表现为表皮基底层、棘层黑色素形成活跃，黑色素增加，但无黑色素细胞增殖；真皮上部可见游离黑色素颗粒，或被嗜黑色素细胞所吞噬，无炎症细胞浸润。

【中医病因病机】

黧黑斑之病名首见于《外科正宗·女人面生黧黑斑》，曰：“黧黑斑者，水亏不能制火，血弱不能华肉，以致火燥结成黑斑，色枯不泽。朝服肾气丸，以滋化源，早晚以玉容丸洗面斑上，日久渐退，兼戒忧思、动火、劳伤等件。

本病多与肝、脾、肾三脏关系密切，气血不能上荣于面为主要病机。

【证候分类】

（1）肝郁气滞证

情志不畅导致肝郁气滞，气郁化热，熏蒸于面，灼伤阴血而生。

（2）肝肾不足证

本病女性患者较多，多为冲任失调，肝肾不足，水火不济，虚火上炎所致。

（3）脾虚湿蕴证

饮食不节，忧思过度，损伤脾胃，脾失健运，湿热内生，熏蒸而致病。

（4）气滞血瘀证

一些慢性疾病致营卫失和，气血运行不畅，气滞血瘀，面失所养而成。

【诊断要点】

1. 临床特征

常对称发生于颜面，尤以两颊、额部、鼻、唇及颏等处为多见；皮损为淡褐色至深褐色、淡黑色斑片，大小不等，形状各异，孤立散在或融合成片，边缘较明显，一般多呈蝴蝶状。无自觉症状。

2. 辅助检查

皮肤组织病理检查显示表皮中色素过度沉着，真皮中噬黑色素细胞也有较多的色素，基底细胞层色素颗粒增多。

3. 鉴别诊断

本病需与雀斑、艾迪生病、瑞尔黑变病相鉴别。

【龙虎五刺埋线治疗】

1. 治疗原则

以疏肝、健脾、补肾、化瘀为基本治疗原则。临床应辨证论治，随证加减。

2. 体位

根据穴位所在部位不同，选择仰卧位或俯卧位。

3. 埋线针具选择

针具为 8cm 长 8 号埋线针。线体为 3–0 号 PGA 线或胶原蛋白线。

4. 主穴

①肝俞（背俞穴）

定位：正坐或俯卧。当第 9 胸椎棘突下，旁开 1.5 寸。

局部层次解剖：皮肤→皮下组织→斜方肌→背阔肌→下后锯肌→竖脊肌。浅层布有第 9、第 10 胸神经的后支的皮支及伴行的动、静脉。深层有第 9、第 10 胸神经后支的肌支和相应的肋间后动、静脉的分支或属支。

②肾俞（背俞穴）

定位：俯卧，在腰部。当第 2 腰椎棘突下，旁开 1.5 寸。

局部层次解剖：皮肤→皮下组织→背阔肌腱膜和胸腰筋膜浅层→竖脊肌。浅层布有第 2、第 3 腰神经后支的皮支和伴行的动、静脉。深层有第 2、第 3 腰神经后支的肌支和相应腰动、静脉背侧支的分支或属支。

③血海

定位：仰卧或正坐屈膝。在大腿内侧，髌底内侧端上 2 寸，股四头肌内侧头的隆起处。

局部层次解剖：皮肤→皮下组织→股内侧肌。浅层布有股神经前皮支、大隐静脉的属支。深层有股动、静脉的肌支和股神经的肌支。

④三阴交

定位：正坐或仰卧。在小腿内侧，当足内踝尖上 3 寸，胫骨内侧缘后方。

局部层次解剖：皮肤→皮下组织→趾长屈肌→胫骨后肌→长屈肌。浅层布有隐神经的小腿内侧皮支、大隐静脉的属支。深层有胫神经和胫后动、静脉。

5. 操作技巧

埋线部位按要求用碘伏常规消毒，医者戴口罩、帽子和无菌手套。

穴位针具刃口线与人体纵轴平行，与肌纤维走行平行，术者左手在定点处按压，右手持针，将带有线体的针具抵住皮肤，轻轻加压后快速突破，缓慢进针，经皮下组织斜刺入外层筋膜，旋转针体，回提针具，将线体留在皮下，出针按压后创可贴贴敷。

【其他特色疗法】

1. 针刺

主穴：肝俞、肾俞、风池、迎香、太阳、曲池、血海。配穴：肝郁加内关、太冲；脾虚加足三里、气海；肾虚加三阴交、阴陵泉。毫针刺入，留针 20 分钟，每日 1 次，10 次为 1 个疗程。

2. 耳针

取内分泌、皮质下、热穴，消毒皮肤后用三棱针尖刺破至微出血，再以消毒棉球敷盖。

3. 中医药辨证治疗

（1）肝郁气滞证

治法：疏肝理气，活血消斑。

代表方：逍遥散加减。

（2）肝肾不足证

治法：补益肝肾，滋阴降火。

代表方：六味地黄丸加减。

（3）脾虚湿蕴证

治法：健脾益气，祛湿消斑。

代表方：参苓白术散加减。

（4）气滞血瘀证

治法：理气活血，化瘀消斑。

代表方：桃红四物汤加减。

4. 外治疗法

①用玉容散粉末搽面，早、晚各 1 次。

②用茯苓粉，每日 1 匙，洗面或外搽，早、晚各 1 次。

③白附子、白芷、滑石各 250g，共研细末，每日早晚蘸末搽面。

④赤芍、丹参、桃仁、红花、白及、僵蚕、白丁香、白附子等各等份，研成粉末，加适当基质配制成中药面膜，每次敷于面部 30 分钟，每日 1 次。

【注意事项】

1. 避免日光暴晒，慎用含香料和药物性化妆品，忌用刺激性药物及激素类药物。
2. 多食含维生素 C 的蔬菜、水果，忌食辛辣，忌烟酒。

第五节　银屑病

【概述】

银屑病（psoriasis）是一种遗传与环境共同作用诱发的免疫介导的慢性、复发性、炎症性、系统性疾病。典型临床表现为鳞屑性红斑或斑块，即红斑基础上覆盖多层银白色鳞屑，刮去鳞屑有薄膜及露水珠样出血点，呈局限或广泛分布。本病病程较长，反复发作，不易根治。男女老幼皆可罹患本病，具有一定的遗传倾向。多数患者冬季复发或加重，夏季缓解。发病率在世界各地差异很大，与种族、地理位置、环境等因素有关。

本病相当于中医学“白疕”“松皮癣”“干癣”“蛇虱”“白壳疮”范畴。

【西医病因病理】

银屑病的确切病因尚未清楚，目前认为银屑病是在遗传因素与环境因素相互作用下，最终导致疾病发生或加重。

1. 遗传因素

流行病学资料、HLA 分析和全基因组关联研究均支持银屑病的遗传倾向。30% 有家族史，银屑病一级亲属的遗传率为 67.04%，二级亲属为 46.59%。父母一方有银屑病时，其子女银屑病的发病率为 16% 左右；而父母均为银屑病患者时，其子女银屑病的发病率达 50%。同卵双胞胎和异卵双胞胎之间发病的一致性研究也支持遗传因素对银屑病发病的影响。迄今为止，已经发现银屑病易感位点有 PSORS1 ～ 15（张学军等发现 PSORS9 为中国汉族人群所特有），易感基因有 *IL-12B*、*IL-23R*、*LCE3B/3C/3D*、*ZNF313*、*IL23A*、*ERAP1*、*TNFAIP3*、*TRAF3IP2*、*NFKBIA*、*PTPN22* 等 80 余个，其中中国发现 50% 以上。

2. 环境因素

仅有遗传背景尚不足以引起发病，环境因素在诱发及加重银屑病中起重要作用。最易促成或加重银屑病的因素是感染、精神紧张、应激事件、外伤手术、妊娠、肥胖、酗酒、吸烟和某些药物作用等。其中感染备受关注，如点滴状银屑病发病常与咽部急性链球菌感染有关。也有研究证实，银屑病患者的皮肤屏障功能存在缺陷。

3. 免疫因素

银屑病是一种以 T 细胞异常活化、浸润和皮肤角质形成细胞过度增殖为主要特征的慢性炎症性皮肤病。Th17 细胞及 IL–23/IL–17 轴在银屑病发病机制中可能处于关键地位，并成为新的治疗靶标。IL–23 诱导 Th17 细胞分化增殖，分化成熟的 Th17 细胞可以分泌 IL–17、IL–21、IL–22 等多种 Th17 类细胞因子，在银屑病发病机制中起着重要的作用。银屑病病理生理的一个主要特点是表皮基底层角质形成细胞增殖加速，有丝分裂周期缩短为 37.5 小时，表皮更替时间缩短为 3 ～ 4 天。因此寻常型银屑病表现为角化过度伴角化不全，角化不全区可见 Munro 微脓肿，颗粒层明显减少或消失，棘层增厚，表皮突整齐向下延伸，真皮乳头上方棘层变薄，毛细血管扩张、延伸并迂曲，周围可见淋巴细胞、中性粒细胞等浸润。红皮病型银屑病主要为真皮浅层血管扩张充血更明显，余与寻常型银屑病相似。脓疱型银屑病表现为 Kogoj 微脓肿。

【中医病因病机】

白疕之名首见于清代祁坤的《外科大成·白疕》："白疕，肤如疹疥，色白而痒，搔起白疕，俗呼蛇风。"

本病多由素体营血亏损，血热内蕴，化燥生风，肌肤失养所致。

1. 初起

多因内有蕴热，复感风寒或风热之邪，阻于肌肤，蕴结不散而发；或机体蕴热偏盛，或性情急躁，心火内生，或外邪入里化热，或恣食辛辣肥甘及荤腥发物，伤及脾胃，郁而化热，内外之邪相合，蕴于血分，血热生风而发。

2. 病久

耗伤营血，阴血亏虚，生风化燥，肌肤失养，或加之素体虚弱，气血不足，病程日久，气血运行不畅，以致经脉阻塞，气血瘀结，肌肤失养而反复不愈；或热蕴日久，生风化燥，肌肤失养，或流窜关节，闭阻经络，或热毒炽盛，气血两燔而发。

【证候分类】

略。

【诊断要点】

1. 临床特征

根据白疕的临床特征，可分为寻常型、脓疱型、关节病型、红皮病型，其中寻常型占 99% 以上，以上四型可合并发生或相互转化。

（1）寻常型

寻常型为本病最常见的类型。皮损初起为针头大小的丘疹，逐渐扩大为绿豆、黄豆大小的淡红色或鲜红色丘疹或斑丘疹，可融合成形态不同的斑片，边界清楚，表面覆盖多层银白色鳞屑，刮除鳞屑则露出发亮的半透明薄膜，为薄膜现象，再刮除薄膜，出现多个筛状出血点，为点状出血现象，为本病特征性皮损。皮损可发生于身体各处，对称分布。初发时多在头皮及肘、膝关节等处。临床上可见点滴状、钱币状、斑块状、地图状、蛎壳状、混合状等多种形态。

（2）脓疱型

脓疱型可继发于寻常型，亦可为原发性，一般分为泛发性和局限性两种。泛发性脓疱型皮疹初发多为炎性红斑，或在寻常型银屑病的皮损上出现密集的、针尖到粟粒大、黄白色的浅在小脓疱，表面覆盖少量鳞屑，2 周左右消退，再发新脓疱；严重者可急性发病，全身出现密集脓疱，并融合成“脓湖”，可伴有发热、关节肿痛、全身不适，可并发肝、肾等系统的损害，亦可因继发感染、电解质紊乱或衰竭而死亡。局限性脓疱型以掌跖脓疱病多见，临床表现为皮损仅限于手、足部，掌跖出现对称性红斑，其上密集的针尖至粟粒大小的深在脓疱，不易破溃，1 ～ 2 周后干枯、结痂、脱皮，脓疱常反复发生，顽固难愈。

（3）关节病型

关节病型常有寻常型银屑病的基本皮肤损害，伴有关节炎的表现，以侵犯远端指趾关节为主，常不对称，亦可侵犯大关节和脊柱。受累关节红肿、疼痛，重者可有关节腔积液、强直、关节畸形。此型往往经年累月而不易治愈。

（4）红皮病型

红皮病型常由寻常型银屑病发展而成，或由于治疗不当，或外用刺激性很强的药物，或长期大量应用激素后突然停药引起。全身皮肤弥漫性潮红或紫红、肿胀、浸润，大量糠状脱屑，仅有少量片状正常皮肤（称“皮岛”），掌跖角化，指（趾）甲增厚甚至脱落。伴有发热、畏寒、浅表淋巴结肿大等全身症状。病程较长，常数月或数年不愈。

2. 辅助检查

血白细胞计数增高及血沉加快。脓疱型者细菌培养阴性。

3. 鉴别诊断

本病需与风热疮、慢性湿疮、白屑风相鉴别。

【龙虎五刺埋线治疗】

1. 治疗原则

寻常型进行期多以清热凉血解毒为基本治则，静止期多以养血滋阴润燥或活血化瘀、解毒通络为基本治则。

2. 体位

根据穴位所在部位不同，选择仰卧位或俯卧位。

3. 埋线针具选择

针具为 8cm 长 8 号埋线针。线体为 3–0 号 PGA 线或胶原蛋白线。

4. 主穴

①曲池（合穴）

定位：侧腕，在肘横纹外侧端。屈肘，当尺泽与肱骨外上髁连线的中点处。

局部层次解剖：皮肤→皮下组织→桡侧腕长伸肌和桡侧腕短伸肌→肱桡肌。浅层布有头静脉的属支和前臂后皮神经。深层有桡神经，桡侧返动、静脉和桡侧副动、静脉间的吻合支。

②合谷（原穴）

定位：在手背，第 1、第 2 掌骨间，第 2 掌骨桡侧的中点处。

局部层次解剖：皮肤→皮下组织→第 1 骨间背侧肌→拇收肌。浅层布有桡神经浅支、手背静脉网的桡侧部和第 1 掌背动、静脉的分支或属支。深层有尺神经深支的分支等。

③血海

定位：仰卧或正坐屈膝。在大腿内侧，髌底内侧端上 2 寸，股四头肌内侧头的隆起处。

局部层次解剖：皮肤→皮下组织→股内侧肌。浅层布有股神经前皮支、大隐静脉的属支。深层有股动、静脉的肌支和股神经的肌支。

④足三里

定位：仰卧，伸下肢，或正坐屈膝。在小腿前外侧，当犊鼻下 3 寸，距胫骨前缘一横指。

局部层次解剖：皮肤→皮下组织→胫骨前肌→小腿骨间膜→胫骨后肌。浅层布有腓肠外侧皮神经。深层有胫前动、静脉的分支或属支。

⑤三阴交

定位：正坐或仰卧。在小腿内侧，当足内踝尖上 3 寸，胫骨内侧缘后方。

局部层次解剖：皮肤→皮下组织→趾长屈肌→胫骨后肌→长屈肌。浅层布有隐神经的小腿内侧皮支、大隐静脉的属支。深层有胫神经和胫后动、静脉。

5. 操作技巧

埋线部位按要求用碘伏常规消毒，医者戴口罩、帽子和无菌手套。

穴位针具刃口线与人体纵轴平行，与肌纤维走行平行，术者左手在定点处按压，右手持针，将带有线体的针具抵住皮肤，轻轻加压后快速突破，缓慢进针，经皮下组织斜刺入外层筋膜，旋转针体，回提针具，将线体留在皮下，出针按压后创可贴贴敷。

【其他特色疗法】

1. 针刺

针刺疗法进行期不宜采用，适合于静止期、退行期。主穴：大椎、肺俞、曲池、合谷、血海、三阴交。配穴：头面部加风池、迎香；在下肢加足三里、丰隆。中等强度刺激，留针半小时，每日 1 次，10 次为 1 个疗程，症状好转后改为隔日 1 次。

2. 耳针

取肺、神门、内分泌、心、大肠穴等，耳穴埋针或压豆。

3. 中医药辨证治疗

（1）血热内蕴证

治法：清热凉血，解毒消斑。

代表方：犀角地黄汤加减。

（2）血虚风燥证

治法：养血滋阴，润肤息风。

代表方：当归饮子加减。

（3）气血瘀滞证

治法：活血化瘀，解毒通络。

代表方：桃红四物汤加减。

（4）湿毒蕴积证

治法：清利湿热，解毒通络。

代表方：萆薢渗湿汤加减。

（5）风寒湿痹证

治法：祛风除湿，散寒通络。

代表方：独活寄生汤合桂枝芍药知母汤加减。

（6）火毒炽盛证

治法：清热泻火，凉血解毒。

代表方：清瘟败毒饮加减。

4. 外治法

寻常型进行期皮损宜用温和之剂，可用黄连膏外搽，每日 1 次；寻常型静止期、消退期皮损可用内服煎剂的药渣煎水，待温洗浴浸泡患处，再以黄连膏外搽，亦可采用中药药浴熏洗疗法；红皮病型、脓疱型可用紫草油外搽，每日 2 次。

【注意事项】

1. 预防感染和外伤。在秋冬及冬春季节交替之时，要特别注意预防感冒、咽炎、扁桃体炎。对反复发作的扁桃体炎合并扁桃体肥大者，可考虑手术摘除。

2. 忌食辛辣腥膻发物，戒烟酒，多食新鲜蔬菜和水果。

3. 进行期或红皮病型不宜用刺激性强的药物，忌热水洗浴。

第六节　湿疹

湿疹（eczema）是由多种内外因素引起的真皮浅层及表皮炎症，因皮损总有湿烂、渗液、结痂而得名。其临床特点是皮损对称分布，多形损害，剧烈瘙痒，有渗出倾向，反复发作，易成慢性等。根据病程可分为急性、亚急性、慢性三类。急性以丘疱疹为主，炎症明显，易渗出；慢性以苔藓样变为主，易反复发作。本病男女老幼皆可发病，但以先天禀赋不耐者为多，无明显季节性，但冬季常复发。

本病属中医学“湿疮”范畴。根据皮损形态不同，名称各异。如浸淫全身、滋水较多者，称为“浸淫疮”；以丘疹为主者，称为“血风疮”或“粟疮”。根据发病部位的不同，其名称也不同。如发于耳部者，称为“旋耳疮”；发于手足部者，称为瘑疮；发于阴囊部者，称为“肾囊风”；发于脐部者，称为“脐疮”；发于肘、膝弯曲部者，称为“四弯风”；发于乳头者，称为“乳头风”。

【西医病因病理】

本病病因尚不明确，可能与以下因素有关。

1. 内部因素

慢性感染病灶（如慢性胆囊炎、扁桃体炎、肠寄生虫病等）、内分泌及代谢改变（如月经紊乱、妊娠等）、血液循环障碍（如小腿静脉曲张等）、神经精神因素、遗传因素等，后者与个体易感性有关。

2. 外部因素

本病的发生可由食物（如鱼、虾、牛羊肉等）、吸入物（如花粉、尘螨等）、生活环境（如炎热、干燥等）、动物毛皮、各种化学物质（如化妆品、肥皂、合成纤维等）诱发或加重。

本病的发生与各种内外部因素相互作用有关，少数可能由迟发型超敏反应介导。

急性湿疹表现为表皮内海绵形成，真皮浅层毛细血管扩张，血管周围有淋巴细胞浸润，少数为中性粒细胞和嗜酸性粒细胞；慢性湿疹表现为角化过度与角化不全，棘层肥厚明显，真皮浅层毛细血管壁增厚，胶原纤维变粗。

【中医病因病机】

《医宗金鉴·外科心法要诀》记载：“浸淫疮……此证初生如疥，搔痒无时，蔓延不止，抓津黄水，浸淫成片，由心火、脾湿受风而成。”该书中还指出：“血风疮……此证由肝、脾二经湿热，外受风邪，袭于皮肤，郁于肺经，致遍身生疮，形如粟米，瘙痒无度。抓破时，津脂水浸淫成片，令人烦躁、口渴、瘙痒，日轻夜甚。”

本病发生多与感受风湿热邪、饮食、体质、情志因素及脏腑功能失调有关。病位在皮肤。基本病机是湿热相搏，化燥生风。本病多由于禀赋不耐，饮食失节，或过食辛辣、刺激、荤腥、动风之物，脾胃受损，失其健运，湿热内生，又兼外受风邪，内外两邪相搏，风湿热邪浸淫肌肤所致。急性者以湿热为主；亚急性者多与脾虚湿恋有关；慢性者则多病久耗伤阴血，血虚风燥，乃致肌肤甲错。发于小腿者则常由经脉弛缓、青筋暴露，气血运行不畅，湿热蕴阻，肤失濡养所致。

【证候分类】

略。

【诊断要点】

1. 临床特征

（1）急性湿疹

急性湿疹起病较快，皮损常为对称性、原发性和多形性（常有红斑、潮红、丘疹、丘疱疹、水疱、脓疱、流滋、结痂并存），可发于身体的任何部位，亦可泛发全身，但常发于头面、耳后、手足、阴囊、外阴、肛门等，多呈对称分布。病变常为片状或弥漫性，无明显边界。皮损为多数密集的粟粒大小的丘疹、丘疱疹，基底潮红，由于搔抓，丘疹、丘疱疹或水疱顶端抓破后流滋、糜烂及结痂，皮损中心较重，外周有散在丘疹、红斑、丘疱疹，故边界不清。

（2）亚急性湿疹

亚急性湿疹常由急性湿疹未能及时治疗，或处理失当，病程迁延所致；也可初发即呈亚急性湿疹。皮损较急性湿疹轻，以丘疹、结痂、鳞屑为主，仅有少量水疱及轻度糜烂。自觉剧烈瘙痒，夜间尤甚。

（3）慢性湿疹

慢性湿疹常由急性和亚急性湿疹处理不当，长期不愈，或反复发作而成。部分患者一开始即表现为慢性湿疹的症状。皮损多局限于某一部位，如小腿、手足、肘窝、腘窝、外阴、肛门等处，表现为皮肤肥厚粗糙，触之较硬，色暗红或紫褐，皮纹显著或呈苔藓样变。皮损表面常附有鳞屑，伴抓痕、血痂、色素沉着，部分皮损可出现新的丘疹或水疱，抓破后有少量流滋。发生于手足及关节部位者常易出现皲裂，自觉疼痛，影响活动。

2. 辅助检查

可进行过敏原检测以协助明确病因，有可疑外因接触史者（如手部湿疹）可做皮肤斑贴试验。

3. 鉴别诊断

本病需与接触性皮炎、牛皮癣、鹅掌风、脚湿气相鉴别。

【龙虎五刺埋线治疗】

1. 治疗原则

以清热利湿止痒为主要治法。急性者以清热利湿为主，慢性者以养血润肤为主。

2. 体位

根据穴位所在部位不同，选择仰卧位或俯卧位。

3. 埋线针具选择

针具为 8cm 长 8 号埋线针。线体为 3–0 号 PGA 线或胶原蛋白线。

4. 主穴

①风门

定位：俯卧位。在背部，第 2 胸椎棘突下，左、右各旁开 1.5 寸。

局部层次解剖：皮肤→皮下组织→斜方肌→菱形肌→上后锯肌→竖脊肌。浅层布有第 3、第 4 胸神经后支的内侧皮支和伴行的肋间后动、静脉背侧支的内侧皮支。深层有第 3、第 4 胸神经后支的肌支和相应的肋间后动、静脉背侧支的分支或属支。

②风市

定位：俯卧或侧卧。在大腿外侧部的中线上，当腘横纹上 7 寸。或直立垂手时，中指尖处。

局部层次解剖：皮肤→皮下组织→髂胫束→股外侧肌→股中间肌。浅层布有股外侧皮神经。深层有旋股外侧动脉降支的肌支和股神经的肌支。

③曲池（合穴）

定位：侧腕，在肘横纹外侧端。屈肘，当尺泽与肱骨外上髁连线的中点处。

局部层次解剖：皮肤→皮下组织→桡侧腕长伸肌和桡侧腕短伸肌→肱桡肌。浅层布有头静脉的属支和前臂后皮神经。深层有桡神经，桡侧返动、静脉和桡侧副动、静脉间的吻合支。

④血海

定位：仰卧或正坐屈膝。在大腿内侧，髌底内侧端上 2 寸，股四头肌内侧头的隆起处。

局部层次解剖：皮肤→皮下组织→股内侧肌。浅层布有股神经前皮支、大隐静脉的属支。深层有股动、静脉的肌支和股神经的肌支。

⑤足三里（合穴）

定位：仰卧，伸下肢，或正坐屈膝。在小腿前外侧，当犊鼻下 3 寸，距胫骨前缘一横指。

局部层次解剖：皮肤→皮下组织→胫骨前肌→小腿骨间膜→胫骨后肌。浅层布有腓肠外侧皮神经。深层有胫前动、静脉的分支或属支。

5. 操作技巧

埋线部位按要求用碘伏常规消毒，医者戴口罩、帽子和无菌手套。

穴位针具刃口线与人体纵轴平行，与肌纤维走行平行，术者左手在定点处按压，右手持针，将带有线体的针具抵住皮肤，轻轻加压后快速突破，缓慢进针，经皮下组织斜刺入外层筋膜，旋转针体，回提针具，将线体留在皮下，出针按压后创可贴贴敷。

【其他特色疗法】

1. 针刺

主穴：皮损局部、曲池、足三里、三阴交、阴陵泉。配穴：湿热浸淫配合谷、内庭；脾虚湿蕴配脾俞、胃俞；血虚风燥配膈俞、肝俞；痒甚失眠者配风池、安眠。毫针常规刺，皮损局部先用毫针围刺，再用皮肤针重叩出血后加拔火罐。急性期每日 1 次，慢性期隔日 1 次。

2. 皮肤针

取局部阿是穴、夹脊穴及足太阳膀胱经背部第 1 侧线。轻叩以皮肤红晕为度。

3. 耳针

取肺、神门、肾上腺、肝、皮质下，毫针刺法。

4. 火针

取局部阿是穴，选用细火针局部点刺。

5. 中医药辨证治疗

（1）湿热蕴肤证

治法：清热利湿止痒。

代表方：龙胆泻肝汤合萆薢渗湿汤加减。

（2）脾虚湿蕴证

治法：健脾利湿止痒。

代表方：除湿胃苓汤或参苓白术散加减。

（3）血虚风燥证

治法：养血润肤，祛风止痒。

代表方：当归饮子或四物消风饮加减。

6. 外治法

（1）急性湿疹

初起仅有潮红、丘疹，或少数水疱而无渗液时，外治宜清热安抚，避免刺激，可选用清热止痒的中药苦参、黄柏、地肤子、荆芥等煎汤湿敷，或用三黄洗剂、炉甘石洗剂外搽。若水疱糜烂、渗出明显时，外治宜收敛、消炎，促进表皮恢复，可选用黄柏、生地榆、马齿苋、野菊花等煎汤，或 10% 黄柏溶液，或 2% ～ 3% 硼酸水冷敷，用青黛散麻油调搽。急性湿疮后期滋水减少时，外治宜保护皮损，避免刺激，促进角质新生，清除残余炎症，可选黄连膏、青黛膏外搽。

（2）亚急性湿疹

外治原则为消炎、止痒、燥湿、收敛，选用青黛膏、3% 黑豆馏油、5% 黑豆馏油软膏外搽。

（3）慢性湿疹

可选用各种软膏剂、乳剂，根据瘙痒及皮肤肥厚程度加入不同浓度的止痒剂、角质促成和溶解剂，一般可外搽 5% 硫磺软膏、10% ～ 20% 黑豆馏油软膏。

【注意事项】

1. 急性湿疮忌用热水烫洗，忌用肥皂等刺激物洗患处。

2. 湿疮患者应避免搔抓，以防感染。

3. 应忌食辛辣、鱼虾及鸡、鹅、牛、羊肉等发物，亦应忌食香菜、韭菜、芹菜、姜、葱、蒜等辛香之品。

4. 急性湿疮或慢性湿疮急性发作期间应暂缓预防注射各种疫苗和接种牛痘。

第七节 神经性皮炎

神经性皮炎即慢性单纯性苔藓（lichen simplex chronicus），是一种常见的慢性炎症性皮肤神经功能障碍性皮肤病。临床以皮肤肥厚、皮沟加深、苔藓样改变和阵发性剧烈瘙痒为特征。本病可分为局限性神经性皮炎和播散性神经性皮炎两种。本病多发于中青年人，老人及儿童少见。本病可归属于中医学“牛皮癣”“顽癣”“摄领疮”范畴。

【西医病因病理】

本病病因尚不清楚，一般认为与大脑皮质兴奋和抑制功能失调有关，可能与神经精神因素（如性情急躁、思虑过度、紧张、忧郁、劳累、睡眠不佳等）、胃肠道功能障碍、内分泌失调、饮食（如饮酒、进食辛辣食物和鱼虾等）、局部刺激（如硬质衣领、毛织品、化学物质、感染病灶、汗水浸渍等）等诸多内外因素有关。搔抓及慢性摩擦可能是主要诱因或加重因素，病程中形成的“瘙痒－搔抓－瘙痒”恶性循环可造成本病发展并导致皮肤苔藓样变。

【中医病因病机】

《外科正宗》说：“牛皮癣如牛项之皮，顽硬且坚，抓之如朽木。”本病的发生常与风热侵袭、过食辛辣、情志不遂等因素有关。本病病位在肌肤腠理脉络，与肺、肝关系密切。基本病机是风热外袭或郁火外窜肌肤，化燥生风，肌肤失养。本病初起为风湿热之邪阻滞肌肤或硬领等外来机械刺激引起；病久耗伤阴液，营血不足，血虚生风生燥，皮肤失去濡养而成。肝火郁滞，情志不遂，郁闷不舒，或紧张劳累，心火上炎，以致气血运行失职，凝滞肌肤，每易成为诱发的重要因素，且致病情反复。

【证候分类】

略。

【诊断要点】

1. 症状

好发于颈项、上眼睑处，也常发生于腕部、肘窝、股、腰骶部、踝部、女阴、阴囊和肛周等部位，多局限于一处或两侧对称分布。常先有局部瘙痒，经不断搔抓或摩擦后出现粟粒大小成簇的圆形或多角形扁平丘疹，呈皮色或淡褐色。皮损逐渐融合成苔藓样斑片，边界清楚。皮损周围可见散在扁平丘疹。自觉阵发性瘙痒，常于局部刺激、精神烦躁时加剧，夜间明显；皮损及其周围常见抓痕或血痂。

2. 鉴别诊断

本病需与慢性湿疹、紫癜风、原发性皮肤淀粉样变相鉴别。

【龙虎五刺埋线治疗】

1. 治疗原则

以祛邪止痒、扶正润肤为治疗原则。

2. 体位

根据穴位所在部位不同，选择仰卧位或俯卧位。

3. 埋线针具选择

针具为 8cm 长 8 号埋线针。线体为 3–0 号 PGA 线或胶原蛋白线。

4. 主穴

①风门

定位：俯卧位。在背部，第 2 胸椎棘突下，左、右各旁开 1.5 寸。

局部层次解剖：皮肤→皮下组织→斜方肌→菱形肌→上后锯肌→竖脊肌。浅层布有第 3、第 4 胸神经后支的内侧皮支和伴行的肋间后动、静脉背侧支的内侧皮支。深层有第 3、第 4 胸神经后支的肌支和相应的肋间后动、静脉背侧支的分支或属支。

②风市

定位：俯卧或侧卧。在大腿外侧部的中线上，当腘横纹上 7 寸。或直立垂手时，中指尖处。

局部层次解剖：皮肤→皮下组织→髂胫束→股外侧肌→股中间肌。浅层布有股外侧皮神经。深层有旋股外侧动脉降支的肌支和股神经的肌支。

③曲池（合穴）

定位：侧腕，在肘横纹外侧端，屈肘，当尺泽与肱骨外上髁连线的中点处。

局部层次解剖：皮肤→皮下组织→桡侧腕长伸肌和桡侧腕短伸肌→肱桡肌。浅层布有头静脉的属支和前臂后皮神经。深层有桡神经，桡侧返动、静脉和桡侧副动、静脉间的吻合支。

④血海

定位：仰卧或正坐屈膝。在大腿内侧，髌底内侧端上 2 寸，股四头肌内侧头的隆起处。

局部层次解剖：皮肤→皮下组织→股内侧肌。浅层布有股神经前皮支、大隐静脉的属支。深层有股动、静脉的肌支和股神经的肌支。

⑤足三里（合穴）

定位：仰卧，伸下肢，或正坐屈膝。在小腿前外侧，当犊鼻下 3 寸，距胫骨前缘一横指。

局部层次解剖：皮肤→皮下组织→胫骨前肌→小腿骨间膜→胫骨后肌。浅层布有腓肠外侧皮神经。深层有胫前动、静脉的分支或属支。

5. 操作技巧

埋线部位按要求用碘伏常规消毒，医者戴口罩、帽子和无菌手套。

穴位针具刃口线与人体纵轴平行，与肌纤维走行平行，术者左手在定点处按压，右手持针，将带有线体的针具抵住皮肤，轻轻加压后快速突破，缓慢进针，经皮下组织斜刺入外层筋膜，旋转针体，回提针具，将线体留在皮下，出针按压后创可贴贴敷。

【其他特色疗法】

1. 针刺

主穴：皮损局部阿是穴、风池、曲池、血海、膈俞、委中。配穴：肝郁化火配行间、侠溪；风湿蕴肤配外关、合谷；血虚风燥配足三里、三阴交。毫针常规刺，也可用皮肤针叩刺或三棱针点刺。皮损局部阿是穴可用围刺法，也可用刺络拔罐法。

2. 皮肤针

取皮损局部阿是穴、背俞穴、相应夹脊穴。用皮肤针叩刺至出血后，可拔罐。

3. 火针

用火烧红针刺针迅速刺入皮损内，深度至皮损微渗血为度，每周 1 ～ 2 次。

4. 耳针

取肺、肝、神门、肾上腺、皮质下、内分泌。毫针刺法，或埋针法、压丸法。

5. 艾灸

灸法适用于浸润肥厚、范围较小的损害，或经过反复治疗皮损变化不明显者。可选用艾条进行局部皮损处灸疗，每天 1 次，7 天为 1 个疗程。

6. 拔罐

躯干、四肢皮损肥厚处可走罐治疗，以疏通经络、行气活血、解毒止痒，每日 1 次，7 天为 1 个疗程。

7. 中医药辨证治疗

（1）肝郁化火证

治法：疏肝理气，泻火止痒。

代表方：龙胆泻肝汤合丹栀逍遥散加减。

（2）风湿蕴肤证

治法：祛风除湿，清热止痒。

代表方：消风散加减。

（3）血虚风燥证

治法：养血润燥，息风止痒。

代表方：当归饮子加减。

8. 外治法

（1）中药熏洗

本法适用于泛发性神经性皮炎且皮肤干燥者。用鸡血藤、当归、丹参、三棱、莪术、白鲜皮等具有活血化瘀、软坚散结功效的中药煎剂对皮损部位进行熏洗治疗，每日 1 次，每次 20 ～ 30 分钟。

（2）中药蒸气

本法适用于病程长，皮损呈苔藓样变者。用当归、丹参、茯苓、白术、白鲜皮等具有清热解毒、活血化瘀功效的中药煎剂熏蒸皮损，每日 1 次，每次 10 ～ 20 分钟。

（3）中药涂搽

本法适用于皮疹表面干燥者。选用黄连膏、青黛膏等中药膏局部涂搽，每日 1～2 次。

（4）封包疗法

本法适用于皮损肥厚者。对局部皮损涂擦中药膏后，采用保鲜薄膜将皮损处封包 40 分钟，每日 1 ～ 2 次。

【注意事项】

1. 避免各种机械性、物理性刺激，如少食辛辣食物，戒烟酒，避免硬质衣领摩擦。

2. 禁用手搔抓及热水烫洗，沐浴时少用肥皂。

3. 本病较难痊愈，需坚持治疗。

第二十二章

肌骨超声在龙虎五刺埋线疗法中的应用

第一节　肌骨超声的临床应用

一、肌骨超声发展背景

目前的医学发展越来越提倡“精准医学”。“精准医学”是指以个体化医疗为基础，结合生物信息与大数据科学的交叉应用而发展起来的新型医学。超声成像因其无辐射源，检查速度快，图像清晰度高，目前在临床应用广泛，既可以提高诊断的准确率，又能保证治疗的精准性，将以往经验性治疗导致机体损伤的可能性减小到最低。

超声成像技术包括 A 型超声、B 型超声、M 型超声、D 型超声、彩色多普勒超声，以及新兴的弹性超声、全景超声和三维成像等技术。肌骨超声是 B 型超声的一类，因其频率高、分辨率高等特点，临床中更多用于评估肌肉骨骼相关形态和功能。肌骨超声能够定量测量肌肉的结构参数，如长度、厚度、宽度、横截面积、纤维长度、羽状角等，还可以通过回声强度观察肌肉生理性质的变化。与 MRI、CT 等影像学技术相比，超声成像技术具有廉价、方便、无辐射等优点，还可以提供肌肉实时形态变化和运动中的图像，并能够同其他仪器一起使用。低频（2 ～ 10MHz）超声探头用于探测深层组织结构，高频（5 ～ 17MHz）超声探头则多用于探测浅表组织。肌骨超声一般采用频率范围 5 ～ 12MHz 的高频线阵探头来定性和定量评估肌肉和周围软组织的变化，并提供客观的、可描述的信息，尤其在神经肌肉疾病中有很高的敏感度。肌骨超声适合于评估肌肉活动、探讨力学机制、软组织变化、肌肉疾病中肌肉的性能、训练效果、废用改变、无力特点或类固醇使用的效果。肌骨超声通过分析收缩和放松状态下的肌肉形态，能够区分正常和有炎性改变的肌肉，评估肌肉损伤程度，鉴别诊断其他疾病。

二、肌骨超声的临床应用

近年来，超声医学的发展为临床介入治疗的可视化、客观化提供了新的手段。有学者在后路脊柱侧凸矫正全麻手术中使用超声引导下双侧多点竖脊肌平面阻滞（ESPB），术后患者均无明显穿刺部位血肿、感染等并发症发生。超声引导下阻滞，可以在显示屏准确看到竖脊肌等肌肉层次和厚度，以及横突的解剖学结构和定位，阻滞部位特征明显，容易分辨，注射药物后观察方便，易于控制阻滞范围，减小机体损伤和药物刺激。临床上将小剂量腰麻联合超声引导下髂筋膜阻滞为试验组，将非超声引导常规阻滞为对照组，观察两组在老年股骨手术麻醉中的差异。试验组操作时间短于对照组，感觉阻滞和T3运动阻滞上升速度快于对照组。试验组麻醉整体效果优于对照组。试验组术中恶心呕吐发生率低于对照组，升压药麻黄碱使用率低于对照组。试验组术后2小时、6小时、12小时、24小时、48小时各时点疼痛程度均低于对照组。老年人硬膜外间隙变窄，常规阻滞因穿刺部位不精确，往往影响麻醉效果。超声引导下阻滞可以在直视下将麻醉药精准注射到指定位置，损伤小、镇痛效果好，尤其适用于不能有效沟通的老年患者。

精准医学为传统中医的现代化发展注入新的推动力，是传统中医与世界前沿医学接轨的契机。由于肌骨超声具有高分辨率、可视化、无创性等优点，可以实现对肌肉神经等软组织结构的动态观察。因此，目前肌骨超声在针灸领域的应用逐渐广泛，例如协助疾病诊断及治疗、穴位显像研究、定位病灶研究等。肌骨超声可以通过对脂肪、血管肌肉等进行实时观测，增加了穴位埋线的安全性和精准定位，不仅能提高疗效，还能有效地减少并发症，为针灸治疗的研究提供全新视野。

第二节　肌骨超声在埋线疗法中的应用

一、穴位埋线概述

穴位埋线疗法是基于针灸“静以久留”的原则，提高机体免疫力，增强抗过敏性，从而提升机体理气行血、新陈代谢、协调脏腑的功能，促使疾病好转与恢复。埋线作为传统针刺创新后出现的新型针刺手段，经过多年临床的应用及检验，证明其疗效确切，且有较好的持久效果。因其植入当下可得短期的针感，可吸收蛋白线又可形成长期的刺激，故能使短期速效和长期续效得以结合。

《素问·刺要论》曰："病有浮沉，刺有浅深，各有至理，无过其道。"因针刺不同组织层次，其疗效存在差异，甚至于相同穴位上的不同针刺深度，所取得的功效亦不同。但是目前穴位埋线依赖于针灸科医生的临床经验，埋线深度不够精准，较为盲目，存在随意性，且安全性有待提高。在精准医学指导下的肌骨超声引导下穴位埋线可以将埋线过程可视化，埋线深度更精准，提高安全性。

二、肌骨超声引导下埋线治疗的优势

肌骨超声可以清楚观察到埋线针依次穿过真皮层、脂肪层和肌层，精准地将可吸收缝线置于脂肪层浅层（浅层埋线）和肌肉浅层（深层埋线）。血管在B型超声下表现为无回声管状回声，但在血管内径较小或声像图不清晰的情况下，B型超声对血管检出率会下降。而超声多普勒技术利用多普勒效应，可以检出血管中红细胞的运动。彩色多普勒和B型超声同时运用，可以将灰阶图像下看到的皮肤层、脂肪层或肌层图像与血管的彩色图像叠加，变成实时的血管图像，不仅血管所在的解剖位置明确，而且还有颜色代表血管的血流方向。脉冲多普勒技术间断式发射和接收超声波，可以显示声束上某一深度的血流速度和方向，用于区分血管性质（动脉或静脉）。运用以上超声的3种技术，实时显示埋线穴位下的解剖层次、血管数目、血管性质，用于引导进针路线，避开血管和可疑组织，降低了出血或感染的风险。

三、肌骨超声在穴位埋线中的应用

有学者在肥胖患者腹部皮下脂肪层和肌肉层分别埋入线体，在红外热成像下观察埋线后散斑血流的变化。结果显示，线体埋置在肌肉层比埋置在脂肪层的血流值高，BMI等肥胖指标改善更明显，表明肌肉层埋线对机体组织的刺激量更大，产生的生物效应更强，施加到神经和内分泌系统的生物信号更多，减肥疗效优于脂肪层埋线。肌骨超声引导下可以显示颈部夹脊穴的解剖结构和组织层次，从而实现埋线进针和植入线体材料的可视化，明确得气与进针层次的关系，同时提高微创埋线治疗颈椎病植入层次的准确性和安全性。进一步的研究表明，微创埋线治疗颈椎病疗效与埋线材料植入层次深度有关，在神经根型颈椎病埋线治疗时，不同深度的埋线其疗效有明显差异，深层埋线即在多裂肌层次埋线更有利于颈椎病的治疗。由于多裂肌疲劳与颈椎失稳、颈椎病颈痛的发生、发展密切相关，而且是埋线治疗颈椎病的最佳层次，因此确定多裂肌的位置在埋线治疗神经根型颈椎病中具有重要价值。其通过对颈椎周围重要结构的可视化，可以保证在进行微创植入操作时准确地植入目标部位，明确有效的植入深度，同时避免对血管及周围重要组织结构的损伤，提高了埋线治疗的安全性。

本团队采用肌骨超声引导下穿刺埋线治疗偏瘫肩痛，与盲刺治疗相比较，定位更精准，操作更安全；患者不良反应发生更少，治疗效果更好。我们将 30 例患者随机分为对照组和治疗组，两组治疗前进行相关评定。对照组常规治疗，包括良肢位摆放、肩部无痛范围内被动活动、局部低频脉冲电刺激、普通针刺治疗；治疗组在对照组治疗的基础上将普通针刺替换成超声引导下穴位埋线治疗，埋线部位选取肱二头肌长头腱下方及肩峰下三角肌前方，埋入聚乙丙交酯（PGLA）线，每 2 周 1 次，共治疗 2 次。两组治疗 4 周后再次评定。两组均在治疗前和治疗 4 周后评定偏瘫上肢 Fugl–Meyer 评分、静止时和肩被动外展 90° 时 VAS 疼痛评分。在治疗前两组的 FM 评分、静止状态下的 VAS 疼痛评分、肩关节被动外展 90° 的 VAS 疼痛评分差异并无统计学意义，但是治疗后三项指标的改善程度比较差异具有明显的统计学意义，提示肌骨超声引导下可视化微创埋线治疗能减轻偏瘫肩痛，无论静止状态下还是被动活动状态下的 VAS 评分、FM 评分均提高，对患者康复有利。

第三节　肌骨超声引导下特殊穴位埋线的应用

一、肌骨超声引导下星状神经节埋线的应用

1. 星状神经节概述

星状神经节（stellate ganglion，SG）也被称作颈胸神经节，是颈部交感神经节之一，位于椎动脉三角内。SG 是由约 80% 的颈下交感神经节及第 1 胸椎神经节（有时也包括第 2 胸椎神经节）融合而成（约 2.5cm 长，1cm 宽，0.5cm 厚），多呈中间缩窄的卵圆形。常位于 C7 ～ T1 椎体横突水平，也可低于 T1、T2 的椎间盘平面，如果第 2 胸椎神经节

参与SG组成，则可达T2椎体下缘。SG接受来自T1和T2外侧、中间细胞柱的节前纤维，在SG换元后，发出支配动脉、汗腺、心脏、头面的节后纤维。

2. 干预星状神经节的作用

干预星状神经节可以对内分泌系统、自主神经系统和机体免疫系统有正向调节的作用。对星状神经节进行反复多次的刺激，可起到一定的调节自主神经活性作用。血液中去甲肾上腺（NE）直接反映交感神经的敏感度，而对星状神经节进行针刺，能使交感 - 肾上腺系统兴奋得到抑制。有研究表明，刺激星状神经节能显著降低疼痛、癌症、围绝经期综合征患者血清中的去甲肾上腺素的水平，但下降后不会低于正常人的下限，而若正常人行星状神经节刺激后，可轻微改变去甲肾上腺素浓度，但改变程度不明显，机体的功能几乎不受影响，由此证明，刺激星状神经节对交感神经活性可形成双向调节作用，主要使交感 - 迷走平衡得以恢复。刺激星状神经节可良性调节血液流变学的指标。有临床研究表明，刺激星状神经节能使它所支配的血管得到一定程度的扩张，则血流速度减慢、血流量增加、血管直径增大、血液对血管阻力减小。另外，腺体分泌受神经系统的直接支配，神经系统的信息传递又受腺体分泌的负反馈调节，二者有着密不可分的联系。有临床研究表明，针刺星状神经节能降低肾上腺皮质的分泌。由此可知，刺激星状神经节能起到调节内分泌系统并使其恢复正常的作用。最重要的一点是，刺激星状神经节可调节机体的免疫功能。免疫功能作为人体抵御外来入侵的首要防线，直接决定机体的防御功能，维持机体内部各系统的稳定。通过临床研究发现，对星状神经节进行针刺，可使淋巴细胞转化率、红细胞免疫及免疫球蛋白等功能得到明显改善。

3. 肌骨超声引导下星状神经节埋线

由于星状神经节周围有颈总动脉、喉返神经等重要组织，直接对其干预存在一定的风险。最早在1995年，通过Kapral等报道确定了其实施的可行性，从此有关超声引导下的星状神经节的研究开始广泛出现，并在近几年开始在临床应用及推广。与传统干预星状神经节相比，利用超声引导进行星状神经节干预具有很多的优势，其可视化的特点，通过超声成像，更加客观直接地展现星状神经节的定位，显著提高了穿刺一次性成功率。同时，在超声的引导下，周围组织也清晰可见，避免了盲穿易造成的周围组织损伤，并发症显著减少，显著降低了穿刺回血、穿刺异物感的发生概率，具有更高的安全性。超声引导下干预星状神经节的操作更加简单，易于初学者掌握，具有很好的指导作用。通常选用 6 ～ 15MHz 线阵探头，将图像深度调为 3.3cm，探头横放于一侧锁骨的上缘，方向可稍向头侧倾斜，屏幕则可明确显示颈总动脉横截面。观察颈总动脉的深部，有一类似椭圆形或呈三角形的低回声影，即为星状神经节所在区域。在明确星状神经节所在部位后，可将探头稍加用力下压，可见颈内静脉得以闭合，从而减少穿刺中损伤静脉的概率，单人操作可一手持线阵探头，另一手持针具，从与探头平行方向，距探头外侧 1cm 处避开颈静脉后进针，通过超声成像可见针尖穿过前斜角肌，到达星状神经节的神经鞘外侧，然后进行埋线治疗。触激星状神经节 2 ～ 3 分钟后若出现同侧霍纳综合征，表明触激成功。应全程观察进针角度，明确针尖所行路线，最大程度地避免损伤椎动脉和颈动脉。另外，穿刺过程中，若出现视野不清晰，进针困难，可采用注水法冲开阻挡的筋膜，为针的穿刺路线提供更好的视野。待操作结束，穿刺点需进行一定时间的按压止血后，消毒并用无菌纱布或创可贴固定。

二、肌骨超声引导下蝶腭神经节埋线的应用

1. 蝶腭神经节概述

蝶腭神经节（现称翼腭神经节）是内脏神经系统内最大的副交感神经节，位于颅骨侧部翼腭窝内，上颌神经的下方，为一扁平的呈粉红色或灰色的小结，直径 3 ～ 5mm。组成该节的神经元是副交感节后多极神经元，支配泪腺、鼻旁窦、鼻腔黏膜和咽部的腺体，以及硬腭部分的黏膜腺体，与前方的鼻神经相互交联，进入该节的神经根有副交感根、交感根、感觉根。节后支的纤维成分包括副交感、交感和躯体感觉纤维。

临床针刺蝶腭神经节，其作用机制主要有两个：一是直接作用。针刺蝶腭神经节，直接刺激了交感节后纤维和副交感节后神经元及节后纤维，同时兴奋了交感和副交感神经，其节后支终末释放乙酰胆碱和肾上腺素递质；针刺后血液中乙酰胆碱、肾上腺素和去甲肾上腺素的水平发生改变，由于双向的调节作用，产生新的交感和副交感的平衡，达到改善鼻病的效用。二是整体调节作用。人体是一个完整的统一整体，通过神经系统的活动，尤其是高级神经活动——大脑皮层的功能调节，以保持机体的统一和平衡。针刺蝶腭神经节，其刺激可由感觉神经传入脑干，甚至大脑皮层，通过躯体内脏反射，以及神经内分泌的整体调节达到改善鼻病病理状态和临床症状的作用。

2. 干预蝶腭神经节的作用

蝶腭神经节针刺为北京同仁医院耳鼻喉科原主任李新吾教授发现并应用于过敏性鼻炎治疗，并取得良好的疗效，故亦称为“新吾穴”。此后，有许多学者通过封闭、电灼及热凝法等刺激蝶腭神经节来治疗过敏性鼻炎，均取得了一定疗效，但存在操作风险大、疗效均不确切、易复发等问题。近年来，杨才德等发挥“长效针感”的优势，率先利用穴位埋线刺激蝶腭神经节治疗过敏性鼻炎并取得了成功。

由于蝶腭神经节位置比较深，有一段狭窄通路，针刺治疗较困难。一是操作者很难准确将针刺入翼腭窝到达神经节。二是操作不当容易损伤到下牙槽神经、上颌动脉及其分支、眶周血管等。李新吾在临床中独创三点一线进针法，即在摆放好患者的头部位置、确定进针点后，以外平行线的中心点为依据，朝着内平行线的中心刺去，保持蝶腭神经节、进针点、医生视线成一条直线，即“三点一线”的进针法，一次性成功率较高，也便于随时调整方向，但是缺点在于需要每周 2 ～ 3 次治疗，患者依从性较差。而穴位埋线是针灸的发展和延伸，2015 年以来，中国中医药研究促进会埋线分会会长杨才德教授及其科研团队率先将埋线法代替针刺法，沿用“三点一线式”进针法，通过埋线的长效针灸效应刺激蝶腭神经节，以治疗变应性鼻炎，并在临床上取得了成功。和传统针灸针刺治疗过敏性鼻炎相比，蝶腭神经节埋线术治疗次数少，方便患者，给医生节约了治疗时间，并且能有效缩短疗程，短期内控制病情，缓解症状，起到双向良性调节作用，成为目前通过蝶腭神经节治疗过敏性鼻炎的中医外治首选方法。

3. 肌骨超声引导下蝶腭神经节埋线

尽管“三点一线式”进针已能非常精确，但仍有部分患者由于解剖变异，无法精确到达目标位置。因此，为了治疗中能更精准到达蝶腭神经节，将影像学引入其中，包括 CT 引导和超声引导。CT 引导由于存在放射风险，除了评估和临床教学，较少用于常规引导穿刺。而肌骨超声因其无创、无伤害，使用操作方便，逐渐用于定位精准治疗。

选择下关穴作为进针点，将放好线的一次性无菌埋线针，平刺入皮肤，向内下斜刺，监测超声图像上实时显示的针身移动图像，根据解剖结构，调整针身方向，将针尖指向翼腭窝缓慢刺入。进针时，通过超声避开上颌动脉位置。当针尖到达翼腭窝内或是其附近区域时，患者的同侧鼻腔有快速通气感觉，甚至有鼻腔喷水样、鼻翼旁触电感等针感弥漫到全鼻腔，迅速埋线并出针。若患者无此类感觉而针已触碰翼腭裂底部骨质结构导致无法再进针，则同样停止进针。

第四节 肌骨超声在龙虎五刺埋线疗法中的应用

龙虎五刺埋线疗法，重点强调术者埋线时的操作技巧，以及达到埋线最佳效果的全面综合把控，将术者、埋线针具和操作技巧相统一，使针到气应，络通病除。其中，针刺深度是龙虎五刺埋线疗法的一大核心技术要点。针刺深度主要根据腧穴部位的解剖特点和治疗需要确定，同时还要结合患者年龄、体质、时令等因素综合考虑。但必须指出，针刺深浅因病而施，应以既有针感，又能保证安全为基本原则。

依据腧穴部位、病情性质、年龄、体质体形、季节、时令及得气与补泻要求定深浅。有些刺法涉及针刺深浅。肌骨超声能精准判断针刺深度，使龙虎五刺埋线技术有了客观依据。尤其是关刺、合谷刺、输刺的使用，更安全有效。

一、关刺

《灵枢・官针》曰："关刺者，直刺左右，尽筋上。"《类经》认为这种刺法多在关节附近的肌腱上进行针刺，因为筋会于节，四肢筋肉的尽端都在关节附近，故名关刺。关刺深度应达到筋的层次。超声引导下龙虎五刺埋线时将线埋于肌腱筋膜之间，能起到疏通经络、活血止痛的目的。

二、合谷刺

《灵枢・官针》曰："合谷刺者，左右鸡足，针于分肉之间。"是指将针深刺入分肉之间，左右各斜刺一针，形如鸡足，用以治疗肌痹，合谷刺深度应达肌层，临床多用于治疗颈椎病、肩周炎、肱骨外上髁炎、踝关节扭伤等骨关节疾病。超声引导下龙虎五刺埋线时将线埋于肌肉筋膜之间，能起到舒筋活络止痛的目的。

三、输刺

《灵枢・官针》曰："输刺者，直入直出，深内之至骨。"指直进针，直出针，深刺至骨，因肾主骨，故与肾相应，临床上多用于治疗骨痹和病变较深的病证。超声引导下龙虎五刺埋线时将线埋于骨筋膜附近，能起到壮骨强脊止痛的目的。

龙虎五刺法提示我们在临床实践中，应当注意针具的选用、针刺的层次深度，这种治疗方法的原则就是针至病所，并且是中的即可，过犹不及。肌骨超声引导下使针刺深度更精准，故能起到事半功倍的效果。

第二十三章

典型案例分析

1. 脑卒中

刘某，男，59岁。2022年9月22日初诊。

主诉：肢体笨拙无力1天。

现病史：患者昨日晨起后突感右侧肢体活动笨拙无力，伴头昏、站立不稳，未予重视。今自感上述症状加重，行走时右下肢拖曳，右手持物无力，前来就诊。刻下症：右侧肢体活动笨拙无力，行走时右下肢拖曳，右手持物无力，伴头昏、眼花、站立不稳，手足心热，午后潮热，大便未解，小便正常，舌红苔少，脉细数。

查体：神清，对答切题，言语流利，颈软，右侧肢体肌力2^+级，肌张力下降，左侧肢体肌力、肌张力正常。

辅助检查：头颅MRI示左侧脑室旁新鲜脑梗死，双侧基底节区、脑室旁多发腔隙性脑梗死。

诊断：中风（中经络）之阴虚风动证。

治疗：予以埋线治疗。选穴：取水沟、风池、患侧内关、委中、三阴交、足三里、太溪、曲池、手三里、合谷、阴陵泉、阳陵泉、风市。选取3–0号3cm PGA可吸收缝线，水沟穴向右侧平刺，内关穴向手掌斜刺，风池穴向鼻翼方向，其余穴位常规直刺埋线，所有穴位均采取折叠埋线。2周后右下肢可抬腿行走，右上肢可持轻物，再次埋线，4周后右侧肢体肌力4级，去水沟、内关埋线，后好转出院。

随访：6周后随访，患者右侧肢体肌力5^-级，灵活度欠缺，嘱继续康复锻炼。

按语：患者初诊以肢体笨拙无力为主诉，伴头昏、眼花、站立不稳，舌红少苔，脉细数，平素手足心热，午后潮热，考虑阴虚风动，故予水沟、内关、委中、足三里行气活血，三阴交、太溪、风池滋阴潜阳，曲池、手三里、合谷、阴陵泉、阳陵泉、风市加强患侧上下肢恢复。辨证选穴恰当，故疗效显著。

2. 脊髓损伤

白某，男，49 岁。2021 年 9 月 26 日初诊。

主诉：双下肢活动障碍 2 月余。

现病史：患者 2 个月前不慎从高处坠落致“胸 12 椎体压缩性骨折”，并住院手术治疗。因双下肢活动障碍，故来诊求中医进一步治疗。刻下症：轮椅推入，双下肢活动障碍，大小便失禁，舌淡紫，苔薄，脉涩。

查体：神清，胸腰椎活动受限，双下肢肌力 0 级，双下肢针刺皮肤痛触觉从肚脐下消失。

辅助检查：腰椎正侧位片示腰 12 椎体骨折术后。

诊断：外伤性截瘫之经脉瘀阻证。

治疗：予以埋线治疗。选穴：取筋缩、中枢、腰 3 督脉穴、腰阳关及其夹脊穴、中极、关元、双侧环跳、委中、阳陵泉、足三里、悬钟、合谷、太冲、膈俞。选取 3-0 号 3.5cmPGA 可吸收缝线，督脉穴及其夹脊穴由右侧夹脊穴向左侧透刺，膈俞向脊柱斜刺，中极、关元向会阴部斜刺，其余穴位直刺埋线。2 周后患者双下肢出现轻度萎缩，舌红少苔，脉细，加刺肝俞、肾俞，足三里、膈俞分别予以黄芪注射液、丹参注射液穴位注射，每穴 2mL，2 日 1 次。4 个月后肚脐以下皮肤触痛觉及双下肢功能活动逐渐恢复，肌力 3^- 级，能够独立站立。嘱加强下肢功能锻炼，并加脊中、悬枢、命门及其夹脊穴。5 个月后肌力 3^+ 级，可独自持杖而行。7 个月后可以弃杖慢步。8 个月后双下肢肌力接近正常，后疗效巩固而出院。

按语：患者初诊以双下肢瘫痪为主诉，伴有腰部外伤史，舌淡紫，脉涩，考虑经脉瘀阻之证，予筋缩、中枢、腰 3 督脉穴、腰阳关及其夹脊穴、双侧环跳、委中、阳陵泉、足三里、悬钟疏通督脉、调和气血，合谷、太冲、膈俞活血通络，后出现肌肉萎缩为瘫痪日久，肝肾亏虚，加肝俞、肾俞补肝益肾，足三里、膈俞改穴位注射以益气补血、活血化瘀。本病目前尚无满意的治疗方法，埋线对其中部分病例功能改善有一定的疗效，对下肢穴位针刺无任何反应、经数个疗程无改善者效果不佳。自主锻炼和被动锻炼是配合埋线治疗、早日康复不可缺少的环节。埋线治疗本病疗程较长，有的患者需要治疗数年之久，故需鼓励患者树立战胜疾病的信心，坚持治疗和功能锻炼。

3. 周围神经损伤

张某，男，25 岁。2021 年 4 月 23 日初诊。

主诉：咳嗽 2 天，四肢无力 1 天。

现病史：患者就诊前 2 天因晨练出汗较多，出现咳嗽、无痰，感头部发紧，周身疲乏，次日症状加重，出现四肢痿软无力，渴喜冷饮，小便黄。刻下症：头昏，全身、四肢痿软无力，干咳无痰，渴喜冷饮，大便未解，小便黄，舌暗淡苔白，脉细数。

查体：神清，精神差，双肺呼吸音粗，未闻及明显干湿啰音，四肢无力，肌力 3 级，肌张力减弱，四肢深浅感觉正常，腱反射消失，未引出病理反射。

诊断：痿证之肺热伤津证。

治疗：予埋线治疗。选穴：华佗夹脊穴、大椎、肺俞、曲池、尺泽、合谷、外关、环跳、足三里、阳陵泉、丰隆、三阴交、中极等穴。取 3–0 号 3cm PGA 可吸收外科缝线，对折法埋线，夹脊穴与大椎均由一侧向对侧透刺，外关向掌心斜刺，中极向会阴部斜刺，其余穴位使用龙虎五刺埋线技术埋线。另选十二井穴点刺放血，每日 1 次。埋线后第 2 日双下肢肌力改善，7 日后四肢运动功能明显改善，2 周后 2 次埋线，并停止点刺放血，3 周后四肢功能恢复，痊愈出院。

按语：患者初诊以咳嗽、咳痰、四肢无力为主诉，伴有渴喜冷饮，小便黄，且为汗出较多后出现相关症状。考虑肺热伤津，诸穴清热祛邪、通行气血。患者急性发病，治疗及时，故埋线 2 次即痊愈。本病采用埋线疗法可获得较好效果，但久病畸形者应配合其他疗法。

4. 周围性面瘫

赵某，男，43 岁。2022 年 8 月 22 日初诊。

主诉：左侧口眼㖞斜 6 天。

现病史：患者 6 天前晚上因沐浴后出汗较多，室外乘凉，入睡开窗通风。次日晨起自觉左耳后跳痛，左嘴角麻木，未予重视，至中午时左侧闭目露睛，左侧额纹及鼻唇沟消失，左口角㖞斜，饮水流涎。曾予西药泼尼松、甲钴胺口服，症状无变化。刻下症：左耳后跳痛，左侧面部麻木，口角㖞斜、流涎，舌淡苔薄白，脉紧。

查体：神清，精神可。左侧闭目露睛，左侧额纹及鼻唇沟消失，左口角㖞斜。

诊断：面瘫之风寒证。

治疗：予埋线治疗。选穴：患侧太阳、阳白、地仓、颊车、颧髎、下关、迎香、翳风、合谷（双侧）、太冲（双侧）、风池（双侧）等穴。以 3–0 号 3cm PGA 可吸收缝线双折法埋线，阳白、太阳避开颞浅动脉向左斜刺，地仓透颊车，风池向鼻尖方向刺入，其余穴位常规埋线。5 天后症状明显好转，2 周后第 2 次埋线，4 周后基本痊愈，继续埋线 1 次巩固疗效。

按语：患者初诊以左侧口眼㖞斜为主诉，面部有受凉史，结合舌脉，辨证为面瘫风寒证，予太阳、阳白、地仓、颊车、颧髎、下关、迎香等穴活血通络，舒调经筋；合谷、太冲开四关、驱散风邪；翳风、风池祛风散寒。埋线治疗面瘫具有良好疗效，尤其对于中重度面神经损伤患者，经 2 ～ 3 次埋线治疗基本能恢复到病前状态。

5. 头痛

胡某，女，32 岁。2022 年 7 月 18 日初诊。

主诉：左侧头痛 2 天。

现病史：患者 2 天前入睡前洗头，后未彻底吹干即入睡。次日晨起自觉左侧头部疼痛，未予重视。至下午疼痛加剧，甚则恶心呕吐清水。曾予口服西药芬必得，症状无变化。刻下症：左侧头痛，紧绷感，恶寒怕风，恶心欲吐，二便正常，舌淡紫，苔薄白，脉浮紧。

查体：神清，颈软，生理征存在，病理征未引出。

辅助检查：头颅 CT 无异常。

诊断：少阳头痛之外感风寒证。

治疗：予穴位埋线治疗。选穴：取患侧太阳、丝竹空、大椎、双侧外关、风池、足临泣、合谷、太冲。取 3–0 号 3cm PGA 可吸收缝线，太阳、丝竹空均向左平刺，风池向鼻尖方向，大椎由一侧夹脊穴向对侧透刺，外关向掌心斜刺，其余穴位常规埋线。埋线半小时后即自觉疼痛减轻，2 日后疼痛消失。

随访：1 周后随访未再复发。

按语：患者初诊以左侧头部疼痛为主诉，头部有受凉史，结合舌脉，辨证为少阳头痛之外感风寒证，诸穴配伍，共奏舒经活络、通行气血之功，使头部经络之气“通则不痛”。针刺埋线治疗头痛疗效显著，对某些功能性头痛能够达到治愈的目的。对器质性病变引起的头痛，针灸也能改善症状，但应同时注意原发病的治疗，以免贻误病情。部分患者由于头痛反复发作，迁延不愈，故易产生消极、悲观、焦虑、恐惧情绪。在针灸治疗的同时，应给予患者精神上的安慰和鼓励。

6. 慢性咳嗽

陈某，女，64 岁。2022 年 9 月 22 日初诊。

主诉：咽痒、咳嗽1余年。

现病史：患者1年来咽痒作咳反复发作，查肺部CT、血常规均正常，间断性服用苏黄止咳胶囊后症状可减轻。刻下症：咽痒作咳，晨起咳痰，白痰，量不多，口干微苦，二便调，舌胖有齿痕，苔薄有裂纹，脉弦滑。

查体：咽部充血，扁桃体未见肿大，双肺呼吸音稍粗，未闻及明显干湿啰音。

诊断：咳嗽病之风燥伤肺。

治疗：予以埋线治疗。选穴：取肺俞、天突、膻中、肝俞、膈俞。选取3-0号PGA可吸收缝合线，剪成2～3cm长，在肺俞、肝俞、膈俞斜向脊柱45°刺入，轻刺重提，线体放入皮下脂肪层，出针后按压针孔。治疗1周后复诊，咽痒、咳嗽减轻，咽中痰减，2周后复诊咳嗽消失。

按语：患者初诊以咽痒、咳嗽为主诉，伴有口干微苦，咽中有痰，时值秋季，气候干燥，考虑燥邪伤肺，咳嗽日久，肝火偏亢，予背俞穴肺俞、肝俞、膈俞，宣肺降气、疏肝理气、化瘀行气，加任脉之天突、膻中，开胸散结理气。天突具有缓解支气管平滑肌痉挛的作用，是主治咳嗽、咳痰、气喘的要穴，能通利气道、宣肺降气。本案运用龙虎五刺埋线技术，通过控埋线角度、深度，达到针到病所的目的。故埋线一次，患者咳止。

7. 慢性支气管炎

（1）孙某，女，57岁。2022年10月21日初诊。

主诉：反复咳嗽、咳痰3余年。

现病史：患者3年来反复咳嗽、咳痰，痰色白，量少，易咳出，偶感呼吸困难，遇寒加重，曾诊断为慢性支气管炎，多次住院治疗，仍有反复。刻下症：气促、咳嗽，痰少不易咳出，二便正常，舌质淡，苔白，脉沉弱。查体：神清，双肺呼吸音粗，两肺未闻及明显干湿啰音。

诊断：咳嗽病之肺气不足、肾虚不纳证。

治疗：予埋线治疗以补肺纳气为主。选穴：取八华穴、脾俞、肾俞、天突、膻中、气海、关元。选取3-0号PGA可吸收缝合线，剪成3cm长，在八华穴、肾俞斜向脊柱45°刺入；在天突穴，刺至胸骨柄后1cm；在膻中、气海、关元，则从下向上顺任脉走向斜刺；所有穴位均应轻刺重提，线体放入皮下脂肪层后迅速出针，快速按压针孔，天突需按压超过1分钟，防止出现血肿。治疗2周后复诊：气促大减，咳嗽消失，配合口服补肺丸。4周后再予埋线治疗1次。目前患者气促、咳嗽停止，已如常人。

按语：肺为气之主，肾为气之根，肾阳不足可致脾阳不足，运化水湿无力，肾阳不足，水无所主，水气上逆干肺凌心，故选脾俞、肾俞以益“气根”；选任脉腧穴以补脏腑之气。八华穴为经外奇穴，刺激此穴可改善气道微循环，减少内皮细胞和腺体分泌，平衡交感神经和副交感神经，产生止咳平喘作用，也常用于治疗支气管哮喘。采用龙虎五刺埋线技术于上述穴位埋线治疗，可达到疏通经络，补肺、脾、肾三脏，止咳化痰，改善气道功能的作用。

（2）王某，女，54岁。2022年8月24日初诊。

主诉：反复咳嗽、气促10余年。

现病史：患者10余年来反复咳嗽、气促，昼轻夜重，偶有咳痰，胸部CT提示慢阻肺表现，近1年来症状发作频繁。刻下症：咳嗽、咳痰，痰色白，不易咳出，遇寒加重，纳差，乏力，睡眠可，二便可，舌质胖而淡，舌苔薄白微腻，脉沉细。

查体：神清语利，双肺呼吸音粗，未闻及明显干湿啰音。

诊断：咳嗽病之肺脾气虚、痰湿内盛证。

治疗：予埋线治疗以补肺健脾，温阳化湿为主。选穴：取肺俞、脾俞、阴陵泉、丰隆、足三里。选取3-0号PGA可吸收缝合线，剪成3cm长。在肺俞、脾俞，斜向脊柱45°刺入；在阴陵泉、丰隆、足三里则直刺。所有针刺均轻刺重提，线体放入皮下脂肪层。肺俞、脾俞、阴陵泉、足三里出针后迅速按压针孔，丰隆出针后放血3滴。治疗2周后复诊，气促咳嗽减轻，舌质淡，舌苔白，脉沉细；4周后再埋线1次，约2个月后患者气促咳嗽消失，饮食可。

按语：脾为生痰之源，肺为储痰之器，故治疗以健脾胃、祛肺痰，“培土生金”。肺俞、脾俞乃肺、脾之气输注到膀胱经的穴位，在此处埋线可补肺脾，激发经络之气运行；阴陵泉、丰隆为健脾除湿要穴，足三里为胃经合穴，“合治内腑”。该案患者治疗前机体正气不足，痰湿邪气内盛，而穴位埋线可激发脏腑经络正气，疏通经络，调和气血，达“扶正祛邪”的目的。

8. 慢性阻塞性肺疾病

赵某，男，52岁。2022年5月10日初诊。

主诉：反复咳嗽、咳痰伴气促、呼吸困难3年余。

现病史：患者3年前出现咳嗽、咳痰，伴气促、呼吸困难，诊断为慢性阻塞性肺病，常年吸氧，无法下地活动，稍一活动便有气促。1个月前感冒后出现呼吸困难，急诊我院，经抗炎、化痰等治疗后呼吸困难好转。刻下症：精神差，稍动仍有气促，不能脱氧。大便不易解，小便量少，舌胖有齿痕，苔滑，脉细。

查体：精神差，口唇发绀，双肺呼吸音粗，可闻及少量散在干湿啰音，双肺叩诊呈过清音。

诊断：肺胀病之脾肺气虚证。

治疗：予以埋线治疗。选穴：取肺俞、脾俞、肾俞、八华。选取3–0号PGA可吸收缝合线，剪成3cm长，在肺俞、脾俞、肾俞、八华斜向脊柱45°斜刺，重刺轻提，线体放入皮下脂肪层，出针后按压针孔，治疗1次后气促好转，已能脱氧超过12小时，4周后行第2次埋线气促消失，仅夜间入睡后吸氧，指导其康复锻炼。

按语：患者初诊以咳嗽、咳痰、气促为主诉，久病，结合病史、症状体征及舌脉象，考虑脾肺气虚证。咳嗽日久，肺气亏虚，予背俞穴肺俞、八华，宣肺降气、疏肝理气、化瘀行气，加任脉之天突、膻中，开胸散结理气，加丰隆化痰，足三里振奋阳气。经2次埋线后患者气促症状消失，但慢阻肺病久肺虚，故以补肺丸调护。

9. 支气管哮喘

（1）陈某，女，34岁。2022年7月11日初诊。

主诉：哮喘反复发作30余年。

现病史：患者自幼有哮喘病史，青少年时期哮喘好转，3年前患者产后受凉，加之照顾婴儿疲劳加重，而诱发哮喘，虽经住院治疗哮喘发作停止，但仍反复出现气喘、喉中痰鸣，需要吸入“信必可”改善。近1年来反复咳喘、昼轻夜重，发作频率增加，患者痛苦不已，今来诊，要求埋线治疗。刻下症：咳喘、昼轻夜重，严重影响睡眠，精神差，大便2～3日一次，小便可，舌质淡胖，苔薄白，脉沉细。

查体：精神差，双肺呼吸音粗，可闻及少量散在干啰音，未闻及湿啰音，双肺叩诊呈清音。

诊断：哮病之肺脾气虚证。

治疗：予埋线治疗以补肺健脾，化湿止哮。选穴：取定喘、八华、脾俞、天突、膻中、中脘、关元、丰隆、足三里。选取3–0号PGA可吸收缝合线，剪成3cm长，在八华穴、脾俞斜向脊柱45°刺入；在定喘穴，则从一侧定喘刺入，横穿大椎，刺向另一侧定喘穴，注意不要刺穿皮肤；在天突穴，平刺至胸骨柄后1cm；在膻中、中脘、关元穴，则从下向上顺任脉走向斜刺；在丰隆、足三里则直刺。所有针刺均轻刺重提，线体放入皮下脂肪层。除丰隆穴外，诸穴出针后快速按压针孔，天突按压至少 1 分钟，防止出现血肿，丰隆出针后放血 3 滴。治疗 4 周后复诊，气喘、喉中痰鸣减轻，患者未使用止喘药，再予埋线 1 次后患者哮喘未发，给予患者穴位贴敷调理。

按语：哮喘多因肺、脾、肾三脏功能失调、宿痰内伏、气道阻塞导致，而背俞穴是五脏六腑之气输注于背腰部的腧穴。八华穴可产生止咳平喘作用，埋线此穴可起到抑制过敏介质释放、抗炎和改善支气管及肺血管的微循环，解除支气管平滑肌痉挛，减少支气管内皮细胞和腺体分泌，镇静副交感神经，起到较持久的平喘作用。

（2）孔某，男，59 岁。2022 年 2 月 10 日初诊。

主诉：反复咳喘、呼吸困难 30 余年。

现病史：患者有哮喘病史 30 余年，经治疗好转，近 2 年来由于劳累后反复发作。刻下症：神疲，乏力，活动后感气促不适，偶有咳嗽，无痰，遇寒加重，食纳可，睡眠可，二便可，舌质淡，舌苔薄白，脉沉细。查体：神清语利，双肺呼吸音粗，未闻及明显干湿啰音。

诊断：哮病之肺气不足证。

治疗：予埋线治疗以补肺平喘。选穴：取肺俞、定喘、膻中、关元、丰隆。选取 3–0 号 PGA 可吸收缝合线，剪成 3cm 长，在肺俞、定喘斜向脊柱 45° 刺入；在膻中、关元穴，则从下向上顺任脉走向斜刺；在丰隆则直刺。所有针刺均轻刺重提，线体放入皮下脂肪层。诸穴出针后快速按压针孔。治疗 4 周后复诊，气喘减轻，仍时有咳嗽，故再次埋线 1 次，后患者气喘基本消失。

按语：西医学认为哮喘是一种异质性疾病，通常以慢性气道炎症为特征，临床表现为反复发作的喘息、咳嗽、胸闷和呼吸急促。治疗哮喘以抗炎、解痉、平喘为主，虽能缓解哮喘发作症状，但哮喘仍易反复发作，且使用不当会引起不良反应。中医认为哮喘因内有伏痰诱发。如《证治汇补》说：“哮即痰喘饮而常发者，因内有壅塞之气，外有非时之感，膈有胶固之痰，三者相合，闭拒气道，抟击有声，发为哮病。”而穴位埋线治疗哮喘可以明显减轻患者的症状，改善患者生活质量，提高机体免疫功能，减少哮喘的发作次数。肺俞属足太阳膀胱经，是肺的背俞穴，有祛散外邪、宣降肺气之功。定喘属经外奇穴，可化痰降气定喘，是治疗哮喘的有效穴位。膻中是任脉经穴，属心包募穴、八会穴之气会，可调节肺中气机、补气定喘，丰隆是足阳明胃经的络穴，“一络通两经”，沟通联系脾经，为治痰要穴，《针灸聚英》云：“哮喘发来寝不得，丰隆刺入三分深。”运用龙虎五刺埋线技术，使辨证更准确，深度、力度、强度更精确，起到气至病所、针到病消的治病目的。

10. 胃 – 食管反流

钱某，男，57 岁。2022 年 11 月 17 日初诊。

主诉：反复胃胀、嗳气吞酸 1 余年。

现病史：患者 1 年来反复出现胃胀、嗳气吞酸等症状，偶有胃痛、恶心、呕吐等症状，饮食生冷后发作加重，食后痛减，病程中食欲不振。刻下症：上腹部隐痛胀满，嗳气吞酸，恶心欲吐，情绪激动，二便正常，舌质淡，苔白，脉弦细。查体：神清语利，上腹部轻压痛，全腹无反跳痛及肌紧张。

诊断：吞酸之肝胃不和证。

治疗：予埋线治疗。选穴：取天突、膻中、中脘、天枢、足三里。选取 3cm PGA 可吸收缝合线，到达皮下脂肪层放入线体，快速出针按压针孔。治疗 4 周后复诊，患者症状消失，至今未再发作。

按语：胃食管反流病属中医“吞酸”“食管瘅”等范畴，病变主要位于食管和胃，基本病机为饮食不洁、肝气犯胃、气机升降失常。天突、膻中、中脘属任脉，可以健运中州、调理气机、升清降逆；天枢穴既是足阳明胃经腧穴，又是手阳明大肠经募穴，刺激该穴可下通腹气，上行胃经，改善消化道功能。足三里为足阳明胃经合穴、胃下合穴，具有调理肠胃、理气消胀、化滞除满、降浊通便之功，通过埋线可调整胃肠的蠕动，使蠕动弱者加强，蠕动亢进者弛缓。诸穴采用龙虎五刺埋线技术，使穴位刺激精准得到，收效甚捷。

11. 慢性胃炎

（1）娄某，男，36 岁。2022 年 9 月 21 日初诊。

主诉：间断性胃痛反酸 1 余年。

现病史：患者近 1 年来反复出现胃痛、胃胀、嗳气吞酸等症状，无恶心呕吐，胃镜检查提示慢性胃炎，曾口服“奥美拉唑”等护胃药，症状可缓解，但停药后易复发。刻下症：偶感上腹部隐痛、嘈杂，纳差，二便正常，睡眠一般，舌质淡，苔白，脉弱。

查体：胃脘部轻压痛，无反跳痛及肌紧张。

诊断：胃痛之脾胃虚弱证。

治疗：予埋线治疗以健脾和胃止痛。选穴：取脾俞、胃俞、中脘、天枢、气海、关元、足三里。选取3–0号PGA可吸收缝合线，剪成3cm长，在脾俞、胃俞斜向脊柱45°刺入；在中脘、天枢、气海、关元、足三里均垂直进针，到达皮下脂肪层放入线体，快速出针按压针孔。治疗4周后复诊，患者胃痛症状明显减轻，未服用护胃药物，再行埋线1次后，胃痛至今未再发作。

按语：该案患者为气虚胃痛，需健脾益气，和胃止痛，故选穴多为补益精气、固护胃气的腧穴。现代研究认为穴位埋线对于胃肠运动具有良好的双向调节作用。动物腹部腧穴的刺激通过C类纤维和（或）Aδ传入，在脊髓水平激活交感神经从而抑制胃肠运动，动物后肢所对应穴位的刺激通过无髓传入纤维的脊髓上中枢的神经整合，反射性地让副交感迷走神经传出纤维发挥促进胃肠运动和分泌的作用。穴位埋线能有效减少胃液总酸排出量，使酸的分泌趋于正常，同时可降低胃蛋白酶活性。因此，运用龙虎五刺埋线技术治疗后患者胃脘痛逐渐好转。

（2）黄某，女，39岁。2022年9月21日初诊。

主诉：间断性胃胀、嗳气吞酸5月余。

现病史：患者5个月来反复出现胃胀、嗳气吞酸，偶有胃痛、恶心、呕吐等症状，胃镜提示慢性萎缩性胃炎。刻下症：偶感上腹部隐痛，胀满，恶心欲吐，情绪波动时明显。大便不易解，小便正常，舌质暗红，苔少白，脉弦细。

查体：神清语利，上腹部轻压痛，无反跳痛及肌紧张。

诊断：胃痛之肝胃不和证。

治疗：予埋线治疗以疏肝理气，健脾和胃。选穴：取肝俞、脾俞、胃俞、中脘、天枢、关元、足三里。选取3–0号PGA可吸收缝合线，剪成3cm长，在肝俞、脾俞、胃俞，斜向脊柱45°刺入；在中脘、天枢、关元、足三里均垂直进针，到达皮下脂肪层放入线体，快速出针按压针孔，治疗4周后复诊，患者症状消失，至今未再发作。

按语：中医学认为慢性萎缩性胃炎多为感受外邪、饮食伤胃、情志不畅导致肝失条达、横逆犯胃，胃失和降。故治疗以疏肝理气、健脾和胃为主。中脘为胃的募穴，具有调理脾胃、补虚益气、降逆化滞、行气活血之功效；关元、足三里具有扶正培元、强脾健胃的作用；肝俞为肝之背俞穴，脾俞为脾之背俞穴，胃俞为胃之背俞穴，三穴具有疏肝理气、健脾和胃、化湿降逆的作用；天枢属于足阳明胃经，是大肠的募穴，具有调理胃肠、升降清浊、行气活血、消食化滞、通利大便等功效。诸穴合用，可达到疏肝理气、健脾和胃的治疗目的。

12. 非酒精性脂肪性肝病

（1）蒋某，男，36 岁。2022 年 6 月 20 日初诊。

主诉：体检发现脂肪肝 1 余年。

现病史：患者 1 年前因腹部肥胖，体检发现中度脂肪肝，诊断为非酒精性脂肪肝。刻下症：腹型肥胖，饮食尚可，大便不易解，小便正常，舌红苔腻，脉滑数。查体：腹部膨隆，肝脾肋下未触及，腹部无压痛及反跳痛。

诊断：痰浊之痰湿内盛证。

治疗：予埋线治疗以祛湿化痰消脂。选穴：取肝俞、脾俞、中脘、天枢、梁门、滑肉门、腹结、丰隆。选取 3-0 号 PGA 可吸收缝合线，剪成 3cm 长，在肝俞、脾俞斜向脊柱 45° 刺入，在中脘、天枢、梁门、滑肉门、腹结、丰隆均垂直进针，快速进针，到达皮下脂肪层放入线体，出针后放血 3 滴。治疗 4 周后复诊，患者体重减轻，腹围减少，后再予埋线治疗 2 次，患者复查彩超脂肪肝消失。

按语：中医理论认为非酒精性脂肪肝是因为长期饮酒、嗜食肥甘厚味等酿湿生热，损伤脾胃，运化失司，湿浊凝聚成痰，痰阻气滞，渐致血行不畅，脉络壅滞，痰浊与气血搏结于肝而成，属于“积聚”“积证”“痰浊”等范畴。穴位埋线疗法能增强新陈代谢的速度，加速能量消耗，促进体内脂肪分解，改善脂肪肝。埋线所选的穴位以循行腹部的脾经和胃经为主，体现了“经络所通，腧穴所在，主治所及”的治疗法则。其中，天枢理气行滞，通调气机；梁门、滑肉门、腹结健脾益胃，运化脾土，调节胃肠功能；丰隆为胃经腧穴，为化痰祛湿要穴，能祛除痰湿；肝俞、脾俞、中脘为俞募配穴，使肝脾调和，水湿得除。

（2）赵某，女，36 岁。2022 年 9 月 21 日初诊。

主诉：体检发现脂肪肝 1 余年。

现病史：患者 1 年前体检发现中度脂肪肝。刻下症：体形肥胖，腹部膨隆，饮食尚可，口干欲饮，二便正常，舌质暗紫，苔白腻，脉细滑涩。

查体：腹部膨隆，肝脾肋下未触及，腹部无压痛及反跳痛。

诊断：肥胖症之痰湿内盛夹瘀证。

治疗：予埋线治疗以祛湿化痰消脂，活血通经。选穴：取肝俞、膈俞、脾俞、中脘、天枢、关元、腹结、血海、足三里。选取 3-0 号 PGA 可吸收缝合线，剪成 3cm 长，在肝俞、膈俞、脾俞斜向脊柱 45° 刺入，在中脘、天枢、关元、腹结、血海、足三里均垂直进针，快速进针，到达皮下脂肪层放入线体，快速出针按压针孔。治疗 4 周后复诊，舌质红，苔薄白，脉细滑，彩超查肝脏光点较前减少，再行 2 次埋线后，脂肪肝消失。

按语：穴位埋线能协调脏腑，平衡阴阳，祛湿化瘀；埋线初期刺激强而短暂，后期刺激柔和而持久，对疾病有双向调节的作用。穴位埋线治疗非酒精性脂肪肝，其机制可能是通过各种信号通路改善机体抵抗状态，改善机体的慢性炎症状态，调节肠道菌群，改善棕色脂肪的功能。本案患者肥胖，有脂肪肝，痰湿兼有血瘀，经龙虎五刺埋线治疗后肝脾调，痰湿去，经络通，体重减轻，脂肪肝消失。

13. 功能性腹泻

朱某，女，44 岁。2022 年 5 月 6 日初诊。

主诉：间断性腹泻 1 年余。

现病史：患者 1 年来反复出现大便次数增多，大便不成形，饮食不节后症状加重。来诊要求埋线治疗。刻下症：大便质稀，3 ～ 5 次 / 日，大便不成形，纳差乏力，无里急后重等症，小便正常，舌质淡、苔白、脉虚弱。查体：神清语利，脐周轻压痛，全腹无反跳痛及肌紧张。

诊断：泄泻之脾虚证。

治疗：予埋线治疗。选穴：取中脘、天枢、水分，选取 3cm PGA 可吸收缝合线，均垂直进针，到达皮下脂肪层放入线体，快速出针按压针孔，治疗 4 周后复诊，患者症状消失，至今未再发作。

按语：功能性腹泻属于中医“泄泻”“腹痛”范畴，主要由外感六淫、七情内伤、饮食不节等因素导致脾失健运、肠道功能紊乱所致，患者病久或素体阳虚易出现脾肾阳虚的证型。中脘是治疗胃肠疾患的要穴，配合大肠的募穴天枢发挥调理胃肠的作用；水分为任脉上的利水要穴可健脾利湿。诸穴采用龙虎五刺埋线技术提高了治疗效果，减少了埋线次数。

14. 功能性便秘

梅某，女，23 岁。2022 年 10 月 6 日初诊。

主诉：反复排便困难 1 余年。

现病史：患者 1 年余来反复出现大便干结难解，常超过 3 日一行，每次大便时间长，费力，无明显腹胀，无腹痛。刻下症：大便干结难解，排便费时费力，饮食尚可，小便正常，睡眠一般。舌淡红苔白，脉细。查体：体形肥胖，腹部胀满，左下腹轻压痛，全腹反跳痛及肌紧张。

诊断：便秘之脾气虚证。

治疗：予埋线治疗。选穴：取中脘、天枢、腹结、支沟、上巨虚。选取 3cm PGA 可吸收缝合线，均垂直进针，到达皮下脂肪层放入线体，快速出针按压针孔。治疗 4 周后复诊，患者症状消失，至今未再发作。

按语：功能性便秘（FC）属于中医“便秘”“后不利”“脾约”等范畴，其病位在大肠，与脾胃、肺、肝、肾密切相关。邪滞大肠，肠腑不通或肠失温润，糟粕内停，是便秘的基本病机。取穴以任脉、手足阳明胃经为主。“经脉所过，主治所及”，任脉循行过胸腹，取任脉局部腧穴中脘可治疗胃肠病变；选取大肠经腧穴支沟，胃经腧穴天枢、上巨虚可益气健脾、调理胃肠。诸穴采用龙虎五刺埋线技术埋线后进一步增强穴位刺激，埋线后效果显著。

15. 神经源性膀胱

陈某，男，57 岁。2021 年 12 月 7 日初诊。

主诉：排尿困难 1 月余。

现病史：患者 1 个月前诊断脑出血，导尿管拔除后排尿困难，小腹胀急，情绪不佳，胸胁痛，服用西药疗效不佳，前来就诊。刻下症：小便点滴而出，小腹部胀满，情绪激动，纳眠差，大便未解，舌淡苔薄白，脉沉弦。

查体：耻骨联合上扪及胀大的膀胱，叩诊呈实音。全腹软，无压痛及反跳痛。

诊断：癃闭之肝郁气滞证。

治疗：予患者一次性导尿术后，取关元、水道、水分、三阴交、阴陵泉、膀胱俞、太冲、支沟、肾俞、太溪。以 3–0 号 3.5cm PGA 可吸收缝线埋线治疗，膀胱俞、肾俞向脊柱方向斜刺；关元、水道向会阴方向斜刺；其余穴位常规埋线。埋线后嘱患者放松情绪，第 2 日即自觉排尿功能较前有明显改善，2 周后显著改善，查患者情绪正常，排尿稍有无力，去太冲、支沟行第 2 次埋线，4 周后可正常排尿，第 3 次埋线巩固疗效。

按语：患者初诊以排尿困难为主诉，伴有情绪不佳、胁痛，脉沉弦，考虑病后情绪不畅，肝郁气滞，同时年近六旬，肾气亏虚，予关元、水道、水分、三阴交、阴陵泉、膀胱俞调理膀胱、行气通闭；太冲、支沟梳理气机；肾俞、太溪补肾利尿。针刺埋线治疗癃闭效果满意。若膀胱充盈过度，经埋线治疗 1 ～ 2 小时后仍不能排尿者，应及时采取导尿措施。癃闭患者往往伴有精神紧张，在针刺埋线治疗的同时，应消除精神紧张，反复做腹肌收缩、松弛的交替锻炼。

16. 颈椎病

朱某，男，43 岁。2022 年 3 月 4 日初诊。

主诉：颈部酸痛伴右手指麻木 4 月余。

现病史：患者 4 个月前出现颈部酸楚，未予重视，次日晨起颈部酸痛伴右手指麻木，曾服西药塞来昔布，症状无明显变化，前来就诊。刻下症：颈部酸痛不适，右手指麻木，恶寒，得温痛减，平素夜寐露肩，舌淡苔薄白，脉弦紧。

查体：颈椎 5 ～ 6 棘突右侧旁压痛，颈部肌肉僵硬，自主活动受限。

辅助检查：X 射线片示第 4 ～ 6 颈椎前缘有唇样增生，第 5、第 6 颈椎间隙变窄。

诊断：项痹病之风寒痹阻证。

治疗：予以埋线治疗。选穴：取大椎、天柱、颈 4 ～ 6 夹脊穴、风府、风池、太阳、曲池、合谷、外关。取 3-0 号 3.5cm PGA 可吸收缝合线，大椎、颈 4 ～ 6 夹脊穴由左侧夹脊穴向对侧透刺；风府向下颌方向；风池向鼻尖方向；其余穴位常规针刺埋线。5 日后自觉颈部活动功能较前改善，颈部疼痛及手指麻木感明显缓解，2 周后第 2 次埋线，4 周后颈部活动自如，疼痛麻木感消失，局部亦无压痛，第 3 次埋线巩固。半年后随访，一直未复发。

按语：患者初诊以颈部酸痛伴手指麻木为主诉，平素夜寐露肩，结合舌脉，诊断为风寒痹阻之证。各穴合用，共奏祛风散寒、舒筋活络之功。针刺埋线治疗颈椎病有一定疗效，对于缓解颈项痛、肩背痛、上肢痛、头晕头痛等，效果尤为明显。可单用埋线，若配合按摩、外敷则疗效更佳。

17. 腰痛

陈某，男，45 岁，搬运工。2022 年 5 月 8 日初诊。

主诉：腰部酸痛 1 年，加重 2 个月。

现病史：患者近 1 年来自觉腰脊两侧经常出现酸痛，遇劳加重，休息后缓解。2 个月前因搬家劳累，腰部疼痛加重。刻下症：腰部酸痛，夜间为甚，活动时明显，舌淡紫，苔薄，脉细涩。

查体：腰脊柱无压痛，两侧腰大肌僵硬感，有固定压痛。

辅助检查：腰椎 CT 示椎间盘未见异常，腰椎轻度增生。

诊断：腰痛病之肾虚腰痛夹瘀证。

治疗：予以埋线治疗。选取委中、腰阳关、肾俞、大肠俞、阿是穴、膈俞、命门。选取 3–0 号 3.5cm PGA 可吸收缝合线，肾俞、大肠俞、膈俞斜向脊柱 45° 刺入埋线；命门穴由右侧夹脊穴向对侧透刺；其余穴位常规针刺。埋线后嘱患者做适当腰肌锻炼，2 日后疼痛大减，2 周后痊愈，2 次埋线以资巩固。

按语：患者初诊以腰痛为主诉，常年腰部受累，痛处固定不移，结合舌脉考虑肾虚腰痛夹瘀证，予委中、腰阳关、肾俞、大肠俞、阿是穴疏通腰背部经络之气血；膈俞活血化瘀；命门益肾壮腰。埋线治疗腰痛因病因不同，疗效常有差异。埋线对风湿性腰痛和腰肌劳损疗效最好，对腰椎病变和椎间盘突出引起的腰痛可明显缓解症状，对腰部小关节周围的韧带撕裂疗效较差。内脏疾患引起的腰痛要以治疗原发病为主；因脊柱结核、肿瘤等引起的腰痛，则不属针灸治疗范围。

18. 膝关节病

全某，女，72 岁。2022 年 4 月 13 日初诊。

主诉：右侧膝关节疼痛 1 年余。

现病史：患者 1 年来反复出现右侧膝关节怕冷疼痛，痛有定处，伴活动受限，无胸闷气急，无腹胀腹痛，无腰背痛。来诊要求埋线治疗。刻下症：右侧膝关节疼痛，痛有定处，畏寒怕冷，得温痛减，腰酸，舌淡紫，苔少，脉沉迟。

查体：右侧膝关节轻度肿胀，皮温低，内侧压痛明显，膝关节活动范围受限，皮肤未破损，浮髌试验阴性，旋转挤压试验阳性。

诊断：膝痹病之肝肾不足证。

治疗：予埋线治疗以补益肝肾。选穴：取肝俞、肾俞、梁丘、血海、足三里、阳陵泉、悬钟。选取 3–0 号 PGA 可吸收缝合线，剪成 3cm 长，在肝俞、肾俞，斜向脊柱 45° 刺入；在梁丘、血海、足三里、阳陵泉、悬钟均垂直进针，到达皮下脂肪层放入线体，快速出针按压针孔。治疗 4 周后复诊，患者症状减轻，故再行埋线一次，患者仍有轻微肿胀，其余症状消失，至今未再发作。

按语：膝关节病主要指退行性膝关节炎和创伤性膝关节炎。由于髌骨周围软组织损坏，发生粘连、瘢痕、挛缩，致髌骨骨关节面不吻合，关节软骨受损、破坏，引起疼痛、肿胀、屈伸受限。中医学认为本病属于“痹证”范畴。本病因气血亏损，筋骨失荣，夹杂风寒湿邪入侵，致气滞血瘀，寒凝湿蕴，筋脉失和，关节痹阻，发为痹证。治疗应以调和气血、祛风除湿、化瘀通络为原则。本组选穴有起近治作用的局部穴位，且筋会阳陵泉为舒筋要穴；肾主骨，悬钟为八脉交会穴之髓会，具有舒筋活络、益髓壮骨的作用；足三里是强壮保健要穴。采用龙虎五刺埋线技术在诸穴埋线，可改善局部血液循环，消除炎症，促进新陈代谢，缓解疼痛。

19. 骨折

陈某，男，35 岁。2021 年 7 月 9 日初诊。

主诉：骨折术后 2 个月。

现病史：患者 2 个月前从高处坠落，致使左侧胫骨干骨折，当即送往医院，术后至今左下肢僵直，未进一步恢复前来就诊。刻下症：左下肢僵直，萎缩，活动受限，舌淡紫，苔薄，脉细涩。

查体：左下肢肌肉僵硬，轻微萎缩，活动受限。

诊断：骨折病之气滞血瘀证。

治疗：予以埋线治疗。选穴：取大杼、膈俞、血海、悬钟、三阴交、伏兔、足三里、阳陵泉、阴陵泉。取 3-0 号 PGA 可吸收缝合线，大杼、膈俞向脊柱 45° 斜刺，其余穴位常规埋线。嘱患者做适当康复训练，治疗 2 周后患者自述左下肢僵直感有所缓解，予以第 2 次埋线，4 周后患者自述左下肢活动自如，力量不足，去大杼、膈俞穴再次埋线，6 周后患者可正常活动无不适，再次埋线以巩固疗效后出院。

按语：患者初诊以骨折术后为主诉，伴有患肢僵直、萎缩，诸穴合用，强筋健骨、活血化瘀、通经止痛。穴位埋线治疗骨折有较好的效果，尤其在促进骨折断端血液循环及活血止痛方面效果显著。主动或被动康复训练是配合埋线治疗、早日康复的重要环节。骨折后一旦病情稳定，即可介入康复训练。

20. 肩周炎

胡某，男，41 岁。2021 年 5 月 18 日初诊。

主诉：右肩关节疼痛伴活动不利半年余。

现病史：患者半年前感受寒凉，致右肩关节疼痛，后逐渐加重，时而痛引肘、腕部，每遇阴雨、寒冷天气疼痛加剧，得热痛减。刻下症：右肩关节疼痛，痛引肘、腕部，活动受限，遇寒加重，得温痛减。舌淡紫，苔薄白，脉涩。查体：右侧肩臂抬举、屈伸、后展均不利。

诊断：肩凝症之寒凝血瘀证。

治疗：予埋线治疗。选穴：取肩髃、肩前、肩贞、阳陵泉、中平、外关、条口。选取 3–0 号 3.5cm PGA 可吸收缝合线，在肩髃、肩前、肩贞向极泉透刺；阳陵泉向阴陵泉透刺；条口向承山透刺；其余穴位常规刺入埋线。嘱患者适当做针对性康复训练。治疗 3 天后疼痛有所缓解，1 周后明显减轻，肩关节活动较前改善，2 周后予以第 2 次埋线，3 周后肩部疼痛消除，关节活动自如。3 个月后随访，未再复发。

按语：患者初诊以肩关节疼痛伴活动不利为主诉，有受凉史且遇寒加重，得热痛减，考虑肩凝症之寒凝血瘀证，予肩三针祛风散寒、疏经通络；阳陵泉透阴陵泉疏经活络止痛；中平、外关、条口透承山行气通络。诸穴远近相配，使病邪得祛，筋脉疏通，气血调和，疼痛自止。埋线治疗肩周炎有较好的疗效。把握埋线治疗时机，病程越短效果越好。对组织产生粘连、肌肉萎缩者，应结合推拿治疗，以提高疗效。自主锻炼和被动锻炼是配合埋线治疗、早日恢复肩关节功能不可缺少的环节。必须强调适当进行肩部功能练习，每日做 2 ～ 3 次“爬墙”活动。

21. 过敏性鼻炎

王某，女，66 岁。2022 年 11 月 4 日初诊。

主诉：反复鼻塞、流涕、喷嚏 1 年，加重 1 周。

现病史：患者近 1 年来反复间歇性鼻塞流涕，昼轻夜重，伴鼻痒、打喷嚏，曾在外院确诊为过敏性鼻炎，未予积极治疗。近 1 周来患者自觉鼻塞流涕症状加重，伴鼻痒、嗅觉减退，无发热，无咳嗽咳痰，无头晕头痛，遇寒加重，来诊要求埋线治疗。刻下症：鼻塞流涕、鼻痒、嗅觉减退，食纳可，睡眠可，二便可。舌质胖而淡，苔薄白，脉弱。

查体：神清语利，鼻黏膜苍白，双肺呼吸音清，未闻及干湿啰音。

诊断：鼻鼽之肺脾不足证。

治疗：予行埋线治疗以宣肺健脾止敏。选穴：取肺俞、定喘、颈 4 夹脊、迎香、蝶腭穴。选取 3–0 号 PGA 可吸收缝合线，剪成 3cm 长，在肺俞，斜向脊柱 45° 刺入；在定喘，平行脊柱 15° 刺入；在颈 4 夹脊，垂直脊柱向外侧 15° 平刺；在迎香，向上迎香 15° 平刺，到达皮下脂肪层放入线体，快速出针按压针孔；蝶腭穴按照杨才德教授“三点一线式蝶腭神经节埋线术”，到达蝶腭后放线，出针后针孔按压 5 分钟。治疗 1 周后复诊，患者症状消失，4 周后患者再次发作 1 次，再行埋线 1 次后至今未再发作。

按语：过敏性鼻炎是一种由变应原刺激鼻黏膜所引起的慢性非感染性炎性疾病。其主要的临床表现是鼻塞、鼻痒和流清涕等，严重者有眼痒、流泪、头痛和嗅觉减退等症状，极大地影响患者的生活和工作。本病属中医学“鼻鼽”范畴，在《素问·脉解》首次提出：“所谓客孙脉则头痛、鼻鼽、腹肿者，阳明并于上，上者则其孙络太阴也，故头痛、鼻鼽、腹肿也。”由于素体正气亏虚，卫表不固，又因常感外邪、脏腑虚损等导致，可累及肺、脾、肾三脏。埋线治疗鼻炎采用杨才德教授“三点一线式蝶腭神经节埋线术”结合龙虎五刺埋线技术，使鼻炎症状改善明显，治疗后不易复发。

22. 痤疮

万某，女，40 岁。2022 年 6 月 20 日初诊。

主诉：反复面部痤疮 1 月余。

现病史：患者反复面部痤疮 1 月余，未予诊治，今要求针刺、药物治疗。刻下症：两侧面颊部见多处红色斑丘疹，局部有抓痕，部分结痂，口苦口黏，大便黏滞，小便黄，舌质红，苔白腻，脉滑。

查体：神清，两侧面颊部可见多处红色斑丘疹，抚之碍手，局部有抓痕，部分结痂，见大片色素沉着。

诊断：痤疮之胃热上扰、湿热蕴结证。

治疗：予埋线治疗以清胃热，散瘀结。选穴：取大椎、膈俞、肺俞、胃俞、曲池、丰隆。选取 3–0 号蛋白线，剪成 2cm 长，在大椎穴由上向下平刺，在膈俞、肺俞、胃俞斜向脊柱 45° 由上向下刺入；曲池、丰隆均垂直刺入，重按轻提，线体放入皮下脂肪层，缓慢出针后放血 3 滴。治疗 1 周后复诊，痤疮未见新生，部分结痂，4 周后复诊痤疮基本消退，残留部分色素沉着，再予埋线 1 次，加刺肝俞、血海，后患者至今面部未再出现痤疮。

按语：面部痤疮为皮脂腺慢性炎症性疾病，由于生活起居失常，饮食辛热之物，致使湿热蕴结肺胃，上行于面，发为痤疮。埋线以“调和脏腑”为主，其中大椎、肺俞、胃俞宣肺泄热，膈俞泄血中之热，曲池、丰隆泄热祛痰；而蛋白线埋藏于穴位处，通过长期物理和化学刺激，抑制炎症介质生成，增强免疫调节能力及改善性激素异常分泌，阻断痤疮发病进程。

23. 慢性荨麻疹

张某，男，51 岁。2022 年 11 月 17 日初诊。

主诉：全身反复发作性风团伴瘙痒 2 年余。

现病史：患者 2 年前出现全身反复发作性风团伴瘙痒，得热则加重，发无定处，发无定时，无头痛头晕，无四肢无力麻木等症状，口服抗过敏药物可缓解，但仍有反复。刻下症：发热，全身多处皮疹，可见抓痕，口干欲饮，大便正常，小便黄，舌质红，苔薄白，脉浮。

查体：全身多处大小不等，形状不一的风团，周围有红晕，边界清楚，可见抓痕。

诊断：隐疹之风热袭肺证。

治疗：予埋线治疗以疏散风热。选取肺俞、膈俞、中脘、天枢、曲池、风市、血海、足三里。选取 3-0 号 PGA 可吸收缝合线，剪成 3cm 长，在肺俞、膈俞斜向脊柱 45° 刺入，中脘、天枢、曲池、风市、血海、足三里直刺，线体放入皮下脂肪层，出针后放血 3 滴。治疗 1 周后复诊，痒疹消失，至今未再复发。

按语：穴位埋线可以诱导人体过敏反应，使淋巴组织敏感，对穴位和生物体产生全面而持久的影响，加速血液循环和淋巴回流，增强局部组织的活性和新陈代谢。

24. 带状疱疹后遗症

张某，女，69 岁。2022 年 1 月 21 日初诊。

病史：右侧胁肋部疼痛伴瘙痒 1 月余。

现病史：1 个月前患者无明显诱因出现右侧胁肋部疼痛、瘙痒不适，继之出现疱疹，后经治疗后缓解，但仍感疼痛不适。刻下症：右侧胁肋部疼痛，烧灼感、蚁行感，刺痛、电灼样痛、刀割痛，严重影响日常生活及睡眠，口干苦，情绪激动，舌红，苔薄白，脉细滑。

查体：右侧胸胁部可见多处水疱疹后色素沉着斑，皮色不红，未见水疱，无明显渗出。

诊断：蛇串疮之肝经郁热、气滞血瘀证。

治疗：予埋线治疗以清泻肝经邪火，疏经活络。选穴：取肝俞、膈俞、曲池、患处阿是穴。选取 3-0 号 PGA 可吸收缝合线，剪成 3cm 长，在肝俞、膈俞斜向脊柱 45° 刺入，线体放入皮下脂肪层；在局部阿是穴，斜 15° 平刺进入浅筋膜层，阿是穴进针后可适当摆动针尾，稍做组织松解后出针；曲池穴常规操作。治疗 2 周后复诊，患者带状疱疹区疼痛减轻，4 周后再埋线 1 次后消失。

按语：带状疱疹后遗神经痛表现为局部阵发性或持续性的灼痛、刺痛、跳痛、电灼样痛、刀割痛及瘙痒等其他不适症状，尤以夜间剧痛难忍，严重者影响休息、睡眠，甚至神经精神状态等。中医学认为带状疱疹是由邪毒感染所引起的一种急性出疹性皮肤病。本病多因情志不遂，饮食失调，致经络瘀滞，肝经火盛，外灼皮肤而发病。本病可发生于任何部位，多见于胸胁部、腰部，常沿一定的神经部位分布，与中医文献记载的“缠腰火丹”“蛇串疮”“蜘蛛疮”等相类似。肝俞、膈俞、曲池清泄经络实邪，行气化瘀止痛。局部阿是穴可疏通局部拥堵之经络，共奏泻火祛邪、化瘀通络、平衡阴阳的效果。

主要参考文献

[1] 许能贵，胡玲 . 经络腧穴学 [M]. 北京：人民卫生出版社，2016.

[2] 杨才德，高敬辉，刘文韬 . 埋线针刀治疗学 [M]. 北京：中国中医药出版社，2018.

[3] 任树森 . 中医穴位埋线疗法 [M]. 北京：中国中医药出版社，2011.

[4] 陆健，杨东方 . 埋线针疗学 [M]. 长春：吉林科学技术出版社，2020.

[5] 柯超，单生涛，谢峥嵘，等 . 穴位埋线线体及针具的应用发展 [J]. 中华中医药杂志，2020，35（11）：5644–5647.

[6] 温木生 . 试论穴位埋线疗法的综合性效应及治疗机理 [J]. 陕西中医学院学报，1993，（2）：6–7.

[7] 温木生 . 穿刺针行针刺小针刀埋线综合疗法的可行性 [J]. 辽宁中医杂志，1999，（3）：30.

[8] 王晓燕，鲁斌 . 穴位埋线疗法临床研究新进展 [J]. 中医药导报，2015，21（22）：92–95.

[9] 张慧，俞巧珍，赵倩倩，等 . 壳聚糖对聚乳酸手术缝合线的改性研究 [J]. 上海纺织科技，2019，47（4）：9–11.

[10] 赵琳，蔺军平，杜恒锐，等 . 聚对二氧环己酮材料在外科领域中的应用 [J]. 中国普外基础与临床杂志，2019，26（10）：1265–1268.

[11] 陈胜武 . 可吸收胶原蛋白缝合线在骨科手术缝合中的应用效果观察 [J]. 中国现代药物应用，2016，10（15）：275–276.

[12] 何理平 . 海狸鼠尾部肌腱制作医用可吸收缝合线的研究 [D]. 长沙：湖南农业大学，2005.

[13] 姜军作，刘志诚 . 穴位埋线疗法的临床和机理研究进展 [J]. 辽宁中医药大学学报，2009，11（3）：31–34.

[14] 徐晓霞 . 针灸用编织结构埋植材料的制备与研究 [D]. 上海：东华大学，2018.

[15] 杨朝义 . 董氏奇穴针灸学 [M]. 北京：中国中医药出版社，2018.

[16] 庄礼兴 . 靳三针疗法流派临床经验全图解 [M]. 北京：人民卫生出版社，2017.

[17] 张选平，贾春生，王建岭，等 . 穴位埋线疗法的优势病种及应用规律 [J]. 中国针灸，2012，32（10）：947–951.

[18] 李嫦 . 林国华教授埋线治疗面瘫后遗症经验总结 [J]. 中国民族民间医药，2016，25（7）：44+46.

[19] 覃蔚岚，胡慧，杨文津，等 . 穴位埋线术后不良反应的研究概况 [J]. 上海针灸杂志，2016，35（11）：1382–1384.

[20] 王晓玲，林国华，许诺，等 . 穴位埋线不良反应的报告分析 [J]. 中国针灸，2020，40（2）：193–210.

[21] 陈华 . 穴位埋线不良反应病例报告 [J]. 中国针灸，2013，33（7）：663–664.

[22] 王念宏，张子英 . 微创埋线安全性浅析 [J]. 中国针灸，2016，36（2）：184–186.

[23] 罗志洪，覃晓燕，汤倩倩，等 . 近五年关于穴位埋线不良反应报道的分析研究 [J]. 大众科技，2016，18（5）：58–60.

[24] 杜光勇，杨颖，杨才德 . 埋线等中医适宜技术治疗过敏性鼻炎 [M]. 北京：中国中医药出版社，2022.

[25] 周易芬，潘文宇 . 穴位埋线不良反应及其原因和处理 [J]. 中医药导报，2018，24（22）：99–100.

[26] 马重兵，刘安国，朱田田 . 穴位埋线疗法不良反应及处理方法综述 [J]. 中华中医药杂志，2019，34（9）：4214–4216.

[27] 偶鹰飞，李剑虹，刘娟 . 电磁疗加隔蒜灸治疗穴位埋线后线结反应 1 例 [J]. 江西中医药，2016，47（402）：58–59.

[28] 杨才德 . 埋线针刀技术操作安全指南 [M]. 北京：中国医药科技出版社，2022.

[29] 杜光勇，杨颖，杨才德 . 埋线等中医适宜技术治疗过敏性鼻炎 [M]. 北京：中国中医药出版社，2022.

[30] 毛长兴，李登科，杨才德 . 埋线学术流派之埋线针刀疗法初探 [J]. 中国中医药现代远程教育，2021，19（22）：197–199.

[31] 马重兵，杨才德 . 穴位埋线疗法流派评述 [J]. 中医临床研究，2019，11（32）：21–23.

[32] 陆红研，孙文善．陆健穴位埋线学术思想探析 [J]. 上海针灸杂志，2016，3（4）：392–394.

[33] 任晓艳．穴位埋线的源流及其机理探讨 [J]. 中国医药学报，2004，19（12）：757–759.

[34] 朱璇璇，段培蓓，吴常征．毫火针半刺联合刺络法治疗蛇串疮的护理体会 [J]. 中西医结合护理（中英文），2018，4（1）：61–63.

[35] 张玉美．半刺结合拔罐治疗带状疱疹 17 例 [J]. 上海针灸杂志，2002，21（1）：5.

[36] 牛明明，邹伟，于学平．半刺法治疗小儿面瘫疗效观察 [J]. 上海针灸杂志，2013，32（1）：19–20.

[37] 刘佳昕，王小寅，唐纯志．透刺配合半刺法治疗动眼神经麻痹临床研究 [J]. 针灸临床杂志，2018，34（4）：44–47.

[38] 魏洪．半刺法结合推拿手法治疗小儿腹泻疗效观察 [J]. 针灸临床杂志，2016，32（7）：33–34.

[39] 孙梦娟，孙晓伟．锓针巨刺法配合半刺法治疗孕妇急性期周围性面瘫 40 例 [J]. 中国中西医结合杂志，2017，37（12）：1511–1512.

[40] 肖红玲，杨继军．半刺配合按摩治疗产后缺乳 138 例 [J]. 中国针灸,2008,28(6)：444.

[41] 刘辉，张宏亮．豹文刺法结合解毒化瘀丸治疗臁疮 208 例 [J]. 中医研究，2011，24（5）：61–62.

[42] 高黎明．豹文刺加拔火罐治疗疖痈肿 126 例 [J]. 中医外治杂志，2002，11（4）：132.

[43] 徐展琼，孟珍珍．豹文刺联合拔罐治疗带状疱疹临床随机对照研究 [J]. 新中医，2016，48（6）：186–188.

[44] 吴锡强，田健．豹文刺加拔罐治疗膝关节内侧副韧带损伤 [J]. 上海针灸杂志，1998，17（4）：47.

[45] 范月友，董英华，周长峰．豹文刺大椎穴为主治疗失眠 78 例 [J]. 山东中医杂志，2001，21（1）：34.

[46] 杨兆民．刺法灸法学 [M]. 上海：上海科学技术出版社，1996：85.

[47] 张义，郭长青．关刺法小考 [J]. 上海针灸杂志，2013，32（7）：580.

[48]潘康健.关刺法配合艾条灸治疗退行性膝关节病30例[J].河南中医,2012,32(12):1681–1682.

[49] 胡万生，熊玉兰，骆春霞．关刺配合电针治疗膝关节骨性关节炎疗效观察 [J]. 实用中医药杂志，2017，33（9）：1076–1078.

[50] 岳建兴，洪文军，陈莉秋．关刺配合手法治疗对老年膝骨关节炎疼痛程度和运动功能的影响 [J]. 安徽医药，2018，22（4）：695–698.

[51] 董春璇．温针关刺法治疗中风后痉挛性偏瘫的临床对照观察 [J]. 内蒙古中医药，2016，10（13）：125–126.

[52] 王流云，袁文丽，田同良．透灸法配合短刺关刺法治疗不宁腿综合征疗效观察 [J]. 上海针灸杂志，2017，36（11）：1307–1310.

[53] 周立武．关刺治疗原发性枕神经痛 [J]. 四川中医，2013，31（11）：132–133.

[54] 刘荣芬，赵岩，姜亚梅．合谷刺阿是穴治疗神经根型颈椎病 [J]. 中国中医基础医学杂志，2010，16（1）：59–60.

[55] 杨立侠，杨铭．合谷刺治疗肩周炎 42 例 [J]. 针灸临床杂志，2009，25（2）：32–33.

[56] 王桢．合谷刺治疗肱骨外上髁炎 30 例 [J]. 河北中医，2009，31（6）：833–834.

[57]贠明东，熊娜，邵永聪.合谷刺法治疗踝关节扭伤43例[J].中国中医药信息杂志，2011，18（8）：68.

[58] 陆清清，张海蒙，孙克兴．筋结点合谷刺配合康复训练治疗痉挛型脑瘫疗效观察 [J]. 上海针灸杂志，2012，31（8）：537–539.

[59] 王东岩，冯丽媛，董旭，等．基于表面肌电评价的合谷刺电针动法对脑卒中后腕背伸功能恢复的研究 [J]. 针灸临床杂志，2011，27（5）：3–4.

[60] 王希琳，刘英丽 .CT 定位输刺法治疗神经根型颈椎病 30 例临床观察 [J]. 上海针灸杂志，2016，48（2）：61–62.

[61] 李光海，刘艳芳．傍针输刺配合拔罐治疗臀上皮神经卡压综合征例 [J]. 上海针灸杂志，2015，35（9）：930.

[62] 罗开民，戚天臣，杨琳．改良“输刺”法治疗骨折术后膝关节功能障碍 34 例临床观察 [J]. 河北中医，2015，37（2）：238–240.

[63] 罗开民，戚天臣，侯志．康复训练联合改良输刺法治疗半月板缝合修复术后关

节功能障碍临床研究 [J]. 中国针灸，2017，37（9）：957–960.

[64] 龙庆媚，黄超豪，甘雨彤 . 输刺法配合温针灸治疗原发性三叉神经痛的临床观察 [J]. 广西中医药大学学报，2017，20（3）：11–13.

[65] 徐凤. 针灸大成［M］. 北京：人民卫生出版社，1987.

[66] 高武. 针灸聚英［M］. 北京：中国中医药出版社，1997.

[67] 汪机. 针灸问对［M］. 南京：江苏科技出版社，1985.

[68] 李梴. 医学入门［M］. 北京：人民卫生出版社，2006.

[69] 杨继洲. 针灸大成［M］. 北京：人民卫生出版社，2006.

[70] 陆瘦燕. 针灸论著议案选［M］. 南京：人民卫生出版社，1984.

[71] 陆寿康，胡伯虎，张兆发. 针刺手法 100 种［M］. 北京 : 中国医药科技出版社，1988.

[72] 管遵惠. 管氏针灸经验集［M］. 北京：人民卫生出版社，2002.

[73] 奚永江. 针法灸法学［M］. 上海：上海科学技术出版社，1985.

[74] 李志明，魏明峯. 试谈“龙虎交战”补泻手法［J］. 江苏中医，1964,（6）：26–28.

[75] 朱明清，彭云芝. 浅谈针刺手法“龙虎交战”的操作［J］. 上海中医药杂志，1983，35.

[76] 成汝梅. 傍针刺龙虎变战法治疗梨状肌综合征［J］. 四川中医，2007，25（9）：111–112.

[77] 邝慧玲，黄桃园. 龙虎交战法治疗原发性坐骨神经痛 32 例疗效观察［J］. 广东医学，2009，30（9）：1387–1388.

[78] 贾红玲. 龙虎交战合平补平泻针法治疗腰椎间盘突出症疗效对比观察［J］. 辽宁中医药大学学报，2007，9（3）：132.

[79] 李阳. 龙虎交战手法治疗第三腰椎横突综合征 6 例［J］. 上海针灸杂志，2009，28（11）：673.

[80] 贾红玲，张永臣. 龙虎交战和平补平泻法治疗腰椎间盘突出症的临床研究［J］. 国际中医中药杂志，2007，29（2）：76–79.

[81] 温雁云，袁宜勤，赵锋，等. 龙虎交战针法对非特异性下背痛患者血浆 P 物质的影响［J］. 湖南中医药大学学报，2012，32（9）：67–69.

[82] 张永臣. 龙虎交战针法对腰椎间盘突出症患者 IgG、IgM 和补体 C3 的影响［J］. 针灸临床杂志，2008，24（11）：4–5.

[83] 成旭辉. 龙虎交战针法配合温针灸治疗腰椎间盘突出症［J］. 针灸临床杂志，2010，26（10）：38–39.

[84] 王井泉，袁宜勤，向显衡. 龙虎交战针法治疗腰椎间盘突出症的临床疗效观察［J］. 针灸临床杂志，2008，24（9）：31–32.

[85] 张永臣. 龙虎交战针法治疗肱骨外上髁炎 46 例［J］. 江西中医药,2011,42(9)：57.

[86] 周仲英 . 中医内科学 [M]. 北京：中国中医药出版社，2011.

[87] 王启才 . 针灸治疗学 [M]. 北京：中国中医药出版社，2012.

[88] 高树中，杨骏 . 针灸治疗学 [M]. 北京：中国中医药出版社，2020.

[89] 陈振虎 . 岐黄针疗法 [M]. 北京：人民卫生出版社，2020.

[90] 任亚锋 . 艾灸治疗脊髓损伤后膀胱功能障碍的临床研究 [D]. 郑州：郑州大学，2015.

[91] 姚海江 . 基于 Wnt、Notch 信号通路探讨督脉电针对脊髓损伤后大鼠神经再生的作用机制 [D]. 北京：北京中医药大学，2015.

[92] 杜旭 . 电针对周围神经损伤大鼠神经生长导向因子的影响研究 [D]. 成都：成都中医药大学，2012.

[93] 桑秋凌 . 黄芪多糖促进大鼠周围神经损伤修复的实验研究 [D]. 长春：吉林大学，2008.

[94] 佟帅 . 针刺治疗周围神经损伤机理的实验研究 [D]. 哈尔滨：黑龙江中医药大学，2002.

[95] 陈武将 . 刺血疗法在周围性面瘫治疗中的作用研究 [D]. 广州：广州中医药大学，2016.

[96] 刘旭龙 . 基于红外热像图的 Bell 面瘫客观评估与选穴方法研究 [D]. 秦皇岛：燕山大学，2013.

[97] 雷红 . 针刺“得气”古籍数据库的建立及“得气”对 Bell’s 麻痹临床疗效影响的研究 [D]. 武汉：华中科技大学，2010.

[98] 田丽莉 . 针灸治疗周围性面瘫文献研究 [D]. 济南：山东中医药大学，2010.

[99] 赵宝华，庞志广，陈玉敏 . 头痛临床诊断与治疗 [M]. 北京：化学工业出版社，2014.

[100] 张永革 . 膀胱 ICC 细胞在神经源性膀胱兴奋性改变中的作用探讨 [D]. 重庆：第三军医大学，2009.

[101] 元小红 . 电针结合济生肾气丸治疗脊髓损伤后神经源性膀胱的研究 [D]. 北京：北京中医药大学，2017.

[102] 张韬 . 金匮肾气丸联合腹针治疗肾气虚型神经源性膀胱的临床治疗研究 [D]. 北京：北京中医药大学，2013.

[103] 王文强 . 神经源性膀胱患者泌尿系感染预测模型的构建及平台应用 [D]. 广州：南方医科大学，2020.

[104] 邓峥 . 泌尿系感染 292 例临床及病原学分析 [D]. 杭州：浙江大学，2014.

[105] 赵俊丽，王俭勤，王志平 . 人 β – 防御素 –2 基因治疗大鼠泌尿系感染的实验研究 [J]. 中华泌尿外科杂志，2011（12）：846–849.

[106] 王文炫 . 电针、针刺治疗颈椎病颈痛的临床对照研究 [D]. 广州：广州中医药大学，2010.

[107] 朱晓平 . 调形、调气针法治疗颈椎病颈痛的研究 [D]. 广州：广州中医药大学，2013.

[108] 卢璐 . 精灸治疗颈椎病颈痛量效关系的临床研究 [D]. 广州：广州中医药大学，2017.

[109] 狄忠 . 针刺配合艾灸治疗颈椎病颈痛的临床随机对照研究 [D]. 广州：广州中医药大学，2012.

[110] 高琼璧 . 针刺治疗腰痛分子机制探讨 [D]. 广州：广州中医药大学，2000.

[111] 陈佳胜 . 毫火针治疗膝骨关节病的临床疗效观察 [D]. 广州：广州中医药大学，2016.

[112] 韩明娟 . 蕲春艾绒与南阳艾绒灸治膝骨关节病的临床疗效差异及作用机制研究 [D]. 北京：中国中医科学院，2018.

[113] 祁印泽 . 新型通络止痛方凝胶制剂研究及其治疗膝骨关节病的临床观察 [D]. 北京：北京中医药大学，2018.

[114] 夏明强 . 验方膏摩治疗膝骨关节病临床疗效评价 [D]. 北京：北京中医药大学，

2015.

[115] 王永莉 . 软组织损伤论治与《内经》相关针灸理论探讨 [D]. 南京：南京中医药大学，2017.

[116] 吴擎添 . 外用“万应止痛油”治疗软组织损伤的临床研究 [D]. 广州：广州中医药大学，2011.

[117] 韩涛 . 乙乙乳膏治疗软组织损伤的实验研究 [D]. 沈阳：辽宁中医药大学，2008.

[118]Belhamissi Zoubida Fatma Khadra spouse Rabehi. 针灸治疗软组织损伤应用的海内外对比研究 [D]. 北京：北京中医药大学，2016.

[119] 李丹青 .PKP 结合针灸治疗骨质疏松性椎体压缩性骨折的临床研究 [D]. 武汉：湖北中医药大学，2015.

[120] 于强 . 苍术丸促进骨折愈合的实验研究 [D]. 沈阳：辽宁中医药大学，2013.

[121] 方滓灏 . 电针治疗胫腓骨骨折术后肢体肿胀的临床研究 [D]. 杭州：浙江中医药大学，2018.

[122] 边桂峰，邢爱英，田茂兰 . 耳针治疗骨伤疼痛 120 例 [J]. 中国民间疗法，2001，9（6）：24–25.

[123] 刘学忠 . 药敷绝骨穴对上肢闭合性骨折患者辅助治疗作用的临床研究 [D]. 广州：广州中医药大学，2010.

[124] 叶承莉，李天慧 . 针刺配合穴位注射治疗骨折迟缓愈合 32 例 [J]. 实用中医药杂志，2011，27（7）：450–451.

[125] 蔡桦 . 针刺治疗骨质疏松性骨折的临床与实验研究 [D]. 广州：广州中医药大学，2007.

[126] 王姿菁 . 肩痛穴平衡针法治疗急性期肩周炎的临床研究 [D]. 广州：广州中医药大学，2013.

[127] 中国针灸学会 . 循证针灸临床实践指南 : 肩周炎 [M]. 北京：中国中医药出版社，2015.

附录

FU
LU

经络气血源流考

（出处：《江苏中医杂志》1981 年第 2 卷第 3 期）

吴县浒关人民医院　姚一航

经络学说是中医学基础理论的重要组成部分，为便于对经络学说内容进一步加以整理、发掘，仍有必要研究。笔者将多年来学习一得，探讨如下。

《灵枢·经脉》："人始生，先成精，精成而脑髓生，骨为干，脉为营，筋为刚，肉为墙，皮肤坚而毛发长。谷入于胃，脉道以通，血气乃行。"这节经文是经络理论的要领。古人认为人的生命活动过程，是先天精气与后天谷气合化发展的过程。人在母腹中时首先产生"胞中"（相当丹田）先天精气，而后生长脏腑及其相合的"五体"（骨、脉、筋、肉、皮毛），称为"先天生后天"；离开母体之后，靠后天水谷之气和天气通过脏腑生化出来的血气，充养机体，称为"后天养先天"。其生化之动力源于"胞中"精气，其传化之径路在于经脉。

一、奇经三脉（冲、督、任）是先天精气生化之径路

（一）先天精气是指父母阴阳交合之精，也就是形成胚胎的基本物质

先天之精藏于"丹田"，发自"命门"。精气发育，成形生身，是由"奇经"传化的。奇经有八脉（冲、督、任、带、阴跻、阳跻、阴维、阳维），以冲、督、任三脉为主体。

（二）先天精气是冲、任、督三脉生始的物质基础

《素问·骨空论》记载："任脉者，起于中极之下。""督脉者，起于少腹以下骨中央"。至于冲脉的起处，《内经》有起于"胞中""气街""关元""肾下"4 种记载．所谓"关元""气街"是指冲脉的表体部分，所谓"胞中""肾下"是指冲脉的体内根部。三脉的真正起点，在于"会阴"。笔者认为"会阴"不是指体表的"会阴穴"，而是体内的会阴部——"胞中"。所以张景岳说："任、冲、督皆起于胞宫而出于会阴之间。"王冰

注《素问·骨空论》说：

“任脉、冲脉、督脉者，一源而三岐也，故经或谓冲脉为督脉也……以任脉之循背者，谓之督脉，自少腹直上者，谓之任脉，亦谓之督脉，是则以背腹阴阳别为名目尔。”可知督、任、冲三脉一体，同源于“胞中”先天精气。由于造化脏腑机体阴阳不同之功能别为三歧，分之为三，合之则一，其中不是机械的间隔，而是有机联系的。

《难经·二十八难》说：“督脉者，起于下极之俞，并于脊里，上至风府，入属于脑”。所以督脉是“精成而脑髓生”的桥梁。“任脉者，起于中极之下，以上毛际，循腹里，上关元，至咽喉。”专司男女“天癸”（指男女生殖系物质），主男子髭须，女子月事、胞胎，在唇口部与督脉相接，沟通人体阴阳气化。“冲脉者起于气冲，并足阳明之经夹脐上行，至胸中而散也。”冲脉是脏腑生化之源道，所以《灵枢·逆顺肥瘦》说：“冲脉者……五脏六腑皆禀焉。”《灵枢·动输》载：“十二经之海也。”督脉为“阳脉之海”（六阳经皆会于督脉），任脉为“阴经之海”（六阴经皆会于任脉），冲脉为“脏腑经络之海”（脏腑禀生于冲脉）。三海之源，皆在“胞中”先天之精。故《难经》称八脉为“五脏六腑之本，十二经脉之根”。张紫阳称八脉为“先天大道之根”确有至理。明代医家李时珍指出：“是故医而知乎八脉则十二经十五络之大旨得矣。”可见，要探究经络应以奇经为首。

二、十二正经是后天血气传化之径路

（一）古人称脏腑生化血气聚集之所为“海”

《灵枢》有“四海”之论，而以“胃为水谷之海”为血气生发之源。其传化之径路即是十二经脉。所以《灵枢·经脉》指出“谷入于胃，脉道以通，血气乃行”，明确了十二经脉的“肺手太阴之脉，起于中焦”的实际意义。十二脉的内外循行，详于《灵枢·经脉》，这里不再叙述。

（二）十二经脉运行气血的概念

十二经脉运行气血的概念主要表现在营、卫二气上，如《灵枢·营气》说：“营气之道，内谷为宝，谷入于胃，气传之肺，流溢于中，布散于外，精专者行于经隧，常营无已，终而复始，是谓天地之纪。”就是说后天水谷入胃，通过脾肺气化，而成营卫血气，一则流溢于中，二则布散于外，最精专者行于十二经脉为主流，相环无端，周流不息。现将“精专行经”及“散外”“溢中”的概念阐述如下。

1. 精专行经

精专行经的意思，指后天水谷血气中的精华——营气，是流行于十二经脉之中的。《灵枢·营卫生会》说：“人受气于谷，谷入于胃，以传与肺，五脏六腑皆以受气，其清者为营，浊者为卫，营在脉中，卫在脉外，营周不休，五十而复大会，阴阳相贯，如环无端。”《灵枢·邪客》也说：“营气者，泌其津液，注之于脉，化以为血，以荣四末，内注五脏六腑，以应刻数焉。”由此可知，营气、血气都在经脉中循行，营养脏腑四肢九窍，遍及全体。

至于营气流注的时刻和经络的关系，古人文献记载如下：寅时出中焦，流注于手太阴肺经，卯时入手阳明大肠经，辰时入足阳明胃经……这样一时一经，十二地支的时辰配属十二经脉，到次日丑时注入足厥阴肝经，复出肺经。这就是十二经脉流注循环的时刻和通路。另有一条循环通路：由肺上注任脉，在颈上的分段，上颠顶，循督脉下行，绕过阴部，上至任脉的胸腹复注入于肺。

卫气有它另外的循行路线，《灵枢·卫气行》：“卫气之行，一日一夜五十周于身……阳气出于目，目张则气上行于头，循项下足太阳，循背下至小指之端……其散者，别于目锐眦，下足少阳，注小指次指之间。其散者，循手少阳之分，下至小指次指之间。别者，以上至耳前，合于颔脉，注足阳明，以下行至跗上，入五指之间。其散者，从耳下下手阳明，入大指之间，入掌中。其至于足也，入足心，出内踝下，行阴分……阳尽于阴，阴受气矣。其始入于阴，常从足少阴注于肾，肾注于心，心注于肺，肺注于肝，肝注于脾，脾复注于肾，为一周”（附图 1）。

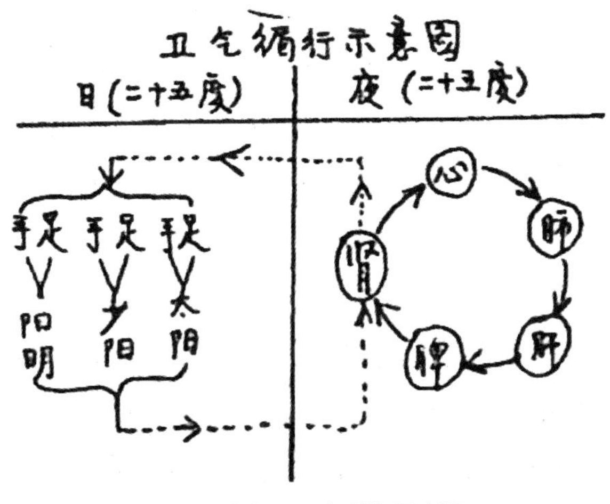

附图 1　卫气循行示意图

以上可以看出营卫不是相并而行的，而是各有其通路，只是昼夜有一次“大会”。张景岳说：“营卫之行，表里异度，故常不相值，唯于夜半子时，阴气已极，阳气将生，营气在阴，卫气亦在阴……营卫皆归于脏，而会于天一之中也。”

2. 散外之血气

（1）由五脏六腑之大络（十五络）出于络脉、肤表

《灵枢·玉版》：“胃者，水谷气血之海也。海之所行云气者，天下也。胃之所出气血者，经隧也。经隧者，五脏六腑之大络也。”张隐庵注：“盖胃腑所生之血气，其精专者独行于经隧，从手太阴肺脉，而终于足厥阴肝经，此营血之循行十二经脉之中，一脉流通，环转不息者也，其血气之四布皮肤者，从脏腑之别络而出，虽与经脉相干，与经并行，而各走其道，出于孙络，散于皮肤。”两文互参，可知输出于体表的血气由脏腑之大络而出，大络与经脉并行而各走其道。

再考十二大络，有体内和体表两部分，凡经脉属脏则络脉络腑；经脉属腑则络脉络脏。这是十二大络在内脏之间的“阳走阴而阴走阳”。四肢腕、踝部别出的络脉，如手太阴肺经的络脉，由腕后列缺别走手阳明大肠经；足阳明之络脉从踝上丰隆别走足太阴脾经。这是经脉偏于体表的“阴走阳而阳走阴”。所谓经脉在里，络脉在外乃相对之词。络脉在外，并非专指体表，《内经》一再告诉我们“经络之相贯，如环无端”。按《素问·缪刺论》“大络者，左注右，右注左，上下左右与经相干，而布于四末”，可知络脉的循行特点是“并经而缪”，随着正经的内外上下而缪出左右。

另外，脾之大络大包，因脾统血（统摄全身血液之正常运行），故脾络亦有“罗络诸血”（罗络诸络之血）的功能。任脉之络别出尾翳，督脉之络别出长强，输出先天精血之气，与十二络后天水谷之精气相互合化，并统率阴阳诸络。根据《灵枢·经脉》“经脉者常不可见也，其虚实也以气口知之，脉之见者皆络脉也”来体会，经络学说某些场合，包含现代医学的动脉、静脉。经脉和络脉共同运行气血，《内经》并称“二十七气（十二经脉和十五络脉）相随上下”。

（2）由气街而出肤表

体内血气由大络而孙络而气街，然后达于肌表。气街在《灵枢·动输》有论述：“夫四末阴阳之会者，此气之大络也。四街者，气之径路也，故络绝则径通。”因其为络脉交会之处，血气从此达于肤表、四末，故名气街。四气街在《灵枢·卫气》有具体记载：“请言气街：胸气有街，腹气有街，头气有街，胫气有街。故气在头者，止之于脑，

气在胸者，止之膺与背腧。气在腹者，止之背腧与冲脉于脐左右之动脉者。气在胫者，止之于气街与承山、踝上以下。”络脉到达肤表、四末之极度（络绝），在头、胸、腹、胫四部发生交会（径通）。按《灵枢·卫气》有十二经“本”与“标”的记载，“本”是指各经的络脉由里别出于体表处，都在四肢肘、膝以下腕、踝部；“标”是“络绝径通”的交会处，手足阳经均在“头气街”，手足阴经均在“胸气街”。这突出的是阳明与少阴除了其本经出“头气街”“胸气街”，还与冲脉构通，再出于“腹气街”与“胫气街”。如《素问·痿论》说：“冲脉者，经脉之海也，主渗灌溪谷，与阳明合于宗筋，阴阳总宗筋之会，会于气街（腹）。”《灵枢·动输》说：“冲脉者，十二经之海也，与少阴之大络，起于肾下，出于气街（胫），循阴股内廉，斜入腘中。”笔者初步体会，体内血气之散外，由脏腑之大络而脉络而孙络，层层散外到皮肤。孙络交会四街，然后出于肤表，这个概念是经络之气“横”的联系；结合“本”与“标”的概念，是经络之气在皮部“纵”的联系。冲脉与阳明、少阴相连出于腹、胫两街，说明肤表经络之气始终存在着先后天精气的合化。经络之气在肤表是按十二经循行区域敷布的。因此，“十二皮部论”首先提出“皮有分布，以经脉为纪”。三百六十五络（穴）按经脉之纪分布着。皮部又是卫气充沛之领域，抗御外邪之第一线。临床可以切肤察色，测候病情，一切外治法首先在皮部发生作用，所以十二皮部是经络学说中的重要内容。

3. 流溢于中的血气流溢于胞中（精血之海）

张隐庵说：“流溢于中者，内积于海也，海者，下焦精髓之海也。”流溢于中的径路是冲脉。冲脉与阳明相合，至胸中，阳明胃腑之血气自然由冲脉流溢于胞中。“冲脉隶于阳明”的意义即此。

流溢于胞中的血气有两种作用。其一，通过先天精气合化，入于奇经（冲、督、任），再由奇经充养经脉。其二，由冲脉与阳明、少阴相合，出于腹气、胫气之街而外充络脉。李时珍说：“其流溢之气，入于奇经，转相灌溉。”水谷入胃化生之血气行于经脉者为后天血气，胞中血气由奇经转化者为先天精血之气，两者有机化合，维持生命的发展过程。

4. 出于肤表之血气从手、足（趾）端之“五输穴”（井、荥、输、经、合）还入于经脉中

任谷庵说：“肤表之气血从五脏之大络而出于皮肤分肉之外，复从手足之指并而溜于荥，注于输，行于经，而与经脉中之血气，相合于肘、膝之间。”由此可知，“四末”是经脉络脉之气环转之处。故经文称“四末阴阳之会”机制即在于此。进一步可以理解《灵枢 · 九针十二原》所说“二十七气所行皆在五输”的重要意义，所以“五输穴”在腧穴中具有特殊作用（附图 2）。

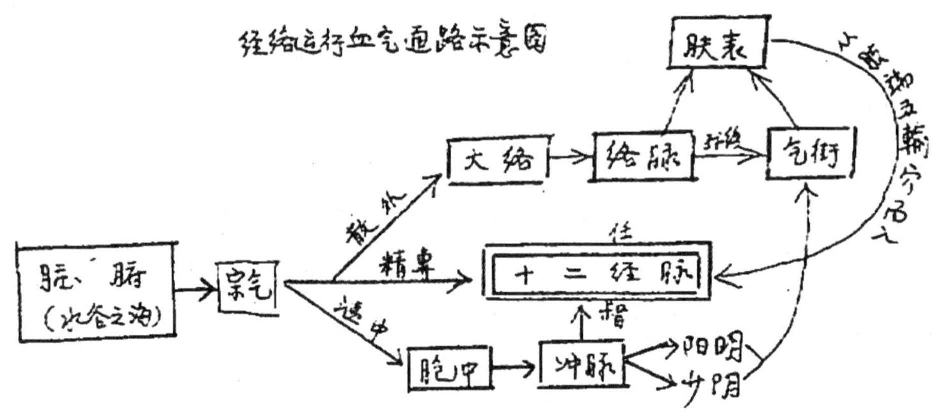

附图 2　经络运行血气通路示意图

三、结语

本文根据《灵枢·经脉》“人始生，先成精……谷入于胃，脉道以通，血气乃行”经文，分述了奇经（冲、任、督）是先天精气的传化径路；十二经脉是后天血气的传化径路。再从《灵枢·营气》“溢中”“散外”“精专行经”三方面叙述了经络气血的运行概念。

【参考文献】

[1] 张隐庵 . 黄帝内经灵枢集注 [M]. 上海 : 上海科学技术出版社 ,1960.

[2] 丁锦 . 古本难经阐注 [M]. 上海 : 科技卫生出版社 ,1959.

[3] 李时珍 . 濒湖脉学、奇经八脉考、脉诀考证 [M]. 北京 : 人民卫生出版社 ,1963.

[4] 北京中医学院 . 内经释义 [M]. 上海 : 上海人民出版社 ,1972.